中国科学院教材建设专家委员会规划教材
临床肿瘤学专业系列教材

儿 科 学

主　　编　徐美玉　屠文娟　钱金强
副 主 编　吴尤佳　熊建新　顾健辉
　　　　　赵建美　孙宝兰　郑昌玲
编　　者　(以姓氏笔画为序)
　　　　　李红新　江苏常州市儿童医院
　　　　　李海英　南通大学附属医院
　　　　　杨卫霞　南通大学附属医院
　　　　　吴　婷　江苏常州市儿童医院
　　　　　吴尤佳　南通大学附属医院
　　　　　郑昌玲　安徽芜湖市第二人民医院
　　　　　赵建美　南通大学附属医院
　　　　　拾景梅　江苏常州市儿童医院
　　　　　顾健辉　南通大学附属医院
　　　　　钱金强　江苏常州市儿童医院
　　　　　徐美玉　南通大学附属医院
　　　　　郭晓理　南通大学附属医院
　　　　　黄　锋　南通大学附属医院
　　　　　龚红蕾　南通大学附属医院
　　　　　屠文娟　江苏常州市儿童医院
　　　　　蔡　群　南通大学附属医院
　　　　　熊建新　江苏常州市儿童医院
编写秘书　孙宝兰　南通大学附属医院

科学出版社
北　京

· 版权所有　侵权必究 ·

举报电话：010-64030229；010-64034315；13501151303（打假办）

内 容 简 介

本书重点介绍儿科常见病、多发病，并对小儿生长发育与儿童保健的基本概念及基本知识独立设章。全书分绪论、生长发育、儿童保健、儿童疾病治疗原则、营养和营养障碍性疾病、新生儿与新生儿疾病、遗传性疾病、风湿与免疫性疾病、小儿感染性疾病以及呼吸、消化、血液、循环、泌尿、神经肌肉、内分泌系统疾病和小儿常见症状的鉴别共十七章。

本书主要供医学院校临床医学专业本科生的教学和学习使用，并供临床工作的儿科医生、研究生学习参考。

图书在版编目（CIP）数据

儿科学／徐美玉，屠文娟，钱金强主编 —北京：科学出版社，2015.5
中国科学院教材建设专家委员会规划教材·临床肿瘤学专业系列教材
ISBN 978-7-03-044400-4

Ⅰ．儿… Ⅱ．①徐… ②屠… ③钱… Ⅲ．①儿科学－医学院校－教材
Ⅳ．①R72

中国版本图书馆CIP数据核字（2015）第108139号

责任编辑：杨鹏远　胡治国／责任校对：刘亚琦
责任印制：徐晓晨／封面设计：范璧合

科 学 出 版 社 出版
北京东黄城根北街16号
邮政编码：100717
http://www.sciencep.com

北京厚诚则铭印刷科技有限公司 印刷
科学出版社发行　各地新华书店经销

*

2015年5月第 一 版　开本：787×1092　1/16
2018年1月第四次印刷　印张：21 1/2
字数：508 000

定价：59.00元
（如有印装质量问题，我社负责调换）

丛书编写委员会

主任委员 倪衡建
副主任委员 (以姓氏笔画为序)
　　　　　　　王　华　　王志伟　　火旭东　　朱健华　　孙礼侠
　　　　　　　沐仁旺　　张一心　　查文章　　柏宏坚　　屠文娟
　　　　　　　葛艺东　　强福林　　蔡　晶
编　　委 (以姓氏笔画为序)
　　　　　　　王纯斌　　王学斌　　韦永明　　方五旺　　兰建云
　　　　　　　朱海文　　朱颖玲　　刘　蓉　　孙建群　　杨俐萍
　　　　　　　何　松　　张玉泉　　陆玉华　　陈　平　　陈　莉
　　　　　　　茅国新　　季　斌　　季学磊　　周　勤　　周广军
　　　　　　　钟建国　　袁红香　　钱金强　　徐小红　　徐美玉
　　　　　　　陶　红　　梁晓东　　薛金玲　　戴　敏
编委会秘书 奚汉清

丛 书 前 言

随着全球人口的日益老龄化以及环境污染不断加重,癌症的发病率持续升高,已成为当前威胁人类健康最严重的疾病之一,癌症死亡已跃居人类死因第1位。我国的肿瘤发病率及病死率亦在逐年增加,这使肿瘤的防治任务十分艰巨。近年来全国各地纷纷建立肿瘤专科医院,综合医院也都设立肿瘤中心、肿瘤科,这使肿瘤专业医学人才的需求激增,加速培养肿瘤防治专业人才也成为当务之急。随着人们对癌症的发生、发展的分子机制认识的加深、人类基因组和蛋白组学研究的兴起、内镜检新技术的应用及CT、MRI、PET-CT等影像技术的不断更新,使得肿瘤的早期诊断率和治疗效果不断提高。而建立多学科专家协作团队(multidisciplinary team)并以外科为主的多学科综合治疗的理念越来越得到临床医生的认可。

目前临床医学专业教学中有关肿瘤学的内容,大都分散于内科学、外科学、妇科学、儿科学等教科书中,不能全面体现肿瘤学的系统性、先进性、关联性、专业型、外延性。例如:肿瘤流行病学内容;快速发展的肿瘤微创治疗、内镜下肿瘤治疗、肿瘤靶向药物治疗、肿瘤生物治疗等治疗学内容;快速扩展的肿瘤标志物、核素诊断与治疗;新兴的肿瘤康复、肿瘤姑息治疗、肿瘤特殊护理等专业内容。上述相关内容有待教材中修改和补充。因此,有必要将临床肿瘤学作为专门的教科书从临床医学教材中独立出来。

为此,南通大学杏林学院在临床医学专业中开设临床肿瘤学专业方向,以培养临床肿瘤学方面专门人才为目标,并重新构建以我国《本科医学教育标准——临床医学专业》为标准,以临床医学专业主干学科和核心课程、临床肿瘤学课程为主体的临床肿瘤学专门人才培养体系。为了实现以上目标,南通大学杏林学院成立了由南通大学七所附属医院相关专业的专家教授组成的"临床肿瘤学系列教材"编委会,经过近3年的调研和探讨,编写出本套适合培养临床肿瘤学专门人才的系列教材。主要由《临床肿瘤学概论》、《临床肿瘤外科学》、《临床肿瘤内科学》、《临床肿瘤妇科学》、《临床肿瘤放射治疗学》、《临床肿瘤病理学》6本教材以及与之相匹配的临床肿瘤学专业学生所用的《内科学》、《外科学》、《妇产科学》、《儿科学》4本教材,后4本教材中省略了相关肿瘤疾病的内容。

临床肿瘤学系列教材借鉴国内、外同类教材的编写模式,遵循"新、全、实用、高质"的总体思路编写而成。旨在提供一套为临床肿瘤学专业学生及有相关需求的医学工作者所用的教材。力求做到体系创新、理念创新及编写精美。内容上将现有临床医学专业相关教材进行重组和有机融合,按照肿瘤学专门人才培养的逻辑和规律,将教学内容分为普通疾病和肿瘤疾病进行编写。

由于我们的认识深度和编写水平有限,本系列教材在编写过程中可能存在不足之处,欢迎广大医学教育专家及同行们提出宝贵意见。

"临床肿瘤学专业系列教材"编写委员会
2014年12月

前　言

本教材主要供儿科临床医学本科生使用。针对这一特点，本书系统介绍了当前儿科学理论与临床诊断治疗技术，具有先进性、实用性等特点，并遵循当今儿科疾病谱演变趋势，突出重点，详略得当。编写时，我们注意突出儿科常见疾病的基本理论知识、基本思维方式和基本实践技能，力求体现教材的科学性、先进性、启发性和实用性；在语言上力求精练，深入浅出，以使学生通过该教材的学习，认知病症、判断病情。

本教材编写以学生为本，在编写过程中，选材力求反映现代儿科学水平，在有限的篇幅内达到一定的广度和深度。为减轻学生负担，在教材的分量上做了适当控制。为便于学生学习，在每章前列有"学习目标"。"学习目标"中将内容分为"掌握、熟悉、了解"三级，使学生明确重点，将更多的精力花在"掌握和熟悉"的内容上。

此外，编写过程中参照了执业医师资格考试大纲的要求，对于执业医师资格考试大纲中涉及的理论和知识尽量在教材中给予体现。

本书参编者为南通大学附属医院、江苏常州市儿童医院和安徽芜湖市第二人民医院的多位儿科专家和教授，均长期从事临床工作并具有丰富的教学科研经验。在本书编写过程中，各位参编老师态度严谨，参照多种儿科学教材，潜心阅读，博采众长，精心修改，在百忙之中圆满完成了各自的编写工作。

由于编写时间仓促和我们水平有限，教材中难免存在不足之处。恳请使用本教材师生、儿科学同道和读者批评指正。

编　者
2014 年 12 月 1 日

目 录

第一章 绪论 …………………… (1)
　第一节 儿科学的范围和任务 …… (1)
　第二节 儿科学的特点 …………… (2)
　第三节 小儿年龄分期 …………… (3)
第二章 生长发育 ………………… (5)
　第一节 生长发育规律 …………… (5)
　第二节 影响生长发育的因素 …… (6)
　第三节 体格生长 ………………… (7)
　第四节 与体格生长有关的其他系统的发育 …………………… (12)
　第五节 神经心理发育 …………… (13)
　第六节 儿童神经心理发育的评价 ………………………… (16)
　第七节 心理行为异常 …………… (18)
第三章 儿童保健 ………………… (21)
　第一节 各年龄期儿童的保健重点 ………………………… (21)
　第二节 儿童保健的具体措施 …… (24)
第四章 儿科疾病治疗原则 ……… (29)
　第一节 儿科病史采集和体格检查 ………………………… (29)
　第二节 儿科疾病治疗原则 ……… (33)
　第三节 小儿体液平衡的特点和液体疗法 ………………………… (37)
第五章 营养和营养障碍疾病 …… (46)
　第一节 儿童营养基础 …………… (46)
　第二节 婴幼儿喂养与营养 ……… (50)
　第三节 营养性维生素 D 缺乏 …… (57)
　第四节 蛋白质-能量营养不良 … (62)
第六章 新生儿与新生儿疾病 …… (66)
　第一节 概述 ……………………… (66)
　第二节 正常足月儿和早产儿的特点与护理 ……………………… (69)
　第三节 新生儿窒息 ……………… (75)
　第四节 新生儿缺氧缺血性脑病 … (79)
　第五节 胎粪吸入综合征 ………… (84)
　第六节 新生儿呼吸窘迫综合征 ………………………… (86)
　第七节 新生儿感染性疾病 ……… (89)
　第八节 新生儿寒冷损伤综合征 ………………………… (101)
　第九节 新生儿黄疸 ……………… (104)
　第十节 新生儿溶血病 …………… (107)
　第十一节 新生儿低血糖与高血糖 ………………………… (112)
　第十二节 新生儿脐部与产伤性疾病 ………………………… (114)
第七章 遗传性疾病 ……………… (117)
　第一节 概述 ……………………… (117)
　第二节 染色体病 ………………… (120)
　第三节 遗传代谢病 ……………… (123)
第八章 风湿与免疫性疾病 ……… (129)
　第一节 概述 ……………………… (129)
　第二节 原发性免疫缺陷病 ……… (130)
　第三节 风湿热 …………………… (135)
　第四节 川崎病 …………………… (139)
　第五节 过敏性紫癜 ……………… (141)
第九章 感染性疾病 ……………… (144)
　第一节 病毒感染 ………………… (144)
　第二节 结核病 …………………… (159)
第十章 呼吸系统疾病 …………… (169)
　第一节 小儿呼吸系统解剖生理特点 ………………………… (169)
　第二节 急性上呼吸道感染 ……… (171)
　第三节 急性支气管炎 …………… (173)
　第四节 支气管哮喘 ……………… (173)
　第五节 毛细支气管炎 …………… (178)
　第六节 肺炎 ……………………… (180)
　第七节 支气管肺炎 ……………… (181)
　第八节 几种不同病原体所致肺炎的

	特点 …………………… (186)	第十四章	泌尿系统疾病 ………… (272)
第十一章	**消化系统疾病** ………… (189)	第一节	小儿泌尿系统解剖生理
第一节	小儿消化系统解剖生理特点		特点 …………………… (272)
	…………………………… (189)	第二节	急性肾小球肾炎 ……… (274)
第二节	口炎 …………………… (191)	第三节	肾病综合征 …………… (278)
第三节	腹泻病 ………………… (192)	第四节	泌尿道感染 …………… (282)
第四节	胃炎和消化性溃疡 …… (200)	**第十五章**	**神经肌肉系统疾病** …… (286)
第五节	肠套叠 ………………… (205)	第一节	小儿神经系统解剖生理特点
第六节	先天性巨结肠 ………… (207)		及检查方法 …………… (286)
第七节	先天性肥厚性幽门狭窄	第二节	中枢神经系统感染 …… (291)
	…………………………… (209)	第三节	癫痫与惊厥 …………… (296)
第八节	婴儿肝炎综合征 ……… (211)	第四节	脑性瘫痪 ……………… (305)
第十二章	**血液系统疾病** ………… (215)	第五节	重症肌无力 …………… (307)
第一节	小儿造血和血象特点 … (215)	第六节	进行性肌营养不良 …… (309)
第二节	小儿贫血概述 ………… (217)	**第十六章**	**内分泌系统疾病** ……… (311)
第三节	营养性贫血 …………… (221)	第一节	概述 …………………… (311)
第四节	溶血性贫血 …………… (228)	第二节	生长激素缺乏症 ……… (312)
第五节	出血性疾病 …………… (234)	第三节	性早熟 ………………… (314)
第六节	急性白血病 …………… (244)	第四节	先天性甲状腺功能减退症 … (316)
第七节	郎格汉斯细胞组织细胞	第五节	儿童糖尿病 …………… (319)
	增生症 ………………… (251)	**第十七章**	**儿科常见症状的鉴别** … (324)
第十三章	**循环系统疾病** ………… (255)	第一节	发热 …………………… (324)
第一节	小儿循环系统解剖生理特点	第二节	呕吐 …………………… (325)
	…………………………… (255)	第三节	发绀 …………………… (327)
第二节	先天性心脏病 ………… (258)	第四节	头痛 …………………… (328)
第三节	病毒性心肌炎 ………… (268)	第五节	腹痛 …………………… (329)
第四节	心内膜弹力纤维增生症 … (270)	第六节	惊厥 …………………… (332)

参考文献 ……………………………………………………………………………… (334)

第一章 绪 论

> **学习目标**
> 1. 了解儿科学的范围和特点。
> 2. 掌握儿童年龄分期及各期特点。

儿科学(pediatrics)是一门研究自出生至青少年时期的生长发育规律、疾病诊断、治疗和预防,以及促进身心健康的医学学科。

第一节 儿科学的范围和任务

儿科学属临床医学的二级学科,其任务是研究儿科学的基本理论,发展儿科学的基本技术,提高疾病的防治水平,降低儿童期疾病的发病率和病死率,增强儿童体质,保证儿童身心健康。儿科医学的研究内容主要分为以下四个领域:

(1) 研究儿童正常体格与心理发育规律及其影响因素,不断提高儿童体格、智力发育水平和社会适应能力,使儿童的身心发育发挥最大的潜力。

(2) 研究儿童各种疾病的发生、发展规律,临床诊断和治疗的理论和技术,不断降低疾病的发生率和死亡率,提高疾病的治愈率。

(3) 研究儿童期各种疾病的预防措施,包括免疫接种、遗传代谢和出生缺陷等疾病的筛查、意外事故的预防、健康教育等。

(4) 研究儿童各种疾病的康复可能性及具体措施,尽可能地帮助这些儿童提高他们的生活质量乃至完全恢复健康。

随着医学研究的进展,儿科学也不断向更深入专业的三级学科细化发展,主要以系统划分,如呼吸、消化、循环、神经、血液、肾脏、内分泌等,此外,还有传染病和急救医学等特殊专业,小儿外科学则为外科学范畴内的三级学科。

儿童保健医学是研究儿童各时期正常体格生长、智力和心理发育规律及其影响因素的学科,其研究内容是其他学科很少涉及的,主要通过各种措施,促进有利因素,防止不利因素,及时处理各种偏离、异常,保证儿童健康成长。

此外,由于某些年龄阶段的儿童具有特殊的临床特点,近年来发展出了胎儿医学、新生儿学、围生期医学、青春期医学等新的学科。其中,新生儿学以胎儿娩出至生后28天的婴儿为研究对象,主要研究新生儿生理、病理、疾病防治及保健等方面的内容,近数十年来发展十分迅速,现已形成独立的学科。围生期医学以胎龄28周至出生后不满1周的小儿为研究对象,此期发病率和死亡率最高,需要儿科学和妇产科学的积极合作来共同研究处理这一时期的问题。随着医学科学和技术的不断发展,多学科的协作是当今儿科发展的必然趋势。

第二节 儿科学的特点

小儿绝非成人的缩影,儿科学与成人医学相比的主要区别表现在以下几方面:①个体差异、性别差异和年龄差异都非常大,不能用单一的标准评价健康状态和诊断疾病;②在生长发育的过程中,对疾病造成损伤的恢复能力较强,在度过危重期后,其转归可以为自然改善或完全修复,适宜的康复治疗常有事半功倍的效果;③自身防护能力较弱,易受各种不良因素影响导致疾病发生和性格行为的偏离,因此应该特别注重预防保健工作。下面从基础和临床各个方面具体说明儿科学的主要特点。

1. 解剖 随着体格生长发育的进展,身体各部位逐渐长大,头、躯干和四肢的比例发生改变,内脏的位置也随年龄增长而不同,如心脏左界和右界在 1 岁前分别在左乳线外 1~2cm 和沿右胸骨旁线,1 岁后逐渐向内侧靠近,12 岁后心脏左界和右界分别在左乳线内 0.5cm 和沿右胸骨线。在体格检查时必须熟悉各年龄儿童的体格生长发育规律,才能正确判断和处理临床问题。

2. 生理生化 各系统器官处于发育之中,因此不同年龄儿童的生理、生化正常值各自不同,如心率、呼吸频率、血压、血清和其他体液的生化检验值等。此外,某年龄阶段的功能不成熟常是疾病发生的内在因素,如婴儿肾脏功能不成熟,容易发生水、电解质代谢紊乱;婴儿期代谢旺盛,营养要求相对较高,但胃肠消化吸收功能尚不完善,易发生腹泻。因此,熟悉掌握各年龄儿童的生理生化特点是儿科临床工作的基本要求。

3. 病理 同一致病因素所致的病理反应儿童与成人有所不同,即使是不同年龄的儿童之间也会出现这种差异,如维生素 D 缺乏在婴儿可引起佝偻病,在成人则表现为骨软化病。肺炎球菌所致的肺炎感染,在婴儿常表现为支气管肺炎,在成人和年长儿则表现为大叶性肺炎。

4. 免疫 年幼儿童的免疫系统发育不完善,容易患感染性疾病。3~5 个月的婴儿从母体获得的 IgG 渐消失,加上 sIgA 不足,容易发生呼吸道和消化道感染。一般要到 6~7 岁时小儿自行合成 IgG 的能力才达到成人水平,机体抵抗力逐渐提高。因此适当的预防措施对年幼儿童特别重要。

5. 疾病谱 儿童疾病发生的种类与成人有非常大的差别,如心血管疾病中小儿先天性心脏病多见,而成人则以冠心病居多;小儿肿瘤以白血病多见,而成人则以实体瘤居多。此外,不同年龄儿童的疾病种类也有相当差异,如新生儿疾病常与先天遗传和围生期因素有关,婴幼儿疾病中感染性疾病占多数等。

6. 心理和行为 儿童时期是心理、行为形成的基础阶段,可塑性非常强。根据不同年龄儿童的心理特点,结合小儿自身的天赋气质特点,给予耐心的引导和正确的教养,可以培养儿童良好的个性和行为习惯。

7. 临床表现 儿童病情变化快,易反复,且变化多端。婴幼儿易患急性感染性疾病,由于免疫功能不完善,感染容易扩散甚至发展成败血症。且年幼体弱儿对疾病的反应差,往往表现为体温不升、不哭、纳呆、表情淡漠等非特异性表现。因此儿科医护人员必须密切观察病情,不轻易放过任何可疑表现。

8. 诊断 儿童一般不会主动、正确地诉说病情,儿科医生在诊断疾病的过程中,除了必须根据家长陈述病史和流行病资料、体征和实验室资料进行分析以外,还要考虑患儿的年龄因素。以小儿惊厥为例,发生在新生儿时期,首先要考虑产伤、缺氧缺血性脑病和颅内出血等;发生在婴儿时首先要考虑手足搐搦症或热性惊厥;发生在年长儿时则要考虑癫痫及其他神经系统疾病。

9. 治疗 儿科的治疗应该强调综合治疗,不仅要重视对主要疾病的治疗,也不可忽视对各类并发症的治疗;不仅要进行临床的药物治疗,还要重视护理和支持疗法。小儿的药物剂量必须按体重或体表面积仔细计算,在实施液体疗法时需要精确定量、定性与定速,避免水电解质紊乱的发生。

10. 预后 小儿处在不断生长发育时期,组织的修复能力强,患病时往往来势凶猛,但是如能及时处理,度过危重期后,恢复也较快,后遗症少。因此,临床的早期诊断和治疗显得特别重要,适时正确的处理不仅有助于患儿转危为安,也有益于病情的转归预后。

11. 预防计划免疫 是儿科预防工作的重点,通过生长发育的监测可早期发现问题,及时给予指导和纠治。遗传性疾病通过遗传咨询和新生儿筛查可防止其发生和发展,苯丙酮尿症、先天性甲状腺功能低下等遗传性疾病的筛查已列入我国的法规。目前许多成人疾病或老年性疾病的儿童期预防已经受到重视,如动脉粥样硬化引起的冠状动脉心脏病、高血压和糖尿病等起源于发育期的观点已经日益受到重视。注意儿童心理卫生有助于防止某些成人心理问题的发生。预防工作在儿科学中的地位日显重要。

第三节 小儿年龄分期

小儿生长发育为一连续过程,不能截然分开,但在实际工作中根据小儿的解剖、生理和心理特点将其分为七期。了解各年龄期的特点,有利于掌握保健和医疗工作的重点。

一、胎儿期(fetal period)

从受精卵形成至胎儿娩出前,共40周,胎儿的周龄即为胎龄。临床上将胎儿期分为3个阶段:①妊娠早期,此期共12周,受精卵从输卵管移行到宫腔着床,细胞不断分裂增长,迅速完成各系统组织器官的形成,此阶段若受到感染、放射线、化学物质或遗传等不利因素的影响可引起先天畸形甚至胎儿夭折。②妊娠中期,自13~28周(16周),此期胎儿体格生长,各器官迅速发育,功能日趋成熟。至28周时,胎儿肺泡发育基本完善,已具有气体交换功能,在此胎龄以后出生者存活希望较大。③妊娠后期,自29~40周(12周),此期胎儿体重迅速增加,娩出后大多能够存活。做好孕前体检、避免接触有害物质和滥用药物,预防感染,定期监测胎儿生长发育情况,保持良好心情是孕妇和胎儿的保健工作的重要内容。

二、新生儿期(neonatal period)

新生儿期(neonatal period)是指自胎儿娩出脐带结扎至生后28天之前,此期包含在婴儿期中。由于此期在生长发育和疾病方面具有非常明显的特殊性,且发病率和死亡率均高,因此单独列为婴儿期中的一个特殊时期。围生期(perinatal period):国内定义为胎龄满28周至出生后7天。此期包括了妊娠后期、分娩过程和新生儿早期3个阶段。围生期死亡率是衡量一个国家地区的卫生水平、产科和新生儿科质量的重要指标,也是评价妇幼卫生工作的一项重要指标。通过儿科和妇产科共同努力,提高围生期保健水平,有利于降低围生期死亡率。

三、婴儿期（infant period）

自胎儿娩出脐带结扎至1周岁之前。此期是生长发育最迅速的时期，每日需要总热量和蛋白质相对较高，但其消化功能尚不完善，易发生消化和营养紊乱。同时，婴儿体内来自母体的抗体逐渐减少，而自身免疫系统尚未成熟，对疾病的抵抗力较低，易患感染和传染性疾病。此期保健重点在提倡母乳喂养、指导合理营养和及时添加辅食、实施计划免疫和预防感染，培养良好生活习惯和心理卫生。

四、幼儿期（toddler's age）

自满1周岁至满3周岁之前。体格生长发育速度较前稍减慢，而智能发育加速，同时活动范围渐广。由于缺乏对危险事物的识别能力和自我保护能力，要注意预防发生意外伤害和中毒，预防传染病，保证营养和辅食的添加，培养良好的饮食习惯和使用餐具的能力。

五、学龄前期（preschool age）

自满3周岁至6~7岁入小学前，可进入幼儿园。体格生长发育进一步减慢，处于稳步增长状态；而智能发育更加迅速，理解力逐渐增强，好奇、好模仿，可用语言表达自己的思维和情感。此期小儿可塑性很强，应重视思想品德教育，培养他们爱劳动、爱卫生、爱集体、懂礼貌等优良品质。应开始重视眼和口腔卫生。仍应防范发生传染病、意外事故和中毒等。

六、学龄期（school age）

自6~7岁入小学始至青春期前。体格生长速度相对缓慢，除生殖系统外各系统器官外形均已接近成人，智能发育更加成熟，可以接受系统的科学文化教育。此期应保证营养、体育锻炼和充足的睡眠，防止龋齿，保护视力。在学校和家庭配合下重视德、智、体、美、劳方面的教育。

七、青春期（adolescence）

青春期年龄范围一般从10~20岁，女孩的青春期开始年龄和结束年龄都比男孩早2年左右。青春期的进入和结束年龄存在较大个体差异，可相差2~4岁。此期儿童的体格生长发育再次加速，出现第二次高峰，同时生殖系统的发育也加速并渐趋成熟。此期各种疾病的患病率和死亡率降低，精神、行为和心理方面的问题开始增加，应加强道德品质教育与生理、心理卫生知识教育，包括性知识教育和其他卫生指导，合理营养，做好高血压和肥胖的防治工作。

（吴尤佳　徐美玉）

第二章 生长发育

> **学习目标**
>
> 1. 掌握儿童生长发育规律。
> 2. 掌握各年龄段儿童的身高(长)、体重计算方法。
> 3. 熟悉儿童神经精神发育过程。
> 4. 了解儿童神经心理发育评价方法。
> 5. 熟悉儿童发育行为问题。

第一节 生长发育规律

从受孕开始,生命就形成了,生长和发育就贯穿于胎儿和儿童期的全过程,也是儿童不同于成人的重要特点。生长(growth)是指儿童身体各器官、系统的长大,可有相应的测量值来表示其量的变化;发育是指细胞、组织、器官的分化与功能成熟,是质的变化。生长和发育两者紧密相关,生长是发育的物质基础,共同表示机体连续渐进的动态变化过程。这个过程遵循一定规律。

1. 生长发育是连续的、有阶段性的过程 在整个儿童时期,生长发育不断进行,但不同年龄阶段生长速度不同。例如,体重和身长在出生后第1年,尤其前3个月增加很快,第1年为出生后的第一个生长高峰;第2年以后生长速度逐渐减慢,至青春期生长速度又加快,出现第二个生长高峰(图2-1)。

2. 各系统器官生长发育不平衡 各系统器官的发育顺序遵循一定规律,有各自的生长特点。如神经系统发育较早,脑在出生后2年内发育较快;淋巴系统在儿童期迅速生长,于青春期前达高峰,以后逐渐下降到成人水平;生殖系统发育最晚,在青春期以前,生殖系统一直处于幼稚期,到了青春发育期开始加速发展,在短短的几年左右便发育成熟;其他系统如心、肝、肾、肌肉的发育基本与体格生长相平行(图2-2)。

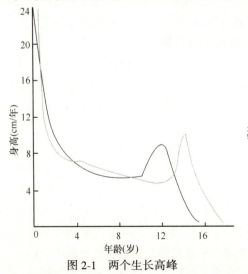

图 2-1 两个生长高峰

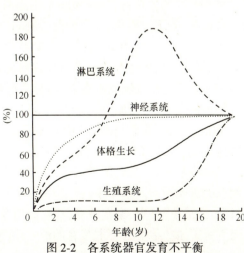

图 2-2 各系统器官发育不平衡

3. 生长发育的一般规律　生长发育遵循由上到下、由近到远、由粗到细、由低级到高级、由简单到复杂的规律。如出生后运动发育的规律是：先抬头、后抬胸，再会坐、立、行(由上到下)；从臂到手，从腿到脚的活动(由近到远)；从全掌抓握到手指拾取(由粗到细)；先画直线后画圈、图形(由简单到复杂)；先会看、听，感觉事物，认识事物，发展到有记忆、思维、分析、判断(由低级到高级)。

4. 生长发育的个体差异　儿童生长发育虽按一定的总规律发展，但在一定范围内受遗传、环境的影响，存在着相当大的个体差异，每个人生长的"轨道"不会完全相同。因此，儿童的生长发育水平有一定的正常范围，所谓的正常值不是绝对的，必须考虑遗传和生存环境对个体的不同影响，以作出正确的判断。

第二节　影响生长发育的因素

一、遗传因素

细胞染色体所载基因是决定遗传的物质基础。小儿生长发育的"轨迹"、特征、潜能、趋势，由父母双方的遗传因素共同决定。种族、家族的遗传信息影响深远，如皮肤、头发的颜色、面型特征、身材高矮、性发育成熟的迟早、对营养素的需要量、对传染病的易感性等。在异常情况下，严重影响生长的遗传代谢缺陷病、内分泌障碍、染色体畸形等，更与遗传直接有关。

二、环境因素

1. 营养　小儿的生长发育，无论是宫内还是出生后都需要充足的营养素作为物质基础。当营养素供给比例恰当，生活环境适宜，生长潜能就可能得到最好的发挥。宫内生长受限的胎儿不仅体格生长落后，严重时可影响脑的发育。大量的流行病学资料显示，宫内生长受限的小儿成年期高血压、糖尿病、肥胖的发生率高于出生体重正常的儿童。出生后营养不良，特别是第1~2年严重营养不良，会影响体格发育，使机体免疫、内分泌、神经调节等功能低下。

2. 疾病　对生长发育的阻碍作用十分明显。急性感染常使体重减轻；长期慢性疾病则影响体重和身高的发育；内分泌疾病常引起骨骼生长和神经系统发育迟缓，如先天性甲状腺功能减低等；先天性疾病，如先天性心脏病可造成生长迟缓。

3. 母亲情况　胎儿在宫内的发育受孕母生活环境、营养、情绪、疾病等各种因素的影响；如母亲妊娠早期的病毒性感染可导致胎儿先天畸形；妊娠期严重营养不良可引起流产、早产和胎儿体格生长及脑的发育迟缓；母亲妊娠早期受到某些药物、X线照射、环境中毒物和精神创伤的影响，可使胎儿发育受阻。

4. 家庭和社会环境　家庭环境对儿童健康的重要作用易被家长和儿科医生忽视。良好的居住环境，如阳光充足、空气新鲜、水源清洁、无噪音、居住条件舒适，配合良好的生活习惯、科学护理、良好教养、体育锻炼、完善的医疗保健服务等都是促进儿童生长发育达到最佳状态的重要因素。近年来，社会环境对儿童健康的影响引起高度关注，已有大量的调查资料显示，战争、贫穷、家庭破裂、药物滥用及酗酒等社会因素能阻碍儿童的生长发育。

综上所述，遗传决定了生长发育的潜力，这种潜力从受精卵开始就受到环境因素的作用与调节，表现出个人的生长发育模式。因此，生长发育水平是遗传与环境共同作用的结果。

第三节 体格生长

一、体格生长常用指标

常用反映儿童体格生长的指标有体重、身高(长)、坐高(顶臀长)、头围、胸围、上臂围、皮下脂肪等。

二、出生至青春前期的体格生长规律

(一) 体重的增长

体重为各器官、系统、体液的总重量,其中骨骼、肌肉、内脏、体脂、体液为主要成分。因体脂与体液变化较大,体重在体格生长指标中最易波动。体重易于准确测量,是最易获得的反映儿童生长与营养状况的指标。儿科临床中用体重计算药量、静脉输液量。

新生儿出生体重与胎次、胎龄、性别及宫内营养状况有关。我国 2005 年九市城区调查结果显示平均男婴出生体重为 $3.33±0.39kg$,女婴为 $3.24±0.39kg$,与世界卫生组织(WHO)的参考值相近(男 3.3kg,女 3.2kg)。出生后体重增长应为胎儿宫内体重增长的延续。出生后 1 周内因奶量摄入不足,加之水分丢失、胎粪排出,可出现暂时性体重下降或称生理性体重下降,在出生后 3~4 天达最低点,下降范围为 3%~9%,以后逐渐回升,至出生后第 7~10 天应恢复到出生时的体重。如果体重下降超过 10%或至第 10 天还未恢复到出生时的体重,则为病理状态,应分析其原因。如出生后及时合理喂哺,可减轻或避免生理性体重下降的发生。出生时体重受宫内因素的影响大,出生后的体重与营养、疾病等因素密切相关。

随年龄的增加儿童体重的增长逐渐减慢。我国 1975 年、1985 年、1995 年及 2005 年调查资料显示,正常足月婴儿出生后第 1 个月体重增加可达 1~1.7kg,出生后 3~4 个月体重约等于出生时的体重的 2 倍;第 1 年内婴儿前 3 个月体重的增加值约等于后 9 个月内体重的增加值,即 12 月龄时婴儿体重约为出生时的 3 倍(10kg),是出生后体重增长最快的时期,系第一个生长高峰;出生后第 2 年体重增加 2.5~3.5kg;2 岁至青春前期体重增长减慢,年增长值约 2kg。

儿童体重的增长为非等速的增加,进行评价时应以个体儿童自己体重增长的变化为依据,不可用"公式"计算来评价,也不宜以人群均数(所谓"正常值")当作"标准"看待。当无条件测量体重时,为便于医务人员计算小儿用药量和液体量,可用以下公式估计体重(表 2-1)。

表 2-1 正常儿童体重、身高估计公式

年龄	体重(kg)	年龄	身高(cm)
12 个月	10	12 个月	75
1~12 岁	年龄(岁)×2+8	2~12 岁	年龄(岁)×7+75

(二) 身材的增长

1. 身高(长) 指头部、脊柱与下肢长度的总和。多数 3 岁以下儿童立位测量不准确,应仰卧位测量,称为身长,立位时测量称为身高。立位的测量值比仰卧位少 1~2cm。

身高(长)的增长规律与体重相似。年龄越小增长越快,也出现婴儿期和青春期两个生长高峰。出生时身长平均为50cm,出生后第1年身长增长最快,约为25cm;前3个月身长增长11~12cm,约等于后9个月的增长值,1岁时身长约75cm;第2年身长增长速度减慢,为10~12cm,即2岁时身长约87cm;2岁以后身高每年增长6~7cm。2岁以后每年身高增长低于5cm,生长速度下降。

身高(长)的生长受遗传、内分泌、宫内生长水平的影响较明显,短期的疾病与营养波动不易影响身高(长)的生长。

2. 坐高(顶臀长) 是头顶到坐骨结节的长度。3岁以下儿童仰卧位测量为顶臀长。坐高增长代表头颅与脊柱的生长。

3. 指距 是两上肢水平伸展时两中指尖距离,代表上肢长骨的生长。

(三) 头围的增长

头围是自眉弓上缘经枕骨结节绕头一周的长度,是反映颅骨生长和脑发育的一个重要指标。头围的测量在2岁以内最有价值,连续追踪测量比一次测量更重要。胎儿期脑生长居全身各系统的领先地位,故出生时头围相对大,平均32~34cm。与体重、身长增长相似,第1年前3个月头围的增长(6cm)约等于后9个月头围的增长值(6cm),即1岁时头围约为46cm;出生后第2年头围增长减慢,约为2cm,2岁时头围约48cm;2~15岁头围仅增加6~7cm,基本同成人。头围大小与双亲的头围有关;头围<$\bar{x}-2s$ 常提示有脑发育不良的可能,<$\bar{x}-3s$ 以上常提示脑发育不良;头围增长过速往往提示脑积水。

(四) 胸围的增长

胸围是自乳头下缘经肩胛下缘绕胸一周的长度,由于呼吸运动的影响,测量时取呼气、吸气测量值的平均值,代表肺与胸廓的生长。出生时胸围32cm,略小于头围1~2cm。1岁左右胸围约等于头围。1岁至青春前期胸围应大于头围(约为胸围=头围+年龄-1cm)。1岁左右头围与胸围的增长在生长曲线上形成头、胸围的交叉,此交叉时间与儿童营养、胸廓的生长发育有关,生长较差者头、胸围交叉时间延后。我国2005年九市城区体格生长的衡量数字显示,男童头、胸围交叉时间为15个月龄,提示我国儿童胸廓生长较落后,除营养因素外,可能与不重视爬的训练和胸廓锻炼有关。

(五) 上臂围的增长

上臂围代表肌肉、骨骼、皮下脂肪和皮肤的生长发育。1岁以内上臂围增长迅速,1~5岁增长缓慢,为1~2cm。因此,有人认为在无条件测体重和身高的地方,可用左上臂围测量筛查5岁以下儿童营养状况:>13.5cm为营养良好;12.5~13.5cm为营养中等;<12.5cm为营养不良。

(六) 皮下脂肪

通过测量皮脂厚度反映皮下脂肪。常用的测量部位有:①腹壁皮下脂肪;②背部皮下脂肪。要用皮下脂肪测量工具(测皮褶卡钳)测量才能得出正确的数据。

(七) 身体比例与匀称性

在生长过程中,身体的比例与匀称性生长有一定规律。

1. 头与身长比例 在宫内与婴幼儿期,头领先生长,而躯干、下肢生长则较晚,生长时间也较长。这样,头、躯干、下肢长度的比例在生长进程中发生变化。头长占身长(高)的比例在婴幼儿为1/4,到成人后为1/8(图2-3)。

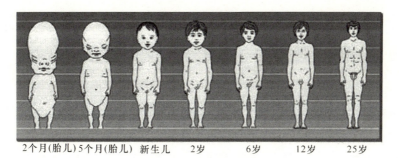

图2-3 头与身长的比例

2. 体型匀称 表示体型(形态)生长的比例关系,如身高的体重(weight-for height, W/H);胸围/身高(身高胸围指数);体重(kg)/身高(cm)×1000(Quetelet指数),体重(kg)/[身高(cm)]²×10⁴(Kaup指数,幼儿用);年龄的体块指数(BMI/age)等。

3. 身材匀称 以坐高(顶臀长)与身高(长)的比例表示,反映下肢的生长情况。坐高(顶臀长)占身高(长)的比例由出生时的0.67下降到14岁时的0.53。任何影响下肢生长的疾病,可使坐高(顶臀长)与身高(长)的比例停留在幼年状态,如甲状腺功能低下与软骨营养不良。

4. 指距与身高 正常时,指距略小于身高(长)。如指距大于身高1~2cm,对诊断长骨的异常生长有参考价值,如蜘蛛样指(趾)(马方综合征)。

三、青春期的体格生长规律

青春期是儿童到成人的过渡期,受性激素等因素的影响,体格生长出现出生后的第二个高峰(peak height velocity,PHV),有明显的性别差异。男孩的身高增长高峰约晚于女孩2年,且每年身高的增长值大于女孩,因此最终的身高一般来说男孩比女孩高。一般地说男孩骨龄15岁、女孩骨龄13岁时,身高长度达最终身高的95%。

不论男孩女孩,在青春期前的1~2年中生长速度略有减慢。女孩在乳房发育后(9~11岁),男孩在睾丸增大后(11~13岁)身高开始加速生长,1~2年生长达PHV,此时女孩年身高平均年增加8~9cm,男孩9~10cm。在第二生长高峰期,身高增加值约为最终身高的15%。PHV提前者,身高的停止增长较早。

青春期体重的增长与身高平行,同时内脏器官增长。女性耻骨与髂骨下部的生长与脂肪堆积,臀围加大。男性则有肩部增宽,下肢增长,肌肉增强的不同体形特点。

四、体格生长评价

(一)体格生长

儿童处于快速生长发育阶段,身体形态及各部分比例变化较大。充分了解儿童各阶段生长发育的规律、特点,正确评价儿童生长发育状况,及早发现问题,给予适当的指导与干预,对促进儿童的健康生长十分重要。

1. 衡量体格生长常用的统计学表示方法

(1) 均值离差法:正常儿童生长发育状况多呈正态分布,常用均值离差法,以平均值($\bar{x}$)加减标准差(s)来表示,如 68.3% 的儿童生长水平在 $\bar{x}\pm 1s$ 范围内;95.4% 的儿童在 $\bar{x}\pm 2s$ 范围内;99.7% 的儿童在 $\bar{x}\pm 3s$ 范围内。

(2) 百分位数法:当测量值呈偏态分布时,百分位数法能更准确地反映所测数值的分布情况。当变量呈正态分布时,百分位数法与均值离差法两者相应数相当接近。

2. 界值点的选择　通常以均值离差法 $\bar{x}\pm 2s$(包括总体的 95%)为正常范围;百分位数法以 $P_3 \sim P_{97}$(包括总体的 94%)为正常范围;标准差的离差值以 ±2 以内为正常范围。

3. 测量值的表示　生长曲线:按各等级的数值绘制成曲线图。优点是较等级数值直观,不仅能较准确了解儿童的发育水平,还能对儿童某项指标进行定期纵向观察,易看出该小儿生长的趋势有无偏离现象,以便及早发现原因及采取干预措施(图 2-4)。

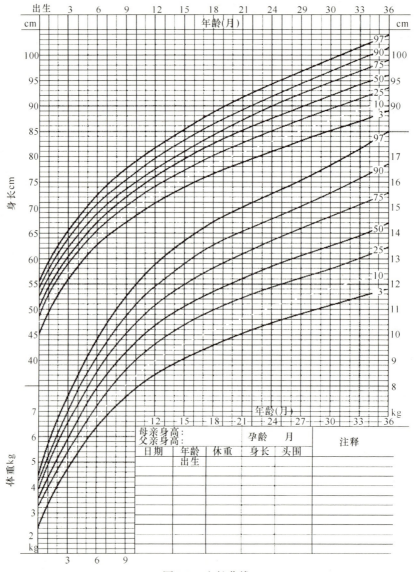

图 2-4　生长曲线

4. 评价结果表示 等级划分:方法简单,利用均值加减标准差或直接用百分位数进行分级,常用五等级划分方法见表 2-2。

表 2-2 五等级划分方法

等级	离差法	百分位数法
上	>均值+2s	>P_{97}
中上	均值+(1s~2s)	P_{75}~P_{97}
中	均值±1s	P_{25}~P_{75}
中下	均值-(1s~2s)	P_3~P_{25}
下	<均值-2s	<P_3

(二)体格生长评价

正确评价儿童体格生长状况,必须注意采用准确的测量用具及统一的测量方法,定期纵向观察。同时有可用的参考人群值,参照人群值的选择决定评价的结果。WHO 推荐美国国家卫生统计中心(NCHS)汇集的测量资料作为国际参照人群值。我国目前采用的是 2005 年中国九大城市儿童的体格生长数据为中国儿童参照人群值。

儿童体格生长评价包括发育水平、生长速度及匀称程度三个方面。

1. 发育水平 将某一年龄时点所获得的某一项体格生长指标测量值(横断面测量)与参考人群值比较,得到该儿童在同质人群中所处的位置,即为此儿童该项体格生长指标在此年龄的生长水平,通常以等级表示其结果。发育水平评价的优点是简单、易于掌握与应用。对群体儿童体格发育水平评价可了解该群体儿童的体格状况;对个体儿童评价仅表示该儿童已达到的水平,不能说明过去存在的问题,也不能预示该儿童的生长趋势。

生长水平包括所有单项体格生长指标,如体重、身高(长)、头围、胸围、上臂围等,可用于个体或群体儿童的评价。有些单项测量,如骨龄代表发育成熟度,也反映发育水平。同样,体格测量值也可以生长的年龄来代表发育水平或成熟度。如一个 2 岁男孩身高 76cm,身高生长水平为下等,其身高的生长年龄相当 1 岁。

早产儿体格生长有一允许的"落后"年龄范围,即此年龄后应"追上"正常足月儿的生长。进行生长水平评价时应矫正胎龄至 40 周胎龄(足月)后再评价,身长至 40 月龄、头围至 18 月龄、体重至 24 月龄后不再矫正。

2. 生长速度 是对某一单项体格生长指标定期连续测量(纵向观察),将获得的该项指标在某一年龄阶段的增长值与参照人群值比较,得到该儿童该项体格生长指标的生长速度。

以生长曲线表示生长速度最简单、直观,定期体检是生长速度评价的关键。儿童年龄小,生长较快,定期检查间隔时间不宜太长。这种动态纵向观察个体儿童的生长规律方法,可发现每个儿童有自己稳定的生长轨道,体现个体差异。因此,生长速度的评价较发育水平更能真实了解儿童生长状况。生长速度正常的儿童生长基本正常。

3. 匀称程度 是对体格生长指标之间关系的评价。

(1) 体型匀称度:表示体型(形态)生长的比例关系。实际工作中常选用身高的体重表示一定身高的相应体重增长范围,间接反映身体的密度与充实度。将实际测量与参照人群值比较,结果常以等级表示。

（2）身材匀称:以坐高(顶臀高)/身高(长)的比值反映下肢生长状况。按实际测量计算结果与参照人群值计算结果比较。结果以匀称、不匀称表示。

第四节 与体格生长有关的其他系统的发育

一、骨 骼

1. 头颅骨 颅骨的发育主要通过头围、骨缝闭合及前、后囟闭合时间来衡量。婴儿娩出时经过产道,故出生时颅骨缝稍有重叠,不久重叠现象消失;颅骨缝出生时可略微分开,3~4个月闭合;后囟出生时闭合或接近闭合,最迟出生后6~8周龄闭合;前囟出生时为1~2cm,以后随颅骨生长而增大,6月龄左右逐渐骨化而变小,1~1.5岁闭合,最迟不超过2岁。前囟大小以两个对边中点连线的长短表示(图2-5)。前囟检查在儿科临床很重要,前囟早闭、头围小提示脑发育不良;前囟闭合延迟可见于脑积水、佝偻病和甲状腺功能低下等;前囟张力增加提示颅内压增高;前囟凹陷则提示脱水。

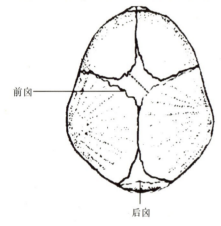

图 2-5 颅骨、前囟与后囟的发育

2. 脊柱 脊柱的增长反映椎骨的生长。出生后第1年脊柱生长快于四肢,以后四肢生长快于脊柱。出生时脊柱无弯曲,仅呈轻微后凸。3个月左右抬头动作的出现使颈椎前凸;6个月后能坐,出现胸椎后凸;1岁左右开始行走,出现腰椎前凸。这样的脊椎自然弯曲至6~7岁才为韧带所固定。坐、立、走的姿势和骨质的病变(如骨结核)会影响脊柱的发育。

3. 长骨 是从胎儿到成人期逐渐完成的。长骨的生长主要由长骨干骺端的软骨骨化,骨膜下成骨,使长骨增长、增粗,当骨骺与骨干融合时,标志长骨停止生长。随年龄的增加,长骨干骺端的软骨次级骨化中心按一定顺序及骨解剖部位有规律地出现。骨化中心出现可反映长骨的生长成熟程度。用X线检查测定不同年龄儿童长骨干骺端骨化中心的出现的时间、数目、形态的变化,并将其标准化,即为骨龄(bone age)。出生时腕部尚无骨化中心,股骨远端及胫骨近端已出现骨化中心。因此判断长骨的生长,婴儿早期应摄膝部X线骨片,年长儿摄左手及腕部X线骨片,以了解其腕骨、掌骨、指骨的发育。腕部于出生时无骨化中心,其出生后的出现次序为:头状骨、钩骨(3个月左右)、下桡骨骺(约1岁)、三角骨(2~2.5岁)、月骨(3岁左右)、大、小多角骨(3.5~5岁)、舟骨(5~6岁)、下尺骨骺(6~7岁)、豆状骨(9~10岁)。10岁时出全,共10个,故1~9岁腕部骨化中心的数目大约为其岁数加1。具体评价骨龄时应对照图谱。骨生长与生长激素、甲状腺素、性激素有关。骨龄在临床上有重要诊断价值,如甲状腺功能减退症、生长激素缺乏症骨龄明显延后;真性性早熟、先天性肾上腺皮质增生症骨龄超前。但正常骨化中心出现的年龄差异较大,诊断骨龄延迟时一定要慎重。

二、牙 齿

牙齿的发育与骨骼有一定关系,但因胚胎来源不完全相同,牙齿与骨骼的生长不完全平行。出生时乳牙已骨化,乳牙牙胚隐藏在颌骨中,被牙龈覆盖;恒牙的骨化从新生儿期开始,18~24个月时第三恒臼齿已骨化。人一生有乳牙(共20个)和恒牙(28~32个)两副牙齿。出生后4~10个月乳牙开始萌出,13个月后未萌出者为乳牙萌出延迟。乳牙萌出顺序一般为下颌先于上颌、自前向后(图2-6),约于3岁前乳牙出齐。乳牙萌出时间个体差异较大,与遗传、内分泌、食物性状有关。

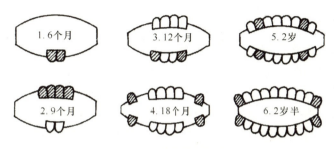

图2-6 乳牙萌出顺序

6岁左右萌出第一颗恒牙(第一恒磨牙,在第二乳磨牙之后,又称6龄齿);6~12岁阶段乳牙逐个被同位恒牙替换,其中第1、2前磨牙代替第1、2乳磨牙,此期为混合牙列期;12岁萌出第二恒磨牙;约在18岁以后萌出第三恒磨牙(智齿),也有终生第三恒磨牙不萌出者。

出牙为生理现象,出牙时个别婴儿可有低热、唾液增多、发生流涎及睡眠不安、烦躁等症状。牙齿的健康生长与蛋白质、钙、磷、氟、维生素A、维生素C、维生素D等营养素和甲状腺激素有关。食物的咀嚼有利于牙齿生长。牙齿生长异常时可见外胚层生长不良、钙或氟缺乏、甲状腺功能减退等疾病。

三、生殖系统发育

参见第十六章内分泌系统疾病。

第五节 神经心理发育

神经心理发育包括感知、运动、语言、情感、思维、判断和意志性格等方面,在儿童成长过程中,神经心理的正常发育与体格生长具有同等重要的意义,神经心理发育的异常可能是某些系统疾病的早期表现。因此,了解儿童心理发育规律对疾病的早期诊断很有帮助。

一、神经系统的发育

神经心理发育以神经系统的发育和成熟为物质基础。在胎儿期,神经系统的发育领先于其他各系统,新生儿脑重已达成人脑重25%左右,此时神经细胞数目已与成人相同,但其树突与轴突少而短。出生后脑重的增加主要由于神经细胞体积增大和树突的增多、加长,以及神经髓鞘的形成和发育。神经髓鞘的形成和发育在4岁左右完成,在此之前,尤其在婴儿期,各种刺激引起的神经冲动传导速度缓慢,且易于泛化,不易形成兴奋灶,易疲劳而进入睡眠状态。

脊髓随年龄而增长。在胎儿期,脊髓下端在第2腰椎下缘,4岁时上移至第1腰椎,在进行腰椎穿刺时应注意。婴儿肌腱反射较弱,腹壁反射和提睾反射也不易引出,到1岁时才稳定。3~4个月前的婴儿肌张力较高,凯尔尼格征可为阳性,2岁以下儿童巴宾斯基征阳性亦可为生理现象。

二、感知的发育

1. 视感知发育 新生儿已有视觉感应功能,瞳孔有对光反应,在安静清醒状态下可短暂注视物体,但只能看清15~20cm内的事物。第2个月起可协调地注视物体,开始有头眼协调;3~4个月时喜看自己的手,头眼协调较好;6~7个月时目光可随上下移动的物体垂直方向转动;8~9个月时开始出现视深度感觉,能看到小物体;18个月时已能区别各种形状;2岁时可区别垂直线与横线;5岁时已可区别各种颜色;6岁时视深度已充分发育。

2. 听感知发育 出生时鼓室无空气,听力差;出生后3~7日听觉已相当良好;3~4个月时头可转向声源,听到悦耳声会微笑;7~9个月时能确定声源,区别语言的意义;13~16个月时可寻找不同响度的声源,听懂自己的名字;4岁时听觉发育已经完善。听感知发育和儿童的语言发育直接相关,听力障碍如果不能在语言发育的关键期内(6个月内)或之前得到确诊和干预,则可因聋致哑。

3. 味觉和嗅觉发育

(1) 味觉:出生时味觉发育已很完善;4~5个月甚至对食物轻微的味道改变已很敏感,为味觉发育关键期,此期应适时添加各类转乳期食物。

(2) 嗅觉:出生时嗅觉中枢与神经末梢已发育成熟;3~4个月时能区别愉快与不愉快的气味;7~8个月开始对芳香气味有反应。

4. 皮肤感觉的发育 皮肤感觉包括触觉、痛觉、温度觉及深感觉等。触觉是引起某些反射的基础。新生儿眼、口周、手掌、足底等部位的触觉已很灵敏,而前臂、大腿、躯干的触觉则较迟钝。新生儿已有痛觉,但较迟钝;第2个月起才逐渐改善。出生时温度觉就很灵敏。

三、运动的发育

运动发育可分为大运动(包括平衡)和细运动两大类。

1. 平衡与大运动

(1) 抬头:新生儿俯卧时能抬头1~2秒;3个月时抬头较稳;4个月时抬头很稳。

(2) 坐:6个月时能双手向前撑住独坐;8个月时能坐稳。

(3) 翻身:7个月是能有意识地从仰卧位翻身至俯卧位,然后从俯卧位翻至仰卧位。

(4) 爬:应从3~4个月时开始训练,8~9个月可用双上肢向前爬。

(5) 站、走、跳:11个月时可独自站立片刻;15个月可独自走稳;24个月时可双足并跳;30个月时会独足跳。

2. 细动作 3~4个月握持反射消失之后手指可以活动;6~7个月时出现换手与捏、敲等探索性动作;9~10个月时可用拇指、示指拾物,喜撕纸;12~15个月时学会用匙,乱涂画;18个月时能叠2~3块方积木;2岁时可叠6~7块方积木,会翻书。

四、语言的发育

语言的发育与大脑、咽喉部肌肉的正常发育及听觉的完善有关。要经过发音、理解和表达3个阶段。新生儿已会哭叫,3~4个月咿呀发音;6月龄时能听懂自己的名字;12月龄时能说简单的单词,如"再见"、"没了"。18月龄时能用15~20个字,指认并说出家庭主要成员的称谓;24月龄时能指出简单的人、物名和图片,而到3岁时几乎能指认许多物品名,并说有2~3个字组成的短句;4岁时能讲述简单的故事情节。

五、心理活动的发展

1. 早期的社会行为 2~3个月时小儿以笑、停止啼哭等行为,以眼神和发音表示认识父母;3~4个月的婴儿开始出现社会反应性的大笑;7~8个月的小儿可表现出认生、对发声玩具感兴趣等;9~12个月时是认生的高峰;12~13个月小儿喜欢玩变戏法和躲猫猫游戏;18个月时逐渐有自我控制能力,成人在附近时可独自玩很久;2岁时不再认生,易与父母分开;3岁后可与小朋友做游戏。

2. 注意的发展 婴儿期以无意注意为主,随着年龄的增长逐渐出现有意注意。5~6岁后儿童能较好控制自己的注意力。

3. 记忆的发展 记忆是将所学得的信息储存和"读出"的神经活动过程,可分为感觉、短暂记忆和长久记忆3个不同的系统。长久记忆又分为再认和重现两种,再认是以前感知的事物在眼前重现时能被认识;重现是以前感知的事物虽不在眼前重现,但可在脑中重现。1岁内婴儿只有再认而无重现,随年龄的增长,重现能力亦增强。幼年儿童只按事物的表面特性记忆信息,以机械记忆为主。随着年龄的增加和理解、语言思维能力的加强,逻辑记忆逐渐发展。

4. 思维的发展 1岁以后的儿童开始产生思维,在3岁以前只有最初级的形象思维;3岁以后开始有初步抽象思维;6~11岁以后儿童逐渐学会综合分析、分类比较等抽象思维方法,具有进一步独立思考的能力。

5. 想象的发展 新生儿无想象能力;1~2岁儿童仅有想象的萌芽。学龄前期儿童仍以无意想象为主,有意想象和创造性想象到学龄期才迅速发展。

6. 情绪、情感的发展 新生儿因出生后不易适应宫外环境,较多处于消极情绪中,表现不安、啼哭,而哺乳、抱、摇、抚摸等则可使其情绪愉快。婴幼儿情绪表现特点是时间短暂、反应强烈、容易变化、外显而真实。随着年龄的增长,儿童对不愉快因素的耐受性逐渐增加,能够有意识地控制自己,使情绪渐趋向稳定。

7. 个性和性格的发展 婴儿期由于一切生理需要均依赖成人,逐渐建立对亲人的依赖性和信任感。幼儿时期已能独立行走,说出自己的需要,故有一定自主感,但又未脱离对亲人的依赖,常出现违拗言行与依赖行为相交替现象。学龄前期小儿生活基本能自理,主动性增强,但主动行为失败时易出现失望和内疚。学龄期开始正规学习生活,重视自己勤奋学习的成就,如不能发现自己学习潜力将产生自卑。青春期体格生长和性发育开始成熟,社交增多,心理适应能力增强但容易波动,在感情问题、伙伴问题、职业选择、道德评价和人生观等问题上处理不当时易发生性格变化。性格一旦形成即相对稳定。小儿神经精神发育进程见表 2-3。

表 2-3　小儿神经精神发育进程

年龄	粗、细动作	语言	适应周围人物的能力与行为
新生儿	无规律、不协调动作；紧握拳	能哭叫	铃声使全身活动减少
2 个月	直立及仰卧位时能抬头	发出和谐的喉音	能微笑、有面部表情；眼随物转动
3 个月	仰卧位变为侧卧位；用手摸东西	咿呀发音	头可随看到的物品或听到的声音转动 180°；注意自己的手
4 个月	扶着髋部时能坐；可在俯卧位时用两手支持抬起胸部；手能握持玩具	笑出声	抓前面物体；自己玩弄手，见食物表示喜悦；较有意识地哭和笑
5 个月	扶腋下能站得直；两手各握一玩具	能喃喃地发出单词音节	伸手取物；能辨别人声；望镜中人笑
6 个月	能独坐一会；用手摇玩具		能认识熟人和陌生人；自拉衣服；自握足玩
7 个月	会翻身，自己独坐很久；将玩具从一手换入另一手	能发"爸爸"、"妈妈"等复音，但无意识	能听懂自己的名字；自握饼干吃
9 个月	试独站；会从抽屉中取出玩具	能懂几个较复杂的词句，如"再见"等	看见熟人会手伸出来要人抱；或与人合作游戏
10~11 个月	能独站片刻；扶椅或推车能走几步；拇指、示指对指拿东西	开始用单词，一个单词表示很多意义	能模仿成人的动作；招手、"再见"；抱奶瓶自食，粗细动作、语言适应周围人物的能力与行为
12 个月	独走；弯腰拾东西；会将圆圈套在木棍上	能叫出物品的名字，如灯、碗；指出自己的手、眼	对人和事物有喜憎之分；穿衣能合作，用杯喝水
15 个月	走得好；能蹲着玩；能叠一块方木	能说出几个词和自己的名字	能表示同意、不同意
18 个月	能爬台阶；有目标地扔皮球	能认识和指出身体各部分	会表示大小便；懂命令；会自己进食
2 岁	能双脚跳；手的动作更准确；会用勺子吃饭	会说 2~3 个字构成的句子	能完成简单的动作，如拾起地上的物品；能表达喜、怒、怕、懂
3 岁	能跑；会骑三轮车；会洗手、洗脸；脱、穿简单衣服	能说短歌谣，数几个数	能认识画上的东西；认识男、女；自称"我"；表现自尊心、同情心、害羞
4 岁	能爬梯子；会穿鞋	能唱歌	能画人像；初步思考问题；记忆力强、好发问
5 岁	能单足跳；会系鞋带	开始识字	能分辨颜色；数 10 个数；知物品用途及性能
6~7 岁	参加简单劳动，如扫地、擦桌子、剪纸、泥塑、结绳	能讲故事；开始写字	能数几十个数；可简单加减；喜独立自主

第六节　儿童神经心理发育的评价

儿童神经心理发育的水平表现在儿童在感知、运动、语言和心理等过程中的各种能力，对这些能力的评价称为心理测试。心理测试仅能判断儿童神经心理发育的水平，没有诊断疾病的意义。心理测试需由经专门训练的专业人员根据实际需要选用，不可滥用。

一、能 力 测 验

1. 筛查性测验

（1）丹佛发育筛查法（DDST）：适用于 6 岁以下儿童的发育筛查，实际应用时对 4.5 岁以下的儿童较为适用。测试内容分为大运动、细运动、语言、个人适应性行为四个能区。1990 年 *Denver* Ⅱ出版，是在 1966 年 DDST 的基础上修订。国内有地区性的修订常模。

（2）0~6 岁儿童智能发育筛查测试（DST）：适用于 0~6 岁儿童，以盖塞尔（Gesell）发育量表和学龄前和学龄初期智力量表（WPPSI）为校标，由上海医科大学儿科医院 1997 年研制。该量表包括运动、社会适应及智力 3 个能区，共 120 个项目，计算发育商（DQ）和智力指数（MI）。

（3）绘人测试（HFD）：适用于 5~9.5 岁儿童。要求被测儿童依据自己的想象绘一全身正面人像，以身体部位、各部比例和表达方式的合理性计分。绘人法测试结果与其他智能测试的相关系数在 0.5 以上，与推理、空间概念、感知能力的相关性更显著。该法可个别测试，也可进行集体测试。

（4）图片词汇测试（PPVT）：适用于 4~9 岁儿童。PPVT 的工具是 120 张图片，每张有黑白线条画四幅，测试者说一个词汇，要求儿童指出其中相应的一幅画。测试方法简单，尤适用于语言或运动障碍者。1981 年图片词汇测试修订版（PPVT-R）出版，有 L 及 M 版本，测试年龄为 2.5~16 岁，测试图片增至 175 张。

（5）瑞文测试（CRT）：适用于 5~75 岁。该测验是一种非文字智力测试，用来测验一个人的观察力及清晰思维能力。该测验具有多张渐进性矩形图，矩阵的结构逐渐复杂，从一个层次到多个层次的演变，思维上要求从直接观察到间接抽象推理的渐进过程。可个别测试，也可集体测试，结果以 IQ 表示。瑞文测试指导语简单，对有语言障碍的受试者或语言交流不便的情况下均可使用，并可以用于跨文化的比较研究。

2. 诊断测验

（1）Gesell 发育量表：适用于 4 周至 3 岁的婴幼儿，从大运动、细动作、个人-社会、语言和适应性行为五个方面测试，结果以发育商（DQ）表示。

（2）Bayley 婴儿发育量表：适用于 2~30 个月婴幼儿，包括精神发育量表、运动量表和婴儿行为记录。

（3）Standford-Binet 智能量表：适用 2~18 岁儿童。测试内容包括幼儿的具体智能（感知、认知、记忆）和年长儿的抽象智能（思维、逻辑、数量、词汇），用以评价儿童学习能力，以及对智能发育迟缓者进行诊断及程度分类，结果以智商（IQ）表示。

（4）Wechsler 智能量表：包括学龄前和学龄初期智力量表（WPPSI）（适用于 4~6.5 岁儿童）和儿童智能量表修订版（WISC-R）（适用于 6~16 岁儿童）。通过编制一整套不同测试题，分别衡量不同性质的能力，将得分综合后可获得儿童多方面能力的信息，较客观地反映学前儿童的智能水平。

二、适应性行为测试

智力低下的诊断与分级必须结合适应性行为的评定结果。国内现多采用日本 S-M 社会生活能力检查,即婴儿-初中学生社会生活能力量表。此量表适用于 6 个月~15 岁儿童社会生活能力的评定。

第七节 心理行为异常

一、儿童发育与行为的概念

发育行为儿科学是我国近年从儿童保健学发展而来的一个分支学科。儿童发育一般指运动、认知、语言、社会交往等潜力的逐渐提高,行为则是能为他人觉察评估的外部表现。

儿童发育和行为异常很常见,如注意缺陷多动障碍、孤独症系谱障碍、抽动障碍、睡眠障碍等。

二、儿童行为问题

儿童在发育过程中出现的行为问题较为常见,对儿童身心健康的影响很大。近年调查资料表明我国少年儿童的行为问题检出率为 8.3%~12.9%。儿童行为问题表现在儿童日常生活中,容易被家长忽略,或被过分严重估计。因此,区别正常的和异常的儿童行为非常必要,目前有多种衡量儿童行为的量表可用于帮助区分儿童异常的行为问题。

儿童的行为问题一般可分为:①生物功能行为问题,如遗尿、遗便、多梦、睡眠不安、夜惊、食欲不佳、过分挑剔饮食等;②运动行为问题,如儿童擦腿综合征、咬指甲、磨牙、吸吮手指、咬或吸衣物、挖鼻孔、咬或吸唇、活动过多等;③社会行为问题,如破坏、偷窃、说谎、攻击等;④性格行为问题,如惊恐、害羞、忧郁、社交退缩、交往不良、违拗、易激动、烦闹、胆怯、过分依赖、要求注意、过分敏感、嫉妒、发脾气等;⑤语言问题,如口吃等。男孩的行为问题常多于女孩,男孩多表现运动与社会行为问题;女孩多为性格行为问题。儿童行为问题的发生与父母对子女的期望、教养方式、父母的文化、学习环境等显著相关。多数儿童的行为问题可在发育过程中自行消失。

1. 屏气发作 表现为呼吸运动暂停的一种异常性格行为问题,多发于 6~18 个月婴幼儿,5 岁前会逐渐自然消失。呼吸暂停发作常在情绪急剧变化时,如发怒、恐惧、剧痛、剧烈叫喊时出现,常有换气过度,使呼吸中枢受抑制,哭喊时屏气,脑血管扩张,脑缺氧时可有昏厥、丧失意志、口唇发绀、躯干、四肢挺直,甚至四肢抽动,持续 0.5~1 分钟后呼吸恢复,症状缓解,口唇返红,全身肌肉松弛而清醒,一日可发作数次。这种儿童性格多暴躁、任性、好发脾气。对此类儿童应加强家庭教养,遇矛盾冲突时应耐心说理解释,避免粗暴打骂,尽量不让孩子有发脾气、哭闹的机会。有时需与癫痫鉴别。

2. 吮拇指癖、咬指甲癖 3~4 个月后的婴儿生理上有吮吸要求,常自吮手指尤其是拇指以安定自己。这种行为常发生在饥饿时和睡前,多随年龄增长而消失。但有时小儿因心理上得不到满足而精神紧张、恐惧焦急,未获父母充分的爱,又缺少玩具、音乐、图片等视听觉刺激,孤独时便吮拇指自娱,渐成习惯,直至年长时尚不能戒除。长期吮手指可影响牙齿、牙龈及下颌发育，致下颌前突、齿列不齐，妨碍咀嚼。咬指甲癖的形成过程与吮拇指癖相似，也系情绪紧张、感情需求得不到满足而产生的不良行为，多见于学龄前期和学龄期儿童。对这类孩子要多加爱护和关心，消除其抑郁孤独心理；当其吮拇指或咬指甲时应将其注意力分散到其他事物上，鼓励儿童建立改正坏习惯的信心，切勿打骂讽刺，使之产生自卑心理。在手指上涂抹苦药等方法也往往起不到好的效果。

3. 遗尿症 正常幼儿在2~3岁时已能控制排尿，如在5岁后仍发生不随意排尿即为遗尿症，大多数发生在夜间熟睡时，称夜间遗尿症。遗尿症可分为原发性和继发性两类：①原发性遗尿症较多见，多半有家族史，男多于女（2∶1~3∶1），无器质性病变，多因控制排尿的能力迟滞所致；②继发性遗尿症大多由于全身性或泌尿系疾病如糖尿病、尿崩症等引起，其他如智力低下、神经精神创伤、泌尿道畸形、感染，尤其是膀胱炎、尿道炎、会阴部炎症等也可引起继发性遗尿现象。继发性遗尿症在处理原发疾病后症状即可消失。

原发性遗尿发生在夜间为多，偶见白天午睡时。自每周1~2次至每夜1次、甚至一夜数次不等。健康状况欠佳、疲倦、过度兴奋紧张、情绪波动等都可使症状加重，有时会自动减轻或消失，亦可复发。约50%患儿可于3~4年内发作次数逐渐减少而自愈，也有一部分患儿持续遗尿直至青春期，往往造成严重的心理负担，影响正常生活与学习。对遗尿症患儿必须首先排除能引起继发性遗尿的全身或局部疾病。

原发性遗尿症的治疗首先要取得家长和患儿的合作。医生应指导家长安排适宜的生活制度和坚持排尿训练，绝对不能在小儿发生遗尿时加以责骂、讽刺、处罚等，否则会加重患儿心理负担。应训练患儿将排尿间隔逐渐延长，每次排尿务必排尽；晚餐后应控制入水量，睡前排尿，不宜过度兴奋；睡熟后父母可在其经常遗尿时间之前唤醒，使其习惯于觉醒时主动排尿，必要时亦可采用警报器协助训练。药物治疗效果80%左右，常用者为去氨加压素（desmopressin），为抗利尿药，以减少泌尿量，每次0.1~0.2μg，睡前口服，疗程3~6个月。亦可应用盐酸丙咪嗪类药物治疗。

4. 儿童擦腿综合征 是儿童通过擦腿引起兴奋的一种运动行为障碍。在儿童中并不少见，女孩与幼儿更多见。发生擦腿综合征的儿童智力正常，发作时神志清醒，多在入睡前、醒后或玩耍时发作，可被分散注意力而终止。发作时，女孩喜坐硬物，手按腿或下腹部，双下肢伸直交叉夹紧，手握拳或抓住东西使劲；男孩多表现伏卧在床上、来回蹭，或与女孩类似表现。女孩发作后外阴充血，分泌物增多或阴唇色素加深；男孩阴茎勃起，尿道口稍充血，有轻度水肿。使小儿平时生活轻松愉快，解除心理压力，鼓励其参与各种游戏活动等心理行为治疗是公认的必要措施。发作时以有趣事物分散儿童的注意力、睡前让儿童疲倦后很快入睡、醒后立即起床等均可减少发作机会。从小应注意儿童的会阴清洁。儿童擦腿综合征多随年龄增长而逐渐自行缓解。

5. 注意力缺陷多动障碍（attention-deficit hyperactivity disorder, ADHD） 为学龄儿童中常见的行为问题，主要表现为注意力不集中、多动、冲动行为，常伴有学习困难，但智能正常或接近正常。男孩发生率明显高于女孩。ADHD缺乏特异的病因学或病理学改变，也没有可以辅助诊断的特殊体征或实验室检查，因此诊断主要依据病史和对特殊行为症状的观察、描述和追踪观察。临床常用的行为评定量表有Corners父母问卷及教师评定表，以及Achenbach儿童行为评定量表及教师报告表。

诊断标准多采用美国精神病学会的《精神障碍诊断和统计手册》（*Diagnostic and Statistical Manual of Mental Disorder*. 4thed, DSM-Ⅳ）的ADHD诊断标准。《中华儿科杂志》编

辑委员会和中华医学会儿科学分会神经学组、儿童保健学组及精神病分会儿童精神医学学组，参考 DSM-Ⅳ 的 ADHD 诊断标准，2006 年联合发布了《儿童注意缺陷多动障碍诊疗建议》，规范了对 ADHD 的临床诊疗。

ADHD 的治疗和管理原则包括药物治疗和心理与行为治疗。常用的药物包括短效的盐酸哌甲酯片和长效的盐酸哌甲酯控释片。心理与行为治疗包括强化、塑造、消退、惩罚等。同时，应注意持久培养患儿的自我控制能力。

6. 孤独症谱障碍（autistic spectrum disorders, ASD） 是以孤独症为代表的一组异质性疾病的总称。典型孤独症的主要特征主要表现为不同程度的社会交往障碍、语言障碍、兴趣狭窄及刻板行为方式。美国 ASD 的发病率为 1%。在过去半个世纪里，疾病的概念、诊断和分类方面发生了很大的变化，尤其是近十年，相关进展迅速，对病因学、治疗和预后的认识也发生了重大变化，但病因至今尚不明确，也没有特效药物治疗，但早期筛查、早期干预效果较好，主要采用综合性教育和行为训练，使孤独症症状得到不同程度的改善。

7. 睡眠障碍（sleep disorder, SD） 包括睡眠失调、异态睡眠、病态睡眠 3 种类型。儿童睡眠障碍是遗传、疾病、围生因素及儿童性格、家庭环境和教养方式等多因素作用的结果。国外研究显示，儿童睡眠障碍对儿童神经心理和认知影响明显，表现为注意缺陷、多动、记忆力下降、行为障碍、情绪问题等。

系统评价儿童睡眠障碍的体系包括全面的过去史、完整的社会史、心理/发育筛查、体格检查，在此基础上，要明确诊断一些特殊的睡眠障碍还必须选择更为全面的心理学测试及神经学方面的评价，或是一些相关的实验室筛查，甚至进一步在睡眠实验室进行睡眠的研究分析。

睡眠障碍如同其他疾病一样，当理解其特征和发病机制后，在合理的干预下就能缓解甚至治愈。治疗性干预包括：健康教育、心理行为治疗、时间疗法、光疗法、药物治疗、物理治疗及外科治疗。治疗总是从最方便、侵入性最小的健康教育开始。

三、学 习 障 碍

学习不仅是指阅读、书写、计算等能力，还包括获得这些技能的整个学习过程。学习的必要条件是要有正常发展的认知能力、正常的感觉（尤其是听、视觉）器官功能、正常的运动发育、正常情绪和良好的环境。学习障碍属特殊发育障碍，是指在获得和运用听、说、读、写、计算、推理等特殊技能上有明显困难，并表现出相应的多种障碍综合征。中枢神经系统的某些功能障碍也会导致学习技能上的困难。学龄期儿童发生学习障碍者较多，小学 2~3 年级为发病的高峰；男孩多于女孩。学习障碍可有学习能力的偏异（如操作或语言能力）；协调运动障碍，如眼手协调差、影响绘图等精细运动技能的获得；分不清近似音，影响听、说与理解；理解与语言表达缺乏平衡，听与阅读时易遗漏或替换，不能正确诵读，构音障碍，交流困难；知觉转换障碍，如听到"狗"时不能就想到"狗"，立即写出"狗"字；视觉-空间知觉障碍，辨别能力差，常分不清 6 与 9、b 与 d 等，影响阅读能力等。学习障碍的儿童不一定智力低下，但由于其认知特性导致患儿不能适应学校学习和日常生活。在拒绝上学的儿童中有相当部分是学习障碍儿童，对他们应仔细了解、分析原因，采取特殊教育对策。

（吴尤佳　徐美玉）

第三章 儿童保健

> **学习目标**
> 1. 熟悉各年龄期儿童的保健重点。
> 2. 掌握我国儿童计划免疫程序。

儿童保健同属儿科学与预防医学的分支,为两者的交叉学科,其主要任务是研究儿童各年龄期生长发育的规律及其影响因素,以通过有效措施,促进有利因素,防止不利因素,保障儿童健康成长。儿童保健研究涉及的内容包括:儿童的体格生长和社会心理发育、儿童营养、儿童健康促进和儿科疾病的管理等。

自 19 世纪 80 年代初,由联合国儿童基金会发起的一揽子的组合干预措施,简称为 GOBI(即生长监测、口服补液治疗腹泻病、母乳喂养及免疫接种);以后又推出造成婴幼儿死亡的主要疾病,即肺炎及腹泻的简化治疗技术,使儿童的死亡率明显下降。

随着时代的进展,据最近全球的统计,5 岁以下小儿有 6 种致命性疾病,占死亡率的 70% 甚至 90% 以上,这 6 种疾病为急性呼吸道感染(绝大部分为肺炎)(19%)、腹泻病(18%)、疟疾(8%)、麻疹(4%)、HIV/AIDS(3%)及与新生儿有关的疾病,主要为早产、产中窒息及感染(37%);而这些疾病通过不断进步的卫生保健措施是可以预防的。

应对这种新情况需要一揽子的简单易行、效果显著的方法,并利用这些方法在儿童疾病综合管理(integrated management of childhood illness,IMCI)的指导下综合管理严重的儿童疾病及营养不良,防止患儿死亡、促进儿童健康成长及发育。IMCI 是当今儿童保健的唯一策略,已被 100 多个国家采纳,我国也开始了相关的工作。

第一节 各年龄期儿童的保健重点

一、胎儿期及围生期

胎儿的发育与孕母的躯体健康、心理卫生、营养状况和生活环境等密切相关,胎儿期保健主要通过对孕母的保健来实现。

1. 预防遗传性疾病 父母婚前应常规进行遗传咨询,禁止近亲结婚;有确诊或疑诊遗传性疾病患者的家庭,或连续发生不明原因疾病患者的家庭,或有与遗传相关先天畸形、智能低下患者的家庭是遗传咨询的重点对象。

2. 预防先天畸形 应避免接触放射线和铅、苯、汞、有机磷农药等化学毒物;应避免吸烟、酗酒;患有心肾疾病、糖尿病、甲状腺功能亢进、结核病等慢性疾病的育龄妇女应在医生指导下确定怀孕与否及孕期用药,注意孕期用药安全、避免药物致畸;对高危产妇除定期产前检查外,应加强观察,一旦出现异常情况,应及时就诊,必要时可终止妊娠。

3. 预防感染 包括孕期及分娩时。孕妇早期应预防弓形虫、风疹病毒、巨细胞病毒及单纯疱疹病毒的感染,以免造成胎儿畸形及宫内发育不良。分娩时应预防来自产道的感染而影响即将出生的新生儿。

4. 保证充足营养 妊娠后期应加强铁、锌、钙、维生素 D 等重要营养素的补充。但也应防止营养摄入过多而导致胎儿体重过重,影响分娩和成年期的健康。

5. 给予良好的生活环境 注意劳逸结合,减少精神负担和心理压力。

6. 避免妊娠期合并症 预防流产、早产、异常分娩的发生;对高危孕妇应加强随访。

7. 加强对高危新生儿的监护 对高危妊娠孕妇所分娩的新生儿及早产儿、低体重儿、新生儿窒息、低体温、低血糖、低血钙和颅内出血等疾病的高危新生儿应加强监护和随访。

二、新生儿期

新生儿期,特别是出生后 1 周内的新生儿发病率和死亡率极高,婴儿死亡中约 2/3 是新生儿,小于号 1 周的新生儿占新生儿死亡数的 70% 左右。故新生儿保健是儿童保健的重点,而出生后 1 周内新生儿的保健是重中之重。因此在 2005 年的世界卫生组织(WHO)年度报告中,把过去的儿童保健,建议改为新生儿及儿童保健,以突出新生儿保健的重要性。

1. 出生时的护理 新生儿娩出后应迅速清理口腔内黏液,保证呼吸道通畅;严格消毒、结扎脐带;记录出生时 Apgar 评分、体温、呼吸、心率、体重与身长;设立新生儿观察室,出生后观察 6 小时,正常者进入婴儿室,高危儿送入新生儿重症监护室;提倡母婴同室,尽早喂母乳。新生儿出院回家前应根据要求进行先天性遗传代谢病筛查(目前开展的有先天性甲状腺功能低下和苯丙酮尿症)和听力筛查。

2. 新生儿居家保健

(1) 保暖:新生儿居室的温度和湿度应随气候温度变化调节,有条件的家庭在冬季应使室内温度保持在 20~22℃,湿度以 55% 为宜;夏季应避免室内温度过高。新生儿不明原因的哭吵不安,应排除室内温度过高、衣服过多、空气不流通所带来的不适。

(2) 喂养:新生儿娩出后尽早吸吮母乳,提倡母乳喂养,指导母亲正确的哺乳方法;母乳确实不足或无法进行母乳喂养的婴儿,指导母亲选用配方奶粉喂养。

(3) 皮肤护理:新生儿皮肤娇嫩,应保持皮肤清洁,应特别注意保持脐带残端清洁和干燥;根据室温选择合适的衣服与尿布;"马牙"、"上皮珠"、"假月经"、乳房肿大、红斑、粟粒疹不需特别处理。

(4) 促进新生儿感知觉、运动发育:新生儿啼哭也是新生婴儿最初的交流方式,父母应多与新生儿说话,帮助新生儿发展信任感,抚摸、摇、抱新生儿,促进视、听觉发育。

(5) 预防感染:居室保持空气新鲜;成人护理新生儿前要洗手,应尽量避免过多的外来人员接触。应接种卡介苗和乙型肝炎疫苗。

三、婴儿期保健

促进儿童早期发展是婴儿期保健重点,家庭是婴儿期保健和早期发展的主体,父母育儿水平与父母接受科学知识能力密切相关。

1. 营养 婴儿食物以高能量、高蛋白的乳类为主,提倡纯母乳喂养,部分母乳喂养或人工喂养婴儿则应选配方奶粉,自 4~6 个月开始添加辅食,为婴儿后期接受成人食物做准备。

2. 体格检查 婴儿年龄越小,生长发育越迅速,定期进行体格检查可早期发现问题,早期干预。如果生长偏离时间长,错过生长发育最快期,纠正困难。一般<6个月的婴儿每1~2个月检查一次;>6个月,每2~3个月检查一次。使用生长曲线监测婴儿体格生长,避免发生营养不良、肥胖。

3. 口腔保健 经常含乳头入睡可影响乳牙发育,特别是乳牙萌出后,可发生"奶瓶龋齿";乳牙萌出后开始用指套牙刷或小牙刷给婴儿刷牙,每晚一次。婴儿后期进食粗、软食物,有利于牙齿与下颌发育。父母多关爱婴儿,避免婴儿在感到不愉快、寂寞、疲劳时常常用吸吮手指或空奶嘴、咬物品等行为来安定自己。不良吸吮习惯可在口腔产生异常压力,形成牙反颌、错颌、颜面狭窄等畸形。

4. 预防感染 应按计划免疫程序完成基础免疫,培养良好的卫生习惯,保持会阴部皮肤清洁,避免泌尿系感染。

5. 疾病筛查 注重早期发现缺铁性贫血、佝偻病、营养不良、发育异常、视听觉异常等疾病并予以及时的干预和治疗。

四、幼 儿 期

幼儿期是社会心理发育最为迅速的时期,幼儿期个性的发展是学龄期儿童的自信、勤奋或依赖、退缩心理状态的基础。

1. 营养 供给丰富的平衡营养素,食物种类、质地接近成人,每日5~6餐适合幼儿生长发育和消化道功能水平,平均能量为1300kcal/d,其中乳类供能不应低于1/3总能量。发展独立进食行为,防止强迫进食;避免过多液体量或零食摄入影响进食。

2. 体格检查 每3~6月应体格检查一次,预防营养不良、单纯肥胖;继续使用生长曲线监测儿童体格生长,如发现儿童身高发育速度有下降的趋势,应到专科作骨龄和内分泌检查。

3. 促进幼儿语言发育与大运动能力的发展 重视与幼儿的语言交流,通过游戏、讲故事、唱歌等促进幼儿语言发育与大运动能力的发展;选择适当玩具促进小肌肉动作协调和想象、思维能力发育。

4. 培养自我生活能力 2~3岁大脑皮质的控制功能发育完善,幼儿可逐渐自己控制排便。安排规律生活,培养幼儿独立生活能力和养成良好的生活习惯,为适应幼儿园生活做准备。

5. 口腔保健 家长用指套牙刷或小牙刷帮助幼儿刷牙,每晚一次,预防龋齿;1岁以后应断离奶瓶,预防错颌畸形和"奶瓶龋齿"。

6. 预防事故 由于该时期的儿童已经具备一定的活动能力,且凡事都喜欢探个究竟,故应注意异物吸入、烫伤、跌伤、溺水、触电等损伤的预防。

7. 疾病筛查 注重缺铁性贫血、视力异常、泌尿系感染、寄生虫感染、男童外生殖器发育异常、遗传代谢性骨病的筛查,及时干预或转专科进一步诊治。

五、学 龄 前 期

学龄前期儿童智力发展快、独立活动范围大,是性格形成的关键时期。良好的学习兴趣、习惯与在校学习状况有关。

1. 营养 膳食结构接近成人，与成人共进主餐，每日4~5餐(3餐主食,1~2餐点心)适合学龄前儿童生长需要和消化道功能水平；每日摄入优质蛋白占总蛋白的1/2，其中乳类供能占总能量的1/3。

2. 体格检查 每年应进行1~2次体格检查，进行视力、龋齿、错颌畸形的筛查与矫治。

3. 加强入学前教育 合理安排生活，培养学习习惯，注意发展儿童想象与思维能力，使之具有良好的心理素质。通过游戏、体育活动增强体质，在游戏中学习遵守规则和与人交往。

4. 预防感染与事故 集体机构儿童特别注意预防传染性疾病，如肝炎、麻疹、痢疾等疾病；预防儿童外伤、溺水、误服药物、食物中毒、触电等事故。

5. 疾病筛查 注重缺铁性贫血、泌尿系感染、肾脏疾病、寄生虫感染、遗尿症的筛查，及时干预或转专科进一步诊治。

六、学龄期与青春期

1. 平衡膳食，加强营养 每日摄入优质蛋白占总蛋白的1/2，满足第二个生长高峰的需要；多食富含钙的食物，加强运动，使骨量发育达最佳状态；当体块指数(BMI)接近或超过上限时，应调整食谱，改善进食行为，加强体格锻炼，避免肥胖症。

2. 体格检查 每年至少进行1次体格检查，监测生长发育，及时发现体格生长偏离及异常并及早干预；预防屈光不正、龋齿的发生。

3. 提供适宜的学习条件 培养良好的学习兴趣、习惯，以正面积极教育为主，加强素质教育；开展体育锻炼，增强体质同时也培养了儿童毅力和奋斗精神。

4. 进行法制教育与性教育 增加儿童法律知识，认识家庭与自己遵纪守法的重要性；按不同年龄进行性教育，包括对自身的保护，正确认识性发育对青少年心理生理的影响，学习有关性病、艾滋病危险因素科普知识。

5. 预防感染和事故 学习交通安全规则和事故的防范知识，减少伤残发生。

6. 疾病筛查 注重脊柱畸形、性发育异常、单纯肥胖症、学习困难的筛查，及时转专科进一步诊治。

第二节 儿童保健的具体措施

一、护 理

对小儿的护理是儿童保健、医疗工作的基础内容，年龄越小的儿童，越需要合适的护理。①居室：应阳光充足、通气良好，冬季室内温度尽可能达到18~20℃，湿度为55%~60%。对哺乳期婴儿，主张母婴同室，便于母亲哺乳和料理婴儿。患病者不应进入婴儿居室，尤其是新生儿、早产儿的居室。②衣着(尿布)：应选择浅色、柔软的纯棉织物，宽松而少接缝，以避免摩擦皮肤和便于穿脱。存放新生儿衣物的衣柜内不宜放置樟脑丸，以免发生新生儿溶血。新生儿应衣着宽松，保持双下肢屈曲姿势，有利于髋关节的发育。婴儿最好穿连衣裤或背带裤，不用松紧腰裤，以利胸廓发育。

二、营 养

营养是保证儿童生长发育及健康的先决条件,必须及时对家长和有关人员进行有关母乳喂养、断乳期婴儿的辅食添加、幼儿期正确的进食行为培养、学前及学龄期儿童的膳食安排等内容的宣教和指导(见第五章)。

三、计划免疫

计划免疫是根据儿童的免疫特点和传染病发生的情况制定的免疫程序,通过有计划地使用生物制品进行预防接种,以提高人群的免疫水平、达到控制和消灭传染病的目的。按照我国规定,婴儿必须在1岁内完成卡介苗、脊髓灰质炎三价混合疫苗、百日咳、白喉、破伤风类毒素混合制剂、麻疹减毒疫苗及乙型肝炎病毒疫苗接种的基础免疫(表3-1)。根据流行地区和季节,或根据家长的自己意愿,有时也进行乙型脑炎疫苗、流行性脑脊髓膜炎疫苗、风疹疫苗、流感疫苗、腮腺炎疫苗、甲型肝炎病毒疫苗、水痘疫苗、流感杆菌疫苗、肺炎疫苗、轮状病毒疫苗等的接种。

表3-1 我国卫生部规定的儿童计划免疫程序

年龄	接种疫苗	
出生	卡介苗	乙肝疫苗
1个月		乙肝疫苗
2个月	脊髓灰质炎三价混合疫苗	
3个月	脊髓灰质炎三价混合疫苗、百白破混合制剂	
4个月	脊髓灰质炎三价混合疫苗、百白破混合制剂	
5个月	百白破混合制剂	
6个月		乙肝疫苗
8个月	麻疹疫苗	
1.5~2岁	百白破混合制剂	
4岁	脊髓灰质炎三价混合疫苗复种	
6岁	麻疹疫苗复种、百白破混合制剂	

预防接种可能引起一些反应:①卡介苗接种后2周左右局部可出现红肿浸润,8~12周后结痂。若化脓形成小溃疡,腋下淋巴结肿大,可局部处理以防感染扩散,但不可切开引流。②脊髓灰质炎三价混合疫苗接种后有极少数婴儿发生腹泻,但往往能不治自愈。③百日咳、白喉、破伤风类毒素混合制剂(即百白破混合制剂)接种后局部可出现红肿、疼痛或伴低热、疲倦等,偶见过敏性皮疹、血管性水肿。若全身反应严重,应及时到医院诊治。④麻疹疫苗接种后,局部一般无反应,少数人可在6~10日内产生轻微的麻疹,予对症治疗即可。⑤乙型肝炎病毒疫苗接种后很少有不良反应。个别人可有发热,或局部轻痛,不必处理。

四、儿童心理卫生

世界卫生组织(WHO)给健康所下的定义是:不仅是没有疾病和病痛,而且是个体在身体上、精神上、社会上的完满状态。由此可知,心理健康和身体健康同等重要。

1. 习惯的培养

(1) 睡眠习惯:①应从小培养儿童有规律的睡眠习惯;②儿童居室应安静、光线应柔和,睡前避免过度兴奋;③儿童应该有相对固定的作息时间,包括睡眠;④婴儿可利用固定乐曲催眠入睡,不拍、不摇、不抱、不可用喂哺催眠;⑤保证充足睡眠时间;⑥培养独自睡觉。

(2) 进食习惯:①按时添加辅食;②进食量根据小儿的自愿,不要强行喂食;③培养定时、定位(位置)、自己用餐;④不偏食、不挑食、不吃零食;⑤饭前洗手;⑥培养用餐礼貌。

(3) 排便习惯:东西方文化及传统的差异,对待大小便的训练意见绝对不同。我国多数的家长习惯于及早训练大小便;而西方的家长一切均顺其自然。但用尿布不会影响控制大小便能力的培养。

(4) 卫生习惯:从婴儿期起就应培养良好的卫生习惯,定时洗澡、勤剪指甲、勤换衣裤,不随地大、小便。3岁以后培养小儿自己早晚刷牙、饭后漱口、食前便后洗手的习惯。儿童应养成不吃生水和未洗净的瓜果、不食掉在地上的食物、不随地吐痰、不乱扔瓜果纸屑的良好卫生习惯。

2. 社会适应性的培养 从小培养儿童良好地适应社会的能力是促进儿童健康成长的重要内容之一。儿童的社会适应性行为是各年龄阶段相应神经心理发展的综合表现,与家庭环境、育儿方式、儿童性别、年龄、性格密切相关。

(1) 独立能力:应在日常生活中培养婴幼儿的独立能力,如自行进食、控制大小便、独自睡觉、自己穿衣鞋等。年长儿则应培养其独立分析、解决问题的能力。

(2) 控制情绪:儿童控制情绪的能力与语言、思维的发展和父母的教育有关。婴幼儿的生活需要依靠成人的帮助,父母及时应答儿童的需要有助于儿童心理的正常发育。儿童常因要求不能满足而不能控制自己的情绪,或发脾气,或发生侵犯行为,故成人对儿童的要求与行为应按社会标准或予以满足,或加以约束,或预见性的处理问题,减少儿童产生消极行为的机会。用诱导方法而不用强制方法处理儿童的行为问题可以减少对立情绪。

(3) 意志:在日常生活、游戏、学习中应该有意识培养儿童克服困难的意志,增强其自觉、坚持、果断和自制的能力。

(4) 社交能力:从小给予儿童积极愉快的感受,如喂奶时不断抚摸孩子;与孩子眼对眼微笑说话;抱孩子,和其说话、唱歌;孩子会走后,常与孩子做游戏、讲故事,这些都会增强孩子与周围环境和谐一致的生活能力。注意培养儿童之间互相友爱,鼓励孩子帮助朋友,倡导善良的品德。在游戏中学习遵守规则,团结友爱,互相谦让,学习与人相处。

(5) 创造能力:人的创造能力与想象能力密切相关。启发式地向儿童提问题,引导儿童自己去发现问题和探索问题,可促进儿童思维能力的发展。通过游戏、讲故事、绘画、听音乐、表演、自制小玩具等可以培养想象力和创造能力。

3. 父母和家庭对儿童心理健康的作用 父母的教养方式和态度、和儿童的亲密程度等与儿童个性的形成和社会适应能力的发展密切相关。从小与父母建立相依感情的儿童,日后会有良好的社交能力和人际关系;母亲对婴儿的咿呀学语作出及时的应答可促进儿童的语言和社会性应答能力的发展；婴儿期与母亲接触密切的儿童，其语言和智能发育较好。父母采取民主方式教育的儿童善于人交往、机灵、大胆而有分析思考能力；反之，如父母常打骂儿童，则儿童缺乏自信心、自尊心，他们的戒备心理往往使他们对他人的行为和意图产生误解。父母过于溺爱的儿童缺乏独立性、任性，且情绪不稳定。父母是孩子的第一任老师，应提高自身的素质，言行一致，以身作则教育儿童。

五、定期健康检查

0~6岁的散居儿童和托幼机构的集体儿童应进行定期的健康检查，系统观察小儿的生长发育、营养状况，及早发现异常、采取相应干预措施。

1. 新生儿访视 于新生儿出生28天内家访3~4次，高危儿应适当增加家访次数，主要由社区卫生服务中心的妇幼保健人员实施。家访的目的是早期发现问题，及时指导处理，降低新生儿的发病率或减轻发病的程度。家访内容包括：①了解新生儿出生情况；②回家后的生活情况；③预防接种情况；④喂养与护理指导；⑤体重测量；⑥体格检查，重点应注意有无产伤、黄疸、畸形、皮肤与脐部感染等。⑦咨询及指导。如在访视中发现严重问题应立即转医院诊治。

2. 儿童保健门诊 应按照各年龄期保健需要，定期到固定的社区卫生服务中心儿童保健科进行健康检查，通过连续的纵向观察可获得个体儿童的体格生长和社会心理发育趋势，以早期发现问题、给予正确的健康指导。定期检查的频度：6月以内婴儿每月1次，7~12个月婴儿则2~3个月检查一次，高危儿、体弱儿宜适当增加检查次数。定期检查的内容包括：①体格测量及评价，3岁后每年测视力、血压一次；②全身各系统体格检查；③常见病的定期实验室检查，如缺铁性贫血、寄生虫病等，对临床可疑的佝偻病、微量元素缺乏、发育迟缓等疾病应做相应的进一步检查。

六、体格锻炼

1. 户外活动 一年四季均可进行户外活动。户外活动可增加儿童对冷空气的适应能力，提高机体免疫力；接受日光直接照射还能预防佝偻病。带婴儿到人少、空气新鲜的地方，开始户外活动时间由每日1~2次，每次10~15分钟，逐渐延长到每次1~2小时；冬季户外活动时仅暴露面、手部，注意身体保暖。年长儿除恶劣气候外，鼓励多在户外玩耍。

2. 皮肤锻炼

（1）婴儿皮肤按摩：按摩时可用少量婴儿润肤霜使之润滑，在婴儿面部、胸部、腹部、背部及四肢有规律的轻揉与捏握，每日早晚进行，每次15分钟以上。按摩可刺激皮肤，有益于循环、呼吸、消化、肢体肌肉的放松与活动；同时也是父母与婴儿之间最好的情感交流方式之一。

（2）温水浴：可提高皮肤适应冷热变化的能力，还可促进新陈代谢，增加食欲。冬季应注意室温、水温，做好温水浴前的准备工作，减少体表热能散发。

（3）擦浴：7~8个月以后的婴儿可进行身体擦浴。水温32~33℃，待婴儿适应后，水温可逐渐降至26℃。先用毛巾浸入温水，拧至半干，然后在婴儿四肢做向心性擦浴，擦毕再用干毛巾擦至皮肤微红。

（4）淋浴：适用于3岁以上儿童，效果比擦浴更好。每日一次，每次冲淋身体20~40

秒,水温35~36℃,浴后用干毛巾擦至全身皮肤微红。待儿童适应后,可逐渐将水温降至26~28℃。

3. 体育运动

(1) 婴儿被动操:是指由成人给婴儿做四肢伸屈运动,可促进婴儿大运动的发育、改善全身血液循环,适用于2~6个月的婴儿,每日1~2次为宜。

(2) 婴儿主动操:7~12个月婴儿大运动开始发育,可训练婴儿爬、坐、仰卧起身、扶站、扶走、双手取物等动作。

(3) 幼儿体操:12~18个月幼儿学走尚不稳时,在成人的扶持下,帮助婴儿进行有节奏的活动。18个月~3岁幼儿可配合音乐,做模仿操。

(4) 儿童体操:如广播体操、健美操,以增进动作协调性,有益于肌肉骨骼的发育。

(5) 游戏、田径与球类:年长儿可利用器械进行锻炼,如木马、滑梯,还可进行各种田径、球类、舞蹈、跳绳等活动。

七、儿童伤害预防

儿童意外伤害是5岁以下儿童死亡的首位原因,但是可以预防的。

1. 窒息与异物吸入　3个月以内的婴儿应注意防止因被褥、母亲的身体、吐出的奶液等造成的窒息;较大婴幼儿应防止食物、果核、果冻、纽扣、硬币等异物吸入气管。

2. 中毒　保证儿童食物的清洁卫生,防止食物在制作、储备、出售过程中处理不当所致的细菌性食物中毒。避免食用有毒的食物,如毒蘑菇、含氰果仁(苦杏仁、桃仁、李仁等)、白果仁(白果二酸)、河豚、鱼苦胆等。药物应放置于儿童拿不到的地方;儿童内、外用药应分开放置,防止误服外用药造成的伤害。

3. 外伤　婴幼儿居室的窗户、楼梯、阳台、睡床等都应置有栏杆,防止从高处跌落。妥善放置开水、高温的油和汤等,以免造成烫伤。教育儿童不可随意玩火柴、煤气等危险物品。室内电器、电源应有防止触电的安全装置。

4. 溺水与交通事故　教育儿童不可独自或与小朋友去无安全措施的江河、池塘玩水。教育儿童遵守交通规则。

5. 教会孩子自救　如家中发生火灾拨打119,遭受外来人的侵犯拨打110,意外伤害急救拨打120电话。

(吴尤佳　徐美玉)

第四章 儿科疾病治疗原则

> **学习目标**
> 1. 熟悉儿科病历书写的内容和方法。
> 2. 掌握儿科疾病治疗原则和液体疗法。

第一节 儿科病史采集和体格检查

儿科病史的采集、体格检查和病历书写在内容、程序、方法及分析判断等方面与成人有一定差别，熟练掌握与此有关的方法和技巧，是开展儿科临床诊疗工作的基础。病情危重时，应在简要评估病情的前提下先抢救，待患者病情稳定后再进行完整的病史采集和全面的体格检查。

一、病史采集和记录

病史采集要准确。其要点是认真听、重点问，关键是从家长或监护人提供的信息中发现对病情诊断有用的线索。在病史询问过程中态度要和蔼亲切，语言要通俗易懂，要注重与家长的沟通，要让家长感觉到医护人员对孩子的关爱，以取得家长和孩子的信任，同时要尊重家长和孩子的隐私，并为其保密。切不可先入为主，尤其不能用暗示的言语或语气来诱导家长主观期望的回答，这样会给诊断造成困难。病史采集内容包括以下几项。

1. 一般内容 正确记录患儿的姓名、性别、年龄（采用实际年龄：新生儿记录天数、婴儿记录月数、1岁以上记录几岁几个月）、种族、父母或抚养人的姓名、职业、年龄、文化程度、家庭住址和（或）其他联系方式（如电话）、病史叙述者与患儿的关系及病史的可靠程度。

2. 主诉 用病史提供者的语言概括主要症状或体征及其时间。例如，"间歇腹痛3天"、"持续发热5天"。

3. 现病史 为病历的主要部分。详细描述此次患病的情况，包括主要症状、病情发展和诊治经过。要特别注意以下几点：①主要症状要仔细询问，要注意症状的特征，如咳嗽的询问应包括持续性还是间断性、剧烈还是轻咳、单声或连续性、阵发性咳嗽、有无鸡鸣样吼声、有无痰及其性状，咳嗽在一日中何时较重，有无任何伴随症状及诱因等；②有鉴别意义的有关症状包括阴性症状，也要询问并记录在病史中；③病后小儿的一般情况，如精神状态、吃奶或食欲情况、大小便、睡眠等及其他系统的症状；④已经做过的检查和结果；⑤已经进行治疗的患儿要询问用药的情况，如药物名称、剂量、给药方法、时间、治疗的效果及有无不良反应等。

4. 个人史 包括出生史、喂养史、生长发育史，根据不同的年龄和不同的疾病在询问时各有侧重详略。

（1）出生史：母孕期的情况；第几胎第几产，出生体重；分娩时是否足月、早产或过期产;生产方式,出生时有无窒息或产伤,Apgar 评分情况等。新生儿和小婴儿疑有中枢神经系统发育不全或智力发育迟缓等患儿,更应详细了解围生期有关的情况。

(2) 喂养史:母乳喂养还是人工喂养或部分母乳喂养,以何种乳品为主,配制方法,喂哺次数及量,断奶时间,添加辅食的时间、品种及数量,进食及大、小便情况。年长儿还应注意了解有无挑食、偏食及吃零食的习惯。了解喂养情况对患有营养性或消化系统疾病的儿童尤为重要。

(3) 生长发育史:常用的生长发育指标有体重和身高及增长情况,前囟关闭及乳牙萌出的时间等;发育过程中何时能抬头、会笑、独坐、站立和走路;何时会有意识地叫爸爸、妈妈。学龄儿童还应询问在校学习成绩和行为表现等。

5. 既往史 包括以往疾病史和预防接种史。

(1) 既往患病史:需详细询问既往患过的疾病、患病时间和治疗结果。应着重了解传染病史,如过去曾患过麻疹而此次有发热、皮疹的患儿,在综合分析时应多考虑其他发热出疹性疾病;认真了解有无药物或食物过敏史,并详细记录,以供治疗时参考。对年长儿或病程较长的疑难病例,应对各系统进行系统回顾。

(2) 预防接种史:对常规接种的疫苗均应逐一询问。何时接受过何种预防接种,具体次数,有无反应。接种非常规的疫苗也应记录。

6. 家族史 家族中有无遗传性、过敏性或急、慢性传染病患者;如有,则应详细了解与患儿接触的情况。父母是否近亲结婚、母亲分娩情况、同胞的健康情况(死亡者应了解原因和死亡年龄)。必要时要询问家庭成员及亲戚的健康状况、家庭经济情况、居住环境、父母对患儿的关爱程度和对患儿所患疾病的认识等。

7. 传染病接触史 疑为传染性疾病者,应详细了解可疑的接触史,包括患儿与疑诊或确诊传染病者的关系、该患者的治疗经过和转归、患儿与该患者的接触方式和时间等。了解父母对传染病的认识和基本知识也有助于诊断。

二、体格检查

为了获得准确无误的体格检查资料,在采集病史时要创造一种自然轻松的气氛,以尽可能取得患儿的合作,而医生的表现是决定母亲和孩子合作程度的主要因素。

(一) 体格检查的注意事项

(1) 询问病史时就应该开始和患儿建立良好的关系。微笑,呼患儿的名字或小名、乳名,用表扬语言鼓励患儿或用手轻轻抚摸他,可以使患儿消除紧张心理;也可用听诊器或其他玩具逗患儿玩耍以消除或减少恐惧,取得患儿的信任和合作;并同时观察患儿的精神状态、对外界的反应及智力情况。

(2) 为增加患儿的安全感,检查时应尽量让孩子与亲人在一起,婴幼儿可坐或躺在家长的怀里检查,检查者顺应患儿的体位。

(3) 检查的顺序可根据患儿当时的情况灵活掌握。由于婴幼儿注意力集中时间短,因此在体格检查时应特别记住以下要点:安静时先检查心、肺听诊,心率、呼吸次数或腹部触诊等易受哭闹影响的项目,一般在患儿开始接受检查时进行;容易观察的部位随时查,如四肢、躯干、骨骼、全身浅表淋巴结等;对患儿有刺激而患儿不易接受的部位最后查,如口腔、咽部等,有疼痛的部位也应放在最后检查。

(4) 检查时态度和蔼,动作轻柔,冬天时双手及所用听诊器胸件要温暖。检查过程中既要全面仔细,又要注意保暖,不要过多暴露身体部位以免着凉。对年长儿还要照顾他(她)们的害羞心理和自尊心。

(5) 对急症或危重抢救病例,应先重点检查生命体征或与疾病有关的部位,全面的体检最好在病情稍稳定后进行,也可边抢救边检查。

(6) 小儿免疫功能差,为防止交叉感染,检查前后均应清洗双手,使用一次性或消毒后的压舌板;检查者的工作衣和听诊器要勤消毒。

(二) 检查方法

1. 一般状况 询问病史的过程中,留心观察小儿的营养发育情况、神志、表情、对周围事物的反应、皮肤颜色、体位、行走姿势和孩子的语言能力等,由此得到的资料较为真实,可供正确判断一般情况。

2. 一般测量 包括体温、呼吸、脉搏、血压,还有身长、体重、头围、胸围等。

(1) 体温:可根据小儿的年龄和病情选用测温的方法。①腋下测温法:最常用,也最安全、方便,但测量的时间偏长。将消毒的体温表水银头放在小儿腋窝中,将上臂紧压腋窝,保持5~10分钟,36~37℃为正常。②口腔测温法:准确、方便,保持3分钟,37℃为正常,用于神志清楚而且配合的6岁以上的小儿。③肛门内测温法:测温时间短、准确。小儿取侧卧位,下肢屈曲,将已涂满润滑油的肛表水银头轻轻插入肛门内3~4cm,测温3~5分钟,36.5~37.5℃为正常,1岁以内小儿、不合作的儿童,以及昏迷、休克患儿可采用此方法。④耳内测温法:准确、快速,不会造成交叉感染,但仪器贵。目前临床比较少用。

(2) 呼吸、脉搏:应在小儿安静时进行。小儿呼吸频率可通过听诊或观察腹部起伏而得,也可将棉花少许置于小儿鼻孔边缘,观察棉花纤维的摆动而得。要同时观察呼吸的节律和深浅。对年长儿一般选择较浅的动脉(如桡动脉)来检查脉搏,婴幼儿亦可检查股动脉或通过心脏听诊来检测。要注意脉搏的速率、节律、强弱及紧张度。各年龄组小儿呼吸脉搏正常值见表4-1。

表4-1 各年龄小儿呼吸、脉搏(次数/分)

年龄	呼吸	脉搏	呼吸:脉搏
新生儿	40~45	120~140	1:3
<1岁	30~40	110~130	1:3~1:4
1~3岁	25~30	100~120	1:3~1:4
4~7岁	20~25	80~100	1:4
8~14岁	18~20	70~90	1:4

(3) 血压:测量血压时应根据不同的年龄选择不同宽度的袖带,袖带的宽度通常应为上臂长度的1/2~2/3。袖带过宽时测得的血压值较实际值偏低,过窄时则较实际值为高。新生儿多采用多普勒超声监听仪或心电监护仪测定血压。年龄越小,血压越低。不同年龄小儿血压的正常值可用公式推算:收缩压(mmHg)=80+(年龄×2);舒张压应该为收缩压的2/3。mmHg与kPa的换算为:mmHg测定值÷7.5=kPa值。

3. 皮肤和皮下组织 应在自然光线下仔细观察才准确。在保暖的前提下仔细观察身体各部位皮肤的颜色,有无苍白、黄染、发绀、潮红、皮疹、瘀点(斑)、脱屑、色素沉着,毛发有无异常,触摸皮肤的弹性、皮下组织及脂肪的厚度,有无水肿及水肿的性质。

4. 淋巴结 包括淋巴结的大小、数目、活动度、质地、有无粘连和(或)压痛等。颈部、耳后、枕部、腹股沟等部位尤其要认真检查,正常情况下在这些部位可触及单个质软的黄豆大小的淋巴结,活动,无压痛。

5. 头部

(1)头颅:观察大小、形状,必要时测量头围;前囟大小及紧张度、有无凹陷或隆起;小婴儿要观察有无枕秃和颅骨软化、血肿或颅骨缺损等。

(2)面部:有无特殊面容,眼距宽窄,鼻梁高低,注意双耳位置和形状等。

(3)眼、耳、鼻:有无眼睑水肿、下垂、眼球突出、斜视、结膜充血、眼分泌物、角膜混浊、瞳孔大小、形状、对光反射。检查双外耳道有无分泌物、局部红肿及外耳牵拉痛;若怀疑有中耳炎时应用耳镜检查鼓膜情况。观察鼻形,注意有无鼻翼扇动、鼻腔分泌物及通气情况。

(4)口腔:口唇色泽有无苍白、发绀、干燥、口角糜烂、疱疹。口腔内颊黏膜、牙龈、硬腭有无充血、溃疡、黏膜斑、鹅口疮,腮腺开口处有无红肿及分泌物,牙齿数目及龋齿数,舌质、舌苔颜色。咽部检查放在体格检查最后进行,医生一手固定小儿头部使其面对光源,一手持压舌板,在小儿张口时进入口腔,压住舌后根部,利用小儿反射性将口张大暴露咽部的短暂时间,迅速观察双扁桃体是否肿大,有无充血、分泌物、脓点、假膜及咽部有无溃疡、充血、滤泡增生、咽后壁脓肿等情况。

6. 颈部 颈部是否软,有无斜颈、短颈或颈蹼等畸形,颈椎活动情况;甲状腺有无肿大,气管位置;颈静脉充盈及搏动情况,有无颈肌张力增高或弛缓等。

7. 胸部

(1)胸廓:注意有无鸡胸、漏斗胸、肋骨串珠、肋膈沟、肋缘外翻等佝偻病的体征;胸廓两侧是否对称,心前区有无隆起,有无桶状胸,肋间隙饱满、凹陷、增宽或变窄等。

(2)肺:视诊应注意呼吸频率和节律有无异常,有无呼吸困难和呼吸深浅改变;吸气性呼吸困难时可出现"三凹征",即胸骨上窝、肋间隙和剑突下在吸气时向内凹陷;呼气性呼吸困难时可出现呼气延长。触诊在年幼儿可利用啼哭或说话时进行。因小儿胸壁薄,叩诊反响比成人轻,故叩诊时用力要轻或可用直接叩诊法,用两个手指直接叩击胸壁。听诊时正常小儿呼吸音较成人响,呈支气管肺泡呼吸音,应注意听腋下、肩胛间区及肩胛下区有无异常,因肺炎时这些部位较易听到湿性啰音。听诊时尽量保持小儿安静,小儿啼哭后深吸气时容易闻及细湿啰音。

(3)心:视诊时观察心前区是否隆起,心尖搏动强弱和搏动范围,正常小儿心尖搏动范围在2~3cm之内,肥胖小儿不易看到心尖搏动。触诊主要检查心尖搏动的位置及有无震颤,并应注意出现的部位和性质(收缩期、舒张期或连续性)。通过叩诊心界可估计心脏大小、形状及其在胸腔的位置,叩诊心界时用力要轻才易分辨清、浊音界线,3岁以内婴幼儿一般只叩心脏左右界;叩左界时从心尖搏动点左侧起向右叩,听到浊音改变即为左界,记录为第几肋间左乳线外或内几厘米;叩右界时先叩出肝浊音界,然后在其上一肋间自右向左叩,有浊音改变时即为右界,以右胸骨线(胸骨右缘)外几厘米记录。各年龄小儿心界参考表4-2。小儿心脏听诊应在安静环境中进行,听诊器的胸件要小。小婴儿第一心音与第二心音响度几乎相等;随年龄的增长,心尖部第一心音较第二音响,而心底部第二心音超过第一心音。小儿时期肺动脉瓣区第二音比主动脉瓣区第二音响($P_2>A_2$),有时可出现吸气性第二心音分裂。学龄前期及学龄儿童常于肺动脉瓣区或心尖部听到生理性收缩期杂音或窦性心律不齐。

表 4-2　各年龄小儿心界

年龄	左界	右界
<1 岁	左乳线外 1~2cm	沿右胸骨旁线
1~4 岁	左乳线外 1cm	右胸骨旁线与右胸骨线之间
5~12 岁	左乳线上或乳线内 0.5~1cm	接近右胸骨线
>12 岁	左乳线内 0.5~1cm	右胸骨线

8. 腹部　视诊在新生儿或消瘦小儿常可见到肠型或肠蠕动波,新生儿应注意脐部有无分泌物、出血、炎症,脐疝大小。触诊应尽量争取小儿的合作,可让其躺在母亲怀里或在哺乳时进行,检查者的手应温暖、动作轻柔,如小儿哭闹不止,可利用其吸气时作快速扪诊。检查有无压痛主要观察小儿表情反应,不能完全依靠小儿回答。正常婴幼儿肝脏可在肋缘下 1~2cm 处扪及,柔软无压痛;6~7 岁后不应在肋下触及。小婴儿偶可触及脾脏边缘。叩诊可采用直接叩诊或间接叩诊法,其检查内容与成人相同。小儿腹部听诊有时可闻及肠鸣音亢进,如有血管杂音时应注意杂音性质、强弱及部位。

9. 脊柱和四肢　注意有无畸形、躯干与四肢比例和佝偻病体征,如"O"形或"X"形腿、手镯、脚镯样变、脊柱侧弯等;观察手、足指(趾)有无杵状指、多指(趾)畸形等。

10. 会阴肛门和外生殖器　观察有无畸形(如先天性无肛、尿道下裂、两性畸形)、肛裂;女孩有无阴道分泌物、畸形;男孩有无隐睾、包皮过长、过紧、鞘膜积液和腹股沟疝等。

11. 神经系统　根据病种、病情、年龄等选择必要的检查。

(1) 一般检查:观察小儿的神志、精神状态、面部表情、反应灵敏度、动作语言能力、有无异常行为等。

(2) 神经反射:新生儿期特有的反射如吸吮反射、拥抱反射、握持反射是否存在。有些神经反射有其年龄特点,如新生儿和小婴儿期提睾反射、腹壁反射较弱或不能引出,但跟腱反射亢进,并可出现踝阵挛;2 岁以下的小儿 Babinski 征可呈阳性,但一侧阳性,另一侧阴性则有临床意义。

(3) 脑膜刺激征:如颈部有无抵抗、Kernig 征和 Brudzinski 征是否阳性,检查方法同成人。如小儿不配合,要反复检查才能正确判定。正常小婴儿由于在胎内时屈肌占优势,故出生后头几个月 Kernig 征和 Brudzinski 征也可阳性。因此,在解释检查结果意义时一定要根据病情、结合年龄特点全面考虑。

(三) 体格检查记录方法

体格检查项目虽然在检查时无一定顺序,但结果记录应按上述顺序书写;不仅阳性体征应记录,重要的阴性体征结果也要记录。

第二节　儿科疾病治疗原则

由于儿童处于不断生长发育过程,且语言表达能力差、病情变化快和疾病谱的不同,儿科治疗原则与成人有诸多不同之处,既要适时、全面,又要仔细、突出重点;在其治疗过程中更需要爱心和耐心,以及观察和判断能力。在儿科治疗过程中除了药物以外还应当包括护理、饮食治疗、心理治疗和随访等,才有利于患儿身心健康的早日恢复。

一、护 理 原 则

护理在儿科治疗中占有重要的地位,许多治疗操作均通过护理工作来实施。良好的护理在促进患儿康复中具有重要的作用。儿科医师应关心和熟悉护理工作,医护密切协作以提高治疗效果。

1. 细致的临床观察 临床所观察到的患儿的姿态、面部表情、动作等方面的异样,可能成为诊断的线索。例如,婴儿哭闹可以是正常的生理要求,也可能是疾病的表现,细致的观察是鉴别两者的关键。

2. 合理的病房安排 病房要整齐、清洁、安静、舒适,空气新鲜、流通,温度适宜。为提高治疗和护理的质量,可按年龄、病种、病情轻重和护理要求合理安排病房及病区。

3. 规律的病房生活 保证充足的睡眠和休息很重要,观察病情应尽量不影响患儿的睡眠,尽可能集中时间进行治疗和诊断操作,定时进餐。

4. 预防医源性疾病 ① 防止交叉感染:医护人员在接触患儿之前、后均应洗手,病房要定时清扫、消毒;② 防止医源性感染:正确、规范地应用导尿、穿刺等各种治疗方法,定时检查消毒设备,防止感染的发生;③ 防止意外的发生:医护人员检查、处理完毕后要及时拉好床栏,所用物品如体温表、药杯等用毕即拿走,以免小儿玩耍误伤,喂药、喂奶要将婴儿抱起,避免呛咳、呕吐引起窒息。

二、饮食与胃肠外营养

根据病情选择适当的饮食有助于治疗和康复;不当的饮食可使病情加重,甚至危及生命。母乳喂养儿应继续喂以母乳。

1. 乳品 ①稀释乳:供新生儿、早产儿食用;②脱脂奶和酸奶:供腹泻及消化功能弱的患儿食用,脱脂奶因热量低,不可长期食用;③豆奶:适用于乳糖不耐受和牛乳过敏的小儿;④无乳糖奶粉:适用于长期腹泻、乳糖不耐受的婴儿;⑤低苯丙氨酸奶粉:用于确诊为苯丙酮尿症的婴儿。

2. 一般膳食 ①普通饮食;②软食:适用于消化功能尚未完全恢复或咀嚼能力弱的患儿;③半流质饮食:适用于消化功能尚弱,不能咀嚼吞咽大块固体食物的患儿;④流质饮食:适用于高热、消化系统疾病、急性感染、胃肠道手术后患儿,亦用于鼻饲。流质饮食供热能与营养素均低,只能短期应用。

3. 特殊膳食 ①少渣饮食:纤维素含量少,对胃肠刺激性小,易消化,适用于胃肠感染、肠炎患儿;②无盐及少盐饮食:无盐饮食每日食物中含盐量在3g以下,烹调膳食不另加食盐;少盐饮食则每天额外供给1g氯化钠,供心力衰竭和肝、肾疾病导致的水肿患儿食用;③贫血饮食:每日增加含铁食物,如动物血、动物肝、各种肉类等;④高蛋白膳食:在一日三餐中添加富含蛋白质的食物,如鸡蛋、鸡肉、瘦肉、肝或豆制品等,适用于营养不良、消耗性疾病患儿;⑤低脂肪饮食:膳食中不用或禁用油脂、肥肉等,适用于肝病患儿;⑥低蛋白饮食:膳食中减少蛋白质含量,以糖类如马铃薯、甜薯、水果等补充热量,用于尿毒症、肝性脑病和急性肾炎的少尿期患儿;⑦低热能饮食:一日三餐的普通饮食中减少脂肪和糖类的含量,又要保证蛋白质和维生素的需要量,可选用鱼、蛋、豆类、蔬菜和瘦肉等,用于单纯性肥胖症的患儿;⑧代谢病专用饮食:如不含乳糖食物用于半乳糖血症患儿,低苯丙氨酸奶用于苯丙酮尿症小儿,糖尿病饮食等。

4. 检查前饮食 在进行某些化验检查前对饮食有特别的要求,如①潜血膳食:连续3天食用不含肉类、动物肝脏、血和绿叶蔬菜等的饮食,用于消化道出血的检查;②胆囊造影膳食:用高蛋白、高脂肪膳食如油煎荷包蛋等使胆囊排空,以检查胆囊和胆管功能;③干膳食:食用米饭、馒头、鱼、肉等含水分少的食物,以利于尿浓缩功能试验和12小时尿细胞计数等检查。

5. 禁食 因消化道出血或术后等原因不能进食的患儿,应注意静脉供给热量,并注意水、电解质平衡。

6. 全胃肠外营养(total parenteral nutrition,TPN) 不能通过胃肠道获得足够营养的患儿需要用静脉营养液由静脉途径提供各种营养素。静脉营养液由平衡氨基酸、葡萄糖、脂肪乳剂、电解质、多种维生素和微量元素组成,可通过周围小静脉或中心静脉输入,可提供热量502kJ/kg(120kcal/kg),其中蛋白质供能占6%~10%,脂肪供能占40%~50%,其余为糖供能。静脉营养液的浓度较高,应逐渐增加剂量。氨基酸用量开始为每日0.5g/kg,逐渐增加至每日2~3g/kg;脂肪乳剂开始为每日0.5~1g/kg,逐渐增加至每日2~3g/kg;葡萄糖浓度一般不超过12.5%。

三、药物治疗原则

儿童用药除了不同年龄导致用药剂量不同以外,因脏器功能发育未成熟等原因,其用法、不良反应等也与成人有所不同。因此,必须充分了解药物性能、作用机制、毒副作用、适应证和禁忌证,以及精确的剂量计算和适当的用药方法。

(一)儿科药物治疗的特点

儿童对药物的吸收、分布和代谢与成人不同,年龄越小,其差异也越大。

1. 药物在组织内的分布因年龄而异 如巴比妥类、吗啡、四环素在幼儿脑浓度明显高于年长儿。

2. 小儿对药物的反应因年龄而异 吗啡对新生儿呼吸中枢的抑制作用明显高于年长儿,麻黄碱使血压升高的作用在未成熟儿却低得多。

3. 肝脏解毒功能不足 特别是新生儿和早产儿,肝脏酶系统发育不成熟,对某些药物的代谢延长,药物的半衰期延长,增加了药物的血浓度和毒性作用。

4. 肾脏排泄功能不足 新生儿特别是未成熟儿的肾功能尚不成熟,药物及其分解产物在体内滞留的时间延长,增加了药物的毒副作用。

5. 先天遗传因素 要考虑家族中有遗传病史的患儿对某些药物的先天性异常反应;对家族中有药物过敏史者要慎用某些药物。

(二)药物选择

选择用药的主要依据是小儿年龄、病种和病情,同时要考虑小儿对药物的特殊反应和药物的远期影响。

1. 抗生素 小儿容易患感染性疾病,故常用抗生素等抗感染药物。儿科工作者既要掌握抗生素的药理作用和用药指征,更要重视其毒副作用的一面。对个体而言,除抗生素本身的毒副作用外,过量使用抗生素还容易引起肠道菌群失衡,使体内微生态紊乱,引起真菌或耐药菌感染;对群体和社会来讲,广泛、长时间地滥用广谱抗生素,容易产生微生物对药物的耐受性,进而对人们的健康产生极为有害的影响。临床应用某些抗生素时必须注意其毒副作用,如肾毒性、对造血功能的抑制作用等。

2. 肾上腺皮质激素 短疗程常用于过敏性疾病、重症感染性疾病等;长疗程则用于治疗肾病综合征、某些血液病、自身免疫性疾病等。哮喘、某些皮肤病则提倡局部用药。在使用中必须重视其副作用:①短期大量使用可掩盖病情,故诊断未明确时一般不用;②较长期使用可抑制骨骼生长,影响水、电解质、蛋白质、脂肪代谢,也可引起血压增高和库欣综合征;③长期使用除以上副作用外,尚可导致肾上腺皮质萎缩,可降低免疫力使病灶扩散;④水痘患儿禁用激素,以防加重病情。

3. 退热药 一般使用对乙酰氨基酚和布洛芬,剂量不宜过大,可反复使用。

4. 镇静止惊药 在患儿高热、烦躁不安、剧咳不止等情况下可考虑给予镇静药。发生惊厥时可用苯巴比妥、水合氯醛、地西泮等镇静止惊药。婴儿不宜使用阿司匹林,以免发生 Reye 综合征。

5. 镇咳止喘药 婴幼儿一般不用镇咳药,多用祛痰药口服或雾化吸入,使分泌物稀释、易于咳出。哮喘患儿提倡局部吸入 β_2 受体激动剂类药物,必要时也可用茶碱类,但新生儿、小婴儿慎用。

6. 止泻药与泻药 对腹泻患儿慎用止泻药,除用口服补液疗法防治脱水和电解质紊乱外,可适当使用保护肠黏膜的药物,或辅以含双歧杆菌或乳酸杆菌的制剂以调节肠道的微生态环境。小儿便秘一般不用泻药,多采用调整饮食和松软大便的通便法。

7. 乳母用药 阿托品、苯巴比妥、水杨酸盐等药物可经母乳影响哺乳婴儿,应慎用。

8. 新生儿、早产儿用药 幼小婴儿的肝、肾等代谢功能均不成熟,不少药物易引起毒副反应,如磺胺类药、维生素 K_3 可引起高胆红素血症,氯霉素引起"灰婴综合征"等,故应慎重。

(三) 给药方法

根据年龄、疾病及病情选择给药途径、药物剂型和用药次数,以保证药效和尽量减少对患儿的不良影响。在选择给药途径时,应尽量选用患儿和患儿家长可以接受的方式给药。

1. 口服法 是最常用的给药方法。幼儿用糖浆、水剂、冲剂等较合适,也可将药片捣碎后加糖水吞服,年长儿可用片剂或药丸。小婴儿喂药时最好将小儿抱起或头略抬高,以免呛咳时将药吐出。病情需要时可采用鼻饲给药。

2. 注射法 比口服法奏效快,但对小儿刺激大,肌内注射次数过多还可造成臀肌挛缩、影响下肢功能,故非病情必需不宜采用。肌内注射部位多选择臀大肌外上方;静脉推注多在抢救时应用;静脉滴注应根据年龄大小、病情严重程度控制滴速。在抗生素应用时间较长时,提倡使用序贯疗法,以提高疗效和减少抗生素的不良反应。

3. 外用药 以软膏为多,也可用水剂、混悬剂、粉剂等。要注意小儿用手抓摸药物,误入眼、口引起意外。

4. 其他方法 雾化吸入常用；灌肠法小儿采用不多，可用缓释栓剂；含剂、漱剂很少用于小龄儿，年长儿可采用。

（四）药物剂量计算

儿科用药剂量较成人更需准确，可按以下方法计算，但无论何种方法计算出来的剂量还必须根据患儿具体情况进行调整。

1. 按体重计算 是最常用、最基本的计算方法，可算出每日需用量：每日剂量=患儿体重(kg)×每日每千克体重所需药量，再分2~3次服用；而临时对症用药如退热、催眠药等，常按每次剂量计算。患儿体重应以实际测得值为准。年长儿按体重计算如已超过成人量则以成人量为上限。

2. 按体表面积计算 此法较按年龄、体重计算更为准确，因其与基础代谢、肾小球滤过率等生理活动的关系更为密切。小儿体表面积计算公式为：

如体重≤30 kg，小儿的体表面积(m^2)=体重(kg)×0.035+0.1；

如体重≥30 kg，小儿的体表面积(m^2)=[体重(kg)-30]×0.02+1.05。

3. 按年龄计算 剂量幅度大、不需十分精确的药物，如营养类药物等可按年龄计算，比较简单易行。

4. 从成人剂量折算 小儿剂量=成人剂量×小儿体重(kg)/50，此法仅用于未提供小儿剂量的药物，所得剂量一般都偏小，故不常用。

四、心理治疗原则

随着医学模式的转变，心理因素在儿科疾病的治疗、康复中的重要性逐渐被重视。儿童的心理、情绪障碍，如焦虑、退缩、抑郁和恐怖等，可发生在一些亚急性、慢性非感染性疾病的病程中，这种障碍既是这些疾病的后果，又可能是使病情加重或是使治疗效果不佳的原因之一。对儿童的心理治疗不再仅仅是心理医生的工作，而应贯穿于疾病的诊治过程中。

儿童心理治疗是指根据心理分析与治疗理论而建立的系统治疗儿童精神问题的方法，可分为个体心理治疗、群体治疗和家庭治疗等；儿童心理、情绪和行为问题，精神性疾病和心身性疾病等，均需要心理治疗。常用的心理治疗包括支持疗法、行为疗法、疏泄法等，对初次治疗者要考虑儿童具有自我改善的潜在能力，以暗示和循循善诱帮助儿童疏泄其内心郁积的压抑，激发其情绪释放，以减轻其心理和精神障碍的程度，促进原发病的康复。

第三节 小儿体液平衡的特点和液体疗法

一、小儿液体平衡的特点

体液是人体的重要组成部分，保持其生理平衡是维持生命所必需的条件。体液平衡包括水、电解质、酸碱度和渗透压等的正常。儿童由于体液占体重比例较大、器官功能发育尚未成熟、体液平衡调节功能差等生理特点,容易发生体液平衡失调,如处理不当可危及儿童生命。

(一) 体液的总量与分布

体液分布于血浆、间质及细胞内,前两者合称为细胞外液。年龄越小,体液总量相对越多,主要是间质液的比例较高,而血浆和细胞内液量的比例则与成人相近(表 4-3)。

表 4-3 不同年龄的体液分布(占体重的%)

年龄	细胞外液			细胞内液
	总量	血浆	间质液	
足月新生儿	78	6	37	35
1岁	70	5	25	40
2~14岁	65	5	20	40
成人	55~60	5	10~15	40~45

(二) 体液的电解质组成

细胞外液的电解质以 Na^+、Cl^-、HCO_3^- 等为主,其中 Na^+ 含量占细胞外液阳离子总量的 90% 以上,对维持细胞外液的渗透压起主要作用。细胞内以 K^+、Mg^{2+}、HPO_4^{2-} 和蛋白质等离子为主,维持着细胞内液的渗透压。除新生儿在出生后数日内血钾、氯偏高,血钠、钙和碳酸氢盐偏低外,儿童体液的电解质组成与成人相似。

(三) 水代谢的特点

健康小儿尽管每天的水和电解质摄入量有很大的波动,但体内液体和电解质的含量保持相当的稳定,即水的摄入量大致等于排泄量。

1. 水的生理需要量相对较大、交换率高 儿童由于新陈代谢旺盛,排泄水的速度也较成人快。年龄越小,出入水量相对越多。婴儿每日水的交换量为细胞外液的 1/2,而成人仅为 1/7,故婴儿体内水的交换率比成人快 3~4 倍;此外,儿童体表面积相对较大、呼吸频率快,因此儿童年龄越小水的需要量相对越大(表 4-4)、不显性失水相对越大(表 4-5),对缺水的耐受力也越差,在病理情况下较成人更易发生脱水。

表 4-4 小儿每日水的需要量

年龄(岁)	需水量(ml/kg)
<1岁	120~160
1~3岁	100~140
4~9岁	70~110
10~14岁	50~90

表 4-5 不同年龄小儿的不显性失水量

年龄分期	不显性失水量 ml/(kg·d)
早产儿或足月新生儿	
750~1000g	82
1001~1250g	56
1251~1500g	46
>1500g	26
婴儿	19~24
幼儿	14~17
儿童	12~14

2. 体液平衡调节功能不成熟 肾脏的浓缩和稀释功能对于体液平衡调节起着重要作用。儿童肾脏功能不成熟,年龄越小,肾对体液平衡的调节作用也越差。

婴儿肾脏只能将尿液渗透压浓缩至 700 mmol/L(成人 1400 mmol/L),每排出 1 mmol 溶质时需带出 1.0~2.0ml 水(成人 0.7ml);儿童肾脏的稀释能力相对较好,在出生 1 周时可达成人水平,但由于肾小球滤过率低,水的排泄速度较慢,当摄入水量过多时易致水肿和低钠血症。另外,由于儿童年龄越小,肾脏排钠、排酸、产氨能力也越差,也容易发生高钠血症和酸中毒。

二、水与电解质平衡失调

(一) 脱水

脱水(dehydration)是指水分摄入不足或丢失过多所引起的体液总量尤其是细胞外液量的减少,脱水时除丧失水分外,尚有钠、钾和其他电解质的丢失。体液和电解质的丢失的严重程度取决于丢失的速度及幅度,而丢失体液和电解质的种类反映了水和电解质(主要是钠)的相对丢失率。

1. 脱水的程度 常以丢失液体量占体重的百分比来表示,在临床实践中一般根据前囟、眼窝的凹陷与否、皮肤弹性、循环情况和尿量等临床表现进行综合分析判断,常将脱水程度分为三度(表 4-6)。

表 4-6 不同程度脱水的症状和体征

	轻度	中度	重度
失水量	5%(30~50ml/kg)	5%~10%(50~100 ml/kg)	>10%(100~120ml/kg)
心率增快	无	有	有
脉搏	可触及	可触及(减弱)	明显减弱
血压	正常	直立性低血压	低血压
精神	稍差,略烦躁	萎靡,烦躁	淡漠,昏迷
皮肤灌注及弹性	正常	苍白,弹性稍差	出现花纹,弹性降低
黏膜	湿润	干燥	非常干燥
眼泪	有	少	无
尿量	正常	少尿	严重少尿或无尿
前囟	正常	轻度凹陷	凹陷

2. 脱水的性质 常常反映了水和电解质的相对丢失量,临床常根据血清钠及血浆渗透压水平对其进行评估。钠是决定细胞外液渗透压的主要成分,所以临床根据血清钠的水平将脱水分为等渗性脱水、低渗性脱水和高渗性脱水。其中以等渗性脱水最为常见,其次为低渗性脱水,高渗性脱水少见。

(1) 等渗性脱水(isotonic dehydration):血清钠在 130~150mmol/L,水和电解质成比例丢失,血浆渗透压正常,丢失的体液主要是细胞外液。多见于急性腹泻、呕吐、胃肠液引流、肠瘘及短期饥饿所致的脱水。

(2) 低渗性脱水(hypotonic dehydration):血清钠<130mmol/L,电解质的丢失量比水多。多见于营养不良伴慢性腹泻,腹泻时补充过多的非电解质液体,慢性肾脏疾病或充血性心力衰竭患者长期限盐并反复使用利尿剂和大面积烧伤等患儿。由于细胞外液低渗,使水从细胞外进入细胞内,导致细胞外液量减少和细胞内水肿,有效循环血量明显减少。临床特点为脱水症状较其他两种类型明显,较早发生休克。神经细胞水肿者,可出现头痛、烦躁不安、嗜睡、昏迷或惊厥等神经系统症状。严重低钠(血清钠<110mmol/L)伴有中枢神经系统症状时,应迅速缓解体液低渗状态,避免难以逆转的脑水肿及永久性脑损害,予3%高渗盐水,12ml/kg 可提高血清钠 10mmol/L,以纠正血清钠至 125mmol/L 为宜。

(3) 高渗性脱水(hypertonic dehydration):血清钠>150mmol/L,电解质的丢失量比水少,血浆渗透压增高,丢失的体液主要是细胞内液。多见于腹泻伴高热,不显性失水增多而给水不足(如昏迷、发热、呼吸增快、光疗或红外线辐射保温、早产儿等),口服或静脉注入过多的等渗或高渗液体,垂体性或肾性尿崩症和使用大量脱水剂的患儿。由于细胞外液高渗,使水从细胞内向细胞外转移,导致细胞内液量减少,而血容量得到部分补偿,有效循环血量变化相对不大。故在失水量相等的情况下,其脱水征比其他两种类型轻。临床特点为口渴、神经系统症状明显,循环障碍不明显,但脱水严重时仍可发生休克。主要表现为烦渴、高热、烦躁不安、皮肤黏膜干燥。高钠血症患儿脑细胞内液渗透压亦较高,输液后脑细胞内钠不易很快排出,可致水分进入脑细胞,发生脑细胞水肿,表现为惊厥等,因此在纠正高钠血症时输入液量不宜过多,速度宜慢,以每日降低血清钠 10mmol/L 为宜,也可在数天内纠正。有时需用张力较高甚至等张液体,以防血钠迅速下降出现脑水肿。

(二) 钾代谢异常

正常血清钾浓度维持在 3.5~5.5mmol/L,当血清钾浓度<3.5mmol/L 时为低钾血症,当血清钾浓度>5.5mmol/L 时为高钾血症。

1. 低钾血症(hypokalemia)

(1) 病因:①钾摄入量不足,长期不能进食,液体疗法时补钾不足;②由消化道丢失过多,如呕吐、腹泻、各种引流或频繁灌肠而又未及时补充钾;③肾脏排出过多,如使用排钾利尿剂(呋塞米、甘露醇等)、原发性失钾性肾病(远端肾小管酸中毒、醛固酮增多症等)、Cushing 综合征等;④钾分布异常,如输液纠正酸中毒过程中,由于血液被稀释,钾随尿量的增加而排出,酸中毒纠正后钾则向细胞内转移,以及糖原合成时可消耗钾,均可致血清钾骤降,家族性周期性麻痹、碱中毒和胰岛素治疗等。

(2) 临床表现:低钾血症的临床表现不仅决定于血钾的浓度,而更重要的是缺钾发生的速度。当血清钾下降 1mmol/L 时,体内总钾下降已达 10%~30%,此时大多数患儿能耐受;起病缓慢者,体内缺钾虽达到严重的程度,而临床症状不一定很重。一般当血清钾低于

3mmol/L 时即可出现症状：①心血管：心脏对缺钾敏感，使心肌收缩无力、心脏扩大；表现为心音低钝、心动过速、心力衰竭、猝死；心电图表现为 T 波低平、倒置及 ST 段下降、QT 间期延长、出现 U 波、室上性或室性心动过速、室颤，亦可发生心动过缓和房室传导阻滞、阿-斯综合征；②神经肌肉：兴奋性降低，表现为精神不振；骨骼肌、平滑肌及心肌功能的改变，如肌无力，重者出现呼吸肌麻痹或麻痹性肠梗阻、胃扩张；膝反射、腹壁反射减弱或消失；③泌尿系统：低血钾使肾脏浓缩功能下降，出现多尿，重者有碱中毒症状；长期低血钾可致肾单位硬化、间质纤维化，在病理上与慢性肾盂肾炎很难区分。此外，慢性低血钾可使生长激素分泌减少。

（3）治疗：应积极治疗原发病及补钾。一般每天可给钾 3mmol/kg，严重低钾者可给 4~6mmol/kg。细胞对钾的恢复速率有一定的限制，即使对严重低钾患者快速补钾也有潜在危险，包括引起致死性的心律失常。因此静脉补钾时应精确计算补充的速度与浓度，一般补钾的输注速度应小于每小时 0.3mmol/kg，浓度小于 40mmol/L（0.3%），每日补钾总量静脉滴时间不应少于 6~8 小时。肾功能障碍无尿时影响钾的排出，此时应见尿才能补钾。由于细胞内钾恢复较慢，治疗低钾血症必须持续给钾 4~6 日，甚至更长。在补钾时应多次监测血清钾水平，有条件者给予心电监护。补钾常以静脉输入，但如患者情况允许，口服缓慢补钾更安全。

2. 高钾血症（hyperkalemia）

（1）病因：①钾摄入量过多，静脉或口服摄入过多，输入含钾溶液速度过快或浓度过高等，输注库存过久的全血；②肾脏排出过少，肾衰竭、高钾型肾小管酸中毒、肾上腺皮质功能低下、长期使用潴钾利尿剂（螺内酯、氨苯蝶啶等）；③钾分布异常，如休克、重度溶血、严重挤压伤、胰岛素缺乏、洋地黄中毒等。

（2）临床表现：①心电图异常与心律失常，由于 K^+ 对细胞膜的极化作用，最早受影响的是心脏传导系统，表现为心率减慢而不规则，可出现室性期前收缩和心室颤动，甚至心搏停止，心电图的改变先于其他临床症状，首先出现 T 波高尖、P 波消失或 QRS 波群增宽、心室颤动及心脏停搏等。心电图的异常与否对决定是否需要治疗有很大帮助。②神经、肌肉症状，高钾血症时患儿精神萎靡、嗜睡，手足感觉异常，腱反射减弱或消失，严重者出现弛缓性瘫痪、尿潴留甚至呼吸麻痹。

（3）治疗：高钾血症的治疗有两个基本目标。①防止致死性心律失常；②去除体内多余的钾。首先应停用含钾的药物和食物，根据血钾水平和临床症状的严重性制订治疗方案。当血钾>6~6.5mmol/L 时，必须监测心电图以评估心律失常情况。快速降低高钾引起的心律失常风险的措施包括：通过快速静脉应用 5% 碳酸氢钠 3~5ml/kg；或葡萄糖加胰岛素（葡萄糖 0.5~1.0g/kg，每 3~4g 葡萄糖加 1 单位胰岛素），促使钾进入细胞内，使血清钾降低；沙丁胺醇（salbutamol）5μg/kg，经 15 分钟静脉应用，或以 2.5~5mg 雾化吸入常能有效地降低血钾，并能持续 2~4 小时；10% 葡萄糖酸钙 0.5ml/kg 在数分钟内缓慢静脉应用，可对抗高钾的心脏毒性作用，但同时必须监测心电图。上述方法都只是短暂的措施，体内总钾并未显著减少。将过多的钾从体内清除的措施包括：采用离子交换树脂、血液或腹膜透析则较有效。此外，对于假性醛固酮增多症引起的高血钾，应用氢氯噻嗪常有效。

（三）酸碱平衡紊乱

正常血液的 pH 维持在 7.35~7.45。pH<7.30 为酸中毒，pH>7.45 为碱中毒。酸碱平衡是指正常体液保持一定的 H^+ 浓度。机体在代谢过程中不断产生酸性和碱性物质,人体调节 pH 在较稳定的水平取决于两个机制:①理化或缓冲机制,作为保护过多的酸或碱丢失;②生理机制,主要为肾脏和肺直接作用于缓冲机制,使其非常有效地发挥作用。血液及其他体液的缓冲系统主要包括两个方面:碳酸/碳酸氢盐系统和非碳酸氢盐系统。细胞外液的 pH 主要取决于血液中最重要的一对缓冲物质,即$[HCO_3^-]$ 和 $[H_2CO_3]$ 两者含量的比值。正常 $[HCO_3^-]$ 和 $[H_2CO_3]$ 比值保持在 20/1。当某种因素促使两者比值发生改变或体内代偿功能不全时,体液 pH 即发生改变,超出 7.35~7.45 的正常范围,出现酸碱平衡紊乱。

肺通过排出或保留 CO_2 来调节血液中碳酸的浓度,肾负责排酸保钠。肺的调节作用较肾为快,但两者的功能均有一定限度。当肺呼吸功能障碍使 CO_2 排出过少或过多、使血浆中 $[H_2CO_3]$ 的量增加或减少所引起的酸碱平衡紊乱,称为呼吸性酸中毒或碱中毒。若因代谢紊乱使血浆中 H_2CO_3 的量增加或减少而引起的酸碱平衡紊乱,则称为代谢性酸中毒或碱中毒。出现酸碱平衡紊乱后,机体可通过肺、肾调节使 $[HCO_3^-]/[H_2CO_3]$ 的比值维持在20/1,即 pH 维持在正常范围内,称为代偿性代谢性(或呼吸性)酸中毒(或碱中毒);如果 $[HCO_3^-]/[H_2CO_3]$ 的比值不能维持在 20/1,即 pH 低于或高于正常范围,则称为失代偿性代谢性(或呼吸性)酸中毒(或碱中毒)。常见的酸碱失衡为单纯型(呼吸性酸中毒、呼吸性碱中毒、代谢性酸中毒、代谢性碱中毒);有时亦出现混合型。

1. 代谢性酸中毒(metabolic acidosis) 最常见,其原因有下列两种可能:①细胞外液酸的产生过多;②细胞外液碳酸氢盐的丢失。阴离子间隙(anion gap,AG)对诊断单纯或混合性酸中毒有很大的帮助。阴离子间隙 = $[Na^+] - ([Cl^-] + [HCO_3^-])$,正常为 $(12±4)$ mmol/L(范围:8~16mmol/L)。根据 AG 值将代谢性酸中毒分为正常 AG 型和高 AG 型两型。正常 AG 型代谢性酸中毒主要是失碱引起,见于:①碱性物质从消化道或肾脏丢失,如腹泻,小肠、胰、胆管引流,肾小管酸中毒,应用碳酸酐酶抑制剂(乙酰唑胺)或醛固酮拮抗药等;②摄入酸性物质过多,如氯化钙、氯化镁等;③静脉输入过多的不含 HCO_3^- 的含钠盐;④酸性代谢产物堆积,如进食不足、组织缺氧、休克等。高 AG 型主要是产酸过多,如糖尿病酮症酸中毒,饥饿性酮症和水杨酸中毒等。

(1)临床表现:根据血液 $[HCO_3^-]$ 的测定结果,临床将酸中毒分为轻(18~22mmol/L)、中(9~13mmol/L)、重(<9mmol/L)三度。轻度酸中毒症状不明显,主要靠病史和血气分析作出诊断。典型酸中毒表现为精神萎靡或烦躁不安、呼吸深快,有时可有面红或唇红、呕吐、腹痛、昏睡、昏迷。新生儿和小婴儿的呼吸代偿功能较差,酸中毒时其呼吸改变可不典型,往往仅有精神萎靡、拒食和面色苍白。酸中毒时细胞通过 H^+-K^+ 交换使细胞外液 K^+ 增高,可导致心律失常和心力衰竭。酸中毒时血浆游离钙浓度增高,在酸中毒纠正后下降,可使原有低钙血症的患儿发生手足搐搦。

(2)治疗:①积极治疗缺氧、组织低灌注、腹泻等原发疾病;②采用碳酸氢钠或乳酸钠等碱性药物增加碱储备、中和 H^+。一般主张当血气分析的 pH<7.30 时用碱性药物。所需补充的碱性溶液 mmol 数 = 剩余碱(BE)负值×0.3×体重(kg),因 5% 碳酸氢钠 1ml = 0.6mmol,故所需 5% 碳酸氢钠量(ml) = (-BE)×0.5×体重(kg)。一般将碳酸氢钠稀释成 1.4% 的溶液输入;先给以计算量的 1/2,复查血气后调整剂量。纠酸后 K^+ 进入细胞内使血清钾降低,游离钙也减少,故应注意补钾、补钙。

2. 代谢性碱中毒(metabolic alkalosis) 是由于体内 H^+ 丢失或 HCO_3^- 蓄积所致。主要见于:①严重呕吐或胃液引流导致的氢和氯的丢失,最常见为先天性肥厚性幽门狭窄;②摄入或输入过多的碳酸氢盐;③严重低钾血症时肾脏碳酸氢盐的重吸收增加、使用大剂量糖皮质激素、原发性醛固酮增多症、Cushing 综合征等;④呼吸性酸中毒时,肾脏代偿性分泌 H^+,增加 HCO_3^- 重吸收,使酸中毒得到代偿,应用机械通气后,血 $PaCO_2$ 能迅速恢复正常,而血浆 HCO_3^- 含量仍高,导致代谢性碱中毒;⑤细胞外液减少及近端肾小管 HCO_3^- 的重吸收增加。

(1) 临床表现:无特征性临床表现。轻度代谢性碱中毒可无明显症状,重症者表现为呼吸抑制、精神萎靡。当因碱中毒致游离钙浓度降低时,可引起抽搐;有低血钾时,可出现相应的临床症状。

(2) 治疗:①去除病因;②停用碱性药物,纠正水、电解质平衡失调;③静脉滴注生理盐水;④重症者(pH>7.6,HCO_3^->40mmol/L,Cl^-<85mmol/L)给以氯化铵静脉滴注,肝、肾功能不全和合并有呼吸性酸中毒时禁用。

3. 呼吸性酸中毒(respiratory acidosis) 是由于通气障碍导致体内 CO_2 潴留和 H_2CO_3 增高所致。主要见于:①呼吸道阻塞,如异物、黏稠分泌物、羊水堵塞、喉头痉挛水肿、支气管哮喘;②肺和胸腔疾患,如严重肺炎、肺气肿、肺水肿、肺不张、肺萎陷、呼吸窘迫综合征、气胸、胸腔积液、创伤和手术等;③呼吸中枢抑制、脑炎、脑膜炎、脑外伤、安眠药和麻醉药过量等;④呼吸肌麻痹或痉挛、神经-肌肉疾病、重症肌无力、急性感染性多发性神经根炎、脊髓灰质炎等;⑤人工呼吸机使用不当所致 CO_2 潴留、吸入 CO_2 过多等。

(1) 临床表现:除原发病表现外,常伴有低氧血症及呼吸困难,高碳酸血症可引起血管扩张,颅内血流增加,致头痛及颅内压增高,严重高碳酸血症可出现中枢抑制。

(2) 治疗:主要应针对原发病,改善通气和换气功能,必要时应用人工辅助通气。

4. 呼吸性碱中毒(respiratory alkalosis) 是由于肺泡通气过度增加致血二氧化碳分压降低。主要见于:①神经系统疾病,如脑膜炎、脑肿瘤或外伤;②低氧,如严重贫血、肺炎、肺水肿、高山病等;③过度通气,如长时间剧烈啼哭、高热伴呼吸增快、紧张或心理性疾病、机械通气使用不当致 CO_2 排除过多;④中毒,如水杨酸中毒(早期)、CO 中毒等。

(1) 临床表现:突出症状为呼吸深快,其他症状与代谢性碱中毒相似。

(2) 治疗:主要针对病因,呼吸改善后,碱中毒可逐渐恢复;同时纠正水、电解质紊乱。

5. 混合性酸碱平衡紊乱 当有两种或以上的酸碱紊乱分别同时作用于呼吸或代谢系统称为混合性酸碱平衡紊乱。其中呼吸性酸中毒合并代谢性酸中毒是较常见的,由于换气功能障碍时 CO_2 潴留,同时伴有缺氧、进食不足、脱水和休克等情况下导致。此时既有[HCO_3^-]降低,又有 CO_2 潴留,血液 pH 明显下降。治疗包括:积极治疗原发病,保持呼吸道通畅,纠正缺氧,控制感染和改善循环,必要时给以人工辅助通气,经机械通气改善肺氧合功能后,代谢性酸中毒亦可减轻或纠正,仅少数患者需补碱性药物,碱性药物应在保证通气的前提下使用。

6. 临床酸碱平衡状态的评估 临床上酸碱平衡状态常通过血液 pH、$PaCO_2$ 及[HCO_3^-]三项指标来评估。判断单纯的酸碱平衡紊乱并不困难,pH 的变化取决于 $PaCO_2$/[HCO_3^-]的比值变化。在临床判断时,首先应确定是酸中毒还是碱中毒;其次是引起的原发因素是代谢性还是呼吸性;再次,如是代谢性酸中毒,其阴离子间隙是高还是低;最后,分析呼吸或代谢代偿是否充分。

三、液体疗法时常用补液溶液

溶液张力(tonicity)一般是指溶液中电解质所产生的渗透压,与血浆渗透压相等时即为等张(isotonicity),低于血浆渗透压为低张(hypotonicity),高于血浆渗透压为高张(hypotonicity)。

常用液体包括非电解质和电解质溶液。其中非电解质溶液常用5%或10%葡萄糖液,因葡萄糖输入体内将被氧化成水,故属无张力溶液。电解质溶液包括氯化钠、氯化钾、乳酸钠、碳酸氢钠和氯化铵等及它们的不同配制液(表4-7)。

表4-7 常用溶液成分

溶液	每100ml含溶质或液量	Na^+	K^+	Cl^-	HCO_3^-或乳酸根	渗透压或相对于血浆的张力
血浆		142	5	103	24	300mmol/L
①0.9%氯化钠	0.9g	154		154		等张
②5%或10%葡萄糖	5g或10g					
③5%碳酸氢钠	5g	595			595	3.5张
④1.4%碳酸氢钠	1.4g	167			167	等张
⑤11.2%乳酸钠	11.2g	1000			1000	6张
⑥1.87%乳酸钠	1.87g	167			167	等张
⑦10%氯化钾	10g		1342	1342		8.9张
⑧0.9%氯化铵	0.9g			167		等张
1:1含钠液	①50ml,②50ml	77		77		1/2张
1:2含钠液	①35ml,②65ml	54		54		1/3张
1:4含钠液	①20ml,②80ml	30		30		1/5张
2:1等张含钠液	①65ml,④或⑥35ml	158		100	58	等张
2:3:1含钠液	①33ml,②50ml,④或⑥17ml	79		51	28	1/2张
4:3:2含钠液	①45ml,②33ml,④或⑥22ml	106		69	37	2/3张

【附】 口服补液盐(oral rehydration salts,ORS)

ORS是世界卫生组织(WHO)推荐用以治疗急性腹泻合并脱水的一种溶液,经临床应用取得了良好效果,对发展中国家尤其适用。其理论基础是基于小肠的Na^+-葡萄糖偶联转运吸收机制,即小肠上皮细胞刷状缘的膜上存在着Na^+-葡萄糖共同载体,此载体上有Na^+和葡萄糖两个结合位点,当Na^+-葡萄糖同时与结合位点相结合时即能运转,并显著增加钠和水的吸收。

目前有多种ORS配方。世界卫生组织(WHO)2002年推荐的低渗透压口服补液盐配方与传统的配方比较同样有效,但更为安全。该配方中各种电解质浓度为:Na^+ 75mmol/L,K^+ 20mmol/L,Cl^- 65mmol/L,枸橼酸根 10mmol/L,葡萄糖 75mmol/L。可用 NaCl 2.6g、枸橼酸 2.9g、氯化钾 1.5g、葡萄糖 13.5g,加水到1000ml配成。总渗透压为245mOsm/L。ORS一般适用于轻度或中度脱水无严重呕吐者。具体用法是:轻度脱水 50ml/kg,中度脱水 100ml/kg,在4h内用完;继续补充量根据腹泻的继续丢失量而定,一般每次大便后给

10ml/kg。在用于补充继续损失量和生理需要量时需适当稀释。

四、液体疗法

液体疗法是儿科医学的重要组成部分,其目的是通过补充液体及电解质来纠正体液容量及成分的紊乱,以保持机体正常的生理功能。液体疗法包括了补充生理需要量、累积损失量及继续丢失量。

1. 生理需要量 包括显性(尿和大便)和不显性失水(皮肤和肺),其中尿量占60%,不显性失水占35%,大便占5%。每日需水量可按能量消耗计算,即100~150ml/100kcal。年龄越小需水量相对越多,故也可根据体重计算(表4-8)。持续发热体温超过38℃者,每增高1℃生理需要量增加10%~15%。生理需要量用1/5~1/4张含钠液补充,同时给予生理需要量的钾。

表4-8 生理需要量简易计算

体重(kg)	每日需要液体量
~10kg	100ml/kg
11~20kg	1000ml+(体重−10kg)×50ml/kg
>20kg	1500ml+(体重−20kg)×20ml/kg

2. 累积损失量 即补充自发病以来累计损失的量,根据脱水程度而定。轻度脱水为30~50ml/kg,中度为50~100ml/kg,重度为100~120ml/kg。

3. 继续丢失量 是指在治疗过程中因呕吐、腹泻、胃肠引流等液体的继续丢失,此种丢失量依原发病而异,补充原则为"丢多少,补多少"。

4. 静脉补液 由于体液失衡的原因和性质非常复杂,在制定补液方案时必须全面掌握病史、体格检查和实验室检查资料及患儿的个体差异,分析三部分液体的不同需求,制定合理、正确的输液量、速度、成分及顺序。

(1)定输液总量(定量)包括上述补充生理需要量、累积损失量及继续丢失量三部分,故第一天补液总量轻度脱水为90~120 ml/kg,中度脱水为120~150 ml/kg,重度脱水为150~180 ml/kg。先给予1/2~2/3量,余量视病情决定取舍。营养不良儿童(在估计脱水程度时易偏高)、肺炎、心肾功能损伤者、学龄期儿童(其体液组成已接近成人),补液总量应酌减1/4~1/3。

(2)定输液种类(定性)原则为先浓后淡。低渗性脱水补2/3张液,等渗性脱水补1/2张液,高渗性脱水补1/5~1/3张液,如临床上判断脱水性质有困难时,可先按等渗性脱水处理。

(3)定输液速度(定速)原则为先快后慢。对伴有循环不良和休克的重度脱水患儿,开始应快速输入等渗含钠液(生理盐水或2:1液)按20ml/kg于30分钟~1小时输入。补液总量(包括扩容)的1/2应在最初8~12小时内完成,输液速度为每小时8~12ml/kg,余下液体在12~16小时内补完,速度为每小时5ml/kg。

(4)纠正酸中毒及其他电解质紊乱。当脱水纠正后,组织灌注得以改善,堆积的乳酸易进入血中,易产生和加重酸中毒。因此在在补液后更应注意纠正酸中毒及纠正低钾、低钙血症。

(吴尤佳 徐美玉)

第五章 营养和营养障碍疾病

> **学习目标**
> 1. 熟悉儿童营养的特点,人乳的优点;婴儿食物转换过程。
> 2. 掌握营养性维生素 D 缺乏的临床特点及诊治。
> 3. 掌握蛋白质-能量营养不良的临床特点及诊治。

第一节 儿童营养基础

一、营 养 素

食物中经过消化、吸收和代谢能够维持生命活动的物质称为营养素(nutrients)。营养素分为能量、宏量营养素(蛋白质、脂类、碳水化合物)、微量营养素(矿物质,包括常量元素、微量元素和维生素)、其他膳食成分(膳食纤维、水)。任何一种营养素过多或不足均引起营养过剩或营养不良,对人体健康产生不良影响。

二、膳食营养素参考摄入量

膳食营养素参考摄入量(dietary reference intakes,DRIs)包括 4 项营养水平指标:①平均需要量(estimated average requirement,EAR),是某一特定性别、年龄及生理状况群体中对某营养素需要量的平均值,摄入量达到 EAR 水平时可以满足群体中 50% 个体对该营养素的需要;对个体可以满足自身 50% 需要,缺乏的可能性为 50%。②推荐摄入量(recommended nutrient intake,RNI),可以满足某一特定性别、年龄及生理状况群体中绝大多数(97%~98%)个体的需要。③适宜摄入量(adequate intake,AI),是通过观察或实验获得的健康人群某种营养素的摄入量,可能高于 RNI,不如 RNI 精确。④可耐受最高摄入量(tolerable upper intake level,UL),是平均每日可以摄入该营养素的最高量。当摄入量超过 UL 时,发生毒副作用的危险性增加。

三、儿童营养特点

儿童由于生长发育快,对营养需求高,而自身消化吸收功能尚不完善,正确的膳食行为有待建立,处理好这些矛盾对儿童健康成长十分重要。

(一) 儿童能量代谢

人体能量代谢的最佳状态是达到能量消耗与能量摄入的平衡,能量缺乏和过剩都对身体健康不利。儿童总能量消耗量包括基础代谢率、食物的热力作用、生长、活动和排泄 5 个方面。能量单位是千卡(kcal),或以千焦耳(kJ)为单位,1kcal=4.184kJ,或1kJ=0.239kcal。

1. 基础代谢率(basal metabolic rate,BMR)　小儿基础代谢的能量需要量较成人高,随年龄增长逐渐减少。例如,婴儿的 BMR 约为 55kcal/(kg·d)[230.12kJ/(kg·d)],7 岁时为 44kcal/(kg·d)[184.10kJ/(kg·d)],12 岁时约需 30kcal/(kg·d)[125.52kJ/(kg·d)],成人时为 25~30kcal/(kg·d)[104.6~125.52kJ/(kg·d)]。

2. 食物热力作用(thermic effect of feeding,TEF)　是指由于进餐后几小时内发生的超过 BMR 的能量消耗,主要用于体内营养素的代谢。与食物成分有关:糖类食物的食物热力作用为本身产生能量的 6%,脂肪为 4%,蛋白质为 30%。婴儿食物含蛋白质多,食物热力作用占总能量的 7%~8%,年长儿的膳食为混合食物,其食物热力作用为 5%。

3. 活动消耗(physical activity)　儿童活动所需能量与身体大小、活动强度、活动持续时间、活动类型有关。故活动所需能量个体波动较大,并随年龄增加而增加。当能量摄入不足时,儿童首先表现活动减少。

4. 排泄消耗(excreta)　正常情况下未经消化吸收的食物的损失约占总能量的 10%,腹泻时增加。

5. 生长所需(growth)　组织生长合成消耗能量为儿童特有,生长所需能量与儿童生长的速度成正比,即随年龄增长逐渐减少。

一般认为基础代谢占能量的 50%,排泄消耗占能量的 10%,生长和运动所需能量占 32%~35%,食物的 TEF 占 7%~8%。婴儿能量 RNI 为 95kcal/(kg·d)[397.48kJ/(kg·d)],1 岁后以每岁计算。

(二) 宏量营养素

为满足儿童生长发育的需要,应首先保证能量供给,其次是蛋白质。宏量营养素应供给平衡,比例适当,否则易发生代谢紊乱。如儿童能量摄入不足,机体会动用自身的能量储备甚至消耗组织以满足生命活动能量的需要。相反,如能量摄入过剩,则能量在体内的储备增加,造成异常的脂肪堆积,与成年期慢性疾病和代谢综合征有关,是当前要特别重视的问题。

1. 糖类　包括单糖(葡萄糖、双糖)和多糖(主要为淀粉),为供能的主要来源。各种糖最终分解为葡萄糖才能被机体吸收和利用。体内可由蛋白质和脂肪转变为糖,故不需储备很多葡萄糖或其前体糖原。常用可提供能量的百分比来表示糖类的适宜摄入量(AI)。2 岁以上儿童膳食中,糖类所产的能量应占总能量的 55%~65%。保证充分糖类摄入,提供合适比例的能量来源是重要的,如糖类产能>80% 或<40% 都不利于健康。糖类主要来源于谷类和薯类食物。

2. 脂类　为脂肪(三酰甘油)和类脂,是机体的第二供能营养素。人体不能合成,必须由食物供给的脂肪酸称为必需脂肪酸,如亚油酸、亚麻酸。亚油酸是 n-6 型的脂肪酸,在体内可转变成亚麻酸和多种 n-6 型不饱和脂肪酸,如花生四烯酸(AA),故亚油酸是最重要的必需脂肪酸。n-3 型的 α-亚麻酸可衍生多种 n-3 型不饱和脂肪酸,包括二十碳五烯酸(EPA,C20∶5)和二十二碳六烯酸(DHA,C22∶6)。这些必需脂肪酸对细胞膜功能、基因表达、防治心脑血管疾病和生长发育都有重要作用。n-3 型多不饱和脂肪酸对脑、视网膜、皮肤和肾功能的健全十分重要。必需脂肪酸主要来源于植物,亚油酸主要存在于植物油、坚果类(核桃、花生);亚麻酸主要存在于绿叶蔬菜、鱼类脂肪及坚果类。母乳含有丰富的必需脂肪酸。脂肪供能占总能量的百分比(AI):6个月以下占婴儿总能量的45%~50%,6个月至2岁以下为35%~40%,2~7岁以下为30%~35%,7岁以上为25%~30%。

3. 蛋白质 除需要与成人相同的8种必需氨基酸(亮氨酸、异亮氨酸、缬氨酸、苏氨酸、蛋氨酸、苯丙氨酸、色氨酸、赖氨酸)外,组氨酸也是婴儿的必需氨基酸;胱氨酸、酪氨酸、精氨酸、牛磺酸对早产儿可能也必需。蛋白质氨基酸的模式与人体蛋白质氨基酸模式接近的食物,生物利用率就高,称为优质蛋白质。优质蛋白质主要来源于动物和大豆蛋白质。

蛋白质主要功能是构成机体组织和器官的重要成分,次要功能是供能,占总能量的8%~15%。1岁内婴儿蛋白质的RNI为1.5~3g/(kg·d)。婴幼儿生长旺盛,保证优质蛋白质供给非常重要,优质蛋白质应占50%以上。食物的合理搭配及加工可达到蛋白质互补,提高食物的生物价值。例如,小麦、大米、玉米等赖氨酸含量低,蛋氨酸含量高,而豆类则相反,如两者搭配可互相弥补不足。如豆制品的制作可使蛋白质与纤维素分开,利于消化。

(三) 微量营养素

1. 矿物质

(1) 常量元素:在矿物质中,人体含量大于体重的0.01%的各种元素称为常量元素,如钙、钠、磷、钾等,常量元素中钙的问题最多,婴儿期钙的沉积高于生命的任何时期,2岁以下每日钙在骨骼增加约200mg,非常重要。但钙摄入过量可能造成一定危害,需特别注意钙的补充控制在UL(2g/d)以下。乳类是钙的最好来源,大豆是钙的较好来源。

(2) 微量元素:在体内含量很低,含量绝大多数小于人体重的0.01%,如碘、锌、硒、铜、钼、铬、钴、铁、镁等,需通过食物摄入,具有十分重要的生理功能。其中铁、碘、锌缺乏症是全球最主要的微量营养素缺乏病。

2. 维生素 是维持人体正常生理功能所必需的一类有机物质,在体内含量极微,但在机体的代谢、生长发育等过程中起重要作用。一般不能在体内合成(维生素D、部分维生素B属及维生素K例外)或合成量太少,必须由食物供给。其分为脂溶性和水溶性两大类。对儿童来说维生素A、维生素D、维生素C、维生素B_1是容易缺乏的维生素。常见维生素和矿物质的作用及来源见表5-1。

表5-1 常见维生素和矿物质的作用及来源

种类	作用	来源
维生素A(视黄醇)	促进生长发育和维持上皮组织的完整性,为形成视紫质所必需的成分,与铁代谢、免疫功能有关	肝、牛乳、奶油、鱼肝油;有色蔬菜和水果。动物来源占一半以上
维生素B_1(硫胺素)	是构成脱羧辅酶的主要成分,为糖类代谢所必需,维持神经、心肌活动功能,调节胃肠蠕动,促进生长发育	米糠、麦麸、豆、花生、瘦肉、内脏含量丰富;其次为谷类;鱼、菜和水果含量少;肠内细菌和酵母可合成一部分
维生素B_2(核黄素)	为辅黄酶主要成分,参与体内氧化过程	肝、蛋、鱼、肉、乳类、全麦及豆类、蔬菜
维生素B_6(吡哆醇、吡哆醛、吡哆胺)	为转氨酶和氨基酸脱羧酶的组成成分,参与神经、氨基酸及脂肪代谢	各种食物中,亦由肠内细菌合成一部分

续表

种类	作用	来源
维生素 B_{12}	参与核酸的合成、促进四氢叶酸的形成等,促进细胞及细胞核的成熟,对生血和神经组织的代谢有重要作用	动物性食物
叶酸	叶酸的活性形式四氢叶酸是体内转移"一碳基团"的辅酶,参与核苷酸的合成,特别是胸腺嘧啶核苷酸的合成,有生血作用;胎儿期缺乏引起神经管畸形	绿叶蔬菜、肝、肾、酵母较丰富,肉、鱼、乳类次之,羊乳中含量甚少
维生素 C	参与人体的羟化和还原过程,对胶原蛋白、细胞间黏合质、神经递质(如去甲肾上腺素等)的合成、类固醇的羟化、氨基酸代谢、抗体及红细胞的生成等均有重要作用	各种水果及新鲜蔬菜
维生素 D	调节钙磷代谢,促进肠道对钙的吸收,维持血液钙浓度,有利骨骼矿化	人皮肤日光照射合成,鱼肝油、肝、蛋黄
维生素 K	由肝脏利用、合成凝血酶原	肝、蛋、豆类、青菜;部分由肠内细菌合成
维生素 E(生育酚)	抗氧化剂、抗血管硬化、促进生育、合成或调节体内某些必需物质	植物油、坚果、菌藻类及蛋、乳、牛肝等
维生素 PP(烟酸、尼克酸)	是辅酶Ⅰ及Ⅱ的组成成分,为体内氧化过程所必需;维持皮肤、黏膜和神经的健康,防止癞皮病,促进消化系统的功能	肝、肉、谷类、花生、酵母及谷类
钙	凝血因子,能降低神经、肌肉的兴奋性,是构成骨骼、牙齿的主要成分	乳类、蛋类及豆类
磷	是骨骼、牙齿、细胞核蛋白、各种酶的主要成分,协助糖、脂肪和蛋白质的代谢,参与缓冲系统,维持酸碱平衡	乳类、肉类、豆类及五谷类
铁	是血红蛋白、肌红蛋白、细胞色素和其他酶系统的主要成分,帮助氧的运输	肝、血、豆类、肉类、绿色蔬菜,动物来源吸收好
锌	为多种酶的成分	贝类海产品、红色肉类、内脏、干果类、谷类牙胚、豆及酵母
镁	构成骨骼和牙齿成分,激活糖代谢酶,与肌肉神经兴奋性有关,为细胞内阳离子,参与细胞代谢过程	谷类、豆类、干果、肉、乳类
碘	为甲状腺素主要成分	海产品中含量丰富

(四)其他膳食成分

1. 膳食纤维 主要来自植物的细胞壁,为不被小肠酶消化的非淀粉多糖。主要功能:吸收大肠水分,软化大便,增加大便体积,促进肠蠕动等。膳食纤维在大肠被细菌分解,产生短链脂肪酸,降解胆固醇,改善肝代谢,防止肠萎缩。婴幼儿可从谷类、新鲜蔬菜、水果中获得一定量的膳食纤维。

2. 水 儿童水的需要量与能量摄入、食物种类、肾功能成熟度、年龄等因素有关。婴儿新陈代谢旺盛,水的需要量相对较多,为 150ml/(kg·d),以后每 3 岁减少约 25ml/(kg·d)。

四、小儿消化系统功能发育与营养关系

(一) 消化酶的成熟与宏量营养素的消化、吸收

1. 蛋白质 出生时新生儿消化蛋白质能力较好。胃蛋白酶可凝结乳类,出生时活性低,3个月后活性增加,18个月时达成人水平。出生后1周胰蛋白酶活性增加,1个月时已达成人水平。

出生后几个月小肠上皮细胞渗透性高,有利于母乳中的免疫球蛋白吸收,但也会增加异体蛋白(如牛奶蛋白、鸡蛋蛋白)、毒素、微生物及未完全分解的代谢产物吸收机会,产生过敏或肠道感染。因此,对婴儿,特别是新生儿,食物的蛋白质应有一定限制。

2. 脂肪 新生儿胃脂肪酶发育较好;而胰脂酶几乎无法测定,2~3岁后达成人水平。母乳的脂肪酶可补偿胰脂酶的不足。故婴儿吸收脂肪的能力随年龄增加而提高,28~34周的早产儿脂肪的吸收率为65%~75%;足月儿脂肪的吸收率为90%;出生后6个月婴儿脂肪的吸收率达95%以上。

3. 糖类 0~6个月婴儿食物中的糖类主要是乳糖,其次为蔗糖和少量淀粉。肠双糖酶发育好,消化乳糖好。胰淀粉酶发育较差,3个月后活性逐渐增高,2岁达成人水平,故婴儿出生后几个月消化淀粉能力较差,不宜过早添加淀粉类食物。

(二) 与进食技能有关的消化道发育

1. 食物接受的模式发展 婴儿除受先天的甜、酸、苦等基本味觉反射约束外,通过后天学习形成味觉感知。味觉感知是食物营养价值的提示,对食物接受的模式发展具有重要作用。婴儿对能量密度较高的食物和感官好的食物易接受,一旦对能量味觉的指示被开启后再调节摄入是很困难的,这可能是肥胖发生的原因之一。儿童对食物接受的模式源于对多种食物刺激的经验和后天食物经历对基础味觉反应的修饰,这说明学习和经历对儿童饮食行为建立具有重要意义。

2. 挤压反射 新生儿至3~4个月婴儿对固体食物出现舌体抬高、舌向前吐出的挤压反射。婴儿最初的这种对固体食物的抵抗可被认为是一种保护性反射,其生理意义是防止吞入固体食物到气管发生窒息,在转乳期用勺添加新的泥状食物时注意尝试8~10次才能成功。

3. 咀嚼 咀嚼和吞咽是先天就会的生理功能,咀嚼功能发育需要适时的生理刺激,需要后天学习训练。换奶期及时添加泥状食物是促进咀嚼功能发育的适宜刺激,咀嚼发育完善对语言的发育也有直接影响。后天咀嚼行为的学习敏感期在4~6个月。有意训练7个月左右婴儿咀嚼指状食物、从杯中咽水,9个月开始学用勺自喂,1岁学用杯喝奶,均有利于儿童口腔发育成熟。

第二节 婴幼儿喂养与营养

一、婴儿喂养

婴儿从宫内生活环境转换到宫外后,及时建立正确的喂养方式是喂养成功的保证。常

见的喂养方式有母乳喂养、人工喂养及混合喂养等。

（一）母乳喂养

母乳是婴儿最理想的天然食品和饮料,可作为 4~6 个月以内婴儿唯一的、最佳营养来源,因此应大力提倡母乳喂养。世界卫生组织和联合国儿童基金会已把母乳喂养作为重大措施之一,并提倡 4 个月以内的婴儿母乳喂养率至少达 85% 以上。

1. 人乳的特点 人乳是满足婴儿生理和心理发育的天然最好食物,对婴儿的健康生长发育有不可替代作用。一个健康的母亲可提供足月儿正常生长到 6 个月所需要的营养素、能量、液体量。哺乳不仅供给婴儿营养,同时还提供一些可供婴儿利用的现成物质,如脂肪酶、SIgA 等,直到婴儿体内可自己合成。

（1）营养丰富:人乳营养生物效价高,易被婴儿利用。人乳含必需氨基酸比例适宜。人乳所含酪蛋白的为 β-酪蛋白,含磷少,凝块小;人乳所含白蛋白为乳清蛋白,促乳糖蛋白形成;人乳中酪蛋白与乳清蛋白的比例为 1:4,与牛乳(4:1)有明显差别,易被消化吸收。人乳中宏量营养素产能比例适宜(表 5-2)。人乳喂养的婴儿很少产生过敏。

表 5-2 人乳与牛乳宏量营养素产能比(100ml)

	人乳	牛乳	理想标准
糖类	41%(6.9g)	29%(5.0g)	40%~50%
脂肪	50%(3.7g)	52%(4.0g)	50%
蛋白质	9%(1.5g)	19%(3.3g)	11%
能量	67kcal	69kcal	

人乳中乙型乳糖(β-双糖)含量丰富,利于脑发育;利于双歧杆菌、乳酸杆菌生长,并产生 B 族维生素;促进肠蠕动;乳糖在小肠远端与钙形成螯合物,降低钠在钙吸收时的抑制作用,避免了钙在肠腔内沉淀,同时乳酸使肠腔内 pH 下降,有利小肠钙的吸收。

人乳含不饱和脂肪酸较多,初乳中更高,有利于脑发育。人乳的脂肪酶使脂肪颗粒易于消化吸收。

人乳中电解质浓度低、蛋白质分子小,适宜婴儿不成熟的肾发育水平。人乳矿物质易被婴儿吸收,如人乳中钙、磷比例适当(2:1),含乳糖多,钙吸收好;人乳中含低分子质量的锌结合因子-配体,易吸收,锌利用率高;人乳中铁含量为 0.05mg/dl,与牛奶(0.05mg/dl)相似,但人乳中铁吸收率(49%)高于牛奶(4%)。

人乳中维生素 D 含量较低,母乳喂养的婴儿应补充维生素 D,并鼓励家长让婴儿出生后尽早户外活动,促进皮肤的光照合成维生素 D;人乳中维生素 K 含量亦较低,婴儿出生后应注意补充。

（2）生物作用

1）缓冲力小:人乳 pH 为 3.6(牛奶 pH 为 5.3),对酸碱的缓冲力小,不影响胃液酸度(胃酸 pH 0.9~1.6),利于酶发挥作用。

2）含不可替代的免疫成分(营养性被动免疫):初乳含丰富的 SIgA,早产儿母亲乳汁的 SIgA 高于足月儿。人乳中的 SIgA 黏附于肠黏膜上皮细胞表面,保护消化道黏膜,抗多种病毒、细菌;人乳中含有大量免疫活性细胞,初乳中更多,免疫活性细胞释放多种细胞因子而发挥免疫调节作用;人乳中的催乳素也是一种有免疫调节作用的活性物质,可促进新生儿免疫功能的成熟;人乳含较多乳铁蛋白,初乳含量更丰富(可达 1741mg/L),是人乳中重要的非特异性防御因子,其对铁有强大的螯合能力,能夺走大肠埃希菌、大多数需氧菌和白色念珠菌赖以生长的铁,从而抑制细菌的生长;人乳中的溶菌酶能水解革兰阳性细菌胞壁中的乙酰基多糖,使之破坏并增强抗体的杀菌效能;人乳的补体及双歧因子含量也远远多于牛乳,双歧因子促乳酸杆菌生长,使肠道 pH 达 4.0~5.0,抑制大肠埃希菌、痢疾杆菌、酵母菌等生长;低聚糖是人乳所特有的,其结构与肠黏膜上皮细胞的细胞黏附抗体的结构相似,可阻止细菌黏附于肠黏膜,促使乳酸杆菌及双歧杆菌的生长。

3) 生长调节因子:为一组对细胞增殖、发育有重要作用的因子,如牛磺酸、激素样蛋白(上皮生长因子、神经生长因子),以及某些酶和干扰素。

(3) 其他:母乳喂养还有经济(仅 1/5 人工喂养费用)、方便、温度适宜、有利于婴儿心理健康的优点。母亲哺乳可加快乳母产后子宫复原,减少再受孕的机会。

2. 人乳的成分变化

(1) 各期人乳成分:初乳为孕后期与分娩 4~5 日以内的乳汁;5~14 日为过渡乳;14 日以后的乳汁为成熟乳。人乳中的脂肪、水溶性维生素、维生素 A、铁等营养素与乳母饮食有关,而维生素 D、维生素 E、维生素 K 不易由血进入乳汁,故与乳母饮食成分关系不大。

初乳量少,淡黄色,碱性,比重 1.040~1.060(成熟乳 1.030),每日量为 15~45ml;初乳含脂肪较少而蛋白质较多(主要为免疫球蛋白);初乳中维生素 A、牛磺酸和矿物质的含量颇丰富,并含有初乳小球(充满脂肪颗粒的巨噬细胞及其他免疫活性细胞),对新生儿的生长发育和抗感染能力十分重要。随哺乳时间的延长,蛋白质与矿物质含量逐渐减少。各期乳汁中乳糖的含量较恒定。

(2) 哺乳过程的乳汁成分变化:每次哺乳过程乳汁的成分亦随时间而变化。如将哺乳过程分为三部分,即第一部分分泌的乳汁脂肪低而蛋白质高,第二部分乳汁脂肪含量逐渐增加而蛋白质含量逐渐降低,第三部分乳汁中脂肪含量最高。

(3) 乳量:正常乳母平均每天泌乳量随时间而逐渐增加,成熟乳量可达 700~1000ml。一般产后 6 个月后乳母泌乳量与乳汁的营养成分逐渐下降。判断奶量是否充足是以婴儿体重增长情况、尿量多少与睡眠状况等综合判断。劝告母亲不要轻易放弃哺乳。

3. 建立良好的母乳喂养 成功的母乳喂养应当是母子双方都积极参与并感到满足。当母亲喂养能力提高,婴儿的摄乳量也将提高。因此,建立良好的母乳喂养有三个条件:一是孕母能分泌充足的乳汁;二是哺乳时出现有效的射乳反射;三是婴儿有力的吸吮。世界卫生组织(WHO)和我国卫生部制定的《婴幼儿喂养策略》建议出生 6 个月内完全接受母乳喂养。

(1) 产前准备:大多数健康的孕妇都具有哺乳的能力,但真正成功的哺乳则需孕妇身、心两方面的准备和积极的措施。保证孕母合理营养,孕期体重增加适当(12~14kg),母体可储存足够脂肪,供哺乳能量的消耗。

(2) 乳头:保健孕母在妊娠后期每日用清水(忌用肥皂或乙醇之类)擦洗乳头;乳头内陷者用两手拇指从不同的角度按捺乳头两侧并向周围牵拉,每日一次至数次;哺乳后可挤出少许乳汁均匀地涂在乳头上,乳汁中丰富的蛋白质和抑菌物质对乳头表皮有保护作用。这些方法可防止因出现乳头皲裂及乳头内陷而中止哺乳。

(3) 尽早开奶、按需哺乳:吸吮对乳头的刺激可反射性地促进泌乳。0~2 个月的小婴儿每日多次、按需哺乳,使吸吮有力,乳头得到多次刺激,乳汁分泌增加。有力的吸吮是促进乳汁分泌的重要因素,使催乳素在血中维持较高的浓度,产后2周乳晕的传入神经特别敏感,诱导缩宫素分泌的条件反射易于建立,是建立母乳喂养的关键时期。吸吮是主要的条件刺激,应尽早开奶(产后15分钟至2小时内)。尽早开奶可减轻婴儿生理性黄疸,同时还可减轻生理性体重下降、低血糖的发生。

(4) 促进乳房分泌:吸乳前让母亲先湿热敷乳房,促进乳房血液循环流量。2~3分钟后,从外侧边缘向乳晕方向轻拍或按摩乳房,促进乳房感觉神经的传导和泌乳。两侧乳房应先后交替进行哺乳。若一侧乳房奶量已能满足婴儿需要,则可每次轮流哺喂一侧乳房,并将另一侧的乳汁用吸奶器吸出。每次哺乳应让乳汁排空。

(5) 正确的喂哺技巧:正确的母、儿喂哺姿势可刺激婴儿的口腔动力,有利于吸吮。正确的喂哺技巧还包括如何唤起婴儿的最佳进奶状态,如哺乳前让婴儿用鼻推压或舔母亲的乳房,哺乳时婴儿的气味、身体的接触都可刺激乳母的射乳反射;等待哺乳的婴儿应是清醒状态、有饥饿感、已更换干净的尿布。

(6) 乳母心情愉快:因与泌乳有关的多种激素都直接或间接地受下丘脑的调节,下丘脑功能与情绪有关,故泌乳受情绪的影响很大。心情压抑可以刺激肾上腺素分泌,使乳腺血流量减少,阻碍营养物质和有关激素进入乳房,从而使乳汁分泌减少。刻板地规定哺乳时间也可造成精神紧张,故在婴儿早期应采取按需哺乳的方式并保证孕妇和乳母的身心愉快和充足的睡眠,避免精神紧张,可促进泌乳。

4. 不宜哺乳的情况 凡是母亲感染HIV、患有严重疾病,如慢性肾炎、糖尿病、恶性肿瘤、精神病、癫痫或心功能不全等应停止哺乳。乳母患急性传染病时,可将乳汁挤出,经消毒后哺喂。乙型肝炎的母婴传播主要发生在临产或分娩时,乙型肝炎病毒是通过胎盘或血液传递的,因此乙型肝炎病毒携带者并非哺乳的禁忌证。母亲感染结核病,但无临床症状时可继续哺乳。

(二) 部分母乳喂养

同时采用母乳与配方奶或兽乳喂养婴儿为部分母乳喂养,有两种情况。

1. 补授法 母乳喂养的婴儿体重增长不满意时,提示母乳不足,此时用配方奶或兽乳补充母乳喂养为补授法,适宜4~6个月内的婴儿。补授时,母乳哺喂次数一般不变,每次先哺母乳,将两侧乳房吸空后再以配方奶或兽乳补足母乳不足部分。这样有利于刺激母乳分泌。补授的乳量由小儿食欲及母乳量多少而定,即"缺多少补多少"。

2. 代授法 用配方奶或兽乳替代一次母乳量,为代授法。母乳喂养婴儿至4~6月龄时,为断离母乳开始引入配方奶或兽乳时宜采用代授法。即在某一次母乳哺喂时,有意减少哺喂母乳量,增加配方奶量或兽乳量,逐渐替代此次母乳量。依次类推直到完全替代所有的母乳。

(三) 人工喂养

4~6个月以内的婴儿由于各种原因不能进行母乳喂养时,完全采用配方奶或其他兽乳,如牛乳、羊乳、马乳等喂哺婴儿,称为人工喂养。

1. 兽乳的特点(以牛乳为例) 人工喂养时常用牛乳,但成分不如人乳适合婴儿。人乳的优点就是牛乳的缺点。

(1) 乳糖含量低：牛乳的乳糖含量低于人乳，主要为甲型乳糖，有利大肠埃希菌的生长。

(2) 宏量营养素比例不当：牛乳蛋白质含量较人乳为高，且以酪蛋白为主，酪蛋白易在胃中形成较大的凝块；牛乳的氨基酸比例不当；牛乳脂肪颗滴大，而且缺乏脂肪酶，较难消化；牛乳不饱和脂肪酸（亚麻酸）（2%）低于人乳（8%）。牛乳含磷高，磷易与酪蛋白结合，影响钙的吸收。

(3) 肾负荷重：牛乳含矿物质比人乳多3～3.5倍，增加婴儿肾脏的溶质负荷，对婴儿肾脏有潜在的损害。

(4) 缺乏免疫因子：牛乳缺乏各种免疫因子是与人乳的最大区别，故牛乳喂养的婴儿患感染性疾病的机会较多。

其他乳类：羊乳的营养价值与牛乳大致相同，蛋白质凝块较牛奶细而软，脂肪颗粒大小与人乳相仿。但羊乳中叶酸含量很少，长期哺给羊乳易致巨幼红细胞性贫血。马乳的蛋白质和脂肪含量少，能量亦低，故不宜长期哺用。

2. 牛乳的改造 由于种类的差异，兽乳所含的营养素不适合人类的婴儿。故一般人工喂养和婴儿断离母乳时应首选配方奶。

(1) 配方奶粉：是以牛乳为基础改造的奶制品，使宏量营养素成分尽量"接近"于人乳，使之适合于婴儿的消化能力和肾功能，如降低其酪蛋白、无机盐的含量等；添加一些重要的营养素，如乳清蛋白、不饱和脂肪酸、乳糖；强化婴儿生长时所需要的微量营养素，如核苷酸、维生素A、维生素D、β胡萝卜素和微量元素铁、锌等。使用时按年龄选用，合理的奶粉调配亦至关重要。

(2) 全牛乳的家庭改建：若无条件选用配方奶而采用兽乳喂养婴儿时，必须改造，不宜直接采用兽乳喂养婴儿。

1) 加热：煮沸可达到灭菌的要求，且能使奶中的蛋白质变性，使之在胃中不易凝成大块。

2) 加糖：婴儿食用全牛乳应加糖。这不是为增加牛乳甜味，或增加能量（因牛乳与母乳能量相近），而是改变牛乳中宏量营养素的比例，利于吸收，软化大便。一般每100ml牛奶中可加蔗糖5～8g。

3) 加水：降低牛奶矿物质、蛋白质浓度，减轻婴儿消化道、肾脏负荷。稀释奶仅用于新生儿，出生后不满2周者可采用2∶1奶（即2份牛奶加1份水）；以后逐渐过渡到3∶1或4∶1奶；满月后即可用全奶。

3. 奶量摄入的估计（6个月以内） 婴儿的体重、RNIs及奶制品规格是估计婴儿奶量的必备资料。

(1) 配方奶粉摄入量估计：一般市售婴儿配方奶粉100g供能约500kcal（2029kJ），婴儿能量需要量约为100kcal/(kg·d)[418.4kJ/(kg·d)]，故婴儿配方奶粉20g/(kg·d)可满足需要。按规定调配的配方奶蛋白质与矿物质浓度接近人乳，只要奶量适当，总液量亦可满足需要。

(2) 全牛奶摄入量估计：100ml全牛奶67kcal（280.33kJ），8%糖牛乳100ml供能约100kcal（418.4kJ），婴儿的能量需要量为100kcal/(kg·d)[418.4kJ/(kg·d)]，婴儿需8%糖牛乳100ml/(kg·d)。全牛奶喂养时，因蛋白质与矿物质浓度较高，应两次喂哺之间加水，使奶与水量（总液量）达150ml/(kg·d)。

4. 正确的喂哺技巧 同母乳喂养一样,人工喂养喂哺婴儿亦需要有正确的喂哺技巧,包括正确的喂哺姿势、婴儿完全觉醒状态,还应注意选用适宜的奶嘴和奶瓶、奶液的温度、喂哺时奶瓶的位置。喂养时婴儿的眼睛尽量能与父母(或喂养者)对视。

(四) 婴儿食物转换

婴儿期随着生长发育的逐渐成熟,需要进入到由出生时的纯乳类向固体食物转换的换乳期。换乳期的泥状食物是人类生态学发展中不可逾越的食物形态,它不仅提供营养素,对儿童功能发育和能力获得还有重要促进作用,应引起儿科医师重视。

1. 不同喂养方式婴儿的食物转换 婴儿喂养的食物转换过程是让婴儿逐渐适应各种食物的味道,培养婴儿对其他食物的兴趣,逐渐由乳类为主要食物转换为进食固体食物为主的过程。母乳喂养婴儿的食物转换问题是帮助婴儿逐渐用配方奶或兽乳完全替代母乳,同时引入其他食物;部分母乳喂养和人工喂养婴儿的食物转换是逐渐引入其他食物。

2. 转乳期食物 (辅助食品) 是除母乳或配方奶(兽乳)外,为过渡到成人固体食物所添加的富含能量和各种营养素的泥状食物(半固体食物)(表 5-3)。

表 5-3 过渡期食物的引入

月龄	食物性状	种类	餐数		进食技能
			主要营养源	辅助食品	
6 月龄	泥状食物	菜泥、水果泥、含铁配方米粉、配方奶	6 次奶(断夜间奶)	逐渐加至 1 次	用勺喂
7~9 月龄	末状食物	稀(软)饭、肉沫、菜、蛋、鱼泥、豆腐、配方米粉、水果	4 次奶	1 餐饭、1 次水果	学用杯
10~12 月龄	碎食物	软饭、碎肉、碎菜、蛋、鱼肉、豆制品、水果	3 次奶	2 餐饭、1 次水果	抓食、断奶瓶、自用勺

辅助食品引入的原则是:①由少到多,如在哺喂前给予婴儿少量含强化铁的米粉,逐渐增加,用勺进食,6~7 月龄后可代替 1 次乳量。②由稀到稠,即从流质开始到半流质,再到固体。③由细到粗,如从菜汁到菜泥,乳牙萌出后可试食碎菜。④由一种到多种,单一食物引入的方法可有助于了解婴儿是否出现食物过敏,一般 3~4 日婴儿习惯后再换另一种。

应根据婴儿发育状况决定引入其他食物。一般应在婴儿体重达 6.5~7kg,此时年龄多为 4~6 月龄。如在添加某种辅食后出现消化不良应暂停喂该种辅食;天气炎热和患病期间,暂停添加新品种的辅食。此外,注意进食技能培养:尽量让孩子主动参与进食,如 7~9 月龄可抓食,1 岁后可自己用勺进食,既可增加婴儿进食的兴趣,又有利于眼手动作协调和培养独立能力。

(五) 婴儿期易出现的问题

1. 溢乳 15% 的婴儿常出现溢乳,可因过度喂养、不成熟的胃肠运动类型、不稳定的进食时间造成。同时,婴儿胃呈水平位置,韧带松弛,易折叠;贲门括约肌松弛,幽门括约肌发育好的消化道的解剖生理特点使 6 个月内的小婴儿常常出见胃食管反流(gastroesophagealreflux,GER)。此外,喂养方法不当,如奶头过大、吞入气体过多时,婴儿也往往出现溢乳。

2. 食物引入时间不当 过早引入半固体食物影响母乳铁吸收,增加食物过敏、肠道感染的机会;过晚引入其他食物,错过味觉、咀嚼功能发育关键年龄,造成进食行为异常,断离母乳困难,以致婴儿营养不足。引入半固体食物时采用奶瓶喂养,导致孩子不会主动咀嚼、吞咽饭菜。

3. 能量及营养素摄入不足 8~9个月的婴儿已可接受能量密度较高的成人固体食物。如经常食用能量密度低的食物,或摄入液量过多,婴儿可表现进食后不满足,体重增长不足、下降,或在安睡后常于夜间醒来要求进食。

婴儿后期消化功能发育较成熟,应注意逐渐增加婴儿6个月后的半固体食物的能量密度比,满足生长需要。避免给婴儿过多液量影响进食。

4. 进餐频繁 胃的排空与否与消化能力密切相关。婴儿进餐频繁(超过7~8次/日),或延迟停止夜间进食,使胃排空不足,影响婴儿食欲。一般安排婴儿一日6餐有利于形成饥饿的生物循环。

5. 喂养困难 难以适应环境、过度敏感气质的婴儿常常有不稳定的进食时间,常常表现喂养困难。

二、幼儿营养与膳食安排

(一) 幼儿膳食特点

1. 食物摄取量下降 1岁后由于生长速度减慢,幼儿对食物的需要量也随之相对减少。

2. 心理行为的变化 幼儿神经心理发育迅速,对周围世界充满好奇心,进食时常表现出探索性行为以及自主挑选食物的欲望。家长应允许幼儿参与进食,满足其自我进食欲望,培养独立进食能力。

3. 家庭成员饮食习惯的影响 家庭成员进食的行为和对食物的反应可作为小儿的榜样。家长应言传身教,不偏食,不挑食,细嚼慢咽,进食定时定量。应避免边吃、边玩、边走、边看电视等降低幼儿对食物注意力的行为。幼儿期形成的习惯可直接影响到今后的进食习惯,因此应培养幼儿逐渐形成有规律的、良好的饮食习惯和行为。

4. 进食技能发育状况 幼儿的进食技能发育状况与婴儿期的训练有关,错过训练吞咽、咀嚼的关键期,长期食物过细,幼儿期会表现不愿吃固体食物,或"包在嘴中不吞"。应注重培养良好的生活习惯和进食技能,每餐进食时间控制在半小时内,从喂食、容许抓食过渡到自己独立进食。

5. 食欲波动 幼儿有准确的判断能量摄入的能力,表现为一餐中或连续几餐出现食欲波动。但幼儿能通过自己选的食物和量使膳食中各种营养素自动达到平衡。研究显示幼儿餐间摄入的差别可达40%,但一日的能量摄入比较一致,只有10%的变化。

(二) 幼儿膳食安排

幼儿膳食中各种营养素和能量的摄入需满足该年龄阶段儿童的生理需要。蛋白质每日40g左右,其中优质蛋白(动物性蛋白质和豆类蛋白质)应占总蛋白的1/2。蛋白质、脂肪和糖类产能之比为(10%~15%):(30%~35%):(50%~60%)。膳食餐次安排需合理,以4~5餐(奶类2~3餐,主食2餐)为宜。

第三节 营养性维生素 D 缺乏

一、营养性维生素 D 缺乏性佝偻病

营养性维生素 D 缺乏性佝偻病(rickets of vitamin D deficiency)是由于儿童体内维生素 D 不足使钙、磷代谢紊乱,产生的一种以骨骼病变为特征的全身慢性营养性疾病。典型的表现是生长着的长骨干骺端和骨组织矿化不全,或骨质软化症,多见于 2 岁以内婴幼儿。

婴幼儿特别是小婴儿是高危人群,北方佝偻病患病率高于南方。近年来,随社会经济文化水平的提高,我国营养性维生素 D 缺乏性佝偻病发病率逐年降低,病情也趋于轻度。

【维生素 D 的生理功能与代谢】

1. 维生素 D 的来源 维生素 D 是一组具有生物活性的脂溶性类固醇衍生物(secosteroids),包括维生素 D_2(麦角骨化醇,ergocalciferol)和维生素 D_3(胆骨化醇,cholecalciferol),前者存在于植物中,后者系由人体或动物皮肤中的 7-脱氢胆固醇(7-DHC)经日光中紫外线的光化学作用转变而成,即内源性维生素 D_3,是人类维生素 D 的主要来源。婴幼儿体内维生素 D 来源有三个途径。

(1) 母体-胎儿的转运:胎儿可通过胎盘从母体获得维生素 D,胎儿体内 25-$(OH)D_3$ 的储存可满足出生后一段时间的生长需要。早期新生儿体内维生素 D 的量与母体的维生素 D 的营养状况及胎龄有关。

(2) 食物中的维生素 D:天然食物中含维生素 D 很少,母乳含维生素 D 少,谷物、蔬菜、水果不含维生素 D,肉和白鱼含量很少。但若配方奶粉和米粉摄入足够量,婴幼儿可从这些强化维生素 D 的食物中获得充足的维生素 D。

(3) 皮肤的光照合成:人类维生素 D 的主要来源。人类皮肤中的 7-脱氢胆骨化醇,是维生素 D 生物合成的前体,经日光中紫外线照射(波长 290~320nm),变为胆骨化醇,即内源性维生素 D_3。皮肤产生维生素 D_3 的量与日照时间、波长、暴露皮肤的面积有关。

2. 维生素 D 的体内活化 食物中的维生素 D_2 在胆汁的作用下,在小肠刷状缘经淋巴管吸收。皮肤合成的维生素 D_3 直接吸收入血。维生素 D_2 和维生素 D_3 在人体内都没有生物活性,它们被摄入血循环后即与血浆中的维生素 D 结合蛋白(DBP)相结合后被转运到肝脏。维生素 D 在体内必须经过两次羟化作用后始能发挥生物效应。首先经肝细胞发生第一次羟化,生成 25-羟维生素 D_3[25-$(OH)D_3$],这个过程受饮食维生素 D、25-$(OH)D_3$ 和 1,25-$(OH)_2D_3$ 的负调节。25-$(OH)D_3$ 是循环中维生素 D 的主要形式。循环中的 25-$(OH)D_3$ 与 α-球蛋白结合被运载到肾脏,在近端肾小管上皮细胞线粒体中的 1-α 羟化酶的作用下再次羟化,生成有很强生物活性的 1,25-二羟维生素 D,即 1,25-$(OH)_2D_3$。

3. 维生素 D 的生理功能 从肝脏释放入血循环中的 25-$(OH)D_3$ 浓度较稳定,可反映体内维生素 D 的营养状况,正常含量为 11~60ng/ml。25-$(OH)D_3$ 虽有一定的生物活性,但在生理浓度范围内作用较弱,可动员骨钙入血,抗佝偻病的生物活性较低。

正常情况下,血循环中的 1,25-$(OH)_2D_3$ 主要与 DBP 相结合,对靶细胞发挥其生物效应。1,25-$(OH)_2D_3$ 是维持钙、磷代谢平衡的主要激素之一,主要通过作用于靶器官(肠、肾、骨)而发挥其抗佝偻病的生理功能:①促小肠黏膜细胞合成一种特殊的钙结合蛋白(CaBP),增加肠道钙、磷的吸收。②增加肾近曲小管对钙、磷的重吸收,特别是磷的重吸收,提高血磷浓度,有利于骨的矿化作用。③对骨骼钙的动员:与甲状旁腺协同使破骨细胞成

熟,促进骨重吸收,旧骨中钙盐释放入血;另一方面刺激成骨细胞促进骨样组织成熟和钙盐沉积。目前研究进展认为 1,25-(OH)$_2$D$_3$ 不仅是一个重要的营养成分,也是激素前体,参与多种细胞的增殖、分化和免疫功能的调控过程,对人体有很多其他重要作用。

4. 维生素 D 代谢的调节

(1) 自身反馈作用:正常情况下维生素 D 的合成与分泌是据机体需要受血中 25-(OH)D$_3$ 的浓度自行调节,即生成的 1,25-(OH)$_2$D$_3$ 的量达到一定水平时,可抑制 25-(OH)D$_3$ 在肝内羟化、1,25-(OH)$_2$D$_3$ 在肾脏羟化过程。

(2) 血钙、磷浓度与甲状旁腺激素、降钙素调节:肾脏生成 1,25-(OH)$_2$D$_3$ 间接受血钙浓度调节。当血钙过低时,甲状旁腺激素(PTH)分泌增加,PTH 刺激肾脏 1,25-(OH)$_2$D$_3$ 合成增多;PTH 与 1,25-(OH)$_2$D$_3$ 共同作用于骨组织,使破骨细胞活性增加,降低成骨细胞活性,骨重吸收增加,骨钙释放入血,使血钙升高,以维持正常生理功能。血钙过高时,降钙素(CT)分泌,抑制肾小管羟化生成 1,25-(OH)$_2$D$_3$。血磷降低可直接促进 1,25-(OH)$_2$D$_3$ 的增加,高血磷则抑制其合成。

【病因】

1. 围生期维生素 D 不足 母亲妊娠期,特别是妊娠后期维生素 D 营养不足,如母亲严重营养不良、肝肾疾病、慢性腹泻,以及早产、双胎均可使婴儿的体内储存不足。

2. 日照不足 因紫外线不能通过玻璃窗,婴幼儿被长期过多的留在室内活动,使内源性维生素 D 生成不足。大城市高大建筑可阻挡日光照射,大气污染如烟雾、尘埃可吸收部分紫外线。气候的影响,如冬季日照短,紫外线较弱,亦可影响部分内源性维生素 D 的生成。

3. 生长速度快,需要增加 如早产及双胎婴儿出生后生长发育快,需要维生素 D 多,且体内储存的维生素 D 不足。婴儿早期生长速度较快,也易发生佝偻病。重度营养不良婴儿生长迟缓,发生佝偻病者不多。

4. 食物中补充维生素 D 不足 因天然食物中含维生素 D 少,即使纯母乳喂养,婴儿若户外活动少亦易患佝偻病。

5. 疾病影响 胃肠道或肝胆疾病影响维生素 D 吸收,如婴儿肝炎综合征、慢性腹泻等;肝、肾严重损害可致维生素 D 羟化障碍,1,25-(OH)$_2$D$_3$ 生成不足而引起佝偻病。长期服用抗惊厥药物可使体内维生素 D 不足,如苯妥英钠、苯巴比妥,可刺激肝细胞微粒体的氧化酶系统活性增加,使维生素 D 和 25-(OH)D$_3$ 加速分解为无活性的代谢产物。糖皮质激素有对抗维生素 D 对钙的转运作用。

【发病机制】 维生素 D 缺乏性佝偻病是机体为维持血钙水平而对骨骼造成的损害。长期严重维生素 D 缺乏造成肠道吸收钙、磷减少和低血钙症,以致甲状旁腺功能代偿性亢进,PTH 分泌增加以动员骨钙释出,使血清钙浓度维持在正常或接近正常的水平;但 PTH 同时也抑制肾小管重吸收磷,继发机体严重钙、磷代谢失调,特别是严重低血磷的结果(图 5-4)。血清钙、磷浓度不足破坏了软骨细胞正常增殖、分化和凋亡的程序;钙化管排列紊乱,使长骨钙化带消失、骺板失去正常的形态、参差不齐;骨基质不能正常矿化,成骨细胞代偿增生,碱性磷酸酶分泌增加,新形成、未钙化的骨样组织堆积于干骺端,骺端增厚,向两侧膨出形成"串珠"和"手足镯"。骨膜下矿化不全,成骨异常,骨皮质被不坚硬的骨样组织替代,骨膜增厚,骨皮质变薄,骨质疏松,容易被肌肉牵拉和重力影响而发生弯曲变性,甚至病理性骨折;颅骨骨化障碍使颅骨变薄和软化,颅骨骨样组织堆积出现"方颅"。临床即出现一系列佝偻病症状和血生化改变。

【临床表现】 多见于3月龄~2岁的婴幼儿,特别是小婴儿。主要表现为生长最快部位的骨骼改变、肌肉松弛及神经兴奋性改变。因此年龄不同,临床表现也不同。佝偻病的骨骼改变常在维生素D缺乏数月后出现,围生期维生素D不足的婴儿佝偻病出现较早。儿童期发生佝偻病的较少。重症佝偻病患儿还可有消化和心肺功能障碍,并可影响行为发育和免疫功能。本病在临床上可分期如下。

1. 初期(早期) 多见6个月以内,特别是3个月以内小婴儿。多为神经兴奋性增高的表现,如易激惹、烦闹、睡眠不安、夜间啼哭、汗多刺激头皮而摇头等。但这些并非佝偻病的特异症状,仅作为临床早期诊断的参考依据。此期常无骨骼病变,骨骼X线可正常,或钙化带稍模糊;血清25-(OH)D_3下降,PTH升高,血钙正常或稍低,血磷降低,碱性磷酸酶正常或稍高。此期可持续数周或数月,若未经适当治疗,可发展为激期。

2. 活动期(激期) 除初期症状外,主要表现为骨骼改变和运动功能发育迟缓。6月龄以内婴儿的佝偻病以颅骨改变为主,前囟边较软,颅骨薄,检查者用双手固定婴儿头部,指尖稍用力压迫枕骨或顶骨的后部,可有压乒乓球样的感觉。6月龄以后,尽管病情仍在进展,但颅骨软化消失。正常婴儿的骨缝周围亦可有乒乓球样感觉。额骨和顶骨中心部分常常逐渐增厚,至7~8个月时,变成"方盒样"头型,即方头(从上向下看),头围也较正常增大。骨骺端因骨样组织堆积而膨大,沿肋骨方向于肋骨与肋软骨交界处可扪及圆形隆起,从上至下如串珠样突起,以第7~10肋骨最明显,称佝偻病串珠(rachitic rosary);手腕、足踝部亦可形成钝圆形环状隆起,称手、足镯。1岁左右的小儿可见到胸骨和邻近的软骨向前突起,形成"鸡胸样"畸形;严重佝偻病小儿胸廓的下缘形成一水平凹陷,即肋膈沟或郝氏沟(Harrison's groove)。由于骨质软化与肌肉关节松弛,小儿开始站立与行走后双下肢负重,可出现股骨、胫骨、腓骨弯曲,形成严重膝内翻("O"形)或膝外翻("X"形),有时有"K"形样下肢畸形。

患儿会坐与站立后,因韧带松弛可致脊柱畸形。严重低血磷使肌肉糖代谢障碍,使全身肌肉松弛,肌张力降低和肌力减弱。

此期血生化除血清钙稍低外,其余指标改变更加显著。X线显示长骨钙化带消失,干骺端呈毛刷样、杯口状改变;骨骺软骨盘增宽(>2mm);骨质稀疏,骨皮质变薄;可有骨干弯曲畸形或青枝骨折。

3. 恢复期 以上任何期经治疗或日光照射后,临床症状和体征逐渐减轻或消失。血钙、磷、PTH、25-(OH)D_3逐渐恢复正常,碱性磷酸酶需1~2个月降至正常水平。治疗2~3周后骨骼X线改变有所改善,出现不规则的钙化线,以后钙化带致密增厚,骨质密度逐渐恢复正常。

4. 后遗症期 多见于2岁以后的儿童。因婴幼儿期严重佝偻病,残留不同程度的骨骼畸形。临床症状消失,血生化正常,X线检查骨骼干骺端病变消失。

【诊断】 要解决是否有佝偻病,如有属于哪个期,是否需要治疗这3个问题。正确的诊断必须依据维生素D缺乏的病因、临床表现、血生化及骨骼X线检查。应注意早期的神经兴奋性增高的症状无特异性,如多汗、烦闹等,仅依据临床表现的诊断准确率较低;骨骼的改变可靠;血清25-(OH)D_3水平为最可靠的诊断标准,但很多单位不能检测。血生化与骨骼X线的检查为诊断的"金标准"。

【鉴别诊断】
1. 与佝偻病体征的鉴别
(1)黏多糖病:黏多糖代谢异常时,常多器官受累,可出现多发性骨发育不全,如头大、头型异常、脊柱畸形、胸廓扁平等体征。此病除临床表现外,主要依据骨骼的X线变化及尿中黏多糖的测定作出诊断。

(2) 软骨营养不良:是一遗传性软骨发育障碍,出生时即可见四肢短、头大、前额突出、腰椎前凸、臀部后凸。根据特殊的体态(短肢型矮小)及骨骼X线作出诊断。

(3) 脑积水:出生后数月起病者,头围与前囟进行性增大。因颅内压增高,可见前囟饱满紧张,骨缝分离,颅骨叩诊有破壶声,严重时两眼向下呈落日状。头颅B超、CT检查可作出诊断。

2. 与佝偻病体征相同而病因不同的鉴别

(1) 低血磷抗维生素D佝偻病:本病多为性连锁遗传,亦可为常染色体显性或隐性遗传,也有散发病例。其为肾小管重吸收磷及肠道吸收磷的原发性缺陷所致。佝偻病的症状多发生于1岁以后,因而2~3岁后仍有活动性佝偻病表现;血钙多正常,血磷明显降低,尿磷增加。对用一般治疗剂量维生素D治疗佝偻病无效时应与本病鉴别。

(2) 远端肾小管性酸中毒:为远曲小管泌氢不足,从尿中丢失大量钠、钾、钙,继发甲状旁腺功能亢进,骨质脱钙,出现佝偻病体征。患儿骨骼畸形显著,身材矮小,有代谢性酸中毒、多尿、碱性尿,除低血钙、低血磷之外,血钾亦低,血氨增高,并常有低血钾症状。

(3) 维生素D依赖性佝偻病:为常染色体隐性遗传,可分两型。Ⅰ型为肾脏1-羟化酶缺陷,使25-(OH)D_3转变为1,25-(OH)$_2D_3$发生障碍,血中25-(OH)D_3浓度正常;Ⅱ型为靶器官1,25-(OH)$_2D_3$受体缺陷,血中1,25-(OH)$_2D_3$浓度增高。两型临床均有严重的佝偻病体征,低钙血症、低磷血症,碱性磷酸酶明显升高及继发性甲状旁腺功能亢进,Ⅰ型患儿可有高氨基酸尿症;Ⅱ型患儿的一个重要特征为脱发。

(4) 肾性佝偻病:由于先天或后天原因所致的慢性肾功能障碍,导致钙磷代谢紊乱,血钙低,血磷高,甲状旁腺继发性功能亢进,骨质普遍脱钙,骨骼呈佝偻病改变。多于幼儿后期症状逐渐明显,形成侏儒状态。

(5) 肝性佝偻病:肝功能不良可能使25-(OH)D_3生成障碍。若伴有胆道阻塞,不仅影响维生素D吸收,而且由于钙皂形成,进一步抑制钙的吸收。急性肝炎、先天性肝外胆管缺乏或其他肝脏疾病时,循环中25-(OH)D_3可明显降低,出现低血钙、抽搐和佝偻病体征。

【治疗】 目的在于控制活动期,防止骨骼畸形。

1. 补充维生素D 治疗的原则应以口服为主,一般剂量为每日50~125μg(2000~5000IU),持续4~6周;之后小于1岁的婴儿改为400 IU/d,大于1岁的婴儿改为600 IU/d,不主张大剂量维生素D。治疗1个月后应复查,如临床表现、血生化与骨骼X线改变无恢复征象,应与抗维生素D佝偻病鉴别。

2. 补充钙剂 主张从膳食的牛奶、配方奶和豆制品补充钙和磷,只要足够牛奶(每天500ml)不需要补充钙剂,仅在有低血钙表现、严重佝偻病和营养不足时需要补充钙剂。

3. 其他辅助治疗 后遗症期的患儿根据骨骼畸形的部位进行康复治疗,同时加强营养,坚持户外活动。

【预防】 营养性维生素D缺乏性佝偻病是自限性疾病,一旦婴幼儿有足够时间户外活动,可以自愈。有研究证实日光照射和生理剂量的维生素D(400IU)可治疗佝偻病。因此,现认为确保儿童每日获得维生素D400IU是预防和治疗的关键。维生素D每日推荐摄入量:

1. 围生期 孕母应多户外活动,食用富含钙、磷、维生素D及其他营养素的食物。妊娠后期适量补充维生素D(800IU/d)有益于胎儿储存充足维生素D,以满足出生后一段时间生长发育的需要。

2. 婴幼儿期 预防的关键在日光浴与适量维生素D的补充。出生1个月后可让婴儿逐渐坚持户外活动,冬季也要注意保证每日1~2小时户外活动时间。有研究显示,每周让母乳喂养的婴儿户外活动2小时,仅暴露面部和手部,可维持婴儿血25-(OH)D_3浓度在正常范围的低值(>11ng/dl)。

早产儿、低出生体重儿、双胞儿出生后1周开始补充维生素D800IU/d,3个月后改预防量;足月儿生后2周开始补充维生素D400IU/d,均补充至2岁。夏季阳光充足,可在上午和傍晚户外活动,暂停或减量服用维生素D。

一般可不加服钙剂,但乳类摄入不足和营养欠佳时可适当补充微量营养素和钙剂。

二、维生素D缺乏性手足搐搦症

维生素D缺乏性手足搐搦症(tetany of vitamin D deficiency)是维生素D缺乏性佝偻病的伴发症状之一,多见于6个月以内的小婴儿。目前因预防维生素D缺乏工作的普遍开展,维生素D缺乏性手足搐搦症已较少发生。

【病因和发病机制】 维生素D缺乏时,血钙下降而甲状旁腺不能代偿性分泌物增加;血钙继续降低,当总血钙低于1.75~1.8mmol/L(<7~7.5mg/dl),或离子钙低于1.0mmol/L(4mg/dl)时可引起神经肌肉兴奋性增高,出现抽搐(图5-1)。维生素D缺乏时机体出现甲状旁腺功能低下的原因尚不清楚,推测当婴儿体内钙营养状况较差时,维生素D缺乏的早期甲状旁腺急剧代偿分泌增加,以维持血钙正常;当维生素D继续缺乏,甲状旁腺功能反应过度而疲惫,以致出现血钙降低。因此维生素D缺乏性手足搐搦症的患儿,同时存在甲状旁腺功能亢进所产生的佝偻病的表现和甲状旁腺功能低下的低血钙所致的临床表现。

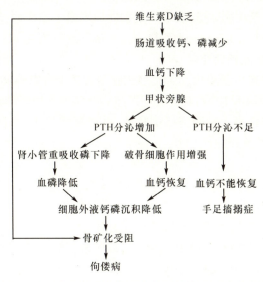

图5-1 维生素D缺乏性佝偻病和手足搐搦症的发病机制

【临床表现】 主要为惊厥、喉痉挛和手足搐搦,并有程度不等的活动期佝偻病的表现。

1. 隐匿型 血清钙多在1.75~1.88mmol/L,没有典型发作的症状,但可通过刺激神经肌肉而引出下列体征:①面神经征(Chvostek sign),以手指尖或叩诊锤骤击患儿颧弓与口角间的面颊部(第Ⅶ对脑神经孔处),引起眼睑和口角抽动为面神经征阳性,新生儿期可呈假阳性;②腓反射(peroneal reflex),以叩诊锤骤击膝下外侧腓骨小头上腓神经处,引起足向外侧收缩者即为腓反射阳性;③陶瑟征(Trousseau sign),以血压计袖带包裹上臂,使血压维持在收缩压与舒张压之间,5分钟之内该手出现痉挛症状,属陶瑟征阳性。

2. 典型发作 血清钙低于1.75mmol/L时可出现惊厥、喉痉挛和手足搐搦。①惊厥:突然发生四肢抽动,两眼上窜,面肌颤动,神志不清,发作时间可短至数秒钟,或长达数分钟以上,发作时间长者可伴口周发绀。发作停止后,意识恢复,精神萎靡而入睡,醒后活泼如常,发作次数可数日一次或一日数次,甚至多至一日数十次。一般不发热,发作轻时仅有短暂的眼球上窜和面肌抽动,神志清楚。②手足搐搦:可见于较大婴儿、幼儿,突发手足痉挛呈弓状,双手呈腕部屈曲状,手指伸直,拇指内收掌心,强直痉挛;足部踝关节伸直,足趾同时向下弯曲。③喉痉挛:婴儿多见,喉部肌肉及声门突发痉挛,呼吸困难,有时可突然发生窒息、严重缺氧甚至死亡。三种症状以无热惊厥为最常见。

【诊断与鉴别诊断】 突发无热惊厥,且反复发作,发作后神志清醒无神经系统体征,同时有佝偻病存在,总血钙低于1.75mmol/L,离子钙低于1.0mmol/L。应与下列疾病鉴别。

1. 其他无热惊厥性疾病

(1) 低血糖症:常发生于清晨空腹时,有进食不足或腹泻史,重症病例惊厥后转入昏迷,一般口服或静脉注射葡萄液后立即恢复,血糖常低于2.2mmol/L。

(2) 低镁血症:常见于新生儿或年幼婴儿,常有触觉、听觉过敏,引起肌肉颤动,甚至惊厥、手足搐搦,血镁常低于0.58mmol/L(1.4mg/dl)。

(3) 婴儿痉挛症:为癫痫的一种表现。起病于1岁以内,呈突然发作,头及躯干、上肢均屈曲,手握拳,下肢弯曲至腹部,呈点头哈腰状抽搦和意识障碍,发作数秒至数十秒自停,伴智能异常,脑电图有特征性的高辐异常节律波出现。

(4) 原发性甲状旁腺功能减退:表现为间歇性惊厥或手足搐搦,间隔几天或数周发作1次,血磷升高>3.2mmol/L(10mg/d),血钙降至1.75mmol/L(7mg/dl)以下,碱性磷酸酶正常或稍低,颅骨X线可见基底核钙化灶。

2. 中枢神经系统感染 脑膜炎、脑炎、脑脓肿等大多伴有发热和感染中毒症状,精神萎靡,食欲差等。体弱年幼儿反应差,有时可不发热。有颅内压增高体征及脑脊液改变。

3. 急性喉炎 大多伴有上呼吸道感染症状,也可突然发作,声音嘶哑伴犬吠样咳嗽及吸气困难,无低血钙症状,钙剂治疗无效。

【治疗】

1. 急救处理

(1) 氧气吸入:惊厥期应立即吸氧,喉痉挛者需立即将舌头拉出口外,并进行口对口呼吸或加压给氧,必要时作气管插管以保证呼吸道通畅。

(2) 迅速控制惊厥或喉痉挛:可用10%水合氯醛液,每次40~50mg/kg,保留灌肠;或地西泮每次0.1~0.3mg/kg肌内或静脉注射。

2. 钙剂治疗 尽快给予10%葡萄糖酸钙液5~10ml加入10%葡萄糖液5~20ml,缓慢静脉注射或滴注,迅速提高血钙浓度,惊厥停止后口服钙剂,不可皮下或肌内注射钙剂以免造成局部坏死。

3. 维生素D治疗 急诊情况控制后,按维生素D缺乏性佝偻病补充维生素D治疗。

第四节 蛋白质-能量营养不良

蛋白质-能量营养不良(protein-energy malnutrition,PEM)是由于缺乏能量和(或)蛋白质所致的一种营养缺乏症,主要见于3岁以下婴幼儿。临床上以体重明显减轻、皮下脂肪减少和皮下水肿为特征,常伴有各器官系统的功能紊乱。临床常见三种类型:能量供应不足为主的消瘦型;以蛋白质供应不足为主的浮肿型以及介于两者之间的消瘦-浮肿型。

【病因】

1. 摄入不足 小儿处于生长发育的阶段,对营养素尤其是蛋白质的需要相对较多,喂养不当是导致营养不良的重要原因。例如,母乳不足而未及时添加其他富含蛋白质的食品;奶粉配制过稀;突然停奶而未及时添加辅食;长期以淀粉类食品(粥、米粉、奶糕)喂养等。较大儿童的营养不良多为婴儿期营养不良的继续,或因不良的饮食习惯如偏食、挑食、吃零食过多、不吃早餐等引起。

2. 消化吸收不良 消化吸收障碍,如消化系统解剖或功能上的异常(包括唇裂、腭裂、幽门梗阻等)、迁延性腹泻、过敏性肠炎、肠吸收不良综合征等均可影响食物的消化和吸收。

3. 需要量增加 急慢性传染病(如麻疹、伤寒、肝炎、结核)的恢复期、生长发育快速阶段等均可因需要量增多而造成营养相对缺乏;糖尿病、大量蛋白尿、发热性疾病、甲状腺功能亢进、恶性肿瘤等均可使营养素的消耗量增多而导致营养不足。先天不足和生理功能低下如早产、双胎因追赶生长而需要量增加可引起营养不良。

【病理生理】

1. 新陈代谢异常

(1) 蛋白质:由于蛋白质摄入不足或蛋白质丢失过多,使体内蛋白质代谢处于负平衡。当血清总蛋白浓度<40g/L、白蛋白<20g/L时,便可发生低蛋白性水肿。

(2) 脂肪:能量摄入不足时,体内脂肪大量消耗以维持生命活动的需要,故血清胆固醇浓度下降。肝脏是脂肪代谢的主要器官,当体内脂肪消耗过多,超过肝脏的代谢能力时可造成肝脏脂肪浸润及变性。

(3) 糖类:由于摄入不足和消耗增多,故糖原不足和血糖偏低,轻度时症状并不明显,重者可引起低血糖昏迷甚至猝死。

(4) 水、盐代谢:由于脂肪大量消耗,故细胞外液容量增加,低蛋白血症可进一步加剧而呈现水肿;PEM时ATP合成减少可影响细胞膜上Na^+-K^+-ATP酶的运转,钠在细胞内潴留,细胞外液一般为低渗状态,易出现低渗性脱水、酸中毒、低血钾、低血钠、低血钙和低镁血症。

(5) 体温调节能力下降:营养不良儿体温偏低,可能与热能摄入不足,皮下脂肪菲薄,散热快,血糖降低,氧耗量低、脉率和周围血循环量减少等有关。

2. 各系统功能低下

(1) 消化系统:由于消化液和酶的分泌减少,酶活力降低,肠蠕动减弱,菌群失调,致消化功能低下,易发生腹泻。

(2) 循环系统:心脏收缩力减弱,心排出量减少,血压偏低,脉细弱。

(3) 泌尿系统:肾小管重吸收功能减低,尿量增多而尿比重下降。

(4) 神经系统:精神抑郁,但时有烦躁不安、表情淡漠、反应迟钝、记忆力减退、条件反射不易建立。

(5) 免疫功能:非特异性(如皮肤黏膜屏障功能、白细胞吞噬功能、补体功能)和特异性免疫功能均明显降低。患儿结核菌素等迟发性皮肤反应可呈阴性;常伴IgG亚群缺陷和T细胞亚群比例失调等。由于免疫功能全面低下,患儿极易并发各种感染。

【临床表现】 体重不增是营养不良的早期表现。随营养失调日久加重,体重逐渐下降,患儿主要表现为消瘦。皮下脂肪厚度是判断营养不良程度的重要指标之一。皮下脂肪层消耗的顺序首先是腹部,其次为躯干、臀部、四肢,最后为面颊。皮下脂肪逐渐减少以至消失,皮肤干燥、苍白、逐渐失去弹性,额部出现皱纹如老人状,肌张力逐渐降低、肌肉松弛、肌肉萎缩呈"皮包骨"时,四肢可有挛缩。营养不良初期,身高并无影响,但随着病情加重,骨骼生长减慢,身高亦低于正常。轻度营养不良,精神状态正常;但重度可有精神萎靡、反应差、体温偏低、脉细无力、无食欲,腹泻、便秘交替。合并血浆白蛋白明显下降时,可有凹陷性水肿、皮肤发亮,严重时可破溃、感染形成慢性溃疡。重度营养不良可有重要脏器功能损害,如心脏功能下降,可有心音低钝、血压偏低、脉搏变缓、呼吸浅表等。

常见的并发症有营养性贫血,以小细胞低色素性贫血最为常见。贫血与缺乏铁、叶酸、维生素 B_{12}、蛋白质等造血原料有关。营养不良可有多种维生素缺乏,尤以脂溶性维生素 A、维生素 D 缺乏常见。在营养不良时,维生素 D 缺乏的症状不明显,在恢复期生长发育加快时症状比较突出。约有 3/4 的患儿伴有锌缺乏,由于免疫功能低下,故易患各种感染,如反复呼吸道感染、鹅口疮、肺炎、结核病、中耳炎、尿路感染等;婴儿腹泻常迁延不愈加重营养不良,形成恶性循环。营养不良还可并发自发性低血糖,患儿可突然表现为面色灰白、神志不清、脉搏减慢、呼吸暂停、体温不升,但一般无抽搐,若不及时诊治,可致死亡。

【实验室检查】 营养不良的早期往往缺乏特异、敏感的诊断指标。血清白蛋白浓度降低是其特征性改变,但其半衰期较长(19~21 天),故不够灵敏。视黄醇结合蛋白(半衰期 10 小时)、前白蛋白(半衰期 1.9 天)、甲状腺结合前白蛋白(半衰期 2 天)和转铁蛋白(半衰期 3 天)等代谢周期较短的血浆蛋白质具有早期诊断价值。胰岛素样生长因子-1(IGF-1)不仅反应灵敏且不受肝功能影响,是早期诊断的灵敏、可靠的指标。

【诊断】 根据小儿年龄及喂养史,有体重下降、皮下脂肪减少、全身各系统功能紊乱及其他营养素缺乏的临床症状和体征,典型病例的诊断并不困难。轻度患儿易被忽略,需通过定期生长监测、随访才能发现。确诊后还需详细询问病史和进一步检查,以确定病因。诊断营养不良的基本测量指标为身长和体重。5 岁以下营养不良的体格测量指标的分型和分度如下。

1. 体重低下(underweight) 体重低于同年龄、同性别参照人群值的均值减 $2s$ 以下为体重低下。如低于同年龄、同性别参照人群值的均值减 $2s \sim 3s$ 为中度;在均值减 $3s$ 以下为重度。该项指标主要反映慢性或急性营养不良。

2. 生长迟缓(stunting) 其身长低于同年龄、同性别参照人群值的均值减 $2s$ 为生长迟缓。如低于同年龄、同性别参照人群均值减 $2s \sim 3s$ 为中度;低于均值减 $3s$ 以下为重度。此指标主要反映慢性长期营养不良。

3. 消瘦(wasting) 体重低于同性别、同身高参照人群值的均值减 $2s$ 为消瘦。如低于同性别、同身高参照人群值的均值减 $2s \sim 3s$ 为中度;低于均值减 $3s$ 为重度。此项指标主要反映近期、急性营养不良。

临床常综合应用以上指标来判断患儿营养不良的类型和严重程度。以上三项判断营养不良的指标可以同时存在,也可仅符合其中一项。符合一项即可进行营养不良的诊断。

【治疗】 营养不良的治疗原则是积极处理各种危及生命的合并症,祛除病因,调整饮食,促进消化功能。

1. 处理危及生命的并发症 营养不良常发生危及生命的并发症,如腹泻时的严重脱水和电解质紊乱、酸中毒、休克、肾衰竭、自发性低血糖、继发感染及维生素 A 缺乏所致的眼部损害等。有真菌感染的患儿,除积极给予支持治疗外,要及时进行抗真菌治疗及其他相应的处理。

2. 祛除病因 在查明病因的基础上,积极治疗原发病,如纠正消化道畸形、控制感染性疾病、根治各种消耗性疾病、改进喂养方法等。

3. 调整饮食及补充营养物质 营养不良患儿的消化道因长期摄入过少,已适应低营养的摄入,过快增加摄食量易出现消化不良、腹泻,故饮食调整的量和内容应根据实际的消化能力和病情逐步完成,不能操之过急。轻度营养不良可从每日 250~330kJ/kg(60~80kcal/kg)开始,中、重度可参考原来的饮食情况,从每日 167~250kJ/kg(40~60kcal/kg)开始,逐步少量增加;当能量增加至满足追赶生长需要时,一般可达每日502~627kJ/kg(120~150kcal/kg)。待体重接近正常后,再恢复至正常生理需要量。除食物供给营养素和能量外,也可给予酪蛋白水解物、氨基酸混合液或要素饮食,以促进体重恢复。蛋白质摄入量从每日 1.5~2.0g/kg 开始,逐步增加到 3.0~4.5g/kg。如不能耐受肠道喂养或病情严重需要禁食时,可考虑采用全静脉营养或部分静脉营养等方式。

由于营养治疗后组织修复增加,因此维生素和矿物质的供给量应大于每日推荐量。治疗早期即应给予一次剂量的维生素 A1500μg(5000IU),每日给铁元素 1~3mg,锌元素 1mg,同时应注意补充钾、镁。

4. 促进消化 其目的是改善消化功能。

(1) 药物:可给予 B 族维生素和胃蛋白酶、胰酶等以助消化。蛋白质同化类固醇制剂如苯丙酸诺龙能促进蛋白质合成,并能增加食欲,在供给充足热量和蛋白质的基础上应用,每次肌内注射 0.5~1.0mg/kg,每周 1~2 次,连续 2~3 周。对食欲差的患儿可给予胰岛素注射,降低血糖,增加饥饿感以提高食欲,通常每日一次皮下注射正规胰岛素 2~3U,注射前先服葡萄糖 20~30g,每 1~2 周为 1 个疗程。锌制剂可提高味觉敏感度,有增加食欲的作用,每日可口服元素锌 0.5~1mg/kg。

(2) 中医治疗:中药参苓白术散能调整脾胃功能,改善食欲;针灸、推拿、抚触、捏脊等也有一定疗效。

5. 其他 病情严重、伴明显低蛋白血症或严重贫血者,可考虑成分输血。静脉滴注高能量脂肪乳剂、多种氨基酸、葡萄糖等也可酌情选用。此外,充足的睡眠、适当的户外活动、纠正不良的饮食习惯和良好的护理亦极为重要。

【预后和预防】 预后取决于营养不良的发生年龄、持续时间及其程度,其中尤以发病年龄最为重要,年龄越小,其远期影响越大,尤其是认知能力和抽象思维能力易发生缺陷。本病的预防应采取综合措施。

1. 合理喂养 大力提倡母乳喂养,对母乳不足或不宜母乳喂养者应及时给予指导,采用混合喂养或人工喂养并及时添加辅助食品;纠正偏食、挑食、吃零食的不良习惯,小学生早餐要吃饱,午餐应保证供给足够的能量和蛋白质。

2. 合理安排生活作息 坚持户外活动,保证充足睡眠,纠正不良卫生习惯。

3. 防治传染病和先天畸形 按时进行预防接种;对患有唇裂、腭裂及幽门狭窄等先天畸形者应及时手术治疗。

4. 推广应用生长发育监测图 定期测量体重,并将体重值标在生长发育监测图上,如发现体重增长缓慢或不增,应尽快查明原因,及时予以纠正。

(吴尤佳)

第六章 新生儿与新生儿疾病

> **学习目标**
>
> 1. 掌握新生儿分类,熟悉足月儿及早产儿的生理病理特点。
> 2. 掌握新生儿窒息、缺氧缺血性脑病、胎粪吸入综合征、呼吸窘迫综合征、寒冷损伤综合征的病因、病理生理、临床表现、治疗、并发症及后遗症。
> 3. 了解新生儿重症监护和常频机械通气的原则。
> 4. 熟悉新生儿感染性疾病的病原菌、感染途径、发病机制及治疗原则。熟悉新生儿肺炎、新生儿败血症、新生儿化脓性脑膜炎的临床表现。
> 5. 掌握生理性黄疸与病理性黄疸的鉴别要点。熟悉病理性黄疸常见的几种病因及其特点。
> 6. 熟悉新生儿低血糖症、高血糖症的诊断和治疗。
> 7. 了解新生儿产伤及脐部疾病。

第一节 概 述

新生儿(neonate,newborn)系指从脐带结扎到出生后 28 天内的婴儿。新生儿学(neonatology)是研究新生儿生理、病理、疾病防治及保健等方面的学科。原是儿科学中的一个组成部分,但由于新生儿具有一定特点,且近数十年来发展迅速,已渐形成独立的学科,对危重新生儿和早产儿建立起新生儿重症监护室(neonatal intensive care unit,NICU)和转运系统,使新生儿死亡率大为降低。新生儿是胎儿的继续,与产科密切相关,因此,又是围生医学(perinatology)的一部分。

围生医学是研究胎儿出生前后影响胎儿和新生儿健康的一门学科,涉及产科、新生儿科和有关的遗传、生化、免疫、生物医学工程等领域,是一门边缘学科,并与提高人口素质、降低围产儿死亡率密切相关。围生期(perinatal period)是指产前、产时和产后的一个特定时期。由于各国医疗保健水平差异很大,其定义有所不同。目前国际上有四种定义:①自妊娠 28 周(此时胎儿体重约 1000g)至出生后 7 天;②自妊娠 20 周(此时胎儿体重约 500g)至出生后 28 天;③妊娠 28 周至出生后 28 天;④自胚胎形成至出生后 7 天。我国目前采用第一种定义。围生期的婴儿称围生儿,由于经历了宫内迅速生长、发育,以及从宫内向宫外环境转换阶段,因此,其死亡率和发病率均居于人的一生之首,尤其是出生后 24 小时内。

【新生儿分类】 新生儿分类有不同的方法,分别根据胎龄、出生体重、出生体重和胎龄的关系及出生后周龄等。

1. 根据胎龄分类 胎龄(gestational age,GA)是从最后 1 次正常月经第 1 天起至分娩时为止,通常以周表示。①足月儿(full term infant):37 周≤GA<42 周(259~293 天)的新生儿;②早产儿(preterm infant):GA<37 周(<259 天)的新生儿;③过期产儿(post-term infant):GA≥42 周(≥294 天)的新生儿。

2. 根据出生体重分类 出生体重(birth weight,BW)指出生 1 小时内的体重。①低出生体重(low birth weight,LBW)儿:BW<2500g,其中 BW<1500g 称为极低出生体重(very low birth weight,VLBW)儿,BW<1000g 称为超低出生体重(extremely low birth weight,ELBW)儿。LBW 儿中大多是早产儿,也有足月或过期小于胎龄儿。②正常出生体重(normal birth weight,NBW)儿:BW≥2500g 且 BW≤4000g;③巨大(macrosomia)儿:BW>4000g。

3. 根据出生体重和胎龄的关系分类(图 6-1,表 6-1) ①小于胎龄(small for gestational age,SGA)儿:BW 在同胎龄儿平均体重的第 10 百分位以下的婴儿;②适于胎龄(appropriate for gestational age,AGA)儿:BW 在同胎龄儿平均体重的第 10~90 百分位的婴儿;③大于胎龄(large for gestational age,LGA)儿:BW 在同胎龄儿平均体重的第 90 百分位以上的婴儿。

4. 根据出生后周龄分类 ①早期新生儿(early newborn):出生后 1 周以内的新生儿,也属于围生儿。其发病率和死亡率在整个新生儿期最高,需要加强监护和护理。②晚期新生儿(late newborn):出生后第 2~4 周末的新生儿。

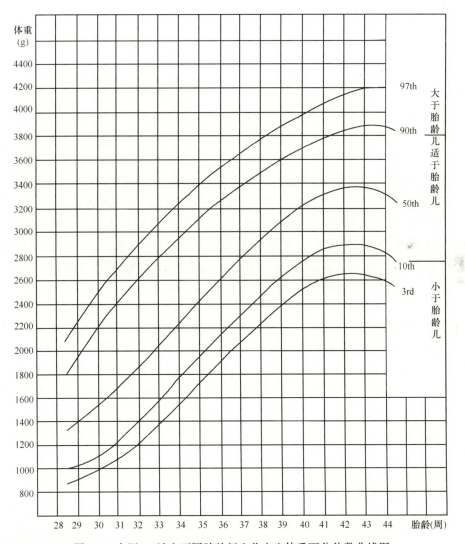

图 6-1 中国 15 城市不同胎龄新生儿出生体重百分位数曲线图

表 6-1　我国 15 城市不同胎龄新生儿出生体重值

胎龄(周)	平均值(g)	标准差(g)	第3百分位数(g)	第10百分位数(g)	第90百分位数(g)	第97百分位数(g)
28	1389	302	923	972	1799	2071
29	1475	331	963	1057	2034	2329
30	1715	400	1044	1175	2255	2563
31	1943	512	1158	1321	2464	2775
32	1970	438	1299	1488	2660	2968
33	2133	434	1461	1670	2843	3142
34	2363	449	1635	1860	3013	3299
35	2560	414	1815	2051	3169	3442
36	2708	401	1995	2238	3312	3572
37	2922	368	2166	2413	3442	3690
38	3086	376	2322	2569	3558	3798
39	3197	371	2457	2701	3660	3899
40	3277	392	2562	2802	3749	3993
41	3347	396	2632	2865	3824	4083
42	3382	413	2659	2884	3885	4170
43	3359	448	2636	2852	3932	4256
44	3303	418	2557	2762	3965	4342

5. 高危儿(high risk infant)　指有可能发生危重情况(当时情况并不一定危重),和已出现危重情况的新生儿。定为高危新生儿的有:①高危妊娠孕母的婴儿;②孕母过去有死胎、死产史的婴儿;③孕母在妊娠期曾发生疾病史的新生儿,包括各种轻重不同的感染性疾病、妊娠高血压综合征、糖尿病、心脏病、慢性肾炎的新生儿等;④异常分娩的新生儿,如各种难产和手术产;⑤婴儿在出生过程中或出生后发生不正常现象(如 Apgar 评分低);⑥兄姐中在新生儿期有因严重畸形或其他疾病死亡者;⑦胎龄不足 37 周或超过 42 周;⑧出生体重在 2500g 以下;⑨小于胎龄儿或大于胎龄儿;⑩有疾病的新生儿;⑪其他。

【新生儿病房分级】　根据医护水平及设备条件将新生儿病房分为三级。Ⅰ级新生儿病房(level Ⅰ nursery):即普通婴儿室,适于健康新生儿,主要任务是指导父母护理技能和方法,以及对常见遗传代谢疾病进行筛查。母婴应同室,以利于母乳喂养及建立母婴相依感情,促进婴儿身心健康。Ⅱ级新生儿病房(level Ⅱ nursery):即普通新生儿病房,适于胎龄>32 周、出生体重≥1500g(发达国家为胎龄>30 周、出生体重≥1200g)的小早产儿及有各种疾病而又无需循环或呼吸支持、监护的婴儿。Ⅲ级新生儿病房(level Ⅲ nursery)即新生儿重症监护室(neonatal intensive care unit,NICU),是集中治疗危重新生儿的病室,应有较高水平的医护技术力量,众多的护理人员及先进的监护和治疗设备,并配有新生儿急救转运系统,负责接受Ⅰ、Ⅱ级新生儿病房转来的患儿。

(李红新)

第二节 正常足月儿和早产儿的特点与护理

【足月儿和早产儿的定义及其特点】 正常足月儿(normal term infant)是指胎龄≥37周和<42周,出生体重≥2500克和≤4000克,无畸形或疾病的活产婴儿。早产儿又称未成熟儿(preterm infant; premature infant),我国早产儿的发生率为5%~10%。其死亡率为12.7%~20.8%,且胎龄越小,体重越轻,死亡率越高,尤其是1000g以下的早产儿,其伤残率也较高。因此预防早产对于降低新生儿死亡率,减少儿童的伤残率均具有重要意义。母孕期感染、吸烟、酗酒、吸毒、外伤、生殖器畸形、过度劳累及多胎等是引起早产的原因。另外,种族和遗传因素与早产也有一定的关系。

1. 正常足月儿和早产儿外观特点 正常足月儿与早产儿在外观上各具特点(表6-2)。因此可根据初生婴儿的体格特征和神经发育成熟度来评定其胎龄。目前国际上有数种评分方法,常用的有Dubowitz评分法和Ballard评分法。简易胎龄评估法(表6-3)检查项目少,操作简便,是上海市第一妇婴保健院参考国外几种方法,在4000多例临床新生儿实践后,经电子计算机采用逐步回归分析,筛选出足底纹理、乳头形成、指甲、皮肤组织4项体征最重要,使之变成极为方便的简易评估法,即总分加上常数27就是该新生儿的胎龄周数,不必查表。本法评估的胎龄与Dubowitz法相仿,而较国外几种简易评估法为优。其误差多数在1周以内,仅少数会达2周以上。此法只要2~3分钟即可完成,不受检查者用力大小和婴儿重度窒息、颅内外伤等疾病的影响,也不受保暖等条件限制,便于推广,且可用于死产儿。1990年该院还与WHO新设计的9项体征评估法相比,结果由于该院的4项体征简易评估法分级细,更接近实际胎龄。

表6-2 足月儿与早产儿外观特点

	早产儿	足月儿
皮肤	绛红、水肿和毳毛多	红润、皮下脂肪丰满和毳毛少
头	头更大(占全身比例的1/3)	头大(占全身比例1/4)
头发	细而乱	分条清楚
耳壳	软、缺乏软骨、耳舟不清楚	软骨发育好、耳舟成形、直挺
乳腺	无结节或结节<4mm	结节>4mm,平均7mm
外生殖器		
男婴	睾丸未降或未全降	睾丸已降至阴囊
女婴	大阴唇不能遮盖小阴唇	大阴唇遮盖小阴唇
指、趾甲	未达指、趾端	达到或超过指、趾端
跖纹	足底纹理少	足纹遍及整个足底

表6-3 简易胎龄评估法(胎龄周数=总分+27)

体征	0分	1分	2分	3分	4分
足底纹理	无	前半部红痕不明显	红痕>前半部褶痕<前1/3	褶痕>前2/3	明显深的褶痕>前2/3
乳头形成	难认,无乳晕	明显可见,乳晕淡、平,直径<0.75cm	乳晕呈点状,边缘突起,直径>0.75cm	乳晕呈点状,边缘突起,直径>0.75cm	...
指甲	...	未达指尖	已达指尖	超过指尖	...
皮肤组织	很薄,胶胨状	薄而光滑	光滑,中等厚度,皮疹或表皮翘起	稍厚,表皮皱裂翘起,以手足最明显	厚,羊皮纸样,皱裂深浅不一

注:各体征的评分如介于两者之间,可用其均数。

2. 正常足月儿和早产儿生理特点

(1) 呼吸系统:胎儿肺内充满液体,分娩时儿茶酚胺释放使肺液分泌减少,足月儿为30~35ml/kg,出生时经产道挤压,约1/3肺液由口鼻排出,其余在建立呼吸后由肺间质内毛细血管和淋巴管吸收,如吸收延迟,则出现湿肺症状。呼吸频率较快,安静时为40次/分左右,如持续超过60~70次/分称呼吸急促,常由呼吸或其他系统疾病所致。胸廓呈圆桶状,肋间肌薄弱,呼吸主要靠膈肌的升降,呈腹式呼吸。呼吸道管腔狭窄,黏膜柔嫩,血管丰富,纤毛运动差,易致气道阻塞、感染、呼吸困难及拒乳。

早产儿呼吸中枢及呼吸器官发育不成熟;红细胞内缺乏碳酸酐酶,碳酸分解为二氧化碳的数量减少,因而不能有效地刺激呼吸中枢;肺泡数量少,呼吸道黏膜上皮细胞呈扁平立方形,毛细血管与肺泡间距离较大,气体交换率低;呼吸肌发育不全,咳嗽反射弱。因此,早产儿呼吸浅快不规则,易出现周期性呼吸及呼吸暂停或发绀。呼吸暂停是指呼吸停止>20秒,伴心率<100次/分及发绀。其发生率与胎龄有关,胎龄越小、发生率越高,且常于出生后第一天出现。因肺泡表面活性物质少,易发生呼吸窘迫综合征。由于肺发育不成熟,易受高气道压力、高容量、高浓度氧损伤而致慢性肺疾病(chronic lung disease,CLD)。

(2) 循环系统:出生后血液循环动力学发生重大变化:①胎盘-脐血循环终止;②肺循环阻力下降,肺血流增加;③回流至左心房血量明显增多,体循环压力上升;④卵圆孔、动脉导管功能关闭。严重肺炎、酸中毒、低氧血症时,肺血管压力升高,当压力等于或超过体循环时,可致卵圆孔、动脉导管重新开放,出现右向左分流,称持续胎儿循环(persistent fetal circulation,PFC)或持续肺动脉高压。临床上出现严重发绀,低氧血症,且吸入高浓度氧发绀不能减轻。新生儿心率波动范围较大,通常为90~160次/分。足月儿血压平均为70/50mmHg (9.3/6.7kPa)。

早产儿心率偏快,血压较低,部分可伴有动脉导管开放。早产儿的动脉导管关闭常常延迟,常可导致心肺负荷增加,引起充血性心衰、肾脏损害及坏死性小肠结肠炎。由于血容量不足或心肌功能障碍,容易导致低血压。因而定期监测血压,维持平均动脉压至少在4kPa(30mmHg)以上十分必要。

(3) 消化系统:足月儿出生时吞咽功能已经完善,但食管下部括约肌松弛,胃呈水平位,幽门括约肌较发达,易溢乳甚至呕吐。消化道面积相对较大,管壁薄、通透性高,有利于大量的流质及乳汁中营养物质的吸收,但肠腔内毒素和消化不全产物也容易进入血循环,引起中毒症状。除淀粉酶外,消化道已能分泌充足的消化酶,因此不宜过早喂淀粉类食物。胎便由胎儿肠道分泌物、胆汁及咽下的羊水等组成,呈糊状,为墨绿色。足月儿在出生后24小时内排胎便,2~3天排完。若出生后24小时仍不排胎便,应排除肛门闭锁或其他消化道畸形。肝内尿苷二磷酸葡萄糖醛酸基转移酶的量及活力不足,是生理性黄疸的主要原因,同时对多种药物处理能力(葡萄糖醛酸化)低下,易发生药物中毒。

早产儿吸吮力差,吞咽反射弱,胃容量小,常出现哺乳困难,或乳汁吸入引起吸入性肺炎。消化酶含量接近足月儿,但胆酸分泌少,脂肪的消化吸收较差。缺氧或喂养不当等可引起坏死性小肠结肠炎。由于胎粪形成较少及肠蠕动差,胎粪排出常延迟。肝功能更不成熟,生理性黄疸程度较足月儿重,持续时间更长,且易发生胆红素脑病。肝脏合成蛋白能力差,糖原储备少,易发生低蛋白血症、水肿和低血糖。

(4) 泌尿系统:足月儿出生时肾结构发育已完成,但功能仍不成熟。肾稀释功能虽与成人相似,但其肾小球滤过率低,浓缩功能差,故不能迅速有效地处理过多的水和溶质,易发生水肿或脱水。新生儿一般在出生后24小时内开始排尿,少数在48小时内排尿,1周内每日排尿可达20次。

早产儿肾浓缩功能更差,排钠分数高,肾小管对醛固酮反应低下,易出现低钠血症。葡萄糖阈值低,易发生糖尿。碳酸氢根阈值极低和肾小管排酸能力差,由于普通牛乳中蛋白质含量和酪蛋白比例均高,喂养时可使内源性氢离子增加,超过肾小管排泄能力,引起晚期代谢性酸中毒(late metabolic acidosis),表现为面色苍白、反应差、体重不增和代谢性酸中毒。因此人工喂养的早产儿应采用早产儿配方奶粉。

(5) 血液系统:足月儿出生时血红蛋白为170g/L(140~200 g/L),由于刚出生时入量少、不显性失水等原因,血液浓缩,血红蛋白值上升,出生后24小时最高,约于第1周末恢复至出生时水平,以后逐渐下降。血红蛋白中胎儿血红蛋白占70%~80%,5周后降至55%,随后逐渐被成人型血红蛋白取代。网织红细胞数初生3天内为0.04~0.06,4~7天迅速降至0.005~0.015,4~6周回升至0.02~0.08。血容量为85~100ml/kg,与脐带结扎时间有关,脐带结扎延迟可从胎盘多获得35%的血容量。白细胞数出生后第1天为$(15~20)\times10^9$/L,3天后明显下降,5天后接近婴儿值;分类中以中性粒细胞为主,4~6天中性粒细胞与淋巴细胞相近,以后淋巴细胞占优势。血小板数与成人相似。由于胎儿肝脏维生素K储存量少,凝血因子Ⅱ、Ⅶ、Ⅸ、Ⅹ活性较低。早产儿血容量为(85~110)ml/kg,周围血中有核红细胞较多,白细胞和血小板数稍低于足月儿。大多数早产儿第3周末嗜酸粒细胞增多,并持续2周左右。由于早产儿红细胞生成素水平低下、先天性铁储备少、血容量迅速增加,"生理性贫血"出现早,而且胎龄越小,贫血持续时间越长,程度越严重。

(6) 神经系统:新生儿脑相对大,但脑沟、脑回仍未完全形成。出生后头围生长速率约为1.1cm/周,至胎龄40周左右逐渐减缓。脊髓相对长,其末端约在第3、4腰椎下缘,故腰穿时应在腰椎间隙进针。足月儿大脑皮质兴奋性低,睡眠时间长,觉醒时间一昼夜仅为2~3小时,大脑对下级中枢抑制较弱,且锥体束、纹状体发育不全,常出现不自主和不协调动作。出生时已具备多种暂时性原始反射。临床上常用的原始反射如下:①觅食反射(rooting reflex),用左手托婴儿呈半卧位,右手示指触其一侧面颊,婴儿反射性地转头向该侧;②吸吮反射(sucking reflex),将乳头或奶嘴放入婴儿口内,会出现有力的吸吮动作;③握持反射(grasp reflex),将物品或手指置入婴儿手心中,会立即将其握紧;④拥抱反射(Moro reflex),新生儿仰卧位,拍打床面后其双臂伸直外展,双手张开,然后上肢屈曲内收,双手握拳呈拥抱状。正常情况下,上述反射出生后数月自然消失。如新生儿期这些反射减弱或消失,或数月后仍不消失,常提示有神经系统疾病。此外,正常足月儿也可出现年长儿的病理性反射如克氏征(Kernig征)、巴宾斯基征(Babinski征)和佛斯特征(Chvostek征)等,腹壁和提睾反射不稳定,偶可出现阵发性踝阵挛。

早产儿神经系统成熟度与胎龄有关,胎龄越小,原始反射越难引出或反射不完全。此外,尤其极低出生体重儿脑室管膜下存在着发达的胚胎生发层组织,易发生脑室周围-脑室内出血及脑室周围白质软化。不同胎龄的神经反射见表6-4。

表6-4 不同胎龄的神经反射

反射项目	30~32周	33~34周	35~36周	37~38周	39~40周
觅食反射	无或弱	需扶头强化	有	有	有
拥抱反射	无或弱	伸臂外展	稳定伸臂外展	屈臂内收	屈臂内收
交叉伸腿反射	无	无或屈腿	屈腿	屈伸	屈伸内收

(7) 体温:新生儿体温调节中枢功能尚不完善,皮下脂肪薄,体表面积相对较大,皮肤表皮角质层差,易散热,早产儿尤甚。寒冷时无寒战反应而靠棕色脂肪化学产热。出生后环境温度显著低于宫内温度,散热增加,如不及时保温,可发生低体温、低氧血症、低血糖和代谢性酸中毒或寒冷损伤。中性温度(neutral temperature)是指使机体代谢、氧及能量消耗最低并能维持体温正常的最适环境温度,对新生儿至关重要。体重、出生日龄不同,中性温度也不同(表6-5)。不显性失水过多可增加热的消耗,适宜的环境湿度为50%~60%。环境温度过高、进水少及散热不足,可使体温增高,发生脱水热。

早产儿不能稳定地维持正常的体温,体温中枢发育不成熟为主要原因。由于基础代谢低,肌肉活动少,而使分解代谢降低。糖原和皮下脂肪少,体表面积相对大,使散热机会增加。此外,早产儿缺乏寒冷发抖反应,汗腺发育不全,上述因素使早产儿易随环境温度的高低而左右其体温的变化,且常因寒冷而导致硬肿症的发生。

表6-5 不同出生体重新生儿的中性温度

出生体重(kg)	中性温度(℃)			
	35	34	33	32
1.0	初生10天内	10天以后	3周以后	5周以后
1.5		初生10天内	10天以后	4周以后
2.0		初生2天内	2天以后	3周以后
>2.5			初生2天内	2天以后

(8) 能量及体液代谢:新生儿基础热量消耗为209kJ/kg(50kcal/kg),每日总热量需418~502kJ/kg(100~120kcal/kg)。早产儿吸吮力弱,消化功能差,在出生后数周内常不能达到上述需要量,因此需肠道外营养。初生婴儿体内含水量占体重的70%~80%,且与出生体重及日龄有关,出生体重越低,日龄越小,含水量越高,故新生儿需水量因出生体重、胎龄、日龄及临床情况而异。出生后第1天需水量为每日60~100ml/kg,以后每日增加30ml/kg,直至每日150~180ml/kg。出生后由于体内水分丢失较多,导致体重下降,约1周末降至最低点(小于出生体重的10%),10天左右恢复到出生体重,称生理性体重下降。

早产儿整体含液量相对比足月儿多,由于体表面积相对大和皮肤的不成熟,从其皮肤蒸发的失水量与其体重和胎龄呈反比。从呼吸道的不显性失水和大小便的丧失水分,以及新陈代谢活动增加、环境温度高、应用光疗或辐射加热床等,均可增加早产儿的不显性失水量,使体重明显降低。因而宜增加环境的相对湿度、应用隔热罩及保温毯等以减少早产儿的不显性失水。因不显性失水量大及入量不足,常可引起高渗性脱水而导致高钠血症,但输入液量过多,可能会增加动脉导管未闭、坏死性小肠结肠炎及支气管肺发育不良的发生率,因而补液量宜根据不同情况给予调节。一般补液原则为:体重 1000~1500g,胎龄>28 周,补液量为 80ml/(kg·d);体重<1000g,胎龄<28 周,补液量为 100~120ml/(kg·d);体重<750g,胎龄<26 周,补液量可>200ml/(kg·d)。此外,出生后早期还应经常监测血钠浓度,适当控制补钠。足月儿钠需要量为 1~2mmol/(kg·d),<32 周早产儿为 3~4mmol/(kg·d);初生婴儿 10 天内一般不需补钾,以后需要量为 1~2mmol/(kg·d)。

(9) 免疫系统:新生儿非特异性和特异性免疫功能均不成熟。皮肤黏膜薄嫩易损伤;脐残端未完全闭合,离血管近,细菌易进入血液;呼吸道纤毛运动差,胃酸、胆酸少,杀菌力差,同时分泌型 IgA 缺乏,易发生呼吸道和消化道感染。血-脑屏障发育未完善,易患细菌性脑膜炎。血浆中补体水平低,调理素活性低,多形核白细胞产生及储备均少,且趋化性及吞噬能力低下,早产儿尤甚。免疫球蛋白 IgG 虽可通过胎盘,但与胎龄相关,胎龄越小,IgG 含量越低;IgA 和 IgM 不能通过胎盘,因此易患细菌感染,尤其是革兰阴性杆菌感染。抗体免疫应答低下或迟缓,尤其是对多糖类疫苗和荚膜类细菌。T 细胞免疫功能低下是新生儿免疫应答无能的主要原因,早产儿更差。随着不断接触抗原,T 细胞渐趋成熟。

早产儿由于体液免疫和细胞免疫均不成熟,缺乏来自母体的抗体,皮肤的屏障功能差,故对感染的抵抗力弱,容易引起败血症。此外,频繁的医护操作如血管穿刺、气管插管等,更增加了感染的机会。因而对早产儿要警惕感染的存在,尤其对患病早产儿抗生素的使用宜适当放宽。

(10) 常见的几种特殊生理状态:①生理性黄疸:参见本章第九节。②"马牙"和"螳螂嘴":在口腔上腭中线和齿龈部位,有黄白色、米粒大小的小颗粒,是由上皮细胞堆积或黏液腺分泌物积留形成,俗称"马牙",数周后可自然消退;两侧颊部各有一隆起的脂肪垫,利于吸吮乳汁。两者均属正常现象,不可挑破,以免发生感染。少数初生婴儿在下切齿或其他部位有早熟齿,称新生儿齿,通常不需拔除。③乳腺肿大和假月经:男女新生儿出生后 4~7 天均可有乳腺增大,如蚕豆或核桃大小,2~3 周消退,切忌挤压,以免感染;部分女婴出生后 5~7 天阴道流出少许血性分泌物,或大量非脓性分泌物,可持续 1 周。上述现象均由于来自母体的雌激素中断所致。④新生儿红斑及粟粒疹:出生后 1~2 天,在头部、躯干及四肢常出现大小不等的多形性斑丘疹,称为"新生儿红斑",1~2 天后自然消失。也可因皮脂腺堆积在鼻尖、鼻翼、颜面部形成小米粒大小黄白色皮疹,称为"新生儿粟粒疹",脱皮后自然消失。

3. 足月儿及早产儿护理

(1) 保暖:出生后应立即用预热的毛巾擦干新生儿,并采取各种保暖措施,使婴儿处于中性温度中。早产儿,尤其出生体重<2000g 或低体温者,应置于自控式开放式抢救台上或温箱中,并根据体重、日龄选择中性环境温度。温箱中的湿化装置容易滋生"水生菌",故应每日换水,并加 1:10 000 硝酸银 2ml。无条件者可采取其他保暖措施,如用热水袋(应注意避免烫伤)等。因新生儿头部表面积大,散热量多,寒冷季节可戴绒布帽。

(2) 喂养:正常足月儿出生后半小时即可抱至母亲处哺乳,以促进乳汁分泌,提倡按需哺乳。无母乳者可给配方乳,每 3 小时 1 次,每日 7~8 次。奶量根据所需热量及婴儿耐受情况计算,遵循从小量渐增的原则,以喂奶后安静、无腹胀和理想的体重增长(15~30g/d,生理性体重下降期除外)为标准。

早产儿也应母乳喂养。与足月人乳相比,早产儿的母乳含有更多的蛋白质、必需脂肪酸、能量、矿物质、微量元素和 IgA,可使早产儿在较短期恢复到出生体重。对吸吮能力差、吞咽功能不协调的小早产儿,或有病者可由母亲挤出乳汁经管饲喂养,也可暂行人工喂养。开始先试喂 5% 葡萄糖水,耐受后用早产儿配方奶。哺乳量应因人而异,原则上是胎龄越小,出生体重越低,每次哺乳量越少,喂奶间隔时间也越短,并且根据喂奶后有无腹胀、呕吐、胃内残留(管饲喂养)及体重增长情况(理想的每天增长为 10~15g/kg)调整。哺乳量不能满足所需热量者应辅以静脉营养。

足月儿出生后应肌内注射 1 次维生素 K_1 0.5~1mg,早产儿连用 3 天。出生后 4 天加维生素 C 50~100mg/d,10 天后加维生素 A 500~1000IU/d,维生素 D 400~1000IU/d,4 周后添加铁剂,足月儿每日给元素铁 2mg/kg,极低出生体重儿每日给 3~4mg/kg,并同时加用维生素 E 25U 和叶酸 2.5mg,每周 2 次。极低出生体重儿出生后可给予重组人类红细胞生成素,每周 600~750IU/kg,皮下注射,分 3 次给药,可减少输血需要。

(3) 呼吸管理:保持呼吸道通畅,早产儿仰卧时可在肩下放置软垫,避免颈部弯曲。低氧血症时予以吸氧,但吸入高浓度氧或吸氧时间过长可引起早产儿视网膜病(retinopathy of prematurity,ROP)和慢性肺部疾病(chronic lung disease,CLD)。因此,吸氧流量或浓度应以维持动脉血氧分压 6.7~9.3kPa(50~70mmHg)或经皮血氧饱和度 90%~95% 为宜。切忌给早产儿常规吸氧。呼吸暂停(apnea)者可经弹、拍打足底或托背等恢复呼吸,同时可给予氨茶碱静脉注入,负荷量为 4~6mg/kg,12 小时后给予维持量 2~4mg/(kg·d),分 2~4 次给药。也可给予枸橼酸钠咖啡因静脉注入,负荷量为 20mg/kg,24 小时后给予维持量 5mg/(kg·d),继发性呼吸暂停应病因治疗。

(4) 预防感染:婴儿室工作人员应严格遵守消毒隔离制度。接触新生儿前应严格洗手;护理和操作时应注意无菌;工作人员或新生儿如患感染性疾病应立即隔离,防止交叉感染;避免过分拥挤,防止空气污染和杜绝乳制品污染。

(5) 皮肤黏膜护理:①勤洗澡,保持皮肤清洁。每次大便后用温水清洗臀部,勤换尿布防止红臀或尿布疹发生。②保持脐带残端清洁和干燥。一般出生后 3~7 天残端脱落,脱落后如有黏液或渗血,应用碘伏消毒或重新结扎;如有肉芽组织,可用硝酸银烧灼局部;如有化脓感染,用过氧化氢溶液或碘酒消毒。③口腔黏膜不宜擦洗。④衣服宜宽大,质软,不用纽扣。应选用柔软、吸水性强的尿布。

(6) 预防接种:①卡介苗:出生后 3 天接种,目前新生儿接种卡介苗有皮上划痕和皮内注射两种方法。皮内接种后 23 周出现红肿硬结,约 10mm×10mm,中间逐渐形成白色小脓疱,自行穿破后呈溃疡,最后结痂脱落并留下永久性圆形瘢痕。皮上接种 1~2 周即出现红肿,3~4 周化脓结痂,1~2 个月脱落痊愈,并留下凹陷的划痕瘢痕。早产儿、有皮肤病变、或发热等其他疾病者应暂缓接种;对疑有先天性免疫缺陷的新生儿,应绝对禁忌接种卡介苗,以免发生全身感染而危及生命。②乙肝疫苗:出生后第 1 天、1 个月、6 个月时应各注射重组乙肝病毒疫苗 1 次。若母亲为乙肝病毒携带者或乙肝患者,婴儿出生后应立即肌内注射高价乙肝免疫球蛋白(HBIg)0.5ml,同时换部位注射重组乙肝病毒疫苗 10μg。

(7) 新生儿筛查:应开展先天性甲状腺功能减退症及苯丙酮尿症等先天性代谢缺陷病的筛查。

(李红新)

第三节 新生儿窒息

新生儿窒息(neonatal asphyxia)是指新生儿出生后无自主呼吸或呼吸抑制而导致低氧血症和混合性酸中毒,是引起新生儿死亡和儿童伤残的重要原因之一。

【病因】 窒息的本质是缺氧,凡是使血氧浓度降低的任何因素都可导致窒息。各种影响母体与胎儿间血液循环气体交换均可造成胎儿窒息,出生后新生儿气道堵塞影响肺气体交换可致新生儿窒息。新生儿窒息多为胎儿窒息(宫内窘迫)的延续。新生儿窒息常见原因如下。

1. 孕母因素 ①孕母有慢性或严重疾病,如心、肺功能不全,严重贫血,糖尿病,高血压等;②妊娠并发症:妊娠高血压综合征;③孕妇吸毒、吸烟或被动吸烟;④孕母年龄:年龄≥35岁或<16岁等。

2. 胎盘因素 前置胎盘、胎盘早剥和胎盘老化等。

3. 脐带因素 脐带脱垂、绕颈、打结、过短牵拉等。

4. 胎儿因素 ①早产儿或巨大儿;②先天性畸形:如食管闭锁、喉蹼、肺发育不全、先天性心脏病等;③宫内感染;④呼吸道阻塞:羊水、黏液或胎粪吸入;⑤多胎妊娠等。

5. 分娩因素 头盆不称,宫缩乏力,臀位、助产方式不当,产程中麻醉药、镇痛药或催产药使用不当等导致产程延长。

【病理生理】

1. 呼吸改变 窒息时主要病理改变为呼吸障碍,胎儿或新生儿缺氧初期,呼吸代偿性加深加快,如缺氧未及时纠正,随即转为呼吸停止,心率减慢,即原发性呼吸暂停。若缺氧持续存在,则出现几次喘息样呼吸,继而出现呼吸停止,即继发性呼吸暂停。如不及时处理则死亡。临床上有时难以区分原发性和继发性呼吸暂停,为不延误抢救,均可按继发性呼吸暂停处理。心率和血压的变化一致,随呼吸变化而改变。在过度呼吸时心率加快、血压稍升,原发性呼吸暂停时心率和血压均有减慢,继发性呼吸暂停时心率和血压继续下降。由于呼吸和循环的停止,导致全身缺氧,影响全身代谢和各器官功能,出现各种并发症。

2. 窒息时胎儿向新生儿呼吸循环转变受阻 窒息时由于新生儿呼吸受阻,致使肺泡不能扩张,肺液不能清除,缺氧、酸中毒引起肺表面活性物质产生减少,活性降低,肺血管痉挛、阻力增加,肺动脉高压,动脉导管和卵圆孔开放,胎儿循环持续,从而进一步加重缺氧、缺血、酸中毒,最后导致多器官损伤。

3. 窒息时各器官缺血缺氧性改变 窒息开始时,缺氧和酸中毒引起机体产生"潜水反射",即急性缺氧时体内血液重新分布,肺、肠、肾、肌肉和皮肤等非重要生命器官血管收缩,血流量减少,以保证脑、心和肾上腺等重要生命器官的血流量。如低氧血症持续存在,无氧代谢进一步加重了代谢性酸中毒,体内储存的糖原耗尽,最终导致脑、心和肾上腺的血流量减少,导致多器官受损。

4. 血液生化和代谢改变

(1) $PaO_2\downarrow$、$pH\downarrow$、混合性酸中毒为缺氧后无氧代谢、气道阻塞所致。

(2) 糖代谢紊乱:窒息早期儿茶酚胺及胰高血糖素释放增加,血糖正常或者增高,继之糖原耗竭而出现低血糖。

（3）高胆红素血症：酸中毒抑制胆红素代谢及与白蛋白结合，降低肝酶活力，使非结合胆红素增加。

（4）低钠血症和低钙血症：由于心钠素和抗利尿激素分泌异常，发生稀释性低钠血症；钙通道开放，钙泵失灵，钙内流引起低钙血症。

【临床表现】

1. 胎儿宫内缺氧　缺氧时首先出现胎动改变，初为胎动增加，胎心增快，如缺氧持续则进入抑制期，表现为胎心减慢，最后停搏。肛门括约肌松弛胎粪排出，羊水被胎粪污染。

2. 新生儿产时窒息的表现　皮肤青紫，无哭声，反应差。具体窒息程度依据 Apgar 评分来判断。Apgar 评分系统是 1953 年由美国麻醉科医生 Apgar 博士提出，是一种简易的，临床上评价刚出生新生儿窒息程度的一种评分方法（表6-6）。

表6-6　新生儿 Apgar 评分

体征	评分标准			评分时间	
	0分	1分	2分	出生后1分钟	出生后5分钟
呼吸	无	慢，不规则	正常，哭声响		
心率（次/分）	0	<100	>100		
肤色	青紫或苍白	躯干红，四肢青紫	全身红		
弹足底或清理咽部	无反应	有些动作，如皱眉	哭，喷嚏		
肌张力	松弛	四肢略屈曲	四肢活动		

评分项目包括：皮肤颜色（appearance）、心率（pulse）、对刺激的反应（grimace）、肌张力（activity）和呼吸（respiration）五项指标；每项 0~2 分，总计 10 分。分别于出生后 1 分钟、5 分钟进行评分，从而判断窒息程度。Apgar 评分 8~10 分为正常，4~7 分为轻度窒息，0~3 分为重度窒息。1 分钟评分反映窒息严重程度，5 分钟评分反映缺氧持续时间，与预后有关。以往用 Apgar 评分作为复苏的依据，但 2007 版窒息复苏指南明确指出窒息复苏的评估指标是呼吸、心率、肤色三项，这三项评估比 Apgar 评分来的更快捷。

3. 多器官系统受损症状　缺氧缺血导致多器官多系统的易感性不同，其中脑最敏感，其次为心脏、肝和肾上腺。

（1）中枢神经系统：缺氧缺血性脑病和颅内出血。

（2）呼吸系统：羊水或胎粪吸入综合征、肺出血及肺损伤或急性呼吸窘迫综合征等。

（3）心血管系统：持续肺动脉高压、缺氧缺血性心肌损害、心律失常、心力衰竭、心源性休克等。

（4）泌尿系统：肾功能不全、深静脉血栓形成。

（5）消化系统：应激性溃疡、胃肠功能紊乱。

（6）血液系统：DIC、血小板减少、骨髓抑制。

（7）代谢方面：低血糖、高血糖、低钙、低钠、代谢性酸中毒等。

【诊断】　目前我国新生儿窒息的诊断多根据 Apgar 评分系统。但美国儿科学会（AAP）和妇产科学会（ACOG）1996 年共同制订了如下窒息诊断标准：①脐动脉血显示严重代谢性或混合性酸中毒，pH<7.0；②Apgar 评分 0~3 分，并且持续时间>5 分钟；③新生儿早期有神经系统表现,如惊厥、昏迷或肌张力改变等;④出生早期有多器官功能不全的证据。

【辅助检查】 出生后应检测血气分析、血糖、电解质、肝肾功能及心肌酶谱,必要时作头颅 B 超或 CT,判断缺氧程度,了解脏器受累情况。

【治疗】

1. 复苏程序和步骤 窒息的治疗就是执行窒息复苏方案,具体见新生儿窒息流程图(图 6-2)。

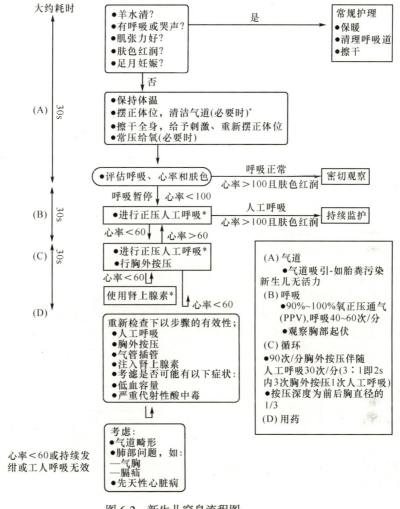

图 6-2 新生儿窒息流程图

* 在这些步骤中,可考虑使用气管插管

新生儿窒息复苏指南强调:

(1)每次分娩时有 1 名熟练掌握新生儿窒息复苏技术的医护人员在场,负责管理新生儿。

(2)复苏的工作模式:决策→措施 评估。

(3)评估的三项指标:呼吸、心率、肤色,其中心率下降为重要指标。

(4)流程图非常强调复苏时间,每个步骤只能用 30 秒。

(5)初生新生儿氧饱和度低,出生后 10 分钟逐渐升至 85%~95%。

(6)保持呼吸道通畅的体位(图 6-3)。

(7) 关于气管的胎粪吸引:羊水Ⅲ°污染,出生后无哭声、呼吸不规则、肌张力低的无活力儿需采用气管内胎粪吸引(图6-4)。

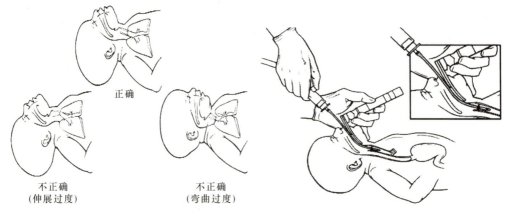

图6-3 复苏时正确和不正确的头位图　　图6-4 气管内胎粪吸引

(8) 在常压给氧无效时选用面罩正压给氧,面罩大小要适配(图6-5),以保证正压人工呼吸。足月儿可选用纯氧复苏,早产儿应用混合氧,一般初选 FiO_2 30%~40%的氧浓度。

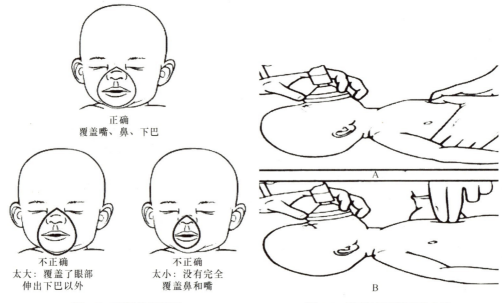

图6-5 面罩的适配图　　图6-6 胸外按压的两种方法
A. 拇指法;B. 双指法

(9) 胸外按压方法:拇指法或双指法(图6-6)。位点:乳头连线胸骨交界点;深度:约1.5cm,心脏按压:人工呼吸次数=3:1。

(10) 常用药物两种:肾上腺素、扩容剂。

1) 肾上腺素:经正压通气、同时胸外按压30秒后,心率仍<60次/分,应立即给予1:10 000肾上腺素0.1~0.3ml/kg,5分钟后可重复1次。

2) 扩容剂:给药30秒后,如心率<100次/分,并有血容量不足的表现时,给予生理盐水,剂量为每次10 ml/kg,于10分钟以上静脉缓慢输注。如有大量失血史则予输血。

(11) 强调:复苏时的评价以呼吸、心率、肤色三项决定,而非 Apgar 评分。应严格按照 A→B→C→D 步骤进行复苏,其步骤不能颠倒。大多数窒息新生儿经过 A 和 B 步骤即已复苏,少数则需要 A、B 及 C 步骤,仅极少数要做到 D 才可复苏。

2. 复苏后监护与转运 窒息患儿复苏后仍需监测生命体征:心率、呼吸、血压、尿量、体温、氧饱和度及各脏器缺氧后功能受损情况。如并发症严重,则需转运至有 NICU 设施和实力的医院。

【预后】 窒息持续时间与预后关系密切,严重窒息若没有及时有效的抢救,或存在宫内慢性缺氧可能导致不良后果。

【预防】
(1) 加强胎儿监护,避免胎儿宫内缺氧。
(2) 加强产、儿、麻三科合作,熟练掌握最新版"新生儿窒息复苏指南"。
(3) 每个产妇分娩都应有掌握复苏技术的人员在场。

(屠文娟)

第四节 新生儿缺氧缺血性脑病

缺氧缺血性脑病(hypoxic-ischemic encephalopathy,HIE)是指各种围生期窒息引起的部分或完全缺氧、脑血流减少或暂停而导致胎儿或新生儿脑损伤。早产儿发生率明显高于足月儿,但由于足月儿在活产新生儿中占绝大多数,故以足月儿多见。HIE 是引起新生儿急性死亡和慢性神经系统损伤的主要原因之一。

【发病机制】 缺氧是发病的核心,缺氧缺血性损伤可发生在围产期各个阶段。有人报道,不同时间缺氧发生所占的比例分别为:出生前 20%,出生前和出生时并发 35%,出生时 35%,出生后 10%。出生前缺氧主要是胎儿宫内窘迫,表现为胎心率异常,胎动减少及胎粪排出,污染羊水。严重的宫内窘迫使胎儿处于抑制状态,甚至持续至出生后。胎儿宫内窘迫的原因,可能与孕母患有全身性疾病有关,如妊娠高血压综合征、贫血、糖尿病、心肺疾患等;也可由于胎盘、脐带异常,影响了胎盘的血液供应和胎母间气体交换所致,致病因素长久存在,可造成死胎、死产,或胎儿宫内发育迟缓,直接影响脑的发育,引起永久性脑损害。

出生时窒息是新生儿缺氧的最常见类型,其原因可以是宫内窘迫的延续,也可以由各种原因的异常分娩,或分娩过程中吸入大量羊水、胎粪所致,不恰当的复苏可以加重、延长窒息缺氧。

出生后缺氧的主要原因是严重影响机体氧合状态的新生儿疾病,如胎粪吸入综合征、肺透明膜病、频发呼吸暂停、重度溶血、休克等,如不能及时予以正确治疗,均可导致缺氧缺血性脑病的发生。

1. 脑血流改变 当缺氧缺血为部分性或慢性时,体内血液出现代偿性重新分配,以保证小脑的血液供应。随着缺氧时间延长,代偿机制丧失,脑血流最终因心功能受损、全身血压下降而锐减,出现第 2 次血流重新分配,大脑半球血流减少,以保证代谢最旺盛部位,如基底神经节、脑干、丘脑及小脑的血供。大脑皮质矢状旁区及其下部的白质(大脑前、中、后动脉的边缘带)最易受损。如缺氧缺血为急性完全性,则上述代偿机制不会发生,脑损伤可发生在基底神经节等代谢最旺盛的部位,而大脑皮质和其他器官不会发生缺血损伤。脑组织对损害的高危性称为选择性易损区(selective vulnerability),足月儿的易损区在大脑矢状旁区的脑组织;早产儿的易损区则位于脑室周围的白质区。缺氧和高碳酸血症还可导致脑血管自主调节功能障碍,形成"压力被动性脑血流",即脑血流灌注完全随全身血压的变化而波动。当血压高时,脑血流过度灌注可致颅内血管破裂出血;当血压下降、脑血流减少,则引起缺血性脑损伤。

2. 脑组织代谢改变 葡萄糖是人脑的唯一能量来源,但脑组织储存糖原很少。在正常情况下,85%~95%脑组织能量由葡萄糖氧化而来,仅5%~15%的葡萄糖通过无氧酵解转化为乳酸。有氧代谢时每分子葡萄糖产能是无氧酵解时的19倍。缺氧时,由于脑组织无氧酵解增加,组织中乳酸堆积,能量产生急剧减少,最终因能量衰竭,出现一系列使损害进一步恶化并导致脑细胞死亡的瀑布样反应:①细胞膜上钠-钾泵、钙泵功能不足,使Na^+、水进入细胞内,造成细胞毒性脑水肿;②Ca^{2+}通道开启异常,大量Ca^{2+}进入细胞内导致脑细胞不可逆的损害,同时还可激活某些受其调节的酶,引起胞质膜磷脂成分分解,从而进一步破坏脑细胞膜的完整性及通透性;③当脑组织缺血时,ATP降解,腺苷转变为次黄嘌呤,当脑血流再灌注期重新供氧,次黄嘌呤在次黄嘌呤氧化酶作用下产生氧自由基;④能量持续衰竭时,兴奋性氨基酸尤其是谷氨酸在细胞外聚积产生毒性作用,进一步诱发上述生化反应,引起细胞内Ca^{2+}超载,自由基生成增多,以及脑血流调节障碍等陆续发生,最终导致细胞水肿(edema)、凋亡(apoptosis)和坏死(necrosis)。

【病理学改变】 病变的范围和分布主要取决于损伤时脑成熟度、严重程度及持续时间。①脑水肿:为其早期主要的病理改变;②选择性神经元死亡(包括凋亡和坏死)及梗死:足月儿主要病变在脑灰质,包括脑皮质(呈层状坏死)、海马、基底核、丘脑、脑干和小脑半球,后期表现为软化、多囊性变或瘢痕形成;③出血:包括脑室、原发性蛛网膜下腔、脑实质出血;④早产儿主要表现为脑室周围白质软化和脑室周围室管膜下-脑室内出血。

【临床表现】 围产期缺氧缺血性脑损伤依缺氧程度不同,临床表现有很大区别。新生儿缺氧缺血性脑病的主要表现为以下几种。

1. 意识障碍 如过度兴奋:易激惹,肢体颤抖,睁眼时间长,凝视等;过度抑制:嗜睡,失去正常的醒觉睡眠周期,大部分时间在睡眠中。饥饿时不会自然醒来,甚至昏迷。

2. 肌张力异常 如增强:常表现为肢体过度屈曲,被动活动阻力增高,下肢往往重于上肢,严重时表现为过伸;如减弱:头竖立差,围巾征肘过中线。腘窝角>90°,甚至四肢松软。

3. 原始反射异常 主要是吸吮、拥抱反射,轻时表现为活跃,重时减弱、消失。

4. 病情严重时的表现 随脑水肿加重,可有颅内压增高表现,如前囟张力增高,颅缝分离,常伴不同形式惊厥,以微小型、阵挛型多见,可间断发作或频繁发作。脑损伤更重者,可出现持续强直发作。重度脑病多出现脑干症状,如中枢性呼吸衰竭,呼吸节律不整,呼吸暂停。瞳孔缩小或扩大,对光反射迟钝或消失,也可出现眼球震颤等表现。根据意识、肌张力、原始反射改变、有无惊厥、病程及预后等,临床上分为轻、中、重度(表6-7)。

表6-7 新生儿缺氧缺血性脑病临床分度

分度	意识	肌张力	原始反射		惊厥	中枢性呼吸衰竭	瞳孔改变	前囟张力	病程及预后
			拥抱反射	吸吮反射					
轻度	过度兴奋	正常	稍活跃	正常	无	无	无	正常	兴奋症状在24小时内最明显,3天内逐渐消失,预后好
中度	嗜睡、迟钝	降低	减弱	减弱	通常伴有	无或轻	无或缩小	正常或稍饱满	症状大多在1周末消失,10天后仍不消失者可能有后遗症
重度	昏迷	松软或间歇性伸肌张力增高	消失	消失	多见或持续	常有	不对称或扩大,光反应消失	饱满紧张	病死率高,多在1周内死亡,存活者症状可持续数周,后遗症可能性较大

急性损伤、病变在两侧大脑半球者,症状常发生在出生后24小时内,其中50%~70%可发生惊厥,特别是足月儿。惊厥最常见的表现形式为轻微发作型或多灶性阵挛型,同时有前囟隆起等脑水肿症状体征。病变在脑干、丘脑者,可出现中枢性呼吸衰竭、瞳孔缩小或扩大、顽固性惊厥等脑干症状,常在24~72小时病情恶化或死亡。部分患儿在宫内已发生缺血缺氧性脑损伤,出生时Apagar评分可正常,多脏器受损不明显,但出生后数周或数月逐渐出现神经系统受损症状。

【诊断】

1. 病史 有明确的围产期缺氧病史:①常有胎儿宫内窘迫史,如胎心、胎动异常、羊水粪染。②新生儿缺氧,如出生后Apgar评分1分钟<3分,5分钟<6分。或经抢救10分钟后始有自主呼吸,或需用气管内插管正压呼吸2分钟以上。

2. 体格检查 ①入院时常有发绀、苍白、呼吸循环衰竭等表现。②异常的神经系统症状体征,多在出生后12小时内出现意识障碍,如过度兴奋(肢体颤抖、睁眼时间长、凝视等)、嗜睡,甚至昏迷;肢体肌张力改变,如张力减弱、松软;原始反射异常,如拥抱反射活跃、减弱或消失,吸吮反射减弱或消失。病情重时出现惊厥,甚至出现中枢性呼吸衰竭、瞳孔改变等脑干损伤表现。目前在我国日益得到普及的新生儿行为神经评分法(neonatal behavioral neurological assessment,NBNA),可作为了解脑损伤严重程度及恢复情况的良好方法,对估价预后也有重要的参考价值。

由于新生儿缺氧缺血性脑病在极期病情变化多,危险性大,尤其对中度以上脑病应多次检查,反复评价,以便确切了解病情,指导治疗。当缺氧缺血发生在出生前数周或数月,患儿在出生时可无窒息,但出生后可表现出不同程度的肌张力异常或其他神经系统异常表现。在诊断时还应注意与一些特殊情况及其他疾病的鉴别诊断,如早产儿生理性肢体颤抖、肌张力低下、生活能力弱、先天性脑发育异常、遗传代谢病、宫内感染,尤其中枢神经系统感染、母亲用药对新生儿的影响等。

【辅助检查】 辅助检查的目的在于通过现代化的检查手段,从不同的角度对缺氧及脑损伤的严重程度、损伤的性质、类型有一个尽可能深入全面的了解,为临床诊断提供依据,切不可代替临床诊断,以某一项指标片面下结论。各种检查应结合小儿的病情需求、经济情况及当地的医疗技术条件酌情选用,不宜盲目应用。

1. 实验室检查

(1) 缺氧、酸中毒程度:出生时可通过胎儿头皮血、新生儿脐血进行血气分析,了解宫内缺氧状况。通过生化方法测定酸中毒程度。

(2) 代谢紊乱及多脏器损害:缺氧后的脑损害往往与其他脏器损害并存,可定时测血糖、血钠、血钙等,缺氧、酸中毒后多降低。心肌酶谱、肌酐、尿素氮升高,肝功能异常提示多脏器损害。有人发现,窒息新生儿可发生高氨血症,24 小时内甚至可达 300~900μg/ml,随病情好转恢复,原因与窒息后肝功能损害,蛋白质异常分解增加,尿素合成减少有关。

(3) 脑损伤的严重程度:现已公认,磷酸肌酸激酶脑同工酶(CK-BB),在脑组织损伤后,血及脑脊液中均可敏感反应。也可测神经烯醇化酶(NSE,定位于神经元)、S-100 蛋白(S-100,定位于胶质细胞)、髓鞘碱性蛋白(MBP,定位于髓鞘)。也有人测窒息儿脑脊液中的谷氨酸,但因是有创性检查及操作中的实际问题,难以广泛采用。血红细胞中脂质过氧化物(LPO)的浓度,超氧化物歧化酶(SOD)的活性,可在一定程度上反应脑自由基损伤情况。

2. 影像学检查　颅脑 B 超、CT、MRI 在新生儿领域的应用,为我们直观、动态地了解缺氧缺血性脑损伤的类型、程度、范围、演变过程提供了依据。尤其 B 超、CT 检查在全国应用更为广泛。MRI 因价格较贵等原因,在新生儿缺氧缺血性脑病早期应用尚不多,往往用于围产期脑损伤后脑发育状况的检测。

(1) 早期影像学改变:缺氧缺血性脑病早期的主要病理改变为脑水肿,B 超影像为不同程度、不同区域的强回声,结构模糊,可以是弥漫性的,也可以局限于脑室旁。回声强度甚至与脉络丛等同。脑室可受压变窄,脑室边界不清,更重者脑血管搏动减弱,脑的正常结构消失,难以辨别。

CT 特征为低密度,CT 值≤18Hu。根据白质低密度的范围,可从 CT 角度辨别病情严重程度。轻度:散在、局灶性白质低密度影分布于 2 个脑叶;中度:低密度影超过 2 个脑叶,甚至达 5~7 个;重度:广泛性弥漫性低密度,灰白质界限消失。与此同时,还应注意白质形态改变,即低密度由白质发展灰质,白质边缘形态由枫叶状变为杵状、花瓣状、蘑菇状,这些表现同样说明脑水肿严重。

(2) 晚期影像学改变:较为严重的缺氧缺血性脑病在病程 7~10 天后由于神经元的损伤与坏死,会逐渐出现脑结构的病理改变。影像学检查也有相应改变,常见类型:①脑室旁白质软化,在缺血早期,B 超影像为强回声,3~4 周后,软化灶形成,可探及大小不等的无回声囊腔。直径 2mm 以上,B 超可显示。如囊腔较小,处于 CT 扫描时的层间位置,难以显示。②皮质及皮质下白质坏死液化灶,甚至多囊层状孔洞脑,同样发生在病程 3~4 周后,B 超及 CT 均易探及。③脑萎缩:在临床检查头围小出现前,影像检查即可发现,表现为脑裂及蛛网膜下腔增宽,脑沟回深陷,弧度增大。中央性脑萎缩表现为脑室形态的变化,双侧脑室不规则非对称性扩大、变形。但其内张力不高,无脑积水时的脑室圆钝扩大现象。

(3) 脑功能状态检查:缺氧缺血后,由于脑细胞受损,脑功能发生迅速改变,往往先于脑形态结构的变化,故对脑功能状态的检查及监测,较影像检查能更早、更精确地了解脑损害的发生、微小变化及严重程度。

【诊断与鉴别诊断】　主要根据围生期窒息史和神经系统表现,结合影像学检查可作出诊断。应与先天性病毒感染、遗传代谢性疾病及寄生虫感染等疾病引起的神经系统疾病鉴别。

【治疗】　疾病极期综合治疗围产期窒息缺氧后导致全身多脏器缺氧缺血性损害,故确定治疗方案应有全局观念,全面维护机体内环境稳定和各器官功能正常,同时要注重尽可能及早治疗,最好起始于出生后 24 小时内,最迟不得超过出生后 48 小时,否则脑损伤会进一步发展加重。目前被归纳为"三支持","三对症"治疗方法。

1. 三项支持疗法

(1) 维护良好的通气、换气功能,使血气和 pH 保持在正常范围,可酌情予以不同方式的氧疗,如头罩、鼻塞、CPAP 通气。必要时人工通气。酌情应用 5% 碳酸氢钠纠正酸中毒,24 小时内使血气达到正常范围。

(2) 维持各脏器血流灌注,使心率、血压保持在正常范围,根据病情应用多巴胺 2~5μg/(kg·min),如效果不佳,可加用多巴酚丁胺 2~5μg/(kg·min) 及营养心肌药物、ATP、细胞色素 C 等。

(3) 维持血糖水平在正常高值(5.0mmol/L),以保持神经细胞代谢所需能源,及时监测血糖,调整静脉输入葡萄糖浓度,一般 6~8mg/(kg·min),必要时可 8~10mg/(kg·min)。根据病情尽早开奶或喂糖水,保证热卡摄入。

2. 三项对症处理

(1) 控制惊厥:首选苯巴比妥,负荷量 20mg/kg,12 小时后给维持量 5mg/(kg·d),根据临床及脑电图结果增加其他止惊药物并决定疗程,如苯妥英钠,用量与苯巴比妥相同,也可加用 10% 水合氯醛液,0.5ml/kg,稀释后保留灌肠。地西泮类药物因呼吸抑制明显,应用时需密切观察呼吸状况。

(2) 降颅内压:如有颅内压高表现,可及时应用甘露醇。宜小剂量,0.25~0.5g/kg,静脉推注,酌情 6~12 小时一次,必要时加呋塞米 0.5~1mg/kg,争取 2~3 天内使颅内压明显下降。

(3) 消除脑干症状:当重度 HIE 临床出现呼吸节律异常、瞳孔改变,可应用纳洛酮,剂量为 0.05~0.1mg/kg,静脉注射,连用 2~3 天或至症状消失。

3. 阶段性治疗目标及疗程 HIE 的治疗不仅应及早开始,而且在各阶段都应达到预定的治疗目标,完成一定的疗程,方能最大限度地减轻脑损伤,减少后遗症。

(1) 生后 3 天内维持内环境稳定。

(2) 生后 4~10 天治疗重点为应用脑细胞代谢激活剂和改善脑血流药物,使神经细胞能量代谢恢复正常,受损神经细胞修复和再生。

(3) 10 天后的治疗针对重度 HIE 和部分神经恢复不理想的中度 HIE。中度 HIE 总疗程 10 天~2 周,重度 3~4 周。治疗原则为在维持内环境稳定的基础上,应用上述促进脑细胞代谢的药物。

(4) 新生儿期后的治疗及早期干预科学研究已证实,小儿在 5 岁以前,尤其是 2 岁以前,脑仍处于快速发育的"灵敏期",可塑性强,利用这一时期进行恰当的治疗,及早进行干预,对促进脑细胞的修复,神经纤维代偿性生长,建立新的神经信息传递通路,改善脑的功能,挖掘围产期脑损伤小儿发育潜力,具有不可低估的作用,有益于终生。

1) 对脑损伤小儿的智能发育,要有计划地进行早期干预,采纳科学性的教材。循序渐进,切不可急于求成,拔苗助长。

2) 对有脑瘫早期表现的小儿及时开始体能康复训练,在 3~4 个月内尽早接受治疗,甚至可做预防性干预。

3) 对有明显神经系统症状或影像检查、脑电图检查仍表现出明显的脑结构、脑发育异常者,6 个月内继续应用促进脑细胞代谢、脑发育的药物 4~6 个疗程。

【预后和预防】 对已发生缺氧缺血性脑损伤的小儿的远期预后做出及时、客观的评价,是抢救决策的基础,也是医生、家长共同关心的问题。由于病因、程度各异,相关因素很多,故不应抓住一个指标,一个现象,片面作结论,造成新的损失。本病预后与病情严重程度、抢救是否正确及时有关。病情严重、惊厥、意识障碍、脑干症状持续时间超过1周和脑电图持续异常者预后差。幸存者常留有不同程度的运动和智力障碍、癫痫等后遗症。积极推广新法复苏,防止围生期窒息是预防本病的主要方法。

(李红新)

第五节 胎粪吸入综合征

胎粪吸入综合征(meconium aspiration syndrome,MAS)或称胎粪吸入性肺炎,是由于胎儿在宫内或产时吸入混有胎粪的羊水而导致,以呼吸道机械性阻塞及化学性炎症为主要病理特征,以出生后出现呼吸窘迫为主要表现的临床综合征。1/10~1/4的活产足月儿和过期产儿出现羊水胎粪污染,其中1/3可以出现临床呼吸困难表现,仅有1.4%的胎粪污染儿需要辅助通气治疗。

【病因】 当胎儿在宫内或分娩过程中缺氧,使肠道血流量减少,继而迷走神经兴奋,最终导致肠壁缺血痉挛,肠蠕动增快,肛门括约肌松弛而排出胎粪。与此同时,缺氧使胎儿产生呼吸运动(即喘息),将胎粪吸入气管内或肺内,或在胎儿娩出建立有效呼吸后,将其吸入肺内。

另有学者认为胎粪污染与胎儿成熟度有关。在胎儿接近成熟时胎粪可以受肠道蠕动作用,在副交感神经和肠动素影响下,排出到羊水中。胎儿在宫内后期有呼吸运动,也可以将胎粪污染的羊水吸入气道和肺内。MAS发生率与胎龄有关,如胎龄>42周,发生率>30%,胎龄<37周,发生率<2%,胎龄不足34周者极少有胎粪排入羊水现象发生。

【病理生理】 MAS的主要病理变化是由于胎粪机械性阻塞呼吸道所致。

1. 肺不张 部分肺泡因其小气道被较大胎粪颗粒完全阻塞,其远端肺泡内气体被吸收,引起肺不张。

2. 肺气肿 黏稠胎粪颗粒不完全阻塞气道,气体从不完全阻塞气道进入肺泡,胎粪颗粒形成"活瓣",吸气时小气道扩张,呼气时受阻,使气体不能被呼出,引起肺气肿。不管是肺不张还是肺气肿,均引起肺泡通气/血流比例失衡,影响肺泡气血交换,导致低氧血症。

3. 胎粪吸入的不良反应 胆盐是胎粪的组成之一,除引起上述呼吸道机械性阻塞外,胎粪吸入12~24小时后也可刺激局部肺组织引起化学性炎症和炎症反应,胎粪还可继发细菌感染。上述即为胎粪吸入性肺炎的病理生理。胎粪影响肺泡Ⅱ型细胞合成肺表面活性物质(plmonary surfactant PS),胎粪可使PS灭活减少了SP-A及SP-B,继发急性呼吸窘迫症(ARDS)。

4. 并发持续肺动脉高压 胎粪吸入所致的肺不张、肺气肿、肺部炎症反应及继发性ARDS,最后均导致严重低氧血症和混合性酸中毒,使肺小动脉持续痉挛,肺动脉压力不能下降,当肺动脉压超过体循环动脉压时,使已功能性关闭或尚未关闭的动脉导管发生导管水平的右向左分流,即持续胎儿循环或叫持续肺动脉高压(persistent pulmonary hypertension of newborn,PPHN)。

【临床表现及诊断】

1. 产前产时缺氧史 多数患儿有产前宫内窘迫史或产时窒息史,导致羊水胎粪污染和胎儿过度呼吸将胎粪吸入气道。

2. 吸入混有胎粪的羊水

（1）分娩时可见羊水混有胎粪。

（2）患儿皮肤、毛发、指（趾）甲床有被胎粪污染的痕迹。

（3）口、鼻腔尤其是气管插管时声门或气管内吸引到粪染的羊水。

3. 呼吸困难表现 一般为进行性呼吸困难，患儿出生后即有呼吸窘迫，表现为呼吸急促（呼吸频率通常>60次/分）、发绀、鼻翼扇动和吸气性三凹征，少数可出现呼气性呻吟。

4. X线检查 胸片示：两肺呈颗粒状改变，提示肺不张和肺气肿征象，有时有肺间质气漏征和气胸改变（图6-7）。

5. 重症MAS的血气改变 表现为低氧血症、高碳酸血症和混合性酸中毒。

6. 心脏彩超 彩色多普勒可用于评估和监测肺动脉压力，若探测到动脉导管或卵圆孔水平的右向左分流，以及三尖瓣反流征象，则提示存在持续肺动脉高压（PPHN）。

【治疗】

1. 气道吸引促进胎粪排出 对病情较重且出生后不久的MAS患儿可气管插管将胎粪吸引出气道，减轻MAS引起的气道阻塞。动物实验的结果证实，即便胎粪吸入4小时，行气管插管后仍可将部分吸入的胎粪从气道吸出。

2. 氧疗 当PaO_2<50mmHg或$TcSO_2$<90%时，应依据患儿缺氧程度选用不同的吸氧方式，如鼻导管、头罩、面罩等，以维持PaO_2 50~80mmHg或$TcSO_2$ 90%~95%为宜。

3. 常频机械通气（CMV） CMV应用原则为适当加快通气频率，降低PEEP，保

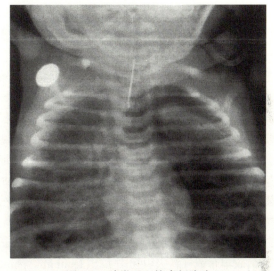

图6-7 胎粪吸入综合征胸片

持分钟通气量足够，避免过大潮气量通气。因此可以采用的参数为：通气模式采用定容或定压A/C或SIMV，吸气时间<0.5秒，通气频率40~60次/分，PEEP 2~3cmH_2O，潮气量6ml/kg，PIP 20~25cmH_2O。呼气时间宜适当延长，以避免内源性PEEP形成带来肺泡破裂和气漏。

4. 高频通气（HFOV） HFOV是目前治疗MAS普遍采用的一种通气方式，其优点为持续扩张气道，增加肺泡通气量，有助于改善通气-灌流比例，尤其适用于不均匀性肺部病变类疾病的辅助通气。足月新生儿HFOV的参数一般采用10Hz（600次/分），振荡幅度一般在30~40cmH_2O，实现肉眼可见患儿胸廓振动即可，MAP一般比常频通气的MAP高出2~3cmH_2O，一般在15~25cmH_2O。HFOV进行1~2小时后，会使深部气道和肺泡内的吸入物质逐步排出，氧合状况会有所改善，二氧化碳排出会增加。

5. 补充肺泡表面活性物质 由于胎龄可以抑制表面活性物质功能，同时窒息缺氧也导致肺泡Ⅱ型上皮细胞合成分泌表面活性物质障碍。因此补充外源性PS有助于MAS症状改善。外源性PS补充剂量一般为150mg/kg，6~12小时可复用首剂的半量。

6. 吸入一氧化氮（NO） 由于严重MAS易合并持续肺动脉高压（PPHN），临床表现为高吸入氧浓度及较高的呼吸机参数均不能改善严重低氧血症，如心脏超声检查证实有肺动

脉高压。此时除了上述辅助通气外,可加用 NO 吸入治疗,因 NO 吸入可选择性扩张肺动脉,从而降低肺动脉压力,逆转动脉导管及心房水平的右向左分流,改善动脉血氧浓度,缓解临床的低氧血症。

7. 其他 还应维持正常的循环,如因低氧严重出现休克症状或体循环压力明显低于肺循环压力时,则应予生理盐水或胶体液扩容。为防治肺部吸入后合并感染,建议应用广谱抗生素。限制液量摄入,以防肺水肿、脑水肿及心力衰竭。

【预防】 积极防治胎儿宫内窘迫和产时窒息,对羊水胎粪污染者,应在胎儿肩和胸部尚未娩出前及时清理鼻、口咽部胎粪。胎儿娩出后及时评估新生儿是否有活力。有活力儿(有活力的定义:呼吸规则、肌张力好、心率>100 次/分)可不予气道内清理胎粪。如为无活力儿,应立即行气管插管,将咽、喉、气管内的胎粪吸出。在气道胎粪吸出前原则上不应予气道正压通气。

(屠文娟)

第六节 新生儿呼吸窘迫综合征

新生儿呼吸窘迫综合征(respiratory distress syndrome,RDS)是由于肺表面活性物质(pulmonary surfactant,PS)缺乏所致,为出生后不久出现呼吸窘迫并进行性加重的临床综合征。由于其病理上有透明膜的改变,故又称为肺透明膜病(hyaline membrane disease,HMD)。本病多见于早产儿,胎龄越小,发病率越高。

【PS 成分与产生】 PS 是由Ⅱ型肺泡上皮细胞合成并分泌的一种磷脂酰胆碱,即卵磷脂(phosphatidyl choline,PC 即 lecithin),是指表面活性作用的重要物质。孕 18~20 周开始产生,继之缓慢上升,35~36 周迅速增加达肺成熟水平。其次是磷脂酰甘油(phosphatidyl glycerol,PG),26~30 周前浓度很低。而后与 PC 平行升高,36 周达高峰,随后下降,足月时约为高峰值的 1/2。此外尚有其他磷脂,其中鞘磷脂(sphingomyelin)的含量较恒定,只在 28~30 周出现小高峰,故羊水或气管吸引物中 L/S(lecithin/ sphingomyelin)值可作为评价胎儿或新生儿肺成熟度的重要指标。PS 中蛋白质约占 13%,其中能与 PS 结合的蛋白质称为表面活性物质蛋白(surfactant protein,SP),包括 SP-A、SP-B、SP-C 和 SP-D 等,可与磷脂结合,增加其表面活性作用。PS 覆盖在肺泡表面,降低其表面活性张力,防止呼气末肺泡萎陷,以保持功能残气量(functional residual capacity,FRC),稳定肺泡内压和减少液体自毛细血管向肺泡渗出。

【病因和发病机制】 新生儿 RDS 是由于 PS 缺乏所致,与肺上皮细胞合成分泌 PS 不足密切相关。对于早产儿,其肺组织结构尚未发育完成,其胎龄越小,PS 的合成量也越低,呼气末 FRC 降低,肺泡趋于萎陷。故其肺功能异常主要表现为肺顺应性下降,气道阻力增加,通气/血流降低,气体弥散障碍及呼吸功能增加。从而导致缺氧和因其所致的代谢性酸中毒及通气功能障碍所致的呼吸性酸中毒。由于缺氧及酸中毒使肺毛细血管通透性增高,液体漏出,使肺间质水肿和纤维蛋白沉着于肺泡表面,形成嗜伊红透明膜,进一步加重气体弥散障碍,加重缺氧和酸中毒,并抑制 PS 合成,形成恶性循环。此外,严重缺氧及混合性酸中毒还会导致 PPHN 的发生。

糖尿病母亲婴儿(infant of diabetic mother,IDM)也容易发生此病,是由于其血中高浓度胰岛素能拮抗肾上腺皮质激素对 PS 合成的促进作用,故 IDM 的 RDS 发生率比正常增加 5~6 倍。在分娩未发动时行剖宫产,由于缺乏宫缩,儿茶酚胺和肾上腺皮质激素的应激反应较弱,影响 PS 的合成分泌,故择期剖宫产儿 RDS 的发生率也较高。围生期窒息、低体温、前置胎盘、胎盘早剥等均可诱发 RDS。此外,少数患儿 *SP-A* 或 *SP-B* 基因变异或缺陷,PS 不能发挥作用,此类患儿不论足月还是早产,均易发生 RDS。

【临床表现】 RDS 主要发生在早产儿,尤其在胎龄小于 32 周、出生体重小于 2000g 的早产儿。可以是刚一出生即出现症状,或出生后 6 小时内发病,表现为呼吸困难症状,如呼吸频率加快(>60 次/分)或呼吸浅弱、鼻翼扇动、呼气呻吟、吸气三凹征(锁骨上、肋间和胸骨上吸气凹陷)、发绀。呼吸窘迫呈进行性加重是本病的特点。严重时表现为呼吸浅表、呼吸节律不整、呼吸暂停及四肢松弛。由于肺泡进行性萎陷,体格检查可见胸廓扁平,因潮气量小,听诊两肺呼吸音减低,肺泡有渗出时可闻及细湿啰音。

随着病变的不断好转,肺顺应性改善,肺血管阻力下降,有 30%～50% 的患儿于 RDS 恢复期出现动脉导管开放,分流量较大时可发生心力衰竭、肺水肿。临床上表现为 RDS 患儿原发病明显好转时突然对氧的需求量增加,难以纠正和解释的代谢性酸中毒,呼吸暂停,休克症状,若此时在胸骨左缘第 2 肋间可闻及收缩期或连续性杂音,可确诊为动脉导管开放。

RDS 通常于出生后 24~48 小时病情最重,病死率较高,能存活 3 天以上者,内源性 PS 分泌增加,病情逐渐恢复。近年来由于 PS 的广泛应用,RDS 病情已减轻,病程亦缩短。出生后 12 小时以后才出现呼吸困难的早产儿一般不考虑 RDS。此外,近年来随着选择性剖宫产的增加,足月儿 RDS 发生率明显增加,临床表现与早产儿相比,起病稍迟,症状可能更重,且易并发 PPHN,常需用 NO 吸入治疗,对 PS 的效果不如早产儿。

【辅助检查】

1. 实验室检查

(1) 泡沫实验(foam test):取患儿胃液或气道吸引物 1ml 加 95% 乙醇 1ml 注入试管内,振荡 15 秒,静置 15 分钟后观察试管壁泡沫形成情况,如形成多层泡沫,提示肺成熟,可不考虑 RDS,若未出现泡沫,提示肺成熟度差,RDS 要考虑。

(2) 血气分析:表现为 pH 和动脉氧分压(PaO_2)降低,动脉二氧化碳分压($PaCO_2$)增高,碳酸氢根减少。

2. X 线检查 本病的 X 线检查具有特征性表现,是目前 RDS 诊断的主要手段。其肺片严重程度可分为四级。Ⅰ级:全肺呈细小网状颗粒阴影,心影清楚,支气管充气征不明显;Ⅱ级:全肺可见较大密集的网状颗粒阴影,肺野透亮度降低,可见支气管充气征;Ⅲ级:全肺透亮度丧失呈毛玻璃样,横膈及心界模糊不清,支气管充气征明显;Ⅳ级:呈"白肺"样改变,心影及支气管充气征均不清楚(图 6-8)。

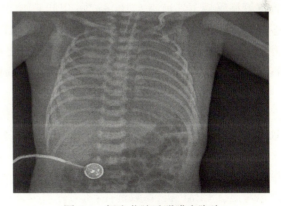

图 6-8 新生儿肺透明膜病胸片

【鉴别诊断】

1. 湿肺(wet lung) 亦称新生儿暂时性呼吸增快(TTN)。其多见于足月儿,为自限性疾病,系由肺淋巴和静脉吸收肺液功能暂时低下,使其积留于淋巴管、静脉、间质、叶间胸膜和肺泡等处,影响气体交换。出生后数小时内出现呼吸增快(>60~80 次/分),但吃奶佳、哭声响、反应好,重者也可有发绀和呻吟。听诊呼吸音减低,可闻及湿啰音。X 线检查以肺泡、间质、叶间胸膜积液为特征,严重时合并胸腔积液。一般对症治疗即可。重者也需机械通气,但2~3天症状缓解消失。

2. B组链球菌肺炎(group B streptococcal pneumonia) 是由B组链球菌败血症所致的宫内感染性肺炎,其临床表现及X线表现与RDS难以鉴别。但前者母亲妊娠晚期多有感染、羊膜早破或羊水有异味史,母血或宫颈拭子培养有B组链球菌生长,病程长于RDS,抗生素治疗有效。

3. 吸入性肺炎 以足月儿或过期产儿多见,出生时多有窒息史,复苏后立即出现呼吸困难、呻吟,但不呈进行性加重,X线表现肺气肿较明显。

【治疗】 给予补充外源性PS和辅助通气,目的是保证通气功能和换气功能正常,等待自身PS分泌增加。

1. 一般治疗

(1) 保温:早产儿皮肤薄,体表面积相对大,易散热,产时及出生后的保温十分重要,出生后即置于远红外辅助台或婴儿暖箱中,并裹以保鲜薄膜,保持体温在36.5℃以上。

(2) 监测重要生命体征:呼吸、心率、血压和动脉血气。

(3) 维持适量液体和营养供应:维持血糖及热卡,但液体不宜过多。否则易导致动脉导管开放,甚至发生肺水肿。

(4) 纠正酸中毒。

(5) 抗生素:原则上不主张使用,若合并感染,应选择敏感抗生素。

2. 补充PS 可明显改善RDS症状,降低RDS病死率及气胸的发生率,同时可改善肺顺应性和通换气功能,降低呼吸机参数。

PS应用指征

1) 治疗性指征:对于有RDS临床表现的早产儿,即可通过气管插管下气道滴入150~200mg/kg PS,治疗时机宜早,出生后1~12小时给药效果明显好于12~24小时给药者。后者效果不佳的原因有:早产儿已有的PS已耗竭,缺氧时肺泡组织细胞合成肺表面活性物质功能抑制,肺泡毛细血管高通透性致大量血浆蛋白渗出。

2) 预防性指征:胎龄<32周,出生体重<1000g以下常规应用,一般在出生后15~30分钟气管插管后下气道滴入100mg/kg以防止RDS的发生。

注意事项:①使用前最好拍胸片确认气管插管的准确位置;②因表面活性物质的黏滞,可发生气道阻塞,故在PS从呼吸道扩散到肺泡内之前,应用复苏囊加压通气或适当增加机械通气的压力;应用PS后,当潮气量迅速增加时,应及时下调PIP及PEEP,以免发生肺气漏。

3. 氧疗和辅助通气

(1) 吸氧:轻症可予鼻导管、头罩、面罩吸氧,但应严格按早产儿用氧管理指征,禁止吸纯氧,且应保持PaO_2 50~80mmHg(6.7~10.6kPa)和经皮血氧饱和度($TcSO_2$)90%~95%为宜。

(2) 经鼻持续气道正压通气(nasal continuous positive airway pressure, nCPAP):①应用指征,当FiO_2>30%而PaO_2<50mmHg(6.7kPa)或$TcSO_2$<90%,则改用nCPAP。②方法,多用鼻塞连接CPAP机,参数选择:压力一般为4~6cmH_2O。③作用,使有自主呼吸的患儿在整个呼吸周期中都接受高于大气压的气体,以增加功能残气量,防止呼气末肺泡萎陷,以改善肺氧合减少肺内分流,对RDS有较好的治疗效果。

(3) 常频机械通气(conventional mechanical ventilation, CMV)

1) 机械通气指征

A. FiO_2>60%,PaO_2<50mmHg(6.7kPa)或$TcSO_2$<85%;

B. $PaCO_2 > 60 \sim 70 mmHg(7.8 \sim 9.3 kPa)$ 伴 pH<7.25;

C. 严重或药物治疗无效的呼吸暂停。具备上述任意一项即可经气管插管应用机械通气。

2) 呼吸机初调参数：$FiO_2 > 50\%$，吸气峰压(PIP)20~25 cmH_2O，呼气末正压(PEEP)5~6cmH_2O，呼吸频率(RR)25~30次/分，吸气时间(Ti)0.3~0.4秒，15~30分钟后检测动脉血气，根据结果复调参数。

3) 并发症

A. 呼吸机相关性肺炎(ventilator associated pneumonia, VAP)：辅助通气3天以上，VAP发生率>50%，可加重肺部病变，影响呼吸机的撤离，常见致病菌有肺炎克雷伯杆菌、铜绿假单胞菌、肠杆菌及不动杆菌。

B. 肺气漏(pulmonary air leak, PAL)：多由CMV的压力过高、肺顺应性降低所致。其包括肺间质气肿、气胸、纵隔积气、皮下气肿等。

C. 支气管肺发育不良(bronchopulmonary dysplasia, BPD)：由于长时间机械通气产生的气道压力伤，吸入高浓度氧、肺部感染及早产儿肺结构不成熟等综合因素所致。BPD的诊断条件：出生后28天或纠正胎龄(胎龄+日龄)36周时仍需吸氧伴胸片纤维化改变。

4. 关闭动脉导管

(1) 限制入液量，并给予利尿剂，尽可能减少液体的摄入，减少血液从降主动脉分流到肺动脉，以减少肺内液体的积聚。

(2) 布洛芬：为非选择性氧化酶抑制剂，有助于导管关闭。首次剂量为10mg/kg，口服，用药后24小时、48小时后再重复1次，每次剂量减为5mg/kg。但对胎龄<27周的早产儿用药应慎重。

【**早产儿RDS的预防**】 RDS预防主要有以下几条：

(1) 加强高危妊娠和分娩的监护和治疗，预防早产。

(2) 孕母产前48小时使用糖皮质激素。

(3) 早产儿出生后立即气道内给予PS。

(4) 尽早给予nCPAP无创通气。

（屠文娟）

第七节 新生儿感染性疾病

尽管更新、更有效的消毒剂和抗生素相继问世，但感染性疾病的发病率和病死率仍居高不下，仍是引起我国新生儿死亡和致残的重要因素。细菌和病毒是最常见的病原体，其次为真菌、原虫、螺旋体等。TORCH是弓形虫(toxoplasma)、其他(other)、风疹病毒(rubella virus, RV)、巨细胞病毒(cytomegalovirus, CMV)和单纯疱疹病毒(herpes simplex virus, HSV)英文字头的简称，是引起宫内感染的常见病原体。近年来，梅毒、细小病毒B_{19}(parvovirus B_{19})、乙型肝炎病毒、解脲脲支原体(ureaplasma urealyticum)、人类免疫缺陷病毒等感染逐渐增多，也成为宫内感染的常见病原体。

新生儿感染可发生在出生前、出生时或出生后。①出生前感染：可发生于妊娠各阶段。病原体经母亲血液透过胎盘感染胎儿是最常见的途径，又称宫内感染。宫内感染主要是病毒引起的慢性感染，可导致流产、死胎、死产、胎儿宫内发育迟缓、先天性畸形及婴儿出生后肝脾肿大、黄疸、贫血、血小板减少及神经系统受损等多器官损害,即"宫内感染综合征"。此外,母亲菌血症、生殖道病原体上行性感染羊膜囊,胎儿吸入污染的羊水,或羊膜囊穿刺等有创性操作而又消毒不严时也可导致胎儿感染并引起早产。②出生时感染:胎儿吸入产道中污染的分泌物或血液中的病原体;胎膜早破、产程延长、分娩时消毒不严、产钳助产损伤或有创胎儿监护及窒息复苏等均可使胎儿感染。③出生后感染:较上述两种感染更常见,病原体可通过皮肤黏膜创面、呼吸道、消化道及带菌的家庭成员医护人员接触传播。其中,与携带病毒的母亲密切接触是新生儿出生后病毒感染最重要的途径。另外,消毒不严的各种导管和仪器也可造成医源性感染。

一、新生儿败血症

新生儿败血症(neonatal septicemia)是指病原体侵入新生儿血液循环,并在其中生长、繁殖、产生毒素而造成的全身性反应。美国统计资料显示,其发病率占活产婴的0.1%~0.5%。常见的病原体为细菌,也可为霉菌、病毒或原虫等。本节阐述细菌性败血症(bacterial sepsis)。

【病因和发病机制】

1. 病原菌 因不同地区和年代而异,我国多年来一直以葡萄球菌最多见,其次为大肠埃希菌等G^-杆菌。近年来随着围生医学及NICU的建立、发展,极低出生体重儿、超低出生体重儿出生率显著提高,长期的住院时间、静脉留置针、气管插管和广谱抗生素的广泛应用,已经使凝固酶阴性的葡萄球菌(coagulase-negative staphylococci,CONS)成为新生儿血培养的首位菌。大肠埃希菌仍占重要地位,克雷伯菌属在发达城市呈上升趋势,其次为铜绿假单胞菌。B组溶血性链球菌(group B streptococcus,GBS)和李斯特菌虽然为欧美发达国家新生儿感染常见的致病菌,但我国及发展中国家少见。

2. 非特异性免疫功能 ①屏障功能差:皮肤角质层薄、黏膜柔嫩易损伤;脐残端未完全闭合,离血管近,细菌易进入血液;呼吸道纤毛运动差,胃液酸度低,胆酸少,杀菌力弱,肠黏膜通透性高,同时分泌型IgA缺乏,易发生呼吸道和消化道感染,有利于细菌侵入血循环;血脑屏障功能不全,易患细菌性脑膜炎。②淋巴结发育不全,缺乏吞噬细菌的过滤作用,不能将感染局限在局部淋巴结。③经典及替代补体途径的部分成分(C3、C5、调理素等)含量低,机体对某些细菌抗原的调理作用差。④中性粒细胞产生及储备均少,趋化性及黏附性低下,备解素、纤维结合蛋白、溶菌酶含量低,吞噬和杀菌能力不足,早产儿尤甚。⑤单核细胞产生粒细胞-集落刺激因子(G-CSF)、白细胞介素-8(IL-8)等细胞因子的能力低下。

3. 特异性免疫功能 ①新生儿体内IgG主要来自母体,且与胎龄相关,胎龄越小,IgG含量越低,因此早产儿更易感染;②IgM和IgA分子质量较大,不能通过胎盘,新生儿体内含量很低,因此对革兰阴性杆菌易感;③由于未曾接触特异性抗原,T细胞处于初始(naive)状态,产生细胞因子能力低下,不能有效辅助B细胞、巨噬细胞、自然杀伤细胞和其他细胞参与免疫反应。

【临床表现】

1. 根据发病时间分早发型和晚发型

(1) 早发型:①出生后7天内起病;②感染发生在出生前或出生时,与围生因素有关,常由母亲垂直传播引起,病原菌以大肠埃希菌等革兰阴性杆菌为主;③常伴有肺炎,呈暴发性起病、多器官受累,死亡率高。尽管对于有早产史母亲在分娩过程中采取了预防性应用抗生素的措施,新生儿死亡率明显下降,但早发型败血症仍然是导致新生儿发病和死亡的主要原因之一。

(2) 晚发型:①出生7天后起病;②感染发生在出生时或出生后,由水平传播引起,如环境因素和医源性感染等,病原菌以葡萄球菌、机会致病菌为主;③常有脐炎、肺炎或脑膜炎等局灶性感染,死亡率较早发型低。

2. 早期症状、体征常不典型,无特异性,尤其是早产儿 一般表现为反应差、嗜睡、发热或体温不升、少吃、少哭、少动、体重不增等症状。出现以下表现时应高度怀疑败血症:①黄疸,有时是败血症的唯一表现,表现为生理性黄疸消退延迟,或1周后开始出现黄疸,黄疸迅速加重,或退而复,不能用其他原因解释的黄疸,均应怀疑本症,严重可发生胆红素脑病;②肝脾肿大:出现较晚,一般为轻至中度肿大;③出血倾向,皮肤黏膜瘀点、瘀斑、针眼处渗血不止,消化道出血,肺出血,严重时发生DIC等;④休克,面色苍灰,皮肤呈大理石样花纹,血压下降,尿少或无尿,硬肿症出现常提示预后不良;⑤其他,呕吐、腹胀、中毒性肠麻痹、呼吸窘迫或暂停、发绀;⑥可合并肺炎、脑膜炎、坏死性小肠结肠炎、化脓性关节炎和骨髓炎等。

【辅助检查】

1. 细菌学检查

(1) 血培养:应在使用抗生素之前进行,抽血时必须严格消毒。疑为肠源性感染者应同时进行厌氧菌培养;有较长时间用青霉素类和头孢菌素类抗生素者应进行L型细菌培养,以提高阳性率。

(2) 脑脊液、尿培养:脑脊液除培养外,还应涂片找细菌;尿培养最好从耻骨上膀胱穿刺取尿液,以免污染,尿培养阳性有助于诊断。

(3) 其他:可酌情行胃液和外耳道分泌物(应在出生后1小时内)、咽拭子、皮肤拭子、脐残端、肺泡灌洗液(气管插管患儿)等细菌培养,阳性仅证实有细菌定植,但不能确立败血症的诊断。

(4) 病原菌抗原及DNA检测:采用对流免疫电泳(CIE)、酶联免疫吸附试验(ELISA)、乳胶颗粒凝集(LA)等方法,用已知抗体测血、脑脊液、尿中未知致病原菌抗原;采用 16SrDNA 基因的PCR分型、DNA探针等分子生物学技术协助诊断。

2. 非特异性检查

(1) 周围血象:出生12小时后采血结果较为可靠。白细胞减少,WBC总数$<5\times10^9$/L,或增多($\leq$3天者WBC $> 25\times10^9$/L;$>$ 3天者WBC $> 20\times10^9$/L)。由于新生儿出生后早期白细胞总数正常范围波动很大,应根据采血的日龄进行具体分析。

(2) 细胞分类:杆状核细胞/中性粒细胞数(immature/total neutrophils, I/T)所占比例$\geq$0.16。

(3) 血小板计数$\leq100\times10^9$/L有意义。

(4) C反应蛋白(C-reactive protein,CRP):是急相蛋白中较为普遍开展且比较灵敏的参数,在急性感染6~8小时后即上升,8~60小时达高峰,感染控制后可迅速下降;$\geq8\mu g/ml$(末梢血方法)为异常。

(5) 血清降钙素原(PCT):细菌感染后PCT出现较CRP早,有效抗生素治疗后PCT水平迅速降低,因此具有更高的特异性和敏感性。一般PCT $> 2.0\mu g/L$为临界值。

(6) 白细胞介素-6(IL-6):IL-6敏感性为90%,阴性预测值$> 95\%$。炎症发生后反应较CRP早,炎症控制后24小时内恢复正常。有条件的单位可测定。

【诊断】

1. 确诊败血症具有临床表现并符合下列任意一条

（1）血培养或无菌体腔内培养出致病菌。

（2）如果血培养培养出机会致病菌,则必须于另次(份)血,或无菌体腔内,或导管头培养出同种细菌。

2. 临床诊断败血症具有临床表现且具备以下任意一条

（1）非特异性检查≥2条。

（2）血标本病原菌抗原或 DNA 检测阳性。

【治疗】

抗生素治疗用药原则:①早用药:对于临床上怀疑败血症的新生儿,不必等待血培养结果即应使用抗生素。②静脉、联合给药:病原菌未明确前,可结合当地菌种流行病学特点和耐药菌株情况选择针对革兰阳性菌和革兰阴性菌的两种抗生素联合使用;病原菌明确后可根据药敏试验选择用药(表6-8);药敏不敏感但临床有效者可暂不换药。③疗程足:血培养阴性,但经抗生素治疗后病情好转时应继续治疗5~7天;血培养阳性,疗程至少需10~14天;有并发症者应治疗3周以上。④注意药物毒副作用:1周以内的新生儿,尤其是早产儿,肝肾功能不成熟,给药次数宜相应减少。氨基糖苷类抗生素因可能产生耳毒性目前已禁止在新生儿期使用。

表6-8 新生儿抗菌药物选择和使用方法

抗生素	每次剂量（mg/kg）	每次次数		主要病原菌
		<7天	>7天	
青霉素	(5~10)万	2	3	肺炎球菌、链球菌、对青霉素敏感的葡萄球菌、G^-球菌
氨苄西林	50	2	3	流感嗜血流感杆菌、G^-杆菌、G^+球菌
苯唑西林	25~50	2	3~4	耐青霉素葡萄球菌
羟苄西林	100	2	3~4	铜绿假单胞菌、变形杆菌、多数大肠埃希菌、沙门菌
哌拉西林	50	2	3	铜绿假单胞菌、变形杆菌、大肠埃希菌、肺炎球菌
头孢拉定	50~100	2	3	金黄色葡萄球菌、链球菌、大肠埃希菌
头孢呋辛酯	50	2	3	G^-杆菌、G^+球菌
头孢噻肟	50	2	3	G^-菌、G^+菌、需氧菌、厌氧菌
头孢曲松	50~100	1	1	G^-菌、耐青霉素葡萄球菌
头孢他啶	50	2	3	铜绿假单胞菌、脑膜炎双球菌、G^-杆菌、G^+厌氧菌
红霉素	10~15	2	3	G^+菌、衣原体、支原体、螺旋体、立克次体
万古霉素	10~15	2	3	金黄色葡萄球菌、链球菌
美罗培南	10~15	2	2	绝大多数G^-、G^+需氧和厌氧菌
甲硝唑	7.5	2	2	厌氧菌

（1）处理严重并发症:①休克时输新鲜血浆,每次10ml/kg;或白蛋白(1g/kg)多巴胺或多巴酚丁胺;②清除感染灶;③纠正酸中毒和低氧血症;④减轻脑水肿。

（2）支持疗法:注意保温,供给足够热能和液体,维持血糖和血电解质在正常水平。

（3）免疫疗法:①静脉注射免疫球蛋白,每日200~600mg/kg,每日1次,连用3~5日,可提高 IgG 水平;②重症患儿可行交换输血,换血量 100~150ml/kg;③中性粒细胞明显减少者可输粒细胞,每次 $1×10^9$/kg 粒细胞;④血小板减低者输血小板 0.11~0.22U/kg。

(4) 清除局部感染灶。

二、新生儿感染性肺炎

感染性肺炎(infectious pneumonia)是新生儿常见疾病,也是新生儿感染的最常见形式和死亡的重要病因。据统计,围生期感染性肺炎病死率为 5%~20%。本病可发生在宫内、分娩过程中或出生后,由细菌、病毒、原虫及真菌等不同的病原体引起。

【病因】

1. 宫内感染性肺炎(又称先天性肺炎) 通过羊水或血行传播发病,常与产科因素密切相关。主要的病原体为病毒,如风疹病毒、巨细胞病毒、单纯疱疹病毒等。常由母亲妊娠期间原发感染或潜伏感染复燃,病原体经血行通过胎盘感染胎儿。孕母细菌(大肠埃希菌、克雷伯菌、李斯特菌)、原虫(弓形虫)或支原体等感染也可经胎盘感染胎儿。早产、滞产、产道检查过多更易诱发感染。

2. 分娩过程中感染性肺炎 羊膜早破、产程延长、分娩时消毒不严、孕母有绒毛膜炎、泌尿生殖器感染、胎儿分娩时吸入污染的羊水或母亲宫颈分泌物,均可致胎儿感染。常见病原体为大肠埃希菌、肺炎球菌、克雷伯菌等,也可能是病毒、支原体。

3. 出生后感染性肺炎 ①呼吸道途径:与呼吸道感染患者接触。②血行感染:常为败血症的一部分。③医源性途径:由于医用器械如暖箱、吸痰器、雾化器、供氧面罩、气管插管等消毒不严,或通过医务人员手传播等引起感染性肺炎;机械通气过程中也可引起呼吸机相关性肺炎。病原体以金黄色葡萄球菌、大肠埃希菌多见。近年来机会致病菌如克雷伯菌、假单胞菌、CONS、枸橼酸杆菌等感染增多。病毒则以呼吸道合胞病毒、腺病毒多见;沙眼衣原体、解脲脲支原体等亦应引起重视。广谱抗生素使用过久易发生念珠菌肺炎。

【临床表现】

1. 宫内感染性肺炎 临床表现差异很大。多在出生后 24 小时内发病,出生时常有窒息史,复苏后可有气促、呻吟、发绀、呼吸困难,体温不稳定,反应差。肺部听诊呼吸音可为粗糙、减低或闻及湿啰音。严重者可出现呼吸衰竭、心力衰竭、DIC、休克或持续肺动脉高压。血行感染者常缺乏肺部体征,而表现为黄疸、肝脾大和脑膜炎等多系统受累。病毒感染者出生时可无明显症状,而在 2~3 天,甚至 1 周左右逐渐出现呼吸困难,并进行性加重,甚至进展为慢性肺疾病。周围血象白细胞大多正常,也可减少或增加。脐血 IgM > 200~300mg/L 或特异性 IgM 增高者对产前感染有诊断意义。病毒性肺炎胸部 X 线摄片第 1 天常无改变,24 小时后显示为间质性肺炎改变,细菌性肺炎则为支气管肺炎表现。

2. 分娩过程中感染性肺炎 发病时间因不同病原体而异,一般在出生数日至数周后发病,细菌性感染在出生后 3~5 小时发病,Ⅱ型疱疹病毒感染多在出生后 5~10 天出现症状,而衣原体感染潜伏期则长达 3~12 周。出生后立即进行胃液涂片找白细胞和病原体,或取血标本、气管分泌物等进行涂片、培养和对流免疫电泳等检测有助于病原学诊断。

3. 出生后感染性肺炎 表现为发热或体温不升、反应差等全身症状。呼吸系统表现为气促、鼻翼扇动、发绀、吐沫、三凹征等;肺部体征早期常不明显,病程中可出现双肺细湿啰音。呼吸道合胞病毒肺炎可表现为喘息,肺部听诊可闻哮鸣音。沙眼衣原体肺炎出生后常有眼结膜炎病史。金黄色葡萄球菌肺炎易合并脓气胸。可酌情行鼻咽部分泌物细菌培养、病毒分离和荧光素标记抗体检测,血清特异性抗体检查有助于病原学诊断。不同病原体感染所致肺炎胸部 X 线改变有所不同。细菌性肺炎常表现为两肺弥漫性模糊影,密度不均;金黄色葡萄球菌肺炎合并脓胸、气胸或肺大疱时可见相应的 X 线改变;病毒性肺炎以间质病变、两肺膨胀过度、肺气肿为主。

【治疗】

1. 呼吸道管理 雾化吸入,体位引流,定期翻身、拍背,及时吸净口鼻分泌物,保持呼吸道通畅。

2. 供氧 有低氧血症或高碳酸血症时可根据病情和血气分析结果选用鼻导管、面罩、头罩或鼻塞 CPAP 给氧,或行机械通气治疗,使血气维持在正常范围。

3. 抗病原体治疗 细菌性肺炎者可参照败血症章节选用抗生素。衣原体肺炎首选红霉素;单纯疱疹病毒性肺炎可用阿昔洛韦;巨细胞病毒肺炎可用更昔洛韦。

4. 支持疗法 纠正循环障碍和水、电解质及酸碱平衡紊乱,每日输液总量 60~100ml/kg,输液速率应慢,以免发生心力衰竭及肺水肿;保证充足的能量和营养供给,酌情静脉输注血浆、白蛋白和免疫球蛋白,以提高机体的免疫功能。

三、新生儿破伤风

新生儿破伤风(neonatal tetanus)是指破伤风梭状杆菌侵入脐部,并产生痉挛毒素而引起以牙关紧闭和全身肌肉强直性痉挛为特征的急性感染性疾病。常在出生后 7 天左右发病。随着我国城乡新法接生技术的应用和推广,本病发病率已明显降低。

【病因和发病机制】 破伤风杆菌为革兰阳性厌氧菌,其芽胞抵抗力强,普通消毒剂无效。破伤风杆菌广泛存在于土壤、尘埃和粪便中,当用该菌污染的器械断脐或包扎时,破伤风杆菌即进入脐部,并且包扎引起的缺氧环境更有利于破伤风杆菌繁殖。其产生的痉挛毒素沿神经干、淋巴液等传至脊髓和脑干,与中枢神经组织中神经节苷脂结合,使后者不能释放抑制性神经介质(甘氨酸、氨基丁酸),引起全身肌肉强烈持续收缩。此毒素也可兴奋交感神经,引起心动过速、血压升高、多汗等。

【临床表现】 潜伏期 3~14 天,多为 4~7 天,此期越短、病情越重、死亡率也越高。早期症状为哭闹、口张不大、吃奶困难,如用压舌板压舌时,用力越大、张口越困难,称"压舌板试验"阳性,有助于早期诊断。随后发展为牙关紧闭、面肌紧张、口角上牵,呈"苦笑"面容,伴有阵发性双拳紧握,上肢过度屈曲,下肢伸直,呈角弓反张状。呼吸肌和喉肌痉挛可引起发绀、窒息。痉挛发作时患儿神志清楚为本病的特点,任何轻微刺激即可诱发痉挛发作。经合理治疗 1~4 周后痉挛逐渐减轻,发作间隔时间延长,能吮乳,完全恢复需 2~3 个月。病程中常并发肺炎和败血症。

【治疗】 控制痉挛、预防感染、保证营养是治疗的三大要点。

1. 护理 将患儿置于安静、避光的环境,尽量减少刺激以减少痉挛发作。痉挛期应暂禁食,禁食期间可通过静脉供给营养,症状减轻后试用胃管喂养。脐部用 3% 过氧化氢清洗,涂抹碘酒、乙醇。

2. 抗毒素 只能中和游离破伤风毒素,对已与神经节苷脂结合的毒素无效,因此越早用越好。破伤风抗毒素(TAT)1 万~2 万 U 肌内注射或静脉滴注,3000U 脐周注射,用前需做皮肤过敏试验；或破伤风免疫球蛋白(TIG)500U 肌内注射，TIG 血浓度高，半衰期长达 30 天，且不会发生过敏反应，但该药不易获得。

3. 止痉药 控制痉挛是治疗成功的关键。

(1) 地西泮(安定)：首选，每次 0.3~0.5mg/kg，缓慢静脉注射，5 分钟内即可达有效浓度，但半衰期短，不适合维持治疗，4~8 小时 1 次。

(2) 苯巴比妥钠：首次负荷量为 15~20mg/kg，缓慢静脉注射；维持量为每日 5mg/kg，每 4~8 小时 1 次，静脉注射。其可与地西泮交替使用。

(3) 10% 水合氯醛：剂量每次 0.5ml/kg，胃管注入或灌肠，常作为发作时临时用药。

4. 抗生素 青霉素每日 10 万~20 万 U/kg，每日 2 次；或甲硝唑，首剂 15mg/kg，以后 7.5mg/kg，每 12 小时 1 次，静脉滴注，7~10 天，可杀灭破伤风杆菌。

【预防】 严格执行新法接生完全可预防本病。一旦接生时未严格消毒，需在 24 小时内将患儿脐带远端剪去一段，并重新结扎、消毒脐带，同时肌内注射 TAT 1500~3000U，或注射 TIG 75~250U。

四、新生儿巨细胞病毒感染

巨细胞病毒感染(cytomegalovirus infection)是由人类巨细胞病毒(human cytomegalovirus, HCMV)引起，是造成儿童听力丧失和神经发育致残的主要原因。CMV 是人类先天性病毒感染中最常见的病原体，属于疱疹病毒，为双链 DNA 病毒，因病毒在受染细胞内复制时产生典型的巨细胞包涵体而得名。CMV 普遍存在于自然界，对乙醚、氯仿等脂溶剂敏感，20% 乙醚处理 2 小时，pH<5 或 37℃ 1 小时，56℃ 半小时，紫外线下 5 分钟即可失去活性。一旦侵入人体，将长期或终身存在于机体内，当机体免疫力正常时呈潜伏感染状态。感染的发生与地区、环境、居住条件、经济状况、性别、年龄等有关。我国是 CMV 感染的高发地区，孕妇 CMV-IgG 抗体阳性率高达 95% 左右。母孕期初次感染(原发感染)或母孕期免疫力下降潜伏感染重新激活(复燃)和不同抗原的 CMV 感染时(又称再发感染)，病毒通过胎盘感染胎儿称先天性感染。新生儿出生时经产道吸入含 CMV 的分泌物为出生时感染。出生后不久接触母亲含有 CMV 的唾液、尿液、摄入带病毒的母乳、输血引起的感染称出生后感染。由于母乳中 CMV 排毒率为 58%~69%，因此，摄入带病毒的母乳是出生后感染的重要途径。

【临床表现】

1. 先天性感染(宫内感染) ①孕母为原发感染时，30%~50% 胎儿被感染，可引起流产、死胎、死产、早产、宫内发育迟缓、小于胎龄，其中 10%~15% 的新生儿出生时出现多器官、多系统受损的症状和体征，20%~30% 于新生儿期死亡，主要死于 DIC、肝衰竭或继发严重细菌感染；10% 以上死于出生后第 1 年，60%~90% 留有后遗症，其中神经系统后遗症高达 50%~90%。85%~90% 出生时无症状的亚临床感染者中，10%~15% 以后出现后遗症。②孕母为再发感染时，仅 0.5%~3% 的胎儿被感染，其中 85%~90% 的新生儿出生时无临床症状。但亚临床感染病例中，10%~15% 有后遗症，且多限于听力受损。如听力障碍早期进行干预，则智力发育不受影响。③常见的临床症状有黄疸(以结合胆红素增高为主)、肝脾大、肝功能损害、呼吸窘迫、间质性肺炎、心肌炎、皮肤瘀斑、血小板减少、贫血、单核细胞增多症、脑膜脑炎、小头畸形、脑室周围钙化、脑室扩大、胚胎生发层基质囊肿、视网膜脉络膜炎、脐疝等。④常见的后遗症有感觉性神经系耳聋,智力、运动发育障碍,甚至脑性瘫痪、癫痫、视力障碍、牙釉质钙化不全、慢性肺疾病等。其中感觉性神经系耳聋是最常见的后遗症(出生时无症状者发生率为10%~15%,症状性高达60%),多在1岁左右出现,常为双侧行,并呈进行性加重。⑤新生儿出生后2~3周内病毒学检查阳性。

2. 出生时或出生后感染　潜伏期为4~12周,多数表现为亚临床感染。新生儿期主要表现为肝炎和间质性肺炎,足月儿常呈自限性经过,预后一般良好。早产儿还可以表现为单核细胞增多症、血液系统损害、关节炎、心肌炎等,死亡率高达20%。输血传播可引起致命性后果。

【实验室检查】

1. 病毒分离　此法最可靠、特异性最强,尿标本中病毒量高,且排病毒持续时间可达数月至数年,但排病毒为间歇性,多次尿培养分离可提高阳性率;病毒分离应收集新鲜清洁尿,6小时内接种,是提高阳性率的重要环节。此外,脑脊液、唾液等可行病毒分离。

2. CMV标志物检测　在各种组织或脱落细胞中可检测出典型的包涵体、病毒抗原、颗粒或基因等CMV标志物,其中特异性高、敏感的方法是采用DNA杂交试验检测患儿样本中CMV;或采用PCR技术体外扩增特异性CMV基因片段检出微量病毒。取新鲜晨尿或尿沉渣涂片,在光镜下找典型病变细胞或核内包涵体。此法特异性高,但阳性率低,有时需多次采样才获阳性结果。此外,尿液、血液(包括干血点DBS)、唾液和脑脊液样本中检测到HCMV-DNA和HCMV抗原(pp65)也是快速可靠诊断先天性HCMV感染的方法。

3. 检测血清中CMV-IgG、IgM、IgA抗体　IgM、IgA抗体不能通过胎盘,因此,脐血或新生儿出生后2周内血清中检出IgM、IgA抗体是先天性感染的标志。但其水平低,故阳性率也低。IgG可通过胎盘,从母体获得的IgG在出生后逐渐下降,6~8周降至最低点,若血清IgG滴度升高持续6个月以上,提示宫内感染。

【治疗】

1. 更昔洛韦(丙氧鸟苷,ganciclovir)　是治疗症状性先天性CMV感染的首选药物。报道的剂量为每日12mg/kg,分2次给药,静脉滴注,疗程6周。但鉴于CMV感染的普遍性及病毒致病的复杂性,且该药仅能抑制病毒的复制,不能杀灭病毒,长期应用可引起耐药性及远期毒副反应,主要有粒细胞和血小板减少,肝肾功能损害、胃肠道及神经系统并发症等。因此,应严格掌握更昔洛韦的应用指征:①有中枢神经系统累积的先天性CMV感染;②有明显活动期症状的CMV感染,如肺炎、肝炎、脑炎或视网膜脉络膜炎等。无症状性CMV感染,或轻症,尤其是出生后感染,可暂不应用该药。

2. 治疗并发症　有听力障碍者应早期干预,必要时可应用人工耳蜗。

五、先天性弓形虫感染

弓形虫病(toxoplasmosis)由刚地弓形虫(toxoplasma gondii)引起的人畜共患病。该病原广泛存在于自然界。几乎所有的哺乳动物和人类及某些鸟类都是中间宿主,猫科动物是其唯一的终宿主。世界各地感染以欧美国家为主,其中法国人群阳性率高达80%左右,我国在8%以下。成人弓形虫感染大多为亚临床感染。经胎盘传播引起胎儿先天性弓形虫感染者,其孕母几乎均为原发性感染,母亲慢性感染引起的先天性感染罕见。弓形虫经胎盘传播率约40%,且传播率随胎龄增大而增加,但胎儿感染严重程度随胎龄增大而减轻。弓形虫是引起小儿中枢神经系统先天畸形及精神发育障碍的重要病因之一。

【临床表现】 中枢神经系统受损和眼症状最突出,脉络膜视网膜炎、脑积水、脑钙化灶是先天性弓形虫病常见的三联症。先天性弓形虫感染中 2/3 患儿出生时无明显症状,但其中 1/3 患儿已有亚临床改变。未治疗者于出生后数周或数月,甚至数年逐渐出现症状。症状有轻、中、重之分,与感染时的孕期有关。母妊娠早期感染症状较重者,可引起流产、早产或死胎;妊娠中晚期感染,新生儿可为亚临床感染,或出生后逐渐出现临床症状。

主要表现为:①全身症状,早产、宫内生长迟缓、黄疸、肝脾大、皮肤紫癜、皮疹、发热或体温不稳、肺炎、心肌炎、肾炎、淋巴结肿大等。②中枢神经系统,可出现脑膜脑炎的症状和体征,如前囟隆起、抽搐、角弓反张、昏迷等。脑脊液常有异常,表现为淋巴细胞增多,蛋白质增高,糖减少。头颅 CT 示阻塞性脑积水、脑皮质钙化等。脑积水有时是先天性弓形虫感染的唯一表现,可发生在出生时,或出生后逐渐发生。③眼部病变,脉络膜视网膜炎最常见,一侧或双侧眼球受累,还可见小眼球、无眼球等,是引起儿童视力受损的最常见病因之一。仅有 10% 病例出生时上述症状明显,其中 10% 左右的患儿死亡,幸存者大部分遗留中枢神经系统后遗症,如智力发育迟缓、惊厥、脑瘫、视力障碍等。出生时有症状者中 30% ~ 70% 可发现脑钙化,如不治疗,病灶可增大增多;但若经治疗,其中 75% 钙化灶可在 1 岁时减小或消失。

【实验室检查】 应结合孕母感染史、临床表现,但确诊必须依靠病原学检查或血清学检查。①ELISA 检测血清弓形虫 IgG、IgM。该方法敏感性高,特异性强。②病原学检查:取血、体液或淋巴结,直接涂片或接种、组织细胞培养找病原体。但该方法操作复杂、阳性率低。③易感动物(鼠、兔)接种或组织细胞培养分离病原体。④PCR 检测弓形虫 DNA。

【治疗】 ①磺胺嘧啶(sulfadiazine)每日 100mg/kg,分 4 次口服,疗程 4~6 周。②乙胺嘧啶(pyrimethamine)每日 1mg/kg,每 12 小时 1 次,2~4 日后减半。疗程 4~6 周,用 3~4 个疗程,每疗程间隔 1 个月。多数专家推荐两药联合应用至 1 岁,但可引起骨髓抑制和叶酸缺乏,用药期间应定期观察血象并服用叶酸 5mg,每日 3 次。③螺旋霉素(spiramycin):在胎盘组织中浓度高,不影响胎儿,适用于弓形虫感染的孕妇及先天性弓形虫病患者。成人每日 2~4g,儿童每日 100mg/kg,分 2~4 次服用。④皮质激素:适用于脉络膜炎及脑脊液蛋白水平≥10g/L 者,可选用泼尼松 0.5mg/kg,每日 2 次。孕妇应进行血清学检查,妊娠初期感染弓形虫者应终止妊娠,中期感染者应予以治疗。

【预后】 母亲孕早、中期获得弓形虫感染导致胎儿出生时或围生期死亡率分别为 35% 或 7%。出生时有先天性弓形虫感染的婴儿,死亡率高达 12%。先天性感染者高度易感眼部病变、神经发育障碍和听力障碍,其中智力发育障碍发生率为 87%,惊厥为 82%,痉挛和脑性瘫痪为 71%,耳聋为 15%。长期随访资料显示,亚临床感染的新生儿至成年期,眼部或神经系统病变高达 80% ~ 90%。母孕 20 周前感染者应终止妊娠。

【预防】 孕妇应进行血清学检查,妊娠初期感染弓形虫者应终止妊娠,中后期感染者应予治疗。

六、新生儿衣原体感染

新生儿衣原体感染(chlamydial infection)是由沙眼衣原体(chlamydia trachomatis,CT)引起。衣原体是必须在活细胞内生活、增殖的一类独立微生物群,包括 4 个种族,其中与新生儿感染有关的主要是CT。本病主要通过性传播,是发达国家最常见的性传播疾病。新生儿CT感染主要是在分娩时通过产道获得,剖宫产出生的婴儿受染的可能性很小,多由胎膜早破病原体上行而致。

【临床表现】 新生儿衣原体感染以结膜炎、肺炎最常见,其他包括中耳炎、鼻咽炎及女婴阴道炎。①衣原体结膜炎:CT是新生儿期结膜炎中的最常见病原菌,暴露于病原体者有1/3发病,潜伏期通常为5~14天,很少超过19天。胎膜早破患儿可更早出现结膜炎。分泌物初为浆液性,很快变成脓性,眼睑水肿明显,结膜血、略增厚。由于新生儿缺乏淋巴样组织,故无沙眼典型的滤泡增生,但可有假膜形成。病变以下穹隆和下睑结膜明显。CT一般不侵犯角膜,如不治疗,充血逐渐减轻,分泌物逐渐减少,持续数周而愈。角膜也可见微血管翳,但失明罕见。②衣原体肺炎:系结膜炎或定植于鼻咽部CT下行感染所致。多在出生后2~4周发病,早期表现为上呼吸道感染症状,不发热或有低热。严重者可见阵发断续性咳嗽、气促或呼吸暂停,肺部可闻及捻发音。如不治疗病程常迁延数周至数月。胸部X线表现较临床症状为重,主要表现为两肺充气过度、伴双侧广泛间质和肺泡浸润,支气管周围炎,以及散在分布的局灶性肺不张。X线改变一般持续数周至数月消散。白细胞计数一般正常,嗜酸粒细胞可增高。

【诊断】 根据典型的结膜炎和肺炎症状,结合胸片,并行下列实验室检测,可明确诊断。①眼下穹隆、下睑结膜刮片行吉姆萨或碘染色找胞质内包涵体。②从刮片标本接种组织细胞培养中分离CT;取肺炎患儿气管深部分泌物、或鼻咽部抽吸物培养可提高阳性率。③直接荧光素标记抗体(DFA)法、酶免疫测定(EIA)检测CT抗原,敏感性、特异性均高,可用于CT结膜炎快速诊断。④免疫荧光法检测特异性IgM抗体,效价≥1:64有诊断意义;特异性IgG抗体可通过胎盘,故第2次复查抗体滴度升高4倍以上才有诊断价值。

【治疗】 CT结膜炎和肺炎治疗均首选红霉素,每日20~50mg/kg,分3~4次口服,疗程14天,阿奇霉素(azithromycin)具有吸收好、易进入细胞内、半衰期长、不良反应少等优点,剂量为每日10mg/kg,1次服用,连服3日。衣原体结膜炎局部用0.1%利福平眼药水或10%磺胺醋酰钠眼药水滴眼,每日4次,也可用0.5%红霉素眼膏,共2周,但均不能肃清鼻咽部CT,故仍可能发生CT结膜炎或肺炎。

七、先天性梅毒

先天性梅毒(congenital syphilis)是指梅毒螺旋体由母体经胎盘进入胎儿血循环所致的感染。近年来,我国先天性梅毒发病率已有明显上升趋势。

梅毒螺旋体经胎盘传播多发生在妊娠4个月后。孕早期由于绒毛膜朗汉斯巨细胞层阻断,螺旋体不能进入胎儿循环。妊娠4个月后,朗汉斯巨细胞层退化萎缩,螺旋体得以通过胎盘和脐静脉进入胎儿循环。父亲的梅毒螺旋体不能随精子或精液直接传给胎儿。胎儿感染与母亲梅毒的病程及妊娠期是否治疗有关。孕母早期梅毒且未经治疗时,无论是原发或继发感染,其胎儿几乎均会受累,受感染的胎儿30%发生流产、早产、死胎或在新生儿期死亡。存活者在出生后不同的年龄出现临床症状,其中2岁以内发病者为早期梅毒,主要是感染和炎症的直接结果;2岁后为晚期梅毒,主要为早期感染遗留的畸形或慢性损害。

【临床表现】 大多数患儿出生时无症状,而于2~3周后逐渐出现。早期先天性梅毒的常见的症状有:①多为早产儿、低出生体重儿或小于胎龄儿;发育、营养状况均落后于同胎龄儿。②皮肤、黏膜损害发生率为15%~60%,鼻炎为早期特征,于出生后1周出现,可持续3个月之久,表现为鼻塞,分泌物早期清,继之呈脓性、血性,含大量病原体,极具传染性,当鼻黏膜溃疡累及鼻软骨时形成"鞍鼻",累及喉部引起声嘶。皮疹常于出生后2~3周出现,初为粉红、红色多形性斑丘疹,以后变为棕褐色,并有细小脱屑,掌、跖部还可见梅毒性天疱疮。其分布比形态更具特征性,最常见于口周、鼻翼和肛周,皮损数月后呈放射状皲裂。③骨损害占20%~95%,但多数无临床体征,少数可因剧痛而致"假瘫"。主要为长骨多发性、对称性损害,X线表现为骨、软骨骨膜炎改变。④全身淋巴结肿大,见于20%患儿,无触痛,滑车上淋巴结肿大有诊断价值。⑤肝脾肿大:几乎所有患儿均有肝肿大,其中1/3伴有梅毒性肝炎,出现黄疸、肝功能受损,可持续数月至半年之久。⑥血液系统:表现为贫血、白细胞减少或增多、血小板减少及Comb's试验阴性的溶血性贫血。⑦中枢神经系统症状在新生儿期罕见,多在出生后3~6个月时出现脑膜炎症状,脑脊液中淋巴细胞数增高,蛋白呈中度增高,糖正常。⑧其他:肺炎、肾炎、脉络膜视网膜炎、心肌炎等。晚期先天性梅毒症状出现在2岁后,可发生结节性梅毒疹和梅毒瘤,主要包括楔状齿、马鞍鼻、间质性角膜炎、神经性耳聋、智力发育迟缓等。

【诊断】 先天性梅毒的诊断缺乏金标准,主要根据母亲病史、临床表现、实验室检查和X线检查进行。

目前国内外多参考2006年美国疾病控制中心(CDC)公布的梅毒治疗方案中的标准:①母亲为梅毒患者;②有先天性梅毒的临床症状和体征;③从病变部位、胎盘或脐带找到TP或体液抗TP-IgM抗体阳性;④婴儿RPR滴度较母血增高至少4倍。另外,X线检查可发现长骨软骨膜炎、TP或螺旋体DNA阳性、婴儿血清RPR或FTA-ABS或TPPA阳性及脑脊液检查符合先天性梅毒的表现,或脑脊液淋巴细胞及蛋白数量增加,均为诊断依据。确诊可根据:①取胎盘、羊水、皮损等易感部位标本,在暗视野显微镜下找梅毒螺旋体,但阳性率低。②性病研究实验室试验(venereal disease research laboratories, VDRL),简便、快速、敏感性极高,但有假阳性,可作为筛查试验。③快速血浆反应素(rapid plasma regain, RPR)试验,广泛用于梅毒的筛查、诊断及判断疗效,该法简便、快速,敏感性极高,梅毒感染4周内即可出现阳性反应,但也可出现假阴性。其他一些疾病,如疟疾、溶血性贫血和自身免疫疾病等可有假阳性,因此需做特异性试验进一步证实。④荧光螺旋体抗体吸附试验(fluorescent treponema antibody absorption, FTA-ABS)特异性强,敏感性高,常用于确诊。⑤梅毒螺旋体颗粒凝集试验(treponema pallidum particle agglutination, TPPA),特异性强,可用于确诊,但不会转阴,不能作为评估疗效的指标。

【治疗和预防】

1. 一般措施 梅毒婴儿因严格隔离,避免感染其他疾病及他人被感染。

2. 治疗 首选青霉素,每次5万U/kg,每12小时1次,静脉滴注,共7天,以后改为每8小时1次,共10~14天。或用普鲁卡因青霉素,每日5万U/kg,肌内注射,共10~14天。青霉素过敏者,可用红霉素每日15mg/kg,连用12~15日,口服或注射。如合并神经梅毒,可加用头孢曲松钠。治疗6个月,血清滴度未出现4倍下降,应视为治疗失败或再感染,根据临床复发现象可重复治疗,但治疗剂量应加倍。

3. 随访 疗程结束后应在2、4、6、9、12个月时追踪监测VDRL试验,直至其滴度持续下降或阴性。神经梅毒6个月后再复查脑脊液。

4. 及时、正规治疗孕妇梅毒 是减少先天性梅毒发病率的最有效措施。

八、新生儿化脓性脑膜炎

新生儿化脓性脑膜炎(简称化脑)是新生儿期化脓菌引起的脑膜炎症。一般新生儿败血症中25%会并发化脓性脑膜炎。病原菌在新生儿不同于其他年龄,临床表现很不典型,主要表现烦躁不安、哭闹尖叫、易激惹,严重者昏迷、抽搐,有时表现反应低下、嗜睡、拒奶等症状,颅内压增高征出现晚,又常缺乏脑膜刺激征,故早期诊断困难,加之常并发脑室膜炎,大肠埃希菌等G^-杆菌尤其难以肃清,化脓性脑膜炎是常见的危及新生儿生命的疾病,多年来病死率一直无明显下降,可能与小早产儿、VLBW 增多、细菌耐药性增加等多种因素有关。幸存者40%~50%可留有失聪、失明、智力或运动功能障碍等后遗症,故疑有化脓性脑膜炎时应及早检查脑脊液,早期诊断,及时彻底治疗,减少死亡率和后遗症。

【病原菌】 一般认为化脓性脑膜炎的病原菌与败血症一致,但并非完全如此,因有些脑膜炎可无败血症,而由病原菌直接侵入脑膜或仅有短暂的菌血症。国内的新生儿化脓性脑膜炎的病原菌各地不同,常见病原菌包括大肠埃希菌、葡萄球菌、不动杆菌、变形杆菌等。

【感染途径】

1. 出生前感染 极罕见,母患李斯特菌感染伴有菌血症时,该菌可通过胎盘导致流产、死胎、早产,化脓性脑膜炎偶可成为胎儿全身性感染的一部分。

2. 出生时感染 多有胎膜早破、产程延长、难产等生产史。大肠埃希菌、GBS 可由母亲的直肠或阴道上行污染羊水或通过产道时胎儿吸入,多在出生后3天内以暴发型肺炎、败血症发病,约30%发生化脓性脑膜炎。

3. 出生后感染 病原菌可由呼吸道、脐部、受损皮肤与黏膜、消化道、结合膜等侵入血液循环再到达脑膜。有中耳炎、感染性头颅血肿、颅骨裂、脊柱裂、脑脊膜膨出、皮肤窦道(少数与蛛网膜下腔相通)的新生儿,病原菌多由此直接侵入脑膜引起脑膜炎。

【临床表现】

1. 一般表现 新生儿化脓性脑膜炎临床表现常不典型,尤其是早产儿,一般表现包括面色苍白、反应欠佳、哭声微弱、少哭少动、拒乳或吮乳减少、呕吐、发热或体温不升、黄疸等。与败血症相似,但常常更重,发展更快。

2. 特殊表现

(1) 神经系统症状:烦躁、易激惹、惊跳、突然尖叫和嗜睡、精神萎靡等。可见双眼无神、双目发呆、凝视、斜视、眼球上翻、眼睑抽动、面肌小抽如吸吮状,也可阵发性发绀、呼吸暂停,一侧或局部肢体抽动。

(2) 颅内压增高:由于前、后囟及骨缝未闭合,颅骨较其他年龄组易分离,因此呕吐、前囟饱满或隆起等颅内压增高表现较晚或不明显;失水时前囟平也提示颅内压增高。骨缝可进行性逐渐增宽。由于新生儿颈肌发育很差,颈项强直较少见。

(3) 败血症的特殊表现如黄疸、肝大、瘀点、腹胀、休克等可同时出现。一般认为化脓性脑膜炎的病原菌与败血症一致,但并非完全如此,因有些脑膜炎可无败血症,而由病原菌直接侵入脑膜或只有短暂的菌血症。李斯特菌脑膜炎患儿的皮肤可出现典型的红色粟粒样小丘疹,主要分布在躯干,皮疹内可发现李斯特菌。

【并发症】

1. 脑室膜炎诊断标准 ①脑室液细菌培养或涂片获阳性结果,与腰椎穿刺液一致;

②脑室液白细胞≥$50×10^6$/L,以多核细胞为主;③脑室液糖<1.66mmol/L(30mg/dl),或蛋白质>0.4g/L;④腰穿脑脊液已接近正常,但脑室液仍有炎性改变。确诊需满足第一条,或第二条加上③或④之一。年龄越小,延误诊治时间越长,脑室管膜炎的并发率越高,多为G^-菌感染。

2. 硬脑膜下积液诊断标准 硬脑膜下腔的液体如超过2ml,蛋白定量>0.6g/L,红细胞<$100×10^6$/L。并发率10%~60%,如果常规硬膜下穿刺可达80%。常由脑膜炎链球菌、流感杆菌所致。

【诊断】 母亲围生期感染史、绒毛羊膜炎、胎膜早破、脑脊液膨出、皮肤窦道(多位于胎儿腰骶部,该处皮肤微凹,常有一撮毛或一小血管瘤)的新生儿,要警惕脑膜炎的发生、一旦出现难以解释的体温不稳定、精神反应不好、激惹、易惊、尖叫、拒乳或前囟紧张、饱满、骨缝增宽等提示颅内感染时,应立即做腰椎穿刺脑脊液检查。化脓性脑膜炎时脑脊液压力增大(常>3~8cmH_2O),外观不清或混浊,早期偶可清晰透明,但培养甚至涂片可发现细菌。白细胞计数常超过$30×10^6$/L,糖降低,蛋白质增高。脑脊液培养和涂片可发现细菌,头部影像学检查如CT、MRI和B超检查可表现为脑实质水肿和脑膜增强,对诊断脑室管膜炎、脑梗死、脑脓肿、硬膜下积液和脑积水等并发症有较大诊断价值。

【治疗】

1. 抗生素治疗 应尽早选择大剂量及易进入脑脊液的杀菌药,首剂剂量加倍,从静脉推入或快速滴入。待脑脊液培养结果出来,可参考药敏并结合临床,需要时换用对病原菌敏感且能较高浓度透过血脑屏障的药物,做到用药早、剂量足和疗程够。

2. 对症和支持治疗

(1)急性期严密监测生命体征,定期观察患儿意识、瞳孔和呼吸节奏改变,并及时处理颅内高压。

(2)及时控制惊厥发作,并防止再发。

(3)监测并维持体内水、电解质、血浆渗透压和酸碱平衡。对有抗利尿激素异常分泌综合征表现者,积极控制脑膜炎的同时,适当限制液体入量,对低钠血症症状严重者酌情补充钠盐。

3. 并发症治疗 如出现硬膜脑下积液、脑积水等并发症时,必要时穿孔引流或手术治疗。

4. 肾上腺皮质激素的应用 对年长儿细菌性脑膜炎早期使用可减少炎性渗出,减轻脑水肿和后遗症发生,新生儿可酌情使用。

(郑昌龄)

第八节 新生儿寒冷损伤综合征

新生儿寒冷损伤综合征(neonatal cold injury syndrome)简称新生儿冷伤,因多有皮肤硬肿,亦称新生儿硬肿症。本病是由于寒冷和(或)多种疾病所致,主要表现为低体温和皮肤硬肿,严重低体温硬肿症可继发肺出血及多脏器功能衰竭,早产儿多见。近年来,随着居住条件的改善、新生儿转运技术的开展和新生儿保暖技术的普及,该病的发病率已有显著下降。

【病因和病理生理】

1. 寒冷和保温不足 是新生儿,尤其是早产儿发生低体温和皮肤硬肿的重要原因。①体温调节中枢不成熟。环境温度低时,其增加产热和减少散热的调节功能差,使体温降低。②体表面积相对较大,皮下脂肪少,皮肤薄,血管丰富,易于失热。寒冷时散热增加,导致低体温。③躯体小,总液体含量少,体内储存热量少,对失热的耐受能力差,寒冷时即使有少量热量丢失,体温便可降低。④新生儿由于缺乏寒战反应,寒战时主要靠棕色脂肪组织(brown adipose tissue)代谢产热,但其代偿能力有限;早产儿由于其储存少(胎龄越小,储存越少),代偿产热能力更差,因此,寒冷时易出现低体温。棕色脂肪分布在颈、肩胛间、腋下、中心动脉、肾和肾上腺周围。⑤皮下脂肪(白色脂肪)中,饱和脂肪酸含量高(为成人3倍),由于其熔点高,低体温时易于凝固,出现皮肤硬肿。因此,基于上述特点,在寒冷或保温不足时则易出现低体温和皮肤硬肿。

2. 某些疾病 严重感染、缺氧、窒息、出血、先天性心脏病、手术、心力衰竭和休克等使能源物质消耗增加、热量摄入不足,加之缺氧又使能源物质的氧化产能发生障碍,故产热能力不足,即使在正常散热的条件下,也可出现低体温和皮肤硬肿。严重的颅脑疾病也可抑制尚未成熟的体温调节中枢,其调节功能进一步降低,使散热大于产热,出现低体温,甚至皮肤硬肿。近来的报道还涉及神经、内分泌系统调节紊乱,水盐代谢失调等其他的因素参与。

3. 多器官功能损害 低体温及皮肤硬肿,可使局部血液循环淤滞,引起缺氧和代谢性酸中毒,导致皮肤毛细血管壁通透性增加,出现水肿。如低体温持续存在和(或)硬肿面积扩大,缺氧和代谢性酸中毒加重,可引起多器官功能损害。

【临床表现】 本病主要发生在冬、春寒冷季节,尤以我国北方各省发病率和死亡率较高,但也可因感染及其他因素影响发生于夏季和南方地区。多于出生后1周内发病,早产儿多见。低体温和皮肤硬肿是本病的主要表现。重症者可出现多系统功能损害。

1. 一般表现 反应低下,吮乳差或拒乳、哭声低弱或不哭,活动减少,也可出现呼吸暂停等。低体温时常伴有心率减慢。

2. 低体温新生儿 低体温指体温<35℃;轻中度为30~35℃;重度<30℃,可出现四肢甚或全身冰冷。

3. 皮肤硬肿 即皮肤紧贴皮下组织,不能移动,按之似橡皮样感,呈暗红色或青紫色,伴水肿者有指压凹陷。硬肿常呈对称性,其发生顺序依次为:下肢—臀部—面颊—上肢—全身。硬肿面积可按头颈部20%、双上肢18%、前胸及腹部14%、背部及腰骶部14%、臀部8%及双下肢26%计算。严重硬肿可妨碍关节活动,胸部受累可致呼吸困难。

4. 多器官功能损害 重症可出现休克、DIC、急性肾衰竭等。肺出血是较常见的并发症。

表6-9 新生儿硬肿症分度标准

程度	硬肿范围*	全身一般情况	体温	休克、肺出血、DIC
轻度	<30%	稍差	>35℃	无
中度	30%~50%	较差	30~35℃	无
重度	>50%	极差	<30℃	无

*头颈部20%;双上肢18%;前胸及腹部14%;背及腰骶部14%;臀部8%;双下肢26%。

【辅助检查】 根据病情需要,检测血常规、动脉血气和血电解质、血糖、尿素氮、肌酐、DIC 筛查试验。必要时可行 ECG 及 X 线胸片等。

【诊断】 在寒冷季节,环境温度低和保温不足,或患有可诱发本病的疾病;有体温降低、皮肤硬肿,即可诊断。

【鉴别诊断】 应与新生儿水肿和新生儿皮下坏疽相鉴别。

1. 新生儿水肿 ①局限性水肿:常发生于女婴会阴部,数日内可自愈。②早产儿水肿:下肢常见凹陷性水肿,有时延及手背、眼睑或头皮,大多数可自行消退。③新生儿 Rh 溶血病或先天性肾病:水肿较严重,并有其各自临床特点。

2. 新生儿皮下坏疽 常由金黄色葡萄球菌感染所致。多见于寒冷季节。有难产或产钳分娩史。常发生于身体受压部位(枕、背、臀部等)或受损(如产钳)部位。表现为局部皮肤变硬、略肿、发红、边界不清楚并迅速蔓延,病变中央初期较硬以后软化,先呈暗红色以后变为黑色,重者可有出血和溃疡形成,亦可融合成大片坏疽。

【治疗】

1. 复温(rewarming) 目的是在体内产热不足的情况下,通过提高环境温度(减少失热或外加热),以恢复和保持正常体温。新生儿由于腋窝部皮下含有较多棕色脂肪,寒冷时氧化产热,使局部温度升高,此时腋温高于或等于肛温(核心温度)。正常状态下,棕色脂肪不产热,$T_{A-R}<0℃$;重症新生儿硬肿症,因棕色脂肪耗尽,故 T_{A-R} 也<0℃;新生儿硬肿症初期,棕色脂肪代偿增加,则 $T_{A-R}≥0℃$。因此,腋温-肛温差(T_{A-R})可作为判断棕色脂肪产热状态的指标。

(1) 轻、中度:产热良好,用暖箱复温,患儿置入预热至 30℃ 的暖箱内,通过暖箱的自控调温装置或人工调节箱温于 30~34℃,使患儿 6~12 小时内恢复正常温度。

(2) 重度低体温<30℃:先以高于患儿体温 1~2℃ 的暖箱温度(不超过 34℃)开始复温,每小时提高箱温 1℃,于 12~24 小时内恢复正常温度。或用远红外线抢救台(开放式暖箱)快速复温。

若无上述条件,也可采用温水浴、热水袋、火炕、电热毯或母亲将患儿抱在怀中等加热方法。

2. 热量和液体补充供给 充足的热量有助于复温和维持正常体温。热量供给从每日 210kJ/kg(50kcal/kg)开始,逐渐增加至每日 419~502 kJ/kg(100~120kcal/kg)。喂养困难者给予部分或完全静脉营养。液体量按 0.24ml/kJ(1ml/kcal)计算,有明显心、肾功能损害者,在复查时因组织间隙液体进入循环,可造成左心功能不全和肺出血,故应严格控制输液速度及液体入量(每天 60~80ml/kg)。

3. 控制感染 根据血培养和药敏结果应用抗生素。可根据感染的性质加用青霉素属或头孢菌素属等,尿量明显减少时慎用对新生儿肾脏有毒副作用的药物。

4. 纠正器官功能紊乱 对心力衰竭、休克、凝血障碍、弥散性血管内凝血、肾衰竭和肺出血等,应给以相应治疗。

【预防】 ①做好围生期保健工作,宣传预防新生儿硬肿症的知识。②避免早产、产伤和窒息等,及时治疗诱发硬肿症的各种疾病。③尽早开始喂养,保证充足的热量供应。④注意保暖,产房温度不宜低于 24℃,出生后应立即擦干皮肤,用预热的被毯包裹,有条件者放置暖箱中数小时,待体温稳定后再放入婴儿床中,若室温低于 24℃,应增加包被;小早产儿出生后应置于暖箱中,箱温为中性温度,待体重 > 1800g 或在室温下体温稳定时,可放置于婴儿床中。⑤在新生儿外科手术、新生儿转院及各种检查过程中应注意保暖。

（郑昌龄）

第九节 新生儿黄疸

新生儿黄疸(neonatal jaundice)为新生儿期最常见的表现之一。正常成人血清胆红素低于 17μmol/L(1mg/dl)，当超过 34μmol/L(2mg/dl)即可出现黄疸。新生儿，由于毛细血管丰富，当血清胆红素超过 85μmol/L(5mg/dl)，则出现肉眼可见的黄疸。非结合胆红素增高是新生儿黄疸最常见的表现形式，重者可引起胆红素脑病，造成神经系统的永久性损害，甚至发生死亡。

【新生儿胆红素代谢特点】 新生儿期的胆红素代谢不同于成人，主要如下：

1. 胆红素生成过多 新生儿每日生成的胆红素明显高于成人，其原因是：①红细胞数量过多，胎儿血氧分压低，红细胞数量代偿性增加，出生后血氧分压升高，过多的红细胞破坏；②红细胞寿命相对短，一般早产儿低于 70 天，足月儿约 80 天，成人为 120 天，且血红蛋白的分解速度是成人的 2 倍；③旁路和其他组织来源的胆红素增加。

2. 血浆白蛋白联结胆红素的能力不足 胆红素进入血液循环后，与血浆白蛋白联结后，运送到肝脏进行代谢。与白蛋白联结的胆红素，不能透过细胞膜及血脑屏障，但游离的非结合胆红素呈脂溶性，能够通过血-脑屏障，进入中枢神经系统，引起胆红素脑病。刚娩出的新生儿常有不同程度的酸中毒，可减少胆红素与白蛋白联结；早产儿越小，白蛋白含量越低，其联结胆红素的量也越少。

3. 肝细胞处理胆红素能力差 胆红素进入肝细胞后，被肝细胞的受体蛋白(Y 蛋白、Z 蛋白，一种细胞内的转运蛋白)结合，转运至光面内质网，通过尿苷二磷酸葡糖醛酸基转移酶(UDPGT)的催化，每分子胆红素结合两分子的葡糖醛酸，形成水溶性的结合胆红素，后者经胆汁排至肠道。新生儿出生时肝细胞内 Y 蛋白含量极微（仅为成人的 5%~20%，出生后 5~10 天达正常），UDPGT 含量也低（仅为成人的 1%~2%），且活性差（仅为正常的 0~30%），因此，新生儿不仅摄取胆红素的能力不足，同时结合胆红素的能力低下，生成结合胆红素的量较少。此外，新生儿肝细胞排泄胆红素的能力不足，早产儿更为明显，可出现暂时性肝内胆汁淤积。

4. 肠肝循环(enterohepatic circulation) 特点在较大儿童或成人，肠道内胆红素通过细菌作用，被还原为粪胆素原(stercobilinogen)后随粪便排出，部分排入肠道的结合胆红素可被肠道的 β-葡糖醛酸酐酶水解，或在碱性环境中直接与葡糖醛酸分离成为非结合胆红素，后者可通过肠壁经门静脉吸收到肝脏再进行处理，即胆红素的"肠肝循环"。新生儿肠蠕动性差和肠道菌群尚未完全建立，而肠腔内 β-葡糖醛酸酐酶活性相对较高，可将结合胆红素转变成非结合胆红素，增加了肠肝循环，导致血非结合胆红素增高。此外，胎粪含胆红素较多，如排泄延迟，可使胆红素重吸收增加。

当饥饿、缺氧、脱水、酸中毒、头颅血肿或颅内出血时，更易出现黄疸或使原有黄疸加重。

【新生儿黄疸分类】 通常分为生理性黄疸和病理性黄疸，约有 85% 的足月儿及绝大多数早产儿在新生儿期均会出现暂时性总胆红素增高。但大多数为生理性的，在所有足月儿中,约 6.1% 血清总胆红素水平超过 221μmol/L(12.9mg/dl),仅 3% 血清胆红素水平超过 256μmol/L(15mg/dl)。

1. 生理性黄疸(physiological jaundice)　其特点为:①一般情况良好。②足月儿出生后 2~3 天出现黄疸,4~5 天达高峰,5~7 天消退,最迟不超过 2 周;早产儿黄疸多于出生后 3~5 天出现,5~7 天达高峰,7~9 天消退,最长可延迟到 3~4 周。③每日血清胆红素升高<85μmol/L(5mg/dl);或每小时<0.85μmol/L(0.5mg/dl)。生理性黄疸始终是排除性诊断,判定其是"生理",还是"病理"的血清胆红素最高界值,由于受个体差异、种族、地区、遗传及喂养方式等影响,迄今尚不存在统一标准。通常认为,足月儿<221μmol/L(12.9mg/dl),早产儿<256μmol/L(15mg/dl)是生理性的,但临床发现,即使早产儿的血清胆红素水平低于此值,也可发生胆红素脑病。因此采用日龄或小时龄胆红素进行评估,目前已被多数学者所接受,同时也根据不同胎龄和出生后小时龄,以及是否存在高危因素来评估和判断。影响新生儿黄疸的高危因素包括溶血、窒息、缺氧、酸中毒、脓毒血症、高热、低体温、低蛋白血症、低血糖等。

2. 病理性黄疸(pathologic jaundice)　其特点为:①出生后 24 小时内出现黄疸;②血清胆红素值已达到相应日龄及相应危险因素下的光疗干预标准,或每日上升超过 85μmol/L(5mg/dl),或每小时 > 0.85μmol/L(0.5mg/dl);③黄疸持续时间长,足月儿 > 2 周,早产儿 > 4 周;④黄疸退而复现;⑤血清结合胆红素 > 34μmol/L(2mg/dl)。具备其中任何一项者即可诊断为病理性黄疸。

新生儿病理性黄疸的病因较多,常为多种病因同时存在。

(1) 胆红素生成过多:由于红细胞破坏增多及肝肠循环增加,使胆红素生成过多,引起非结合胆红素水平增高。

1) 红细胞增多症:即静脉血红细胞 > $6×10^{12}$/L,血红蛋白 > 220g/L,红细胞比容 > 65%。常见于母-胎或胎-胎间输血、脐带结扎延迟、宫内生长迟缓(慢性缺氧)及糖尿病母亲婴儿等。

2) 体内出血:如较大的头颅血肿、皮下血肿、颅内出血、肺出血和其他部位出血,引起血管外溶血,使胆红素生成过多。

3) 同族免疫性溶血:见于母婴血型不合,如 ABO 或 Rh 血型不合等,我国 ABO 溶血病多见。

4) 感染:细菌、病毒、螺旋体、衣原体、支原体和原虫等引起的重症感染皆可致溶血,以金黄色葡萄球菌、大肠埃希菌引起的败血症多见。

5) 肠肝循环增加:先天性肠道闭锁、先天性幽门肥厚、巨结肠、饥饿和喂养延迟等均可使胎粪排泄延迟,使胆红素重吸收增加。

6) 母乳喂养:①母乳喂养相关的黄疸(breastfeeding-associated jaundice),是指母乳喂养的新生儿在出生后 1 周内,由于热量和液体摄入不足、排便延迟等,使血清胆红素升高,几乎 2/3 母乳喂养的新生儿可出现这种黄疸。该病原因导致的黄疸通过增加母乳喂养量和频率而得到缓解,一般不发生胆红素脑病。②母乳性黄疸(breast milk jaundice),是指母乳喂养的新生儿在出生后 3 个月内仍有黄疸,表现为非溶血性高非结合胆红素血症,但其诊断需排除其他病理因素。其原因可能与母乳中 β-葡糖醛酸苷酶水平较高,增加肝肠循环有关。一般不需要任何治疗,停母乳喂养 24~48 小时,黄疸可明显减轻,但对于胆红素水平较高者应密切观察。

7) 红细胞酶缺陷：葡萄糖-6-磷酸脱氢酶（G-6-PD）、丙酮酸激酶和己糖激酶缺陷均可影响红细胞的正常代谢，使红细胞膜僵硬，变形能力减弱，滞留和破坏单核-巨噬细胞系统。

8) 红细胞形态异常：遗传性球形红细胞增多症、遗传性椭圆形红细胞增多症、遗传性口形红细胞增多症、婴儿固缩红细胞增多症等均由于红细胞膜结构异常使红细胞在脾破坏增加。

9) 血红蛋白病：α 地中海贫血、血红蛋白 F-Poole 和血红蛋白 Hasharon 等，由于血红蛋白肽链数量和质量缺陷而引起溶血。

10) 其他：维生素 K 缺乏和低锌血症等，使细胞膜结构改变导致溶血。

（2）肝脏胆红素代谢障碍：由于肝细胞摄取和结合胆红素的能力低下，使血清非结合胆红素升高。

1) 窒息、缺氧、酸中毒及感染：窒息、缺氧及感染可抑制肝脏 UDPGT 的活性。

2) 遗传性高未结合胆红素血症（Crigler-Najjar 综合征）：即先天性 UDPGT 缺乏。其分为Ⅰ型、Ⅱ型。①Ⅰ型属常染色体隐性遗传，酶完全缺乏，酶诱导剂，如苯巴比妥治疗无效。出生后数年内需长期光疗，以降低血清胆红素和预防胆红素脑病；患儿很难存活，肝脏移植可以使 UDPGT 酶活性达到要求。②Ⅱ型属常染色体显性遗传，酶活性低下，发病率较Ⅰ型高；酶诱导剂，如苯巴比妥治疗有效。

3) Gilbert 综合征：是一种慢性的、良性高非结合胆红素血症，属常染色体显性遗传。本病是由于肝细胞摄取胆红素功能障碍和肝脏的 UDPGT 活性降低所致。Gilbert 综合征症状轻，通常于青春期才有表现；在新生儿期常由于肝细胞结合胆红素功能障碍而表现为高胆红素血症。当 UDPGT 基因突变和 G-6-PD 同时存在时，高胆红素血症常更为明显。

4) Lucey-Driscoll 综合征：即家族性暂时性新生儿黄疸。某些母亲所生的所有新生儿在出生后 48 小时内表现为严重的高非结合胆红素血症，其原因为妊娠后期孕妇血清中存在一种性质尚未明确的葡萄糖醛酸转移酶抑制物，使新生儿 UDPGT 酶活性被抑制。本病有家族史，新生儿早期黄疸重，2~3 周自然消退。

5) 药物：某些药物如磺胺、水杨酸盐、维生素 K_3、吲哚美辛、毛花苷 C 等，可与胆红素竞争 Y、Z 蛋白的结合位点。噻嗪类利尿剂能使胆红素与白蛋白分离，增加血胆红素水平。

6) 其他：甲状腺功能减退时，肝脏 UDPGT 活性降低可持续降低至数周至数月，使黄疸加重或迁延不退；垂体功能低下和唐氏综合征等常伴有血胆红素升高或生理性黄疸消退延迟；肠狭窄或闭锁、巨结肠均可使非结合胆红素在肠道再吸收增加，使黄疸进一步加重。

（3）胆红素的排泄障碍：由于肝细胞和(或)胆道对胆汁分泌和(或)排泄障碍所致，引起高结合胆红素血症，如同时有肝细胞功能受损，也可伴有非结合胆红素增高。

1) 新生儿肝炎：多由病毒引起的宫内感染所致。常见有乙型肝炎病毒、巨细胞病毒、风疹病毒、单纯疱疹病毒、肠道病毒及 EB 病毒等。

2) 先天性代谢缺陷病：α_1-抗胰蛋白酶缺乏症、半乳糖血症、果糖不耐受症、酪氨酸血症、糖原贮积病Ⅳ型及脂质累积病（尼曼-匹克病、戈谢病）等可有肝细胞损害。

3) Dubin-Johnson 综合征：即先天性非溶血性结合胆红素增高症，较少见。本病是由肝细胞分泌和排泄结合胆红素障碍所致，可出现非结合和结合胆红素增高，临床经过呈良性。

4) 胆管阻塞：由于先天性胆道闭锁和先天性胆总管囊肿，使肝内或肝外胆管阻塞，结合胆红素排泄障碍。其是新生儿期胆汁淤积性黄疸的常见原因。胆汁黏稠综合征是由于胆汁淤积在小胆管中，使结合胆红素排泄障碍，常见于长期应用静脉营养的早产儿；肝和胆道的肿瘤也可压迫胆管造成阻塞。

(4) 肝肠循环增加：如先天性肠道闭锁、幽门肥大、巨结肠、胎粪性肠梗阻、饥饿、喂养延迟、药物所致肠麻痹等均可使胎粪排除延迟，增加胆红素的回吸收。母乳喂养儿可能由于β-葡萄糖苷酸酶含量及活性增高，促使胆红素肝肠循环增加，导致高胆红素血症。

（郑昌龄）

第十节　新生儿溶血病

新生儿溶血病（hemolytic disease of newborn，HDN）系指由于母婴血型不合引起的胎儿或新生儿同族免疫性溶血（isoimmune hemolytic disease）。在已发现的人类26个血型系统中，以ABO血型不合最常见，其次为Rh血型不合，MN（少见血型）血型不合罕见。

【病因和发病机制】　本病为母婴血型不合引起的抗原抗体反应，由于母亲体内不存在胎儿的某些由父亲遗传的红细胞血型抗原，当胎儿红细胞通过胎盘进入母体或母体通过其他途径（如输血、接种疫苗等）接触这些抗原后，刺激母体产生相应抗体。当此抗体（IgG）进入胎儿血液循环后，即与胎儿红细胞表面的相应抗原结合（致敏红细胞），继之在单核-巨噬细胞系统内被破坏，引起溶血。

1. ABO溶血　主要发生在母亲O型而胎儿A型或B型，如母亲为AB型或婴儿为O型，则不发生ABO溶血病。

（1）40%~50%的ABO溶血病发生在第一胎，其原因是：O型母亲在第一胎妊娠前，已受到自然界A或B血型物质（某些植物、寄生虫、伤寒疫苗、破伤风及白喉类毒素等）的刺激，母体内已存在抗A或抗B抗体（IgG）。

（2）在母婴ABO血型不合中，仅1/5发生ABO溶血病，其原因为：①胎儿红细胞的抗原数量较少，仅为成人的1/4，不足以与相应的抗体结合而发生严重溶血；②除红细胞外，A抗原或B抗原存在于许多其他组织中，只有少量通过胎盘的抗体与胎儿红细胞结合，其余的被组织或血浆中可溶性的A或B物质吸收。

2. Rh溶血病　Rh血型系统有6种抗原，即D、E、C、c、d、e（d抗原未测出，只是推测），其抗原性强弱依次为D＞E＞C＞c＞e，故以RhD溶血病最常见，其次为RhE，由于e抗原性最弱，故Rhe溶血病罕见。传统上红细胞缺乏D抗原称为Rh阴性，具有D抗原称为Rh阳性，中国人绝大多数为Rh阳性。但由于母亲Rh阳性（有D抗原），也可缺乏Rh系统其他抗原，如E，若胎儿具有该抗原时，也可发生Rh溶血病。母亲暴露于Rh血型不合抗原的机会主要有：①曾输注Rh血型不合的血液；②分娩或流产接触Rh血型抗原，此机会可高达50%；③在孕期胎儿Rh阳性血细胞经胎盘进入母体。

（1）Rh溶血病一般不发生在第一胎。因为Rh抗体只能由人类红细胞Rh抗原刺激产生。Rh阴性母亲首次妊娠，于妊娠末期或胎盘剥离（包括流产及刮宫）时，Rh阳性的胎儿血进入母血中，经过8~9周产生IgM抗体（初发免疫反应），此抗体不能通过胎盘，以后虽可产生微量（低至0.2ml）胎儿血进入母体循环，于几天内便可产生大量IgG抗体（次发免疫反应），该抗体通过胎盘引起胎儿溶血。

（2）既往输过Rh阳性血的Rh阴性母亲，其第一胎可发病。极少数Rh阴性母亲虽未接触过Rh阳性血，但其第一胎也发生Rh溶血病，这可能是由于Rh阴性孕妇的母亲为Rh阳性，其母亲怀孕时已使孕妇致敏，故其第一胎发病。

（3）即使是抗原性最强的 RhD 血型不合者,也仅有 1/20 发病。主要是由于母亲对胎儿红细胞 Rh 抗原的敏感性不同。另外,母亲为 RhD 阴性,如父亲的 RhD 血型基因为杂合子,则胎儿为 RhD 阳性的可能性为 50%,如为纯合子则 100%,其他 Rh 血型也一样。当存在 ABO 血型不符合时,Rh 血型不合的溶血常不易发生;其机制可能为 ABO 血型不符合产生的抗体已破坏了进入母体的胎儿红细胞,使 Rh 抗原不能被免疫系统发现。

【病理生理】 ABO 溶血除引起黄疸外,其他改变不明显。Rh 溶血造成胎儿重度贫血,甚至心力衰竭。重度贫血、低蛋白血症和心力衰竭可导致全身水肿(胎儿水肿)。贫血时,髓外造血增强,可出现肝脾肿大。胎儿血中的胆红素经胎盘进入母亲肝脏进行代谢,故娩出时黄疸往往不明显。出生后,由于新生儿处理胆红素的能力较差,很快即出现黄疸。血清未结合胆红素过高,可透过血脑屏障,引发胆红素脑病(bilirubin encephalopathy)。

【临床表现】 症状轻重与溶血程度基本一致。多数 ABO 溶血病患儿主要表现为黄疸、贫血、Rh 溶血症状较重,严重者甚至死胎。

1. 黄疸 大多数 Rh 溶血病患儿在出生后 24 小时内出现黄疸并迅速加重,而多数 ABO 溶血病的患儿黄疸在出生后第 2~3 天出现。血清胆红素以未结合型为主,但如溶血严重,可造成胆汁淤积,结合胆红素也可升高。

2. 贫血 程度不一,重症 Rh 溶血,出生后即可有严重贫血或伴心力衰竭。部分患儿由于免疫抗体持续存在,也可于出生后 3~6 周发生晚期贫血,甚至持续数月。

3. 肝脾肿大 Rh 溶血病患儿多有不同程度的肝脾增大,ABO 溶血病患儿则不明显。

【并发症】 胆红素脑病(bilirubin encephalopathy)为新生儿溶血病最严重的并发症,多发生于出生后 1 周内,最早出生后 1~2 天出现神经系统表现。当非结合胆红素水平过高,透过血脑屏障,可造成中枢神经系统功能障碍,如不经治疗干预,可造成永久性损害。胆红素造成基底神经节、海马、下丘脑神经核和小脑神经元坏死;尸体解剖可见相应的神经核黄染,故又称为核黄疸(kernicterus)。

目前将胆红素脑病分为急性胆红素脑病(acute bilirubin encephalopathy)和慢性胆红素脑病(chronic bilirubin encephalopathy)。急性胆红素脑病是指出生后 1 周出现的胆红素毒性的急性期表现持续时间不超过新生儿期;慢性胆红素脑病,又称为核黄疸,是指胆红素毒性所致的慢性、永久性临床后遗症。

一般重度黄疸高峰后 12~48 小时出现症状,通常将胆红素脑病分为 4 期:警告期、痉挛期、恢复期和后遗症期,现多将前 3 期称为"急性胆红素脑病",第 4 期为"慢性胆红素脑病"(或核黄疸)。

第 1 期(警告期):表现为嗜睡、反应低下、吮吸无力、拥抱反射减弱、肌张力减低等,偶有尖叫和呕吐。持续 12~24 小时。

第 2 期(痉挛期):出现抽搐、角弓反张和发热(多于抽搐同时发生)。轻者仅有双眼凝视,重者出现肌张力增高、呼吸暂停、双手紧握、双臂伸直内旋,可出现角弓反张。此期持续 12~48 小时。

第 3 期(恢复期):吃奶及反应好转,抽搐次数减少,角弓反张逐渐消失,肌张力逐渐恢复,此期约持续 2 周。

第 4 期(后遗症期):出现典型的核黄疸后遗症表现。可有:①手足徐动,经常出现不自主、无目的和不协调的动作,早则出生后 18 个月出现,也可晚至 8~9 岁出现;②眼球向上转动障碍,形成落日眼;③听觉障碍,是胆红素神经毒性的最典型表现,耳聋,对高频音失听;

④牙釉质发育不良,牙呈绿色或深褐色。此外,也可留有脑性瘫痪、智能落后、抽搐、抬头无力和流涎等后遗症。

此外,与足月儿相比,早产儿更易发生胆红素脑病,尸体结果证实即使低水平的胆红素也可有核黄疸的病理改变。患儿很少有核黄疸的典型表现,在新生儿期也缺乏急性期的特异性表现,听觉障碍常是其主要表现。

【辅助检查】

1. 血型检查　检查母子 ABO 和 Rh 血型。

2. 溶血检查　溶血时红细胞和血红蛋白减少,早期新生儿血红蛋白<145g/L 可诊断为贫血;网织红细胞增高(>6%);血涂片有核红细胞增多(>10/100 个白细胞);血清总胆红素和未结合胆红素明显增加。

3. 致敏红细胞和血型抗体测定

(1)改良直接抗人球蛋白试验:即改良 Coombs 试验,为确诊试验。本实验是用"最适稀释度"的抗人球蛋白血清与充分洗涤后的受检红细胞盐水悬液混合,如有红细胞凝聚为阳性,表明红细胞已致敏。Rh 溶血病其阳性率高,而 ABO 溶血病仅少数阳性。

(2)抗体释放试验(antibody release test):通过加热使患儿致敏红细胞结合的来自母体的血型抗体释放于释放液中,将与患儿相同血型的成人红细胞(ABO 系统)或 O 型标准红细胞(Rh 系统)加入释放液中致敏,再加入抗人球蛋白血清,如有红细胞凝聚为阳性。本实验是检测致敏红细胞的敏感试验,也为确诊试验。Rh 和 ABO 溶血病一般均为阳性。

(3)游离抗体试验(free antibody test):在患儿血清中加入与其相同血型的成人红细胞(ABO 系统)或 O 型标准红细胞(Rh 系统)致敏,再加入抗人球蛋白血清,如有红细胞凝聚为阳性。表明血清中存在游离的 ABO 或 Rh 血型抗体,并可能与红细胞结合引起溶血。此类试验有助于估计是否继续溶血、换血后的效果,但不是确诊试验。

4. 其他

(1)脑干听觉诱发电位(BAEP):是指起源于耳蜗听神经和脑干听觉结构的生物电反应,对早期预测核黄疸及筛选感音神经性听力丧失非常有益。

(2)头部 MRI 扫描:对胆红素脑病的早期诊断有重要价值。

【诊断和鉴别诊断】

1. 产前诊断　凡既往有不明原因的死胎、流产、新生儿重度黄疸史的孕妇及其丈夫均应进行 ABO 和 Rh 血型测定,不合者进行孕妇血清总抗体动态监测。孕妇血清中 IgG 抗 A 或抗 B > 1∶64,提示有可能发生 ABO 溶血病。Rh 阴性孕妇在妊娠 16 周时应检测血中 Rh 血型抗体作为基础值,以后每 2~4 周监测 1 次,当抗体效价上升,提示可能发生 Rh 溶血病。

2. 出生后诊断　新生儿娩出后黄疸出现早,且进行性加重,有母婴血型不合,改良 Coomb's 试验和抗体释放试验中有一项阳性者即可确诊。

【鉴别诊断】　本病需与以下疾病鉴别。

1. 先天性肾病　有全身水肿、低蛋白血症和蛋白尿,但无病理性黄疸和肝脾肿大。

2. 新生儿贫血　双胞胎的胎-胎间输血,或胎-母间输血可引起新生儿贫血,但无重度黄疸、血型不合及溶血三项试验阳性。

3. 生理性黄疸　ABO 溶血病可仅表现为黄疸,易与生理性黄疸混淆,血型不合及溶血三项试验可资鉴别。

【治疗】

1. 产前治疗

（1）提前分娩：既往有输血、死胎、流产和分娩史的 Rh 阴性孕妇，本次妊娠 Rh 抗体效价逐渐升至 1：32 或 1：64 以上，用分光光度计测定羊水胆红素增高，且胎肺已成熟（羊水 L/S > 2）时，可考虑提前分娩。

（2）血浆置换：对血 Rh 抗体效价明显增高（> 1：64），但又不宜提前分娩的孕妇，可对其进行血浆置换，以换出抗体，减少胎儿溶血，但该方法临床已极少应用。

（3）宫内输血：对胎儿水肿或胎儿 Hb<80g/L，而胎肺尚未成熟者，可直接将与孕妇血清不凝集的浓缩红细胞在 B 超引导下经脐血管穿刺后直接注入，以纠正贫血。

（4）其他：孕妇于预产期前 1~2 周口服苯巴比妥，以诱导胎儿 UDPGT 活性增加，以减轻新生儿黄疸。对胎儿受累较重者，也有报道通过母亲或胎儿注射 IVIG，抑制血型抗体所致的胎儿红细胞破坏。

2. 新生儿黄疸治疗

（1）光照疗法（phototherapy）：简称光疗，是降低血清未结合胆红素简单而有效的方法。

1）指征：各种原因导致的足月儿血清总胆红素水平 > 205μmol/L（12mg/dl），均可给予光疗（表 6-10）。由于早产儿的血脑屏障尚未发育成熟，胆红素易引起神经系统损害，应更积极治疗（表 6-11）；对于高危新生儿，如窒息、低蛋白血症、感染、酸中毒等，可放宽指征；极低和超低出生体重儿可预防性光疗。

表 6-10 足月儿黄疸推荐干预方案

时龄(h)	血清总胆红素水平 μmol/L（mg/dl）			
	考虑光疗	光疗	光疗失败换血*	换血加光疗
<24	≥102.6(6)	≥153.9(9)	≥205.2(12)	≥256.5(15)
~48	≥153.9(9)	≥205.2(12)	≥290.7(17)	≥342(20)
~72	≥205.2(12)	≥256.5(15)	≥342(20)	≥427.5(25)
>72	≥256.5(15)	≥290.7(17)	≥376.2(22)	≥427.5(25)

*胆红素每小时升高 8.55μmol/L（0.5mg/dl）

表 6-11 早产儿黄疸推荐干预方案 μmol/L（mg/dl）

	24h		48h		≥72h	
	光疗	换血	光疗	换血	光疗	换血
<28w/1000g	≥85.5(5)	≥119.7(7)	≥119.7(7)	≥153.9(9)	≥119.7(7)	≥171(10)
28~31 周/1000~1500g	≥102.6(6)	≥153.9(9)	≥153.9(9)	≥222.3(13)	≥153.9(9)	≥256.5(15)
32~34 周/1500~2000g	≥102.6(6)	≥171(10)	≥171(10)	≥256.5(15)	≥205.2(12)	≥290.7(17)
35~36 周/2000~2500g	≥119.7(7)	≥188.1(11)	≥205.2(12)	≥290.7(17)	≥239.4(14)	≥307.8(18)
36 周/2500g	≥136.8(8)	≥239.4(14)	≥222.3(13)	≥307.8(18)	≥256.5(15)	≥342(20)

2）原理：在光作用下，非结合胆红素转变成水溶性异构体，包括 4Z,15Z 异构体和结构异构体，即光红素，上述异构体不经肝脏处理，直接经胆汁和尿液排出。波长 425~475nm 的蓝光和波长 510~530nm 的绿光效果最佳，日光灯或太阳光也有较好疗效。光疗主要作用于皮肤浅层组织，光疗后皮肤黄疸消退并不表明血清未结合胆红素已正常。

3）设备：主要有光疗箱、光疗灯和光疗毯等。光照时，婴儿双眼用黑色眼罩保护，以免损伤视网膜，除会阴、肛门部用尿布遮盖外，其余均裸露。光疗可连续或间隔时间视病情而定。Rh 溶血病或黄疸较重的 ABO 溶血病，多需 48~72 小时，一般高胆红素血症，24~48 小时小时即可获得满意效果，但连续光照时间不宜超过 4 天。

4）不良反应：可出现发热、腹泻和皮疹，但多不严重，可继续光疗；蓝光可分解体内维生素 B_2，光疗超过 24 小时可引起维生素 B_2 减少，并进而降低红细胞谷胱甘肽还原酶活性而加重溶血，故光疗时应补充维生素 B_2（光疗时每日 3 次，5mg/次；光疗后每日 1 次，连服 3 日）；血清结合胆红素增高的患儿，光疗可使皮肤呈青铜色，即青铜症，停止光疗后，青铜症可自行消退。因此，对伴有结合胆红素增高的高胆红素血症患儿，虽并非光疗的禁忌证，但由于胆汁淤积，会影响光疗效果。

（2）药物治疗：①肝酶诱导剂：通过诱导 UDPGT 酶活性，增加肝脏处理胆红素的能力。常用苯巴比妥，剂量为 5mg/(kg·d)，分 2~3 次口服，连续 4~5 日。②补充白蛋白：输血浆，每次 10~20ml/kg 或白蛋白 1g/kg，以增加其与未结合胆红素的联结，预防胆红素脑病的发生。③静脉用免疫球蛋白（IVIG）：可阻断单核-巨噬细胞系统 Fc 受体，抑制巨噬细胞破坏已被抗体致敏的红细胞，多采用一次大剂量疗法 1g/kg，于 6~8 小时内静脉滴入，早期应用临床效果较好。④其他：有报道口服肠道益生菌，改变肠道内环境，减少肝肠循环，对减轻黄疸有一定的辅助治疗作用；纠正代谢性酸中毒有利于非结合胆红素与白蛋白的联结；肾上腺皮质激素对抑制抗原抗体反应有一定作用，但鉴于其不良反应，目前已不主张使用。

（3）换血疗法（exchange transfusion）

1）作用：换出部分血中游离抗体和致敏红细胞，减轻溶血；换出血中大量胆红素，防止发生胆红素脑病；纠正贫血，改善携氧，防止心力衰竭。

2）指征：大部分 Rh 溶血病和个别严重 ABO 溶血病有下列任一指征者即应换血。①产前已明确诊断，出生时脐血总胆红素 > 68μmol/L（4mg/dl），血红蛋白低于 120g/L，伴水肿、肝脾大和心力衰竭者；②出生后 12 小时内胆红素每小时上升 > 12μmol/L（0.7mg/dl）者；③光疗失败，指高胆红素血症经光疗 4~6 小时后血清总胆红素仍上升 8.6μmol/(L·h)[0.5mg/(dl·h)]；④已有胆红素脑病的早期表现者。

3）方法：①血源：Rh 溶血病应选用 Rh 系统与母亲同型，ABO 系统与患儿同型的血液，紧急或找不到血源时也可选用 O 型血；母 O 型、子 A 型或 B 型的 ABO 溶血病，最好用 AB 型血浆和 O 型红细胞的混合血；有明显贫血和心力衰竭者，可用血浆减半的浓缩血。②换血量：一般为患儿血量的 2 倍（为 150~180ml/kg），大约可换出 85% 的致敏红细胞和 60% 的胆红素及抗体。③途径：近年来，经外周的动、静脉同步换血，因简单、易操作，已广泛应用于临床，也可选用脐动、静脉进行同步换血。

（4）其他治疗：防止低血糖、低血钙、低体温，纠正缺氧、贫血、水肿、电解质紊乱和心力衰竭等。

【预防】 Rh 阴性妇女在流产或分娩 Rh 阳性胎儿后，应尽早注射相应的抗 Rh 免疫球蛋白，以中和进入母血的 Rh 抗原。临床目前常用方法是对 RhD 阴性妇女在流产或分娩 RhD 阳性胎儿后，72 小时内肌内注射抗 D 球蛋白 300μg，已起到了较满意的预防结果。

（郑昌玲）

第十一节 新生儿低血糖与高血糖

一、新生儿低血糖

【定义】 目前多数学者认为,血清葡萄糖水平<2.2mmol/L(40mg/dl)应诊断为新生儿低血糖(neonatal hypoglycemia),而不考虑出生体重、胎龄和出生后日龄。而低于2.6mmol/L为临床需要处理的界限值。由于葡萄糖是新生儿脑细胞的基本能量来源,因此,如不及时纠正低血糖将会造成永久性的脑损伤。

【病因和发病机制】 新生儿低血糖有暂时性或持续性之分。

1. 暂时性低血糖 指低血糖持续时间较短,一般不超过新生儿期。

(1)葡萄糖和脂肪储备不足:糖原储备是新生儿出生后1小时内能量的主要来源。糖原储备主要发生在妊娠的最后4~8周,因此,早产儿和IUGR能量储备可受到不同程度的影响,且胎龄越小,糖原储备越少,而出生后所需能量又相对较高,糖异生途径中的酶活力也低。此外,宫内窘迫也可减少糖原储备。即使是足月儿,由于出生后24小时内糖原异生和酮体生成过程中某些关键酶发育不成熟,如出生后喂养延迟至6~8小时,将有30%的婴儿血糖降至2.78mmol/L(50mg/dl)以下,10%降至1.67mmo/L(30mg/dl)。

(2)葡萄糖消耗增加:应激状态下,如窒息、严重感染等,儿茶酚胺分泌增加,血中高血糖素、皮质醇类物质水平增高,血糖增高,继之糖原消耗,血糖水平下降。无氧酵解使葡萄糖利用增多,也可引起低血糖。低体温、先天性心脏病等,由于热量摄入不足,葡萄糖利用增加,可导致低血糖。

(3)暂时性高胰岛素血症:主要见于①糖尿病母亲婴儿,由于母亲高血糖时引起胎儿胰岛细胞代偿性增生,高胰岛素血症,而出生后母亲血糖供给突然中断所致。②Rh溶血病,红细胞破坏致谷胱甘肽释放,刺激胰岛素分泌增加;换血时枸橼酸葡萄糖做保养液,换血后,因保养液中葡萄糖浓度较高,刺激胰岛素分泌增加,导致低血糖。

2. 持续性低血糖 指低血糖持续至婴儿或儿童期。

(1)持续性高胰岛素血症:胰岛细胞瘤、胰岛细胞增殖症、Beckwith综合征(特征是体重大、舌大、脐疝和某些畸形伴高胰岛素血症)等原因,患儿因胰岛素水平较高,低血糖症持续时间较长。婴儿先天性高胰岛血症是世界范围内发病率为活产婴的0.3‰~0.5‰。

(2)内分泌缺陷:如先天性垂体功能低下、先天性肾上腺皮质增生症、高糖素缺乏、生长激素缺乏等。

(3)遗传代谢性疾病:①碳水化合物疾病,如糖原贮积病Ⅰ型、Ⅲ型,半乳糖血症等;②脂肪酸代谢性疾病,如中链酰基辅酶A脱氢酶缺乏;③氨基酸代谢缺陷,如支链氨基酸代谢障碍、亮氨酸代谢缺陷等。

【临床表现】 低血糖多发生于出生后24~72小时内。糖尿病母亲所生婴儿低血糖出现较早,经治疗后多于24小时内恢复正常。大多数低血糖者无临床症状。据统计,无症状性是症状性低血糖的10~20倍。症状性低血糖其症状和体征也为非特异性,如反应差、喂养困难、呼吸困难、嗜睡、发绀、哭声异常、颤抖、震颤,甚至惊厥等,但经静脉注射葡萄糖后上述症状消失,血糖恢复正常。新生儿脑细胞对葡萄糖的利用率大,低血糖如不及时纠正,可对中枢神经系统造成不可逆性脑损伤。

【辅助检查】

(1) 血糖测定:高危儿应在出生后 4 小时内反复监测血糖,以后每隔 4 小时复查,直至血糖浓度稳定。由于纸片法检测简便、快速、无创,可作为高危儿的筛查,但确诊需依据化学法(如葡萄糖氧化酶)测定的血清葡萄糖值。需注意:①取标本后应及时测定,因室温下红细胞糖酵解增加,血糖值每小时可下降 0.83~1.11mmol/L(15~20mg/dl);②由于新生儿红细胞多,且其中还原型谷胱甘肽含量高,红细胞糖酵解增加,故全血糖值较血清糖低 10%~15%,当血糖值<1.67mmol/L(30mg/dl)时,这种差异更大。

(2) 持续性低血糖者应酌情选测血胰岛素、胰高糖素、T_4、TSH、生长激素、皮质醇,血、尿氨基酸及有机酸等。

(3) 高胰岛素血症时可作胰腺 B 超或 CT 检查;疑有糖原贮积病时可行肝活检测定肝糖原和酶活力。

【治疗】 由于并不能确定引起脑损伤的低血糖阈值,因此不管有无症状,低血糖者均应及时治疗。

1. 无症状性低血糖并能进食者 可先进食,并密切监测血糖,低血糖不能纠正者可静脉输注葡萄糖,按 6~8mg/(kg·min)速率输注,每小时监测血糖 1 次,4~6 小时后根据血糖测定结果调节输糖速率,稳定 24 小时后逐渐停用。

2. 症状性低血糖 可先给予一次剂量的 10% 葡萄糖 200mg/kg(2ml/kg),按每分钟 1.0ml 静脉注射;以后改为 6~8mg/(kg·min)维持,以防低血糖反跳。每 1 小时监测血糖一次,并根据血糖值调节输糖速率,正常 24 小时后逐渐减慢输注速率,48~72 小时停用。低血糖持续时间较长者可加用氢化可的松 5mg/kg,静脉注射,每 12 小时一次;或泼尼松(强的松)1~2mg/(kg·d),口服,共 3~5 天,可诱导糖异生酶活性增高。极低体重早产儿对糖耐受性差,输糖速率 > 6~8mg/(kg·min)易致高血糖症。

3. 持续性低血糖 葡萄糖输注速率常需提高至 12~16mg/(kg·min)以上才能维持血糖浓度在正常范围。①婴儿先天性高胰岛素血症首选二氮嗪(diazoxide),每日 5~20mg/kg(最大剂量<25mg/kg),分 3 次口服。如无效可选用二线药物奥曲肽。②高血糖素 0.02mg/kg,静脉注射或肌内注射;或 1~20μg/(kg·h)静脉维持,该药仅作为短期应用。婴儿先天性高胰岛素血症药物治疗无效者则需行外科手术治疗。先天性代谢缺陷患儿应给予特殊饮食疗法。

【预防】

(1) 避免可预防的高危因素(如寒冷损伤),高危儿定期监测血糖。

(2) 出生后能进食者宜早期喂养。

(3) 不能经胃肠道喂养者可给 10% 葡萄糖静脉滴注,足月适于胎龄儿按 3~5mg/(kg·min)、早产适于胎龄儿以 4~6mg/(kg·min)、小于胎龄儿以 6~8mg/(kg·min)速率输注,可达到近似内源性肝糖原产生率。

二、新生儿高血糖

【定义】 新生儿全血血糖 > 7.0mmol/L(125mg/dl),或血清糖 > 8.40mmol/L(150mg/dl)为新生儿高血糖(neonatal hyperglycemia)的诊断标准。由于新生儿肾糖阈值低,当血糖 > 6.7mmol/L 时常出现尿糖。

【病因和发病机制】

1. 血糖调节功能不成熟　是新生儿,尤其是极低出生体重儿高血糖的最常见原因。新生儿对葡萄糖的耐受个体差异很大,胎龄越小、体重越轻,对糖耐受越差。极低出生体重儿即使输糖速率在 4~6mg/(kg·min)时亦易发生高血糖。同时新生儿本身胰岛 β 细胞功能不完善,对高血糖反应迟钝,胰岛素对葡萄糖负荷反应低下,以及存在相对性胰岛素抵抗,引起肝脏产生葡萄糖和胰岛素浓度及输出之间失衡,是新生儿高血糖的内在因素,尤其是极低出生体重儿。

2. 应激性　在窒息、寒冷损伤、严重感染、创伤等危重状态下,血中儿茶酚胺、皮质醇、高血糖素水平显著升高,糖异生作用增强而引起高血糖。

3. 医源性　输注高浓度的葡萄糖或脂肪乳,尤其输注速率过快时,易引起高血糖。应用某些药物,如肾上腺素、糖皮质激素也可导致高血糖;氨茶碱可抑制磷酸二酯酶,使 cAMP 浓度升高,后者激活肝葡萄糖输出,使血糖增高;其他的药物还有咖啡因、皮质类固醇、苯妥英钠等。

4. 新生儿糖尿病　十分罕见,病因及发病机制尚不十分清楚,认为与胰岛 β 细胞暂时性功能低下有关。可以是:①暂时性(持续 3~4 周);②暂时性以后复发;③永久性糖尿病,约 1/3 患儿有糖尿病家族史,多见于小于胎龄(SGA)儿。

【临床表现】　轻者可无症状;血糖增高显著者表现为脱水、多尿、体重下降等高渗性利尿症状,新生儿因颅内血管壁发育较差,出现严重高渗血症时,颅内血管扩张,严重者可致颅内出血。新生儿糖尿病可出现尿糖阳性、尿酮体阴性或阳性。

【治疗】　早产儿,尤其是极低出生体重儿应用5%的葡萄糖,输糖速率应≤5~6mg/(kg·min),并应监测血糖水平,根据血糖水平调节输糖速率。轻度、短暂(24~48 小时)高血糖可通过减慢葡萄糖输注速率纠正;积极治疗原发病、纠正脱水及电解质紊乱。当高血糖不易控制且空腹血糖水平 > 14mmol/L 时给予胰岛素。

(郑昌玲)

第十二节　新生儿脐部与产伤性疾病

一、脐　炎

脐炎(omphalitis)是指细菌入侵脐残端,并且在其繁殖所引起的急性炎症。金黄色葡萄球菌最常见,其次为大肠埃希菌、铜绿假单胞菌、溶血性链球菌等。轻者脐轮与脐周皮肤轻度红肿,或伴有少量浆液脓性分泌物。重者脐部和脐周明显红肿发硬,分泌物呈脓性且量多,常有臭味。脐炎可向周围皮肤或组织扩散,引起腹壁蜂窝织炎、皮下坏疽、腹膜炎、败血症、门静脉炎,甚至以后可发展为门静脉高压症、肝硬化。正常新生儿出生后 12 小时脐部除金黄色葡萄球菌外,还可有表皮葡萄球菌、大肠埃希菌、链球菌集落生长,局部分泌物培养阳性并不表示存在感染,必须具有脐部的炎症表现,应予鉴别。轻者局部用3%过氧化氢及75%乙醇溶液清洗,每日 2~3 次;脓液较多、脐周有扩散或伴有全身症状者需选用适当的抗生素静脉注射;如有脓肿形成,则需行切开引流。

二、脐　　疝

由于脐环关闭不全或薄弱，腹腔脏器由脐环处向外突出到皮下，形成脐疝（umbilical hernia）。疝囊为腹膜及其外层的皮下组织和皮肤，囊内为大网膜和小肠肠曲，与囊壁一般无粘连。疝囊大小不一，直径多为1cm左右，偶有超过3~4cm者。多见于低出生体重儿，体重低于1500g者75%有脐疝。通常哭闹时脐疝外凸明显，安静时用手指压迫脐囊可回纳，不易发生嵌顿。出生后1年内腹肌逐渐发达，多数疝环逐渐狭窄、缩小，自然闭合，预后良好。疝囊较大、4岁以上仍未愈合者可手术修补。

三、脐肉芽肿

脐肉芽肿（umbilical granuloma）是指断脐后脐孔创面受异物刺激（如爽身粉、血痂）或感染，在局部形成小的肉芽组织增生。脐肉芽组织表面湿润，有少许黏液或黏液脓性渗出物，可用75%乙醇溶液一日数次清洁肉芽组织表面，预后良好。顽固肉芽组织增生者，呈灰红色，表面有脓血性分泌物，可用10%硝酸银烧灼或搔刮局部。

四、头颅血肿

头颅血肿（cephalhematoma）是由于产伤导致骨膜下血管破裂、血液积留在骨膜下所致。常由胎位不正、头盆不称、胎头吸引术或产钳助产引起。

【临床表现】　血肿部位以头顶部多见，枕、颞、额部少见，常为一侧性，少数为双侧。血肿在出生后数小时至数天逐渐增大，因颅缝处骨膜与骨粘连紧密，故血肿不超越骨缝，边界清楚，触之有波动感，其表面皮肤颜色正常。如由产钳牵拉或胎头吸引所致，皮肤常有溃破或呈紫红色。血肿机化从边缘开始，故在基底部形成硬环，逐渐至血肿中央部，吸收常需6~8周，血肿大者甚至需3~4个月。由于血肿内红细胞破坏增多，常致黄疸加重，严重者甚至可发生胆红素脑病。应注意与下列疾病鉴别：①先锋头（caput succedaneum），又称产瘤，是由于分娩时头皮循环受压，血管通透性改变及淋巴回流受阻引起的皮下水肿，多发生在头先露部位，出生时即可发现，肿块边界不清、不受骨缝限制，头皮红肿、柔软、压之凹陷、无波动感，出生2~3天即消失。有时与血肿并存，待头皮水肿消退后才显出血肿。②帽状腱膜下出血（subaponeurotic hemorrhage），出血发生在头颅帽状腱膜与骨膜之间的疏松组织内，因无骨缝限制，故出血量多，易于扩散。头颅外观呈广泛性肿胀，有波动感，但可超过骨缝。出血量大者，眼睑、耳后和颈部皮下可见紫红色瘀斑。常伴有高胆红素血症、贫血，甚至休克。

【治疗】　血肿小者不需治疗；大血肿伴中度以上高胆红素血症者，应在严格无菌操作下抽吸血肿，并加压包扎2~3天，以避免胆红素脑病发生。同时每日肌内注射1次维生素K_1 1mg，共3次。帽状腱膜下出血伴严重贫血者应给予输血治疗。

五、锁骨骨折

锁骨骨折（fracture of clavicle）是产伤性骨折中最常见的一种，与分娩方式、胎儿娩出方位和出生体重有关。难产、胎儿转位幅度大、巨大儿发生率高。骨折多发生在右侧锁骨中段外 1/3 处,此处锁骨较细,无肌肉附着,当胎儿肩娩出受阻时,S 形锁骨凹面正好卡在母亲耻骨弓下,容易折断。大部分患儿无明显症状,故易漏诊,多因其他情况摄胸片时发现。但仔细观察可发现患儿病侧上臂活动减少或被活动时哭闹,对锁骨进行常规触诊发现双锁骨不对称,病侧有增厚模糊感,局部软组织肿胀,有压痛、骨摩擦音,甚至可扪及骨痂硬块,患侧拥抱反射减弱或消失。X 片可确诊。青枝骨折一般不需治疗;对于完全性骨折,多数学者也认为无需处理,随着婴儿生长发育,肩部增宽,错位及畸形均自行消失。也可在患侧腋下置一软垫,患肢以绷带固定于胸前,2 周可愈合。

六、臂丛神经麻痹

臂丛神经麻痹(brachial plexus palsy)是新生儿周围神经损伤中最常见的一种。由于难产、臀位、肩娩出困难等因素使臂丛神经过度牵拉受损,足月、大于胎龄儿多见。45% 左右臂麻痹是由肩难产所致。臂麻痹可同时合并锁骨骨折。按受损部位不同可分为:①上臂型,又称 Duchenne-Erb 麻痹,由于第 5、6 颈神经根最易受损,故此型临床最多见。患侧整个上肢下垂、内收,不能外展及外转。肘关节表现为前臂内收,伸直,不能旋后或弯曲。腕、指关节屈曲,受累侧拥抱反射不对称。②中臂型,第 7 颈神经根损伤,桡神经所支配的肌肉麻痹,主要表现为上肢远端麻痹,手腕活动消失。③下臂型(Klumpke paralysis),颈 8 至胸 1 神经根受累,腕部屈肌及手肌无力,握持反射弱,临床上较少见。如第 1 胸椎根的交感神经纤维受损,可引起受损侧 Horner 综合征,表现为瞳孔缩小、睑裂变窄等。磁共振可确定病变部位,肌电图检查及神经传导试验也有助于诊断。预后取决于受损程度,若损伤为神经功能性麻痹,数周内可完全恢复。出生后第 1 周开始做按摩及被动运动,大部分病例可于治疗后 2~3 个月内获得改善和治愈,如为神经撕裂则留有永久麻痹。

七、面神经麻痹

面神经麻痹(facial nerve palsy)常由于胎头在产道下降时母亲骶骨压迫或产钳助产受损所致的周围性面神经损伤。偶尔也可由于面神经发育不全引起。面瘫部位与胎位有密切关系,常为一侧,眼不能闭合、不能皱眉,哭闹时面部不对称,患侧鼻唇沟浅、口角向健侧歪斜。治疗主要是注意保护角膜,多数系受压神经周围组织肿胀所致,故患儿预后良好,多在出生后 1 个月内能自行恢复,个别因神经撕裂持续 1 年未恢复者需行神经修复术治疗。面神经麻痹需与不对称哭泣面(新生儿歪嘴哭综合征)鉴别,其特征是静止时面部完全对称,哭泣时病侧口角不能向下移位,而健侧可下移,造成面容不对称,但不影响患儿微笑和吸吮动作。发病机制与面神经下颌缘支发育异常或损伤,使其支配的下唇方肌和颏肌不能向下牵引下唇有关。患儿常伴发其他先天畸形,故应全面检查患儿有无合并其他的畸形。

(郑昌玲)

第七章 遗传性疾病

学习目标

1. 掌握唐氏综合征、苯丙酮尿症及肝豆状核变性的临床特点。
2. 熟悉遗传性疾病的分类。
3. 了解遗传性疾病的预防。

第一节 概 述

遗传性疾病(genetic diseases)是指生殖细胞或受精卵的遗传物质结构或功能发生改变引起的疾病,具有先天性、终身性及家族性的特点。遗传性疾病种类繁多,涉及全身各个系统,分散在临床各个专业,导致畸形、代谢异常、神经及肌肉功能障碍,致残率及病死率高。据统计(Online Mendelian Inheritance in Man,OMIM 网站),遗传性疾病的种类多达 2 万多种,临床表型和致病基因都已明确的遗传性疾病有 3555 种,统计结果见表 7-1。

表 7-1 临床表型和致病基因都已明确的遗传性疾病(至 2012 年 8 月)

遗传性疾病名称	数目(种)
常染色体疾病	3260
X 伴性连锁疾病	263
Y 连锁疾病	4
线粒体基因病	28

然而目前遗传性疾病尚无有效的治疗方法,故疾病的预防更为重要。近 10 年来,随着遗传性疾病检测技术的发展,遗传性疾病的诊断取得了巨大的进步,DNA 水平上的基因突变及甲基化异常所致的疾病可以通过 DNA 分析获得明确的诊断,并能预测疾病的严重程度。新生儿疾病筛查、产前筛查和产前诊断的发展,推动了遗传性疾病的早期诊断及预防,同时饮食治疗及药物治疗的进步,极大地改善了患者的预后。

【染色体与基因】 遗传物质包括细胞中的染色体及其基因。人类细胞染色体数为 23 对(46 条),其中 22 对男性和女性都一样,称常染色体(autosome),1 对染色体男女不同,是决定性别的,称性染色体(sex chromosome),男性为 XY,女性为 XX。正常男性的染色体核型为 46,XY;正常女性的染色体核型为 46,XX。而正常人每一个配子(卵子和精子)含有 22 条常染色体和一条性染色体(X 或 Y),即 22+X 或 22+Y 的一个染色体组称为单倍体(haploid),人类体细胞染色体数目为双倍体(diploid),即 $2n=46$。

细胞的遗传信息几乎都储存在染色体的 DNA 分子长链上,DNA 分子是由两条多核苷酸链依靠核苷酸碱基之间的氢键相连接而成的双螺旋结构。其中一条核苷酸链的腺嘌呤(A)、鸟嘌呤(G)必定分别与另一条上的胸腺嘧啶(T)、胞嘧啶(C)连接,互补成对的 A 和 T、G 和 C 即称为互补碱基对。在 DNA 长链上,每 3 个相邻的核苷酸碱基组成的特定顺序

(密码子)即代表一种氨基酸,即 DNA 分子储存的遗传信息。

基因是遗传的基本功能单位,是 DNA 双螺旋链上的一段负载一定遗传信息,并在特定条件下表达,产生特定生理功能的 DNA 片段。基因是编码蛋白质肽链和 RNA 所必需的核苷酸顺序,人类细胞中的全部基因称为基因组(genome),由 30 亿个碱基对组成,约有 3 万个基因。每个基因在染色体上都有自己特定的位置,称为基因位点(locus),二倍体同一对染色体上同一位点的基因及其变异叫等位基因。等位基因中一个异常,一个正常,称为病态杂合子,两个异常者称为病态纯合子。如果致病基因位于常染色体上,杂合状态下发病的称为常染色体显性(autosomal dominant,AD)遗传病;杂合状态下不发病,纯合状态下才发病的称常染色体隐性(autosomal recessive,AR)遗传病。如果致病基因位于 X 染色体上,依传递方式不同,可分为 X-连锁显性或隐性遗传病。

线粒体为细胞的运动、收缩、生物合成、主动运输、信号传导等耗能的过程提供能源。线粒体作为细胞的供能装置,将细胞氧化还原产生的能量以高能磷酸键形式暂时储存起来,是糖、脂肪和蛋白质代谢的最终通路。线粒体基因组(mitochondrial genome)是独立于细胞核染色体外的基因组,具有自我复制、转录和编码功能。线粒体中所含的 DNA 为环状双链结构的 DNA 分子(mtDNA),编码多种与细胞氧化磷酸化有关的酶,是独立于细胞核染色体外的遗传物质,这些基因突变所导致的疾病称为线粒体基因病。现发现 60 余种疾病与线粒体基因突变或结构异常有关。

人体基因除以上结构基因之外还存在有一定结构特征的其他序列。最为突出的是含有很多重复序列,如卫星 DNA,可作为基因组的一种多态性标记。另外,目前发现基因组的单核苷酸多态性(single nucleotide polymorphism,SNP)发布广泛,数量达数百万,在分子遗传学连锁分析、种群多样性研究、亲子鉴定及功能研究等领域中具有重要意义。

【遗传性疾病的分类】 根据遗传物质结构和功能的不同改变,遗传性疾病可分为以下几类。

1. 染色体病(chromosomal disorders) 指染色体数目或结构异常导致的疾病。染色体数目异常是指染色体增加或者丢失,如唐氏综合征;染色体结构异常包括缺失、易位、倒位、环形染色体和等臂染色体等大片段结构改变,目前明确的染色体畸变综合征有数百种。根据涉及的染色体种类,染色体病又可分为常染色体异常及性染色体异常两类。

2. 单基因遗传性疾病(monogenic diseases) 单基因病是指单个基因突变引起的遗传性疾病。在一对基因中只要有 1 个致病基因存在就能表现性状,称显性基因;在一对基因中需 2 个等位基因同时存在病变时才能表现性状,称隐性基因。单基因遗传性疾病按不同遗传模式分为以下 5 类遗传方式。

(1) 常染色体显性遗传(autosomal dominant inheritance):致病基因在常染色体上,亲代只要有 1 个显性致病基因传递给子代,子代就会表现性状。家系特点:患者为杂合子型,父母一方有病,子女有 50% 患病风险率;父母双方有病,子女有 75% 患病风险率;男女发病机会均等。

(2) 常染色体隐性遗传(autosomal recessive inheritance):致病基因在常染色体上,为一对隐性基因,只携带 1 个致病基因的个体不发病,为致病基因携带者,只有携带 2 个相同致病基因(纯合子)的个体才发病。多数遗传代谢病为常染色体隐性遗传,如苯丙酮尿症、白化病等。家系特点:父母只带 1 个致病隐性基因,患者为纯合子,同胞中 25% 发病,25% 正常,50% 为携带者。近亲婚配发病率增高。

（3）X连锁隐性遗传（X-linked recessive inheritance）：定位于X染色体上的致病基因随X染色体而传递疾病。女性带有1个隐性致病基因，多为表型正常的致病基因携带者；男性只有一条X染色体，故即使是隐性基因，也会发病，如血友病、进行性肌营养不良等。家系特点：男性患者与正常女性婚配，男性都正常，女性都是携带者；女性携带者与正常男性婚配，男性50%是患者，女性50%为携带者。

（4）X连锁显性遗传（X-linked dominant inheritance）：X连锁显性遗传致病基因位于X染色体上。家系特点：患者双亲之一是患者，男性患者后代中女性都是患者，男性都正常；女性患者所生子女，50%为患者。女性患者病情较轻，如抗维生素D佝偻病。

（5）Y连锁遗传（Y-linked inheritance）：Y连锁遗传致病基因位于Y染色体上，只有男性发病，由父传子。例如，性别决定基因（*SRY*基因）突变所致的性反转等。

3. 多基因遗传性疾病（polygenic diseases） 疾病由多对异常基因及环境因素共同作用。基因的总效应和环境因素的影响，决定了个体的性状。例如，2型糖尿病、高血压、神经管缺陷、唇裂等都属多基因遗传病。

4. 线粒体病（mitochondrial diseases） 人类细胞中有一部分DNA存在细胞质内，称为线粒体DNA，按母系遗传。线粒体基因突变为一组较为独特的遗传性疾病，如脂肪酸氧化障碍、呼吸链酶缺陷、特殊类型的糖尿病等。

5. 基因印记组（genomic imprinting） 指基因根据来源亲代的不同而有不同的表达，活性随亲源而改变，两条染色体如皆来自父源或母源则有不同的表现形式。例如，Prader-Willi综合征和Angelman综合征都是15q11-13缺失，Prader-Willi综合征是父源性15q11-13缺失，Angelman综合征为母源性15q11-13缺失。

【**遗传性疾病的诊断和预防**】 遗传性疾病的诊断基于特殊的临床综合征和（或）疾病特有的体征，或实验证据证实与疾病有关的基因或基因产物的改变。遗传性疾病的诊断是开展遗传咨询和防治的基础。遗传性疾病的诊断需注意收集以下资料。

1. 病史 对于先天性畸形、特殊面容、生长发育障碍、智力发育落后、性发育异常或有遗传性疾病家族史者，应做详细的家系调查和家谱分析，了解其他成员的健康状况。详细记录母亲妊娠史及妊娠期间疾病史和用药史等。

2. 体格检查 注意头面部各种畸形，如小头畸形、小下颌畸形，耳的大小、位置，眼距等；注意上下部量、指距、胸廓及关节异常等；注意毛发及皮肤颜色、手纹及外生殖器等；注意不正常的汗味及尿味等。

3. 实验室检查 目前实验室检查方法较多，可以进行染色体核型分析、荧光原位杂交技术（FISH）、基因芯片技术、DNA分析及生物化学测定等。以上实验室检查方法往往是遗传代谢性疾病诊断的重要依据。

4. 遗传咨询 是由遗传咨询医师和咨询者即遗传性疾病患者本人或其家属，就某种遗传性疾病在一个家庭中发生、再发风险和防治上所面临的问题进行一系列的交谈和讨论，是家庭预防遗传性疾病最有效的方法。主要咨询对象包括：①已确诊或怀疑为遗传性疾病的患者及其亲属；②连续发生不明原因疾病的家庭成员；③疑与遗传性疾病有关的先天性畸形、病因不明的智力低下患者；④异位染色体或致病基因携带者；⑤不明原因的反复流产、死产、死胎及不孕不育；⑥性发育异常者；⑦孕早期接触放射线、化学毒物、致畸药物或病原微生物感染者；⑧有遗传性疾病家族史并拟结婚生育者。

5. 预防 遗传性疾病是一类严重危害人类身心健康的难治疾病，不仅给家庭及社会带来沉重负担,而且危及子孙后代,直接影响人口素质的提高。由于目前多数遗传性疾病的治疗仍颇为艰难或昂贵,难以普遍实施。因此,为减少遗传性疾病的发生,广泛开展预防工作就显得格外重要。目前防治的重点主要是贯彻预防为主的方针,做好三级预防,防止和减少有遗传性疾病患儿的发生和出生,或者出生后及早治疗,避免有遗传性疾病的患儿发病。

一级预防:防止出生缺陷发生。以婚前检查及孕期保健为中心,包括合理营养、预防感染、谨慎用药、戒烟戒酒、避免放射线照射及接触放射性核素,减少环境污染,避免高龄生育;普遍开展生殖健康教育、遗传咨询。

二级预防:减少出生缺陷儿出生,是对一级预防的补充,对孕早期疑有接触不良因素的妇女,进行必要的产前诊断检查,一旦确诊,则及时处理,减少出生缺陷儿的出生。产前筛查、产前诊断的方法有早期绒毛活检、羊膜囊穿刺、B超检查、母血生化测定等。

三级预防:出生缺陷的治疗。新生儿疑有遗传性疾病的,出生后即尽可能利用血生化检查或染色体分析,作出遗传性疾病的早期诊断,及时进行内科、外科治疗。新生儿疾病筛查是提高人口素质的重要措施之一,通过快速、敏感的检验方法,对一些先天性和遗传性疾病进行群体筛检,从而使患儿在临床症状尚未出现而其体内生化、代谢或者功能已有变化时就作出早期诊断,并且结合有效治疗,避免患儿重要脏器出现不可逆性损害,保障儿童正常的体格发育和智能发育。目前新生儿疾病筛查正在全国逐步推广,各地主要筛查先天性甲状腺功能减退症和苯丙酮尿症两种导致智能发育障碍的疾病。

第二节 染色体病

染色体病是由于各种原因引起的染色体数目和(或)结构异常的疾病,通常累及数个甚至上百个基因,常造成机体多发畸形、智力低下、生长发育迟缓和多系统功能障碍,故又称为染色体畸变综合征(chromosomal aberration syndrome)。将一个细胞的全部染色体按标准配对排列进行分析诊断,即是核型分析。染色体疾病在新生儿中发病率约 0.6%,根据畸变涉及的染色体,可以分为常染色体病和性染色体病两大类。其中常染色体病占约 0.22%,性染色体病占 0.4%。

【染色体畸变】 染色体的畸变包括染色体数目异常和结构异常两大类。

1. 染色体数目异常 是由于染色体在减数分裂或有丝分裂时不分离,而使 46 条染色体固有数目增加或减少。如果是整个染色体组增减,产生整倍体变异,含有 3 个或 3 个以上染色体组的细胞称多倍体(polyploid),按多倍体的染色体组数,可称为三倍体(69,XXX、69,XXY)和四倍体(92,XXXX、92,XXYY)。多倍体多在胚胎期死亡而流产,临床上罕见。如果是个别染色体的增减,产生非整倍体变异,形成非整倍体(aneuploid)。临床上常见的是在二倍体基础上,少数染色体的增加形成超二倍体(hyperdiploid)或减少形成亚二倍体(hylmdiploid)。亚二倍体中比二倍体染色体数($2n$)少一条染色体,称染色体为单体(monosomy),由于基因组的严重失衡,机体难以存活。染色体单体生存的唯一例证是 Turner 综合征,核型为 45,X。超二倍体中比二倍体染色体数增加一条染色体,称染色体为三体(trisomy),是最常见的染色体数目畸变的类型。

如果同一个体的细胞存在两种不同的染色体核型,即体内存在两种或两种以上的细胞系,称为嵌合体(mosaic)。嵌合体中各种细胞系的类型及比例取决于发生染色体不分离时期得早晚,发生的越晚,体内正常二倍体细胞所占比例越大,临床症状也较轻。

2. 染色体结构异常 是由于各种原因造成染色体断裂所引起,断裂后断端富有黏着性,能与其他断端再结合,发生结构重排而导致缺失、倒位、易位、等臂、环形染色体等改变。无论是哪一种结构异常,均可使携载的基因在数量上或排列顺序上发生改变而导致疾病。断裂的片段形成易位后,基因没有缺失或增加的称平衡易位(balanced translocation),临床无症状,但这种平衡易位染色体携带者的子代易患染色体病。

【染色体畸变的原因】 能导致染色体畸变的原因见表7-2。

表7-2 能导致染色体畸变的原因

染色体畸变的原因	描述
物理因素	X线和电离辐射能诱发染色体畸变,畸变率随射线剂的增多而增高,孕母接触放射线后,其子代发生染色体畸变的危险性增高
化学因素	许多化学药物(如抗代谢药物、抗癫痫药物等)和农药、毒物(如苯、甲苯、砷等)可致染色体畸变增加
生物因素	一些病毒如风疹病毒、巨细胞病毒、麻疹病毒、腮腺炎病毒的感染可引起胎儿染色体断裂
孕妇因素	高龄孕妇在卵子形成过程中发生染色体不分离的概率明显上升,因此孕妇年龄大是引起唐氏综合征和其他三体型的主要原因之一
遗传因素	染色体异常的父母可能传给下一代,最明显的例子是一些平衡易位的携带者

【染色体病的临床特征】

1. 常染色体病 其共同的临床特征为生长发育迟缓;智能发育落后;多发性先天畸形:内脏畸形、骨骼畸形、特殊面容、皮肤纹理改变等。最常见的是唐氏综合征,其次是18-三体综合征、13-三体综合征及5P-综合征等。

2. 性染色体病 一般没有常染色体病严重,常伴有性征发育障碍或异常,最常见的是Turner综合征、Klinefelter综合征,其次尚有XYY、多X等综合征。

【染色体核型分析的指针】 在临床上,若患者出现以下情况则需考虑进行染色体核型分析检查:怀疑患有染色体病者;有多种先天性畸形;有明显生长发育障碍或智能发育障碍;性发育异常或不全;孕母年龄过大、不孕或多次自然流产史;有染色体畸变家族史。

唐氏综合征

唐氏综合征(Down's syndrome)又名21-三体综合征,既往称之为"先天愚型",为小儿染色体病中最常见的疾病。这个病因的命名源自英国医生约翰·朗顿·唐(John Langdon Down)。由于各国患者的面容有相似的特征,唐氏综合征患者也被称为"国际人"。在活产婴儿中发生率为1:1000~1:600,母亲年龄越大,发生率越高。

【遗传学基础】 细胞遗传学特征是第21号染色体呈三体征(trisomy 21);其发生主要是由于亲代之一的生殖细胞在减数分裂形成配子时,或受精卵在有丝分裂时,21号染色体发生不分离,胚胎体细胞内存在一条额外的21号染色体。

【临床表现】 本病主要特征为智能落后、特殊面容和生长发育迟缓,并可伴有多种畸形。临床表现的严重程度随异常细胞核型所占百分比而异。

1. 特殊面容 出生时即有明显的特殊面容(图7-1)。表情呆滞,眼裂小、眼距宽、双眼外眦上斜、内眦赘皮、鼻梁低平、外耳小、硬腭窄小、常张口伸舌、流涎多、头小而圆、前囟大而关闭延迟、颈短而宽，常呈嗜睡和喂养困难。

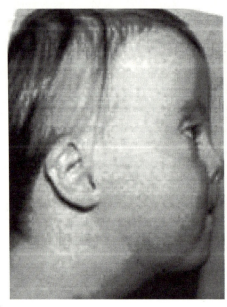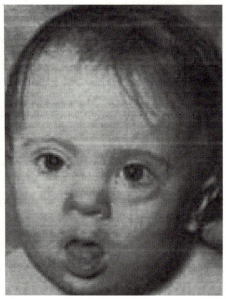

图 7-1　唐氏综合征特殊面容

2. 智能落后　这是本病最突出、最严重的临床表现。绝大部分患儿都有不同程度的智能发育障碍，随年龄的增长日益明显。嵌合型患儿临床表现因嵌合比例及 21 号染色体三体细胞在中枢神经中的分布不同而有很大差异，其行为动作倾向于定型化，抽象思维能力受损最大。

3. 生长发育迟缓　患儿出生时的身长和体重均较正常儿低，出生后体格发育、动作发育均迟缓，身材矮小，骨龄落后于实际年龄，出牙迟且顺序异常；四肢短，韧带松弛，关节可过度弯曲；肌张力低下，腹膨隆，可伴有脐疝；手指粗短，小指尤短，中间指骨短宽，且向内弯曲。

4. 伴发畸形　部分男孩可有隐睾，成年后大多无生育能力；女孩无月经，仅少数可有生育能力。约 50% 的患儿伴有先天性心脏病，其次是消化道畸形。先天性甲状腺功能减退症和急性淋巴细胞白血病的发生率明显高于正常人群，免疫功能低下，易患感染性疾病。如存活至成人期，则常在 30 岁以后即出现老年性痴呆症状。

5. 皮纹特点　手掌出现猿线（俗称通贯手），轴三角的 ATD（图 7-2）角度一般大于 45°，第 4、5 指桡箕增多。

【实验室检查】

1. 细胞遗传学检查　根据核型分析可分为三型。

（1）标准型：约占患儿总数的 95%，患儿体细胞染色体为 47 条，有一条额外的 21 号染色体，核型为 47,XY（或 XY），+21。

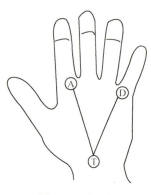

图 7-2　ATD 角

（2）易位型：占 2.5%～5%，染色体总数为 46 条，其中一条是额外的 21 号染色体的长臂与一条近端着丝粒染色体长臂形成的易位染色体,即发生于近着丝粒染色体的相互易位,称罗伯逊易位(Robertsonian translocation),亦称着丝粒融合。易位染色体以 13 号与 14 号染色体最为多见。如 14 号染色体与 21 号染色体罗伯逊易位导致 21-三体,如 46,XY(或 XX),-14,+t(14q21q)。

(3) 嵌合体型:此型占 2%~4%,由于受精卵在早期分裂过程中发生了 21 号染色体不分离,患儿体内存在两种细胞系,一种为正常细胞,一种为 21-三体细胞,形成嵌合体,其核型为 46,XY(或 XX)/47,XY(或 XX),+21。此型患儿临床表现的严重程度与异常细胞所占百分比有关。

2. 荧光原位杂交 以 21 号染色体的相应部位序列作为探针,与外周血中的淋巴细胞或羊水细胞进行杂交,可快速、准确地进行诊断。在本病患者的细胞中呈现 3 个 21 号染色体的荧光信号。

【诊断和鉴别诊断】 典型病例根据特殊面容、智能与生长发育落后、皮纹特点等不难作出临床诊断,但应进行染色体核型分析以确诊。新生儿或症状不典型者更需进行核型分析确诊。

本病应与先天性甲状腺功能减退症鉴别,后者有颜面黏液性水肿、头发干燥、皮肤粗糙、喂养困难、便秘、腹胀等症状,可测血清 TSH、T_4、T_3 和染色体核型分析进行鉴别。

【遗传咨询】 标准型唐氏综合征的再发风险为 1%,母亲年龄越大,风险率越高,大于 35 岁者发病率明显上升。在易位型中,再发风险为 4%~10%;若母亲为 21q22q 平衡易位携带者,子代再发风险为 100%。

【产前筛查】 唐氏筛查(血清学筛查)是目前被普遍接受的孕期筛查方法。唐氏筛查测定孕妇血清中 β-绒毛膜促性腺激素(β-human chorionic gonadotropin,β-HCG)、甲胎蛋白(alpha fetoprotein,AFP)、游离雌三醇(free estriol,FE);根据孕妇检测此三项值的结果并结合孕妇年龄计算出本病的危险度,将孕妇区分为高危与低危两类。对于高危孕妇进一步进行羊水穿刺作出最终诊断。唐氏筛查的优点是接受度高,只需采血一次即可完成。但是它具有假阳性率高及漏检率高的缺点。目前正在逐渐发展一些新的无创筛查技术。

【治疗】 目前尚无有效治疗方法。要采用综合措施,包括医疗和社会服务,对患者进行长期耐心的教育。要训练弱智儿掌握一定的工作技能。对患儿宜注意预防感染,如伴有先天性心脏病、胃肠道或其他畸形,可考虑手术矫治。

第三节 遗传代谢病

遗传代谢病(inborn errors of metabolism,IEM)是遗传性生化代谢缺陷的总称,是由于基因突变,引起蛋白质分子在结构和功能上发生改变,导致酶、受体、载体等的缺陷,使机体的生化反应和代谢出现异常,反应底物或者中间代谢产物在体内大量蓄积,引起一系列临床表现的一大类疾病。

遗传代谢病种类繁多,目前已达数千种,常见有 400~500 种,单一病种患病率较低,但是总体发病率较高、危害严重,是临床的疑难杂症。患者若得不到及时诊治,常可致残,甚至危及生命,给社会和家庭带来沉重负担。

【遗传代谢病的分类】 遗传代谢病可根据先天性缺陷所累及的生化物质进行分类,可分为:氨基酸代谢病(如苯丙酮尿症、枫糖尿病)、碳水化合物代谢病(如半乳糖血症、葡萄糖-6-磷酸脱氢酶缺乏症)、脂肪酸氧化障碍(如肉碱转运障碍、肉碱棕榈酰转移酶缺乏症)、尿素循环障碍及高氨血症(如鸟氨酸氨甲酰转移酶缺陷、瓜氨酸血症)、有机酸代谢病(如甲基丙二酸血症)、溶酶体贮积症(如戈谢病、黏多糖病)、线粒体代谢异常(如 Leigh 综合征)、核酸代谢异常(如着色性干皮病)、金属元素代谢异常(如肝豆状核变性、Menkes 病)、内分泌代谢异常(如先天性肾上腺皮质增生症)及其他。约 80% 以上属常染色体隐性遗传,其余为 X 连锁遗传、常染色体显性或者线粒体遗传等。

【遗传代谢病的发病机制】 由于基因突变,导致蛋白酶功能降低。蛋白酶的生理功能是催化底物转变为产物,因此几乎所有因酶代谢缺陷所引起的病理改变都直接或间接地与底物的堆积、产物的缺乏有关。在病理情况下堆积的底物常常循旁路代谢途径产生大量旁路代谢产物,也可造成病理性损害。例如,在苯丙酮尿症时,苯丙氨酸羟化酶缺乏,导致底物苯丙氨酸增高,代谢旁路加强,代谢产物苯乙酸、苯乳酸增高,这些物质能造成神经系统的损害。这是基因突变导致遗传代谢病发病的基本机制。当然,在不同的疾病类型中,常以某一种因素(或底物堆积,或产物缺乏,或旁路代谢产物产生)为主,或者多种因素协同产生病理损害。

【遗传代谢病常见的症状与体征】 遗传代谢病可在新生儿期、婴幼儿期、儿童期、青少年期,甚至成人期发病,其临床表现有急性危象期、缓解期和缓慢进展期。急性症状和检验异常包括急性代谢性脑病、高氨血症、代谢性酸中毒、低血糖等,随年龄不同而有差异,全身各器官均可受累,以神经系统及消化系统的表现较为突出,有些有容貌异常,毛发、皮肤色素改变。

【遗传代谢病的诊断】 遗传代谢病的诊断依赖实验室检查,尿甲苯胺蓝试验可以对某些疾病进行初步筛查。血、尿常规分析、生化检测,如血糖、血气分析、肝功能、心肌酶谱以及胆红素、血氨、乳酸、酮体、丙酮酸、肌酐、尿素、电解质、钙、磷测定,有助于对遗传代谢病作出初步的判断或者缩小诊断范围。

遗传代谢病的确诊需根据疾病进行特异性底物、产物或者中间代谢物的测定。串联质谱技术(tandem mass spectrometry)已成为遗传代谢病的常规诊断工具,能对微量血标本一次进行 30 多种氨基酸、有机酸、脂肪酸代谢性疾病的检测。气相色谱-质谱技术(gas-chromatography mass spectrometry)对有机酸尿症和某些疾病的诊断有重要意义。酶学测定对酶活性降低的遗传代谢病诊断有重要价值。基因诊断对所有遗传性疾病的最终诊断和分型非常重要。对于怀疑遗传代谢病濒临死亡的婴儿,应留取适当的血液和尿液标本,以便进行分析,明确病因,为遗传咨询和产前诊断提供依据。

遗传代谢病是终生性疾病,然而由于环境的变化(如药物治疗、饮食、疾病、应激状态等),可以使机体代谢发生波动(加重或者减轻),另外,心、肝、肾功能异常或者服用药物也可导致代谢改变,所以对代谢异常的判断需密切结合临床分析,并且经过多次验证。酶活性测定和基因突变检测更为可靠,诊断价值更高。

一、苯丙酮尿症

苯丙酮尿症(phenylketonuria,PKU)是一种常染色体隐性遗传疾病,因苯丙氨酸羟化酶基因突变导致酶活性降低,苯丙氨酸及其代谢产物在体内蓄积导致疾病。PKU 是先天性氨基酸代谢障碍中最为常见的一种,临床有智力发育落后,皮肤、毛发色素浅淡和鼠尿臭味。

本病发病率具有种族和地域差异,我国的发病率约为 1:11000。

【发病机制】 苯丙氨酸(phenylalanine,Phe)是人体必需氨基酸之一,食入体内的 Phe 部分用于蛋白质的合成,一部分通过苯丙氨酸羟化酶(phenylalanine hydroxylase,PAH)作用转变为酪氨酸,仅有少量的 Phe 经过次要代谢途径,在转氨酶的作用下转变成苯丙酮酸,其代谢途径见图 7-3。

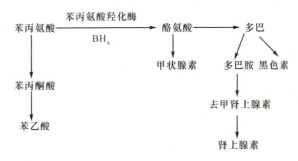

图 7-3 苯丙氨酸主要代谢途径

由于患儿苯丙氨酸羟化酶活性降低,不能将苯丙氨酸转化为酪氨酸,导致苯丙氨酸在血液、脑脊液及组织中的浓度极度增高,通过旁路代谢产生大量苯丙酮酸、苯乙酸、苯乳酸和对羟基苯乙酸,高浓度的 Phe 及其代谢物导致脑损伤。

人类苯丙氨酸羟化酶基因位于第 12 号染色体上(12q22-12q24),基因全长约 90kb,有 13 个外显子和 12 个内含子,成熟的 mRNA 约 2.4kb,编码 451 个氨基酸。通过对 PKU 患者进行基因分析在中国人群中已发现了 100 种以上不同基因突变类型。

苯丙氨酸的代谢,除了需要苯丙氨酸羟化酶的作用外,还必须要有辅酶四氢生物蝶呤(tetra biopterin,BH_4)的参与,人体内的 BH_4 来源于三磷酸鸟苷(GTP),在其合成和再生途径中必须经过三磷酸鸟苷环化水解酶(GTP-CH)、6-丙酮酰四氢蝶呤合成酶(PTPS)和二氢生物蝶呤还原酶(DHPR)的催化。PAH、GTP-CH、PTPS、DHRP 等酶的编码基因缺陷都可造成相关酶的活性降低,导致血苯丙氨酸升高。BH_4 是苯丙氨酸、酪氨酸和色氨酸等芳香族氨基酸在催化过程中所必需的共同辅酶,缺乏时不仅苯丙氨酸不能氧化成酪氨酸,而且造成多巴胺、5-羟色胺等重要神经递质的合成受阻,进一步加重了神经系统的功能损害。根据统计,我国的高苯丙氨酸血症,大多数为 PKU,10%~15% 为 BH_4 缺乏症,后者以 PTPS 缺乏症最为常见。

【临床表现】 患儿出生时正常,通常在 3~6 个月时开始出现症状,1 岁时症状明显,表现为:

1. 神经系统 智力发育落后最为突出,智商常低于正常。有行为异常,如兴奋不安、忧郁、多动、孤僻等。可有癫痫小发作,少数呈现肌张力增高和腱反射亢进。

2. 皮肤 患儿在出生数月后因黑色素合成不足,头发由黑变黄,皮肤白皙。皮肤湿疹较常见。

3. 体味 由于尿液和汗液中排出较多苯乙酸,可有明显鼠尿臭味。

【实验室检查】

1. 新生儿疾病筛查 新生儿哺乳 3~7 天,针刺足跟采集外周血,滴于专用采血滤纸上,晾干后即寄送至筛查实验室,进行苯丙氨酸浓度测定。如 Phe 浓度大于切割值,应进行进一步检查和确诊。

2. 苯丙氨酸浓度测定 正常 PKU 浓度 <120μmol/L（2mg/dl），经典型 PKU >1200 μmol/L，中度 360μmol/L<PKU<1200μmol/L，轻度 120μmol/L<PKU≤360μmol/L。

3. 尿三氯化铁（$FeCl_3$）及 2,4-二硝基苯肼试验（DNPH） 一般用于较大儿童的初筛。新生儿 PKU 因苯丙氨酸代谢旁路尚未健全，患者尿液测定为阴性。

4. 尿蝶呤图谱分析 主要用于 BH_4 缺乏症的鉴别诊断。尿蝶呤谱采用高压液相（HPLC）分析尿中新蝶呤（N）和生物蝶呤（B）。如因 6-丙酮酰四氢蝶呤合成酶缺乏所致的 BH_4 缺乏症，尿中新蝶呤明显增加，生物蝶呤极低，N/B 增高，比值（B/B+N%）多<5%。尿蝶呤图谱分析显示异常者需进一步确诊。

5. DHPR 活性测定 二氢生物蝶啶还原酶缺乏症时该酶活性明显降低。

6. DNA 分析 目前对苯丙氨酸羟化酶、6-丙酮酰四氢蝶呤合成酶、二氢生物蝶啶还原酶等基因缺陷都可用 DNA 分析方法进行基因突变检测，进行基因诊断和产前诊断。

【诊断与鉴别诊断】 根据智力落后、头发由黑变黄，特殊体味和血苯丙氨酸升高，排除四氢生物蝶呤缺乏症就可以确诊。

苯丙酮尿症需与以下疾病鉴别。

1. 暂时性高苯丙氨酸血症 见于新生儿或早产儿，可能为苯丙氨酸羟化酶成熟延迟所致。出生后数月苯丙氨酸可逐渐恢复正常。

2. 四氢生物蝶呤缺乏症 又称非经典型 PKU，由于 PAH 辅助因子 BH_4 缺乏所致。患儿除了有典型 PKU 表现外，神经系统表现较为突出，如肌张力异常、不自主运动、震颤、阵发性角弓反张、惊厥发作等。该病的发生率占 PKU 的 10% 左右，诊断主要依靠 HPLC 测定尿蝶呤谱。

【治疗】

（1）疾病一旦确诊，应立即治疗。开始治疗的年龄越小，预后越好。

（2）患儿主要采用低苯丙氨酸配方奶治疗，待血苯丙氨酸浓度降至理想浓度时（表 7-3），可逐渐少量添加天然饮食，其中首选母乳，因母乳中血苯丙氨酸含量仅为牛奶的 1/3。较大婴儿及儿童可加入牛奶、粥、面、蛋等，添加食品应以低蛋白、低苯丙氨酸为原则，其量和次数依据血苯丙氨酸浓度而定。Phe 浓度过高或者过低都将影响生长发育。

表 7-3 不同年龄血苯丙氨酸理想控制范围

年龄	血苯丙氨酸浓度（μmmol/L）
0~3 岁	120~240
3~9 岁	180~360
9~12 岁	180~480
12~16 岁	180~600
>16 岁	180~900

（3）由于每个患儿对苯丙氨酸的耐受量不同，故在饮食治疗中，仍需定期测定血苯丙氨酸浓度，根据患儿具体情况调整食谱，避免苯丙氨酸增高或者缺乏。低苯丙氨酸饮食治疗至少持续到青春期。终生治疗对患者更有益。

（4）成年女性患者在怀孕前应重新开始饮食控制，血苯丙氨酸应控制在 120~360μmmol/L 直至分娩，避免母亲高苯丙氨酸血症影响胎儿。

(5) 对有本病家族史的夫妇及先证者可进行 DNA 分析,再生育时进行遗传咨询和产前基因诊断。

(6) 对诊断为缺乏症的患者,需补充 BH_4、5-羟色胺和 L-DOPA,二氢生物蝶啶还原酶缺乏症采用饮食限制苯丙氨酸摄入、5-羟色胺和 L-DOPA 及四氢叶酸治疗。

二、肝豆状核变性

肝豆状核变性(hepatolenticular degeneration,HLD)又称 Wilson 病,是一种常染色体隐性遗传性疾病,因 P 型 *ATP7B* 基因异常,导致铜在体内储积。临床上以肝硬化、眼角膜 K-F 环和锥体外系三大表现为特征。发病率约为 1∶30 000。

【发病机制】 铜(Cu)是人体所必需的微量元素之一,是体内氧化还原酶的辅助因子。肝脏是进行铜代谢的主要器官,铜蓝蛋白由肝细胞合成。铜的摄入主要来源于食物,以 Cu^{2+} 的形式参与代谢。细胞膜内外 Cu^{2+} 的转运体是 P 型 ATP 酶,即 ATP7A 和 ATP7B 两种酶。ATP7A 酶将主动吸收的铜与血中的蛋白结合,运至肝脏进一步代谢,缺乏 ATP7A 酶将导致铜缺乏,即 Menks 病。ATP7B 酶主要将 Cu^{2+} 递交给铜蓝蛋白并使多余的铜经胆汁排泄。肝豆状核变性主要因 *ATP7B* 基因突变,铜蓝蛋白和铜氧化酶活性降低,铜自胆汁中排出锐减,但由于患者肠道吸收铜的功能正常,因此大量铜储积在体内重要脏器组织,影响细胞的正常功能。

ATP7B 基因定位于染色体 13q14.3-21.1 区域,含 21 个外显子,cDNA 全长约 7.5kb,编码 1411 个氨基酸。目前已经发现各种类型的 *ATP7B* 基因突变达 150 种以上。*ATP7B* 基因突变类型在不同种族地区存在明显差异,中国人的突变以外显子 8 较高,其中 *R778L* 突变最常见。

【病理】 肝细胞最初呈现脂肪浸润改变,以门静脉区周围为显著。溶酶体内含有脂质颗粒,过氧化酶体形态不一,且其基质呈颗粒状或絮状。随病程进展,肝组织出现纤维化和肝硬化改变。脑的病变主要位于神经节的豆状核及尾状核,脑胶质细胞内及毛细血管周围可见铜沉积。肾脏可见肾小管上皮细胞变性,细胞质内有铜沉积。角膜铜颗粒主要沉积于周边部分,形成环状,称 K-F 环(Kayser-Fleisher ring)。

【临床表现】 从出生开始到发病前为无症状期,随着体内铜沉积量的增加,患儿逐渐出现器官受损症状,以 5～12 岁发病最为多见,少数儿童在入托体检时发现肝功能异常而被诊断。

临床表现以肝脏损害最常见,可呈慢性或者急性发病。肝脏表现轻重不一,可表现有肝硬化、慢性活动性肝炎、急性或亚急性肝炎和暴发型肝炎等,有时初诊就发现有肝硬化。严重者出现肝、脾质地坚硬、腹水、食管静脉曲张、脾功能亢进、出血倾向和肝功能不全的表现。

神经系统的症状也较为常见,大多在 10 岁以后出现,症状轻时不易发现,当家长发觉时疾病已进入中后期,患者可出现程度不等的锥体外系症状,如腱反射亢进、病理反射等,有肌张力改变、精细动作困难、肢体震颤、面无表情、构音及书写困难等。

其他伴发的症状可有溶血性贫血、血尿或蛋白尿、精神心理异常等。眼角膜早期可正常,晚期患者在眼角膜出现 K-F 环(图 7-4)。

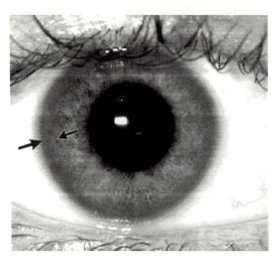

图 7-4　K-F 环

【实验室检查】

1. 血清铜蓝蛋白　小儿正常含量为 200~400mg/L，患者通常低于 200mg/L。

2. 血清铜氧化酶活性　铜氧化酶吸光度正常值为 0.17~0.57，患者明显降低。

3. 24 小时尿铜排出量增高　正常<40μg，患儿可高达 100~1000μg，伴有血铜浓度降低。

4. K-F 环检查　在角膜边缘可见呈棕灰、棕绿或棕黄色的色素环，色素环宽 1~3mm（图 7-4）。K-F 环自角膜上缘开始出现，然后成为环状。早期需在眼科裂隙灯下检查，以后肉眼亦可见到。

【诊断】　根据肝脏和神经系统症状、体征和实验室检查结果，特别是角膜 K-F 环阳性，血清铜蓝蛋白低于 200mg/L，铜氧化酶吸光度低于 0.17 可确立诊断。

【治疗】　治疗目的是防止或减少铜在组织内蓄积，患者应终身治疗。开始治疗越早，预后越好。早期治疗可使症状消失。

1. 促进铜排泄的药物　主要有青霉胺（penicillamine），从小剂量开始，逐步增加，最大剂量为每日 20mg/kg，每日 2~3 次饭前半小时口服。首次服用应进行青霉素皮内试验，阴性才能使用，阳性者酌情脱敏试验后服用。青霉胺还可引起维生素 B_6 缺乏，每日应补充维生素 B_6 10~20mg，每日 3 次。服用青霉胺期间应定期检查血、尿常规和 24 小时尿铜等的变化。

2. 减少铜吸收的药物　常用锌制剂，服后大便排铜增加，减少体内铜的蓄积。常用制剂为硫酸锌，儿童用量为每次 0.1~0.2g，每日 2~3 次口服。年长儿可增至每次 0.3g，每日 3 次。服药后 1 小时内禁食以免影响锌的吸收。重症患者不宜首选锌制剂。

青霉胺与锌盐联合治疗可减少青霉胺的用量，青霉胺每日 7~10mg/kg，4~6 个月后可用锌盐维持治疗。轻症者单用锌盐也可改善症状。两药合用时最好间隔 2~3 小时，以免影响疗效。

3. 低铜饮食　避免食用含铜量高的食物，如肝、贝壳类、蘑菇、蚕豆、豌豆、玉米和巧克力等。

（李海英）

第八章 风湿与免疫性疾病

> **学习目标**
> 1. 掌握原发性免疫缺陷病的共同临床特点，了解诊治手段。
> 2. 掌握风湿热的诊断标准，熟悉风湿热临床特点。
> 3. 掌握川崎病的临床特点和诊断标准，了解治疗方法。
> 4. 掌握过敏性紫癜的临床特点。

第一节 概 述

免疫（immunity）是机体的一种生理性保护反应，其本质是识别自身、排斥异己。人类免疫系统基本功能包括：抵御病原微生物及毒素侵袭；清除衰老、损伤或死亡的细胞组织，稳定机体内环境；免疫监视、识别和清除自身突变细胞和外源性非自身异质性细胞。免疫功能失调或紊乱可致异常免疫反应：免疫反应过低，可发生反复感染和（或）免疫缺陷病；免疫反应过高，可引起变态反应或自身免疫性疾病。

人类免疫应答分为固有免疫和适应性免疫。小儿免疫系统总的来说发育尚不够完善。

一、固 有 免 疫

固有免疫也称先天性免疫或非特异性免疫，是机体抵御病原体入侵的第一道防线。参与固有免疫的有固有免疫细胞、组织屏障、固有免疫分子等。固有免疫细胞有单核-巨噬细胞、中性粒细胞、树突细胞、NK 细胞、NKT 细胞等。

1. 单核-巨噬细胞 新生儿单核细胞发育已完善，其直接杀菌功能与成人相似，但小儿时期血清中缺乏辅助因子，其趋化、黏附、吞噬、杀菌、抗原提呈能力均较弱。

2. 中性粒细胞 胎儿期开始发育，中性多核粒细胞出生后 12 小时外周血中性粒细胞计数较高，72 小时后下降，并维持一定低水平，2~3 周后再度上升达正常。由于储藏库空虚，严重新生儿败血症易发生中性粒细胞减少。新生儿趋化和黏附分子表达不足，使中性粒细胞的游走能力及吞噬功能差。

3. 屏障作用 小儿皮肤黏膜屏障功能差，尤其是新生儿期，易因皮肤黏膜感染而患败血症。血脑屏障发育不成熟，易患颅内感染。其他如胎盘屏障的发育也较差，尤其是前 3 个月，此时若孕妇患病毒感染，均可通过胎盘引起胎儿先天性病毒感染，常见者有风疹病毒、疱疹病毒、巨细胞病毒等。

4. 体液因素 正常体液中有多种固有免疫分子，如补体、细胞因子、溶菌酶、乙型溶解素、抗菌肽等较成人处于一种低水平，因此抗病能力较差。

二、适应性免疫

适应性免疫也称获得性免疫、特异性免疫，是指体内 T、B 淋巴细胞接受非己物质刺激后自身活化、增殖、分化为效应细胞，产生一系列生物学效应的全过程。它包括体液免疫与细胞免疫。

1. 体液免疫 免疫球蛋白是体液免疫的物质基础。胎儿和新生儿有产生 IgM 的 B 细胞，但无产生 IgG 和 IgA 的 B 细胞。

（1）IgG：是免疫球蛋白含量最高者，也是唯一可以通过胎盘传给胎儿的免疫球蛋白。10~12 周胎龄可自身合成 IgG，含量甚微，但因母体 IgG 可通过胎盘传给胎儿，而且其含量也随着胎龄增长而不断增加，足月新生儿脐血 IgG 含量可超过母体，而早产儿 IgG 含量较足月儿低得多。出生后 IgG 逐步消耗，而自身合成能力尚不足，出生后 3 个月血清 IgG 降至最低点。至 3~5 岁渐接近成人水平。

（2）IgA：分血清型和分泌型。发育最迟，胎龄 30 周左右开始合成极少量 IgA，IgA 不能通过胎盘，新生儿的 IgA 来自母亲初乳。出生后 1 个月含量仅成人的 2.6% 左右，10 岁左右达成人水平。对保护婴儿免受损害起着一定的作用。

（3）IgM：胎儿 10~12 周开始合成 IgM，出生时约为成人的 10%，以后逐渐上升，男孩于 3 岁时，女孩于 6 岁时达到成人血清水平。IgM 不能通过胎盘，宫内感染时 IgM 含量升高。因此，脐血 IgM 升高，则提示宫内感染。

（4）IgD：胎龄 31 周开始出现，其自身合成较少，出生后脐血含量仅为成人的 1%，1 岁为 10%，2~3 岁达成人水平。

（5）IgE：胎龄 11 周开始合成，7 岁左右达成人水平，合胞病毒感染及哮喘患儿均有 IgE 升高，推测可能与其发病机制有关。此外 IgE 可能与机体抗寄生虫免疫有关。

2. 细胞免疫 胎龄 15 周时，T 细胞即随血流从胸腺迁移至全身周围淋巴组织，并参与细胞免疫反应，但其功能尚欠成熟，出生时，T 细胞功能已近完善，但因从未接触过抗原，因而需较强抗原刺激才有反应。T 辅助淋巴细胞功能在新生儿期尚不成熟，因此辅助 B 淋巴细胞合成抗体能力较差。

第二节 原发性免疫缺陷病

免疫缺陷病（immunodeficiency disease, IDD）是由于遗传或其他多种原因造成免疫系统先天发育不全或后天损伤而致免疫细胞、免疫分子发生缺陷，引起的机体抗感染免疫功能低下的一组临床综合征。免疫缺陷病分为由于基因异常或先天性免疫系统发育障碍所致的原发性免疫缺陷病（primary immunodeficiency disease, PIDD）和由药物和毒物、营养性或代谢性疾病、感染等所致的继发性免疫缺陷病（secondary immunodeficiency disease, SIDD）。

【原发性免疫缺陷病的分类】 单纯 Ig 或抗体缺陷占 50%，细胞免疫缺陷占 10%，联合免疫缺陷占 20%，吞噬细胞缺陷占 18%，补体缺陷占 2%。细胞免疫缺陷和联合免疫缺陷时，因 T 辅助细胞不能提供足够的信息协助 B 细胞合成 Ig，会发生不同程度的抗体缺陷。因此全部原发性免疫缺陷病中，约 80% 存在 Ig 和（或）抗体缺陷。2011 年 WHO 和国际免疫协会将 PIDD 分为八大类。

1. T、B 细胞联合免疫缺陷　①T-B+SCID：X-连锁重症联合免疫缺陷、JAK3 缺陷；②T-B- SCID：RAG1/2 缺陷、ADA 缺陷、网状发育不良；③嘌呤核苷磷酸化酶（PNP）缺陷；④CD3γ缺陷；⑤ZAP-70 缺陷；⑥MHC Ⅱ缺陷等。

2. 抗体缺陷为主的免疫缺陷　①X-连锁无丙种球蛋白血症（X-Linked agammaglobulinaemia，XLA）；②普通变异型免疫缺陷病（common variable immunodeficiency disease，CVID）；③选择性 IgA 缺陷等。

3. 吞噬细胞数量、功能先天性缺陷　①X 连锁慢性肉芽肿病；②白细胞黏附分子缺陷；③周期性中性粒细胞减少等。

4. 补体缺陷　①补体固有成分缺陷；②阵发性夜间血红蛋白尿；③遗传性血管神经性水肿等。

5. 其他定义明确的免疫缺陷病　①湿疹、血小板减少伴免疫缺陷（Wiskott-Aldrich syndrome，WAS）；②共济失调毛细血管扩张综合征（ataxia-telangiectasia，AT）；③胸腺发育不全（DiGeorge anomaly，DA）等。

6. 免疫失调性疾病　①自身免疫多内分泌腺病伴念珠菌病和外胚层发育不良；②免疫失调性多内分泌腺肠病等。

7. 天然免疫缺陷　①疣状表皮发育不良；②锥虫病等。

8. 自身炎症反应性疾病　①早发性炎性肠病；②家族性地中海热等。

【几种常见的原发性免疫缺陷病】

1. X 连锁无丙种球蛋白血症　IgM、IgG 和 IgA 均明显下降或缺如，外周血 B 细胞极少或缺如。T 细胞数量和功能正常。B 细胞质内 Bruton 酪氨酸激酶基因（*btk*）突变为其病因。易发生化脓性感染和肠道病毒感染。

2. 湿疹、血小板减少伴免疫缺陷　发病于婴幼儿期，临床表现为湿疹、反复感染和血小板减少。外周血淋巴细胞减少和细胞免疫功能障碍。淋巴瘤和自身免疫性血管炎发生率高。位于 X 染色体短臂的 WAS 蛋白（WASP）基因突变是本病的病因。

3. 共济失调毛细血管扩张综合征　为常染色体隐性遗传疾病，进行性小脑共济失调和毛细血管扩张为其特点，毛细血管扩张以耳垂和球结合膜尤为突出。血清甲胎蛋白增高。早期免疫缺陷不明显，后期出现免疫功能异常，反复呼吸道感染。血清 IgG2、IgG4、IgA 和 IgE 下降或缺如，抗体反应下降，T 细胞数量和功能均下降。易患恶性肿瘤。*atm* 基因的蛋白质产物 ATM 是 AT 的病因。

4. 胸腺发育不全　染色体 22q11-ter 持续基因缺失引起心脏畸形、面部异常、胸腺发育不良、腭裂和低钙血症。多数 1 周内死于严重低钙抽搐，新生儿期后存活者，易发生各种严重感染，也有以先天性心脏病的症状就诊而发现本病者。部分缺失者上述表现仅部分出现，称为不全性胸腺发育不全。存活的婴儿随年龄增长，受损的 T 细胞功能可自然恢复。

5. 慢性肉芽肿病　可为 X-连锁遗传或常染色体隐性遗传，巨噬细胞细胞色素基因突变，致使其杀伤功能减弱，导致慢性化脓性感染，病原菌为葡萄球菌、大肠埃希菌、曲霉菌等，形成肉芽肿，尤见于淋巴结、肝、肺和胃肠道。

6. IgA 缺乏症　本病发病率各国不尽相同，白种人较黄种人多。可无症状，或仅有轻微呼吸道感染，大多数能活至壮年或老年，部分病例的血清 IgA 可自行恢复至正常。常伴自身免疫性疾病、支气管哮喘和肠吸收不良。

【原发性免疫缺陷病的共同临床表现】PIDD 的临床表现各有特点，但一般有共同的临床表现:反复感染、易患肿瘤和自身免疫性疾病。

1. 反复感染 是 PIDD 最常见的临床表现。一般 T 细胞缺陷和联合免疫缺陷病于出生后不久即发病,以抗体缺陷为主者由于有来自母体的抗体,一般在出生后 6 个月后才易发生感染。40%于 1 岁内发病,40%在 5 岁内。抗体缺陷时易发生化脓性感染,T 细胞缺陷时易被病毒、结核杆菌和沙门菌属等细胞内病原体感染;也易被真菌和原虫感染,补体成分缺陷好发生奈瑟菌属感染,中性粒细胞缺陷时的病原菌常为金黄色葡萄球菌,引起 PIDD 感染的病原菌的毒力并不很强,常为机会感染。感染的部位以呼吸道最常见,如反复或慢性鼻窦炎、支气管炎或肺炎,其次为胃肠道,如慢性肠炎。皮肤感染可为脓疖、脓肿或肉芽肿,也可为全身性感染,如脓毒血症、脑膜炎和骨关节感染。感染常反复发作或迁延不愈,严重的细菌感染,持续感染,对抗感染治疗反应甚差甚至完全没有反应,抗菌药物的剂量宜偏大,疗程应较长。

2. 肿瘤 PIDD 患儿若未因感染而死亡,随年龄增长易发生肿瘤,尤其是淋巴系统肿瘤,肿瘤发病率比正常人群高 10~100 倍,以 B 细胞淋巴瘤多见,细胞淋巴瘤和霍奇金病也可见到。

3. 自身免疫性疾病 随年龄增长易发生自身免疫性疾病,PIDD 可伴发的自身免疫性疾病包括溶血性贫血、血小板减少性紫癜、系统性红斑狼疮、系统性血管炎、皮肌炎、免疫复合物性肾炎、I 型糖尿病、免疫性甲状腺功能低下和关节炎等。

【诊断】

1. 病史 家族中曾有因感染死于婴幼儿时期者或有反复感染者是原发性免疫缺陷病的重要线索,感染发生于出生后者,应疑为联合免疫缺陷病;出生后 6 个月才发生反复化脓性感染者,可能为抗体缺陷;奈瑟菌易感者,可能与补体缺陷有关;慢性肉芽肿形成则是中性粒细胞功能障碍之故;接种减毒活疫苗或菌苗(如牛痘、麻疹或卡介苗)引起全身性感染是细胞免疫功能缺陷的表现。

感染虽然是 PIDD 最常见的临床表现,但并非全部易感人群都是 PIDD,一些非免疫性因素也可造成感染易感性,在考虑 PIDD 的诊断时,应排除这些可能性,如营养不良、糖尿病、肾病综合征、尿毒症、先天性心脏病,病毒感染,局部病变,如慢性扁桃体炎、尿路结石、气道异物、支气管纤毛发育不良,恶性肿瘤和环境因素所致的继发性免疫功能低下,体内异物和严重外伤等。

2. 体格检查 严重或反复感染可致体重下降、发育滞后现象、营养不良、轻-中度贫血和肝脾大。B 细胞缺陷者的周围淋巴组织如扁桃体和淋巴结变小或缺如。X-连锁淋巴组织增生症则出现全身淋巴结肿大。可存在皮肤疖肿、口腔炎、牙周炎和鹅口疮等感染证据。某些特殊综合征则有相应的体征,如胸腺发育不全、WAS 和 AT 等疾病。

3. 实验室检查 体液免疫反应筛选检查,细胞免疫功能测定,补体测定,巨噬细胞功能测定等,明确免疫缺陷及其免疫缺陷的类型。反复不明原因的感染发作和阳性家族史仅提示 PIDD 的可能性,确诊 PIDD 并进行分类必须有相应的实验室检查依据。在作 PIDD 的实验室检查时,可分为 3 个层次进行,即初筛实验,进一步检查,特殊或研究性实验。初筛实验在疾病初期筛查过程中尤为重要。一般医疗机构最好能开展 PIDD 的初筛实验,下面就初筛实验作一介绍。

(1) 免疫球蛋白(Ig)测定:包括血清 IgG、IgM、IgA 和 IgE。约 80%的 PIDD 伴有低 Ig 血症,一般而言,总 Ig<6g/L 或 IgG<4g/L 提示为可疑低下,总 Ig<4g/L 或 IgG<2g/L 可诊断为

低 IgG 血症,对可疑病例应做进一步抗体反应实验或 IgG 亚类测定,IgE 增高见于某些吞噬细胞功能异常,特别是趋化功能缺陷。

(2) 外周血淋巴细胞计数:外周血淋巴细胞 80% 为 T 细胞,因此外周血淋巴细胞绝对计数可代表 T 细胞数量,正常值为 $(2\sim6)\times10^9/L$,小于 $2\times10^9/L$ 为可疑 T 细胞减少,小于 $1.5\times10^9/L$ 则可确诊,需一个时期内重复检查,并做涂片观察形态学,若持续性淋巴细胞数量减少,且其体积变小者,方可确定为细胞数量减少。

(3) 血常规检查:了解有无贫血及血小板和中性粒细胞数量,红细胞形态和大小等,中性粒细胞双叶和肾形核仁则提示次级颗粒缺乏症。

(4) 胸部 X 线片:婴幼儿期缺乏胸腺影者提示 T 细胞功能缺陷,但胸腺可因深藏于纵隔中而无法看到,应仔细改变投射位置,以便暴露胸腺影。对于临床提示原发性免疫缺陷病可能的新生儿予胸片检查胸腺影,是筛查胸腺发育不全的重要手段。

(5) 迟发皮肤过敏试验(DCH):代表 Th1 细胞功能,将一定量抗原注入皮内,24~72 小时观察注射部位的反应,无反应或仅有红斑为阴性反应,提示 Th1 细胞功能低下,出现红斑及硬结或更剧烈反应说明 Th1 细胞功能正常。常用的抗原和用量为腮腺炎病毒疫苗 1mg/ml,旧结核菌素(1:1000),也可用结核菌纯蛋白衍化物(PPD)、毛霉菌素(1:30)、白色念珠菌素(1:100)、白喉类毒素(1:100),以上抗原均为 0.1ml 皮内注射,若上述皮试阴性,可加大浓度重复试验,只要一种抗原皮试阳性,即说明 Th1 细胞功能正常。

(6) 四唑氮蓝染料试验(NBT):NBT 为淡黄色可溶性染料,还原后变成蓝黑色甲䐶颗粒,正常中性粒细胞进行吞噬时,产生的氢离子和超氧根使 NBT 还原,未经刺激的中性粒细胞具有此还原能力者为 8%~14%,增高时提示细菌感染。吞噬系统缺陷病时,NBT 阳性细胞百分数可明显减少。预先用内毒素刺激中性粒细胞,或将 NBT 与乳胶颗粒混合后再进行中性粒细胞培养,涂片计数 NBT 阳性细胞数,正常人阳性细胞大于 90%,而慢性肉芽肿病患者常低于 1%,甚至测不出,而疾病携带者则可呈嵌合体。

(7) 补体 CH50 活性,C3 和 C4 水平:总补体缺陷可用 CH50 活性法测定,其原理为血清补体成分能通过经典补体途径溶解抗体结合的羊红细胞,CH50 正常值为 50~100U/ml,C3 占总补体的 50% 以上,C4 是仅次于 C3 的主要补体成分,C3 正常值新生儿期为 570~1160mg/L,1~3 个月,530~1310mg/L,3 个月至 1 岁,620~1800mg/L,1~10 岁,770~1950mg/L,C4 正常值为新生儿期 70~230mg/L,1~3 个月,70~270mg/L,3~10 岁,70~400mg/L。

经过临床、家族史分析,体格检查和免疫功能初步筛检后,大体可明确 PID 的诊断,并能初步了解其属于哪一类型,为对病例作进一步病因分析,最好能进行更深入的实验研究,包括各种细胞因子和膜表面分子测定,甚至 DNA 序列分析。多数 PIDD 为单基因遗传,对疾病编码基因的序列分析可发现突变位点和形式,用于确诊及进行家系调查。基因突变分析也是产前诊断最好的手段,其他用于产前诊断的方法有:测定绒毛膜标本酶(ADA)活性等。

【治疗】 治疗原则:适当的隔离措施与鼓励患儿以相对正常的生活方式相结合;合理使用抗生素;针对性地进行免疫替代疗法、免疫调节和免疫重建。

1. 一般治疗 患儿应得到特别的儿科护理,应保证患儿充足的营养供给,母乳中含有抗感染因子及各种适合婴儿的营养素,故应鼓励和促进母乳喂养。一方面生活中要为患儿创造一个独立的居住空间,以减少感染的机会;另一方面应注意呵护有度,鼓励其与健康儿童一起玩耍和上学,以免出现精神障碍。

2. 抗生素和抗病毒药物的使用 原发性免疫缺陷病患儿容易反复感染。对于细菌感染通常抗生素选择上应以杀菌剂为主,剂量稍大、治疗时间稍长。如果联合应用抗生素效果不佳,就要考虑真菌、支原体或原虫感染的可能,选择有针对性的药物,而不应一味选用更高档的抗生素。

某些免疫缺陷病可使用有效的抗病毒治疗,如接触了流感病毒或有流感的早期表现可应用金刚烷胺;严重的单纯疱疹病毒、水痘-带状疱疹病毒感染可用阿昔洛韦等治疗。

3. 血制品及疫苗的使用

(1) 特异血清免疫球蛋白:乙型肝炎、破伤风、狂犬病、巨细胞病毒、链球菌等特异免疫球蛋白。

(2) 白细胞:巨噬细胞缺陷病发生感染且抗生素治疗后无明显效果者,可通过输注正常献血员的粒细胞。输入粒细胞可引起发热、乙型病毒性肝炎、CMV 感染、艾滋病和抗中性粒细胞抗体等,故应严格筛查献血员,本法也仅用于严重感染时,而不作常规替代治疗。

(3) 输血或血制品:选择性 IgA 缺乏症患者禁忌输血或血制品,以避免患者产生 IgA 抗体,引起过敏反应。必要时可输注无症状的选择性 IgA 缺乏症患者的血液,或患者的自身储血。有严重细胞免疫缺陷的各种患者输血,为避免发生移植物抗宿主反应最好使用库血,并需先用 3000rad X 线照射;输注血浆亦需先经 X 线照射或冻溶 2~3 次,以破坏残留在血浆内的淋巴细胞。

(4) 细胞免疫缺陷的患者:各种伴有细胞免疫缺陷的患者都禁忌接种活疫苗或活菌苗,以防止发生严重疫(菌)苗性感染,甚至死亡。

4. 免疫学治疗

(1) 免疫调节:细胞因子 IL-1、IL-2、IL-3、干扰素等对治疗干扰素缺陷病、IL-2 缺陷病有疗效;维生素 A、维生素 C、维生素 D 对维持正常人免疫系统起到非常重要作用,可作为免疫调节剂;微量元素如铁、锌、硒、锗、铜等在小剂量时可作为免疫佐剂,提高免疫功能;但大剂量时有抑制细胞免疫的作用。

(2) 免疫替代:对全丙种球蛋白低下血症、性连锁高 IgM 免疫缺陷、选择性 IgG 亚类缺陷、Ig 水平近于正常的抗体缺陷或 WAS 等患者定期给予人血丙种球蛋白制剂,可降低感染率。

(3) 免疫重建:通过免疫器官、组织或正常细胞的移植,基因片段的植入使患者恢复其免疫功能的方法称之为免疫重建。

1) 骨髓移植术:骨髓移植是唯一能根治严重联合免疫缺陷病、网状组织发育不良、腺苷酸脱氨酶缺陷、嘌呤核苷酸磷酸化酶缺陷等疾病的方法。

2) 胸腺移植术:胸腺移植是以移植胸腺基质细胞及胸腺组织为目的,以便让患者未成熟的 T 细胞得以分化,适应证是由于胸腺缺陷所引起的 T 细胞生成缺陷,如 DiGeorge 综合征及 Nezelof 综合征等疾病。其疗效不肯定,部分接受胸腺移植的患者发生淋巴瘤,目前已较少使用。

3) 基因治疗:其方法为将所需的基因插入至周围白细胞或骨髓干细胞中,随后将这些细胞定期输入基因缺陷的患者,以纠正由于基因缺陷所产生的免疫缺陷病,也就是转基因治疗。适应证为单基因遗传病。目前基因治疗已经在缺乏腺苷脱氨酶(ADA)的严重联合免疫缺陷病的少数儿童治疗中取得了效果。但总的来说基因治疗尚处于探索和临床验证阶段。

5. 其他 应在绝对适应证时方可进行扁桃体、腺样体、脾摘除术。慎用糖皮质激素和免疫抑制剂。

【预后】 大多数原发性免疫缺陷病终生患病。毛细血管扩张性共济失调,未经移植的严重联合免疫缺陷病等预后差,寿命短。抗体缺陷或补体缺陷的患者若能及早诊断,治疗,不伴有慢性疾病的预后较好,寿命与正常人相仿。

第三节 风 湿 热

风湿热(rheumatic fever, RF)是一种常见的反复发作的急性或慢性全身性结缔组织炎症,可累及心脏、关节、中枢神经系统、皮肤和皮下组织。临床表现以心脏炎和关节炎为主,可伴有发热、皮疹、皮下小结、舞蹈病等。急性发作时通常以关节炎较为明显,但在此阶段风湿性心脏病可造成患者死亡。常遗留程度不等的心脏损害,由风湿热引起的关节损害可自行恢复,但心脏损害不可逆,心脏为本病唯一留有后遗症的器官。本病3岁以下少见,好发年龄为5~15岁,四季均可发病,冬春多见;男女发病率相似。

风湿热的发病率近年已有明显下降,病情也明显减轻,但在发展中国家,风湿热和风湿性心脏病仍常见和严重。

【病因】
1. 链球菌感染和免疫反应学说 风湿热的病因和发病机制迄今尚未完全阐明,但目前公认风湿热是由于A组乙型溶血性链球菌咽部感染后,产生自身免疫性疾病。皮肤及其他部位A组乙型溶血性链球菌感染不会引起风湿热。风湿热发病不是因为链球菌直接作用的结果而是由于机体免疫反应的结果,目前认为链球菌抗原的分子模拟机制是风湿热主要发病机制。A组乙型溶血性链球菌的抗原性很复杂,各种抗原分子结构与机体器官抗原存在同源性,机体的抗链球菌免疫反应可与人体组织产生免疫交叉反应,导致器官损害。A组溶血性链球菌细胞壁外层的M蛋白被认为是致"风湿热"主要抗原。

2. 遗传因素 风湿热患者中有遗传标记存在,一些人群具有明显的易感性。

【病理】 基本病理改变特点为形成风湿小体(Aschoff小体)。病变分三期。

1. 渗出变性期 受累部位如心脏、关节滑膜、皮肤等结缔组织,表现为渗出、变性和炎症。本期持续2~3周。

2. 增生期 主要发生于心肌和心瓣膜,形成风湿小体,小体中央为胶原纤维素样坏死物质,外周有巨大的多核细胞(Aschoff细胞)和少量浆细胞、淋巴细胞。好发部位为关节处皮下组织和腱鞘,形成皮下小结。本期持续3~4个月。

3. 硬化期 炎症细胞减少,风湿小体中央变性和坏死物质被吸收,纤维组织增生和瘢痕形成。心瓣膜边缘可出现疣状赘生物,瓣膜形成瘢痕。二尖瓣最常受累,其次为主动脉瓣。此期持续2~3个月。因风湿热病变反复发作,故各期病变可同时存在。

【临床表现】 多数患者发病前1~3周有上呼吸道感染或猩红热史。主要临床表现为:发热、关节炎、心脏炎、皮下小结、环形红斑及舞蹈病等。发热和关节炎是最常见的主诉。

1. 全身症状 起病有急有缓,以不规则的轻、中度发热为多见,少数高热呈弛张型,伴有多汗、乏力、面色苍白、精神萎靡、纳差、心动过速等,常有鼻出血和腹痛。

2. 关节炎 是以游走性、多发性为特点的关节炎,常累及膝、踝、肩、腕、肘、髋等大关节;局部呈红、肿、热、痛的炎症表现,但不化脓。部分患者几个关节同时发病,手、足小关节或脊柱关节等偶也可累及。急性炎症消退后，关节功能完全恢复，不遗留关节强直和畸形，但常反复发作。典型者近年少见。关节局部炎症的程度与有无心脏炎或心瓣膜病变无明显关系。可延续3~4周。

3. 心脏病变 为临床上最重要的表现，急性风湿性心脏炎是儿童期充血性心衰竭的常见的原因。同时累及心肌、心内膜和心包膜者，称为全心炎。

（1）心肌炎：病变轻微局限者，可能无明显的临床症状或仅有心率轻度增快，心电图短暂轻微变化；重者可出现不同程度的心力衰竭；安静时心动过速，与体温升高不成比例；心脏扩大，心尖搏动弥散；心音低钝，可闻奔马律；心尖部轻度收缩期吹风样杂音。X线检查心脏扩大；心电图示P—R间期延长，伴有T波、ST段异常，可有心律失常。

（2）心内膜炎：在病理上极为常见。二尖瓣膜最常受累，主动脉瓣次之，三尖瓣和肺动脉极少累及。凡有心肌炎者，几乎均有心内膜受累的表现。其症状出现时间较心肌炎晚。二尖瓣关闭不全表现为心尖部(2~3)/6级吹风样全收缩期杂音，向腋下及左背传导，有时可闻二尖瓣舒张中期隆隆样杂音系相对狭窄所致；主动脉瓣受累致主动脉瓣关闭不全时胸骨左缘第3肋间可闻舒张期叹气样杂音。急性期炎症过后，约半数患儿杂音可渐消失。如杂音持续存在可能系心瓣膜永久性瘢痕形成，导致风湿性心瓣膜病。

（3）心包炎：出现于风湿热活动期，与心肌炎同时存在，有心包炎表现者，一般提示心脏炎严重。临床表现为心前区疼痛，可闻及心包磨擦音。心包积液时，液量一般不多。积液量很少时，临床上很难发现。积液量多时心前区搏动消失，心音低钝遥远，有颈静脉怒张、肝大等心包填塞表现。X线检查心影呈烧瓶形，可随体位而改变；心电图示低电压，早期ST段抬高，随后ST段下降，并出现T波改变；超声心动图可确诊少量心包积液。心脏压塞是风湿热最为严重的并发症。

4. 皮肤表现

（1）渗出型：以环形红斑多见，且有诊断意义，环形或半环形淡色红斑，边界清楚，中心苍白，其他亦可表现为荨麻疹、斑丘疹、多形红斑、结节性红斑等。常见于四肢近端和躯干。

（2）增殖型：即皮下小结。结节如豌豆大小，数目不等，较硬，触之不痛，与皮肤无粘连。常数个以上聚集成群，对称性分布，通常2~4周自然消失，亦可持续数月或隐而复现。皮下小结伴有严重的心脏炎，是风湿活动的表现之一。

5. 舞蹈症 也称Sydenham舞蹈病。常发生于8~12岁的儿童，女性多于男性。表现为全身或部分肌肉的无目的不自主快速运动，如伸舌歪嘴、挤眉弄眼、语言、书写障碍、细微动作不协调等，兴奋或注意力集中时加剧，入睡后即消失。多在链球菌感染后1~6个月发病。系风湿热炎症侵犯中枢神经系统，包括基底核、大脑皮质、小脑及纹状的表现，起病缓慢。病程3个月左右，个别病例可反复发作。

6. 其他表现 除上述典型表现外，风湿热偶可累及其他部位而造成风湿性胸膜炎、腹膜炎、脉管炎、应引起注意。

【检查】 对风湿热尚无特异性的实验室检查。目前主要从两方面协助诊断：①确立先前的链球菌感染；②阐明风湿炎症活动过程的存在和持续。

1. 链球菌感染 常采用咽拭子培养、血清溶血性链球菌抗体测定等检查方法。咽拭子培养可发现A组乙型溶血性链球菌，链球菌感染1周后血清抗链球菌溶血素O(ASO)滴度开始上升，2个月后逐渐下降。80%风湿热患儿ASO升高，同时测定抗脱氧核糖核酸酶B(anti-DNase B)、抗链球菌激酶(ASK)、抗透明质酸酶(AH)可提高阳性率。

2. 风湿炎症活动 包括白细胞计数和中性粒细胞增高、红细胞沉降率增快、C-反应蛋白阳性、α_2球蛋白和黏蛋白增高等。

(1) 血常规检查：白细胞计数轻度至中度增高，中性粒细胞增多，核左移；常有轻度红细胞计数和血红蛋白含量的降低，呈正细胞性，正色素性贫血。

(2) 非特异性检查：某些血清成分在各种炎症或其他活动性疾病中可发生变化。在风湿热的急性期或活动期也呈阳性结果。常用的测定指标有：红细胞沉降率、C-反应蛋白、黏蛋白和蛋白电泳等。

上述指标仅能反映疾病的活动情况，对诊断本病并无特异性。需指出的是如红细胞沉降率增快，但无波动，持续6个月以上；P—R间期延长，但固定不变；ASO持续增高，但无风湿热临床表现，均非风湿热活动指标。

【诊断及鉴别诊断】

1. 诊断 迄今风湿热尚无特异性的诊断方法，临床上沿用修订Jones诊断标准。

(1) 主要表现：心脏炎（包括杂音、心脏增大、心包炎、心力衰竭）；多发性关节炎；舞蹈症；环形红斑；皮下结节。

(2) 次要表现：①临床表现，发热，关节痛；既往风湿热或风湿性心脏病史。②实验室检查，红细胞沉降率增高、CRP阳性、白细胞增多、贫血；③心电图，P—R间期延长，Q—T间期延长。

(3) 链球菌感染依据：ASO或其他抗链球菌抗体增加；咽部A组β链球菌培养阳性；近期发生的猩红热。

具备2项主要表现，或1项主要表现和2项次要表现，如再有以前链球菌感染依据的支持，提示有风湿热存在的极大可能性。

主要表现为关节炎者，关节痛不再作为次要表现；主要表现为心脏炎者，P-R间期延长不再作为次要表现。在有链球菌感染证据的前提下，存在以下3项之一者亦应考虑风湿热：①排除其他原因的舞蹈病；②无其他原因可解释的隐匿性心脏炎；③以往已确诊为风湿热，存在1项主要表现，或有发热和关节痛，或急性期反应物质增高，提示风湿热复发。

近年来，风湿热临床表现多不典型或轻症，具备2项主要表现者已不多见，轻症或发病隐匿者不少。如果强行执行Jones标准，易造成失误。2002~2003年WHO标准作出如下改变：①对伴风湿性心脏病的复发性风湿热的诊断标准放宽，只需2项次要表现及前期链球菌感染证据即可诊断。②对隐匿发病的风湿性心脏炎和舞蹈病诊断也放宽，不需要其他主要表现，即使无前期链球菌感染证据，也可诊断。③对多关节炎、多关节痛或单关节炎可能发展为风湿热需重视，以避免误诊及漏诊。

2. 鉴别诊断 关节方面需与幼年类风湿关节炎、化脓性关节炎、白血病、生长痛等鉴别。幼年类风湿关节炎：常侵犯小关节，关节炎无游走性特点。有不规则发热，脾大及淋巴结肿大，全身斑丘疹，反复发作后遗留关节畸形，X线摄片可见关节面破坏、邻近骨骼骨质疏松。化脓性关节炎：为全身脓毒血症的局部表现，好累及大关节，好发部位为髋关节，其次为膝肘等大关节。白血病：除发热、骨关节疼痛外，有贫血、出血倾向、肝脾及淋巴结肿大。有时骨痛为其早期突出表现，尤以胸骨痛最明显。周围血片可见幼稚白细胞，骨髓检查可予鉴别。生长痛：多见于3~5岁幼儿，多发生于下肢，夜间或入睡尤甚，喜按摩，局部无红肿。

与心脏炎鉴别首先需排除心脏功能性杂音（见于学龄儿童），杂音部位局限于肺动脉区或胸骨左缘与心尖之间。杂音为Ⅱ级左右,音调柔和的收缩期早中期吹风样杂音,响度和性质随体位与呼吸而改变。需鉴别的还有病毒性心肌炎、感染性心内膜炎等,一般而言,病毒性心肌炎杂音不明显,较少发生心内膜炎,较多出现过早搏动等心率失常,实验室检查可发现病毒感染证据。感染性心内膜炎有贫血、脾大、皮肤瘀斑或其他栓塞症状有助诊断,血培养可获阳性结果,心瓣膜或心内膜有赘生物。

【治疗】 风湿热的治疗目的应包括下列四方面:①清除链球菌感染病灶;②早期观察心脏炎是否存在并加以处理;③控制充血性心力衰竭;④缓解关节及其他症状。由于临床病型的多样化,治疗上应实行个别化处理。

1. 一般治疗 风湿热活动期必须卧床休息。无明显心脏受损,休息1个月左右。若明显心脏受损表现,一般休息2~3个月。若有心脏扩大、心包炎伴有心力衰竭,需休息6个月左右逐渐恢复正常活动。病程中宜进食易消化和富有营养的饮食。

2. 抗风湿治疗 常用的药物有水杨酸制剂和糖皮质激素两类。对无心脏炎的患者不必使用糖皮质激素,水杨酸制剂对急性关节炎疗效确切。无心脏炎的患儿可用阿司匹林,每日100mg/kg,最大量≤3 g/d,分次服用,2周后逐渐减量,疗程4~8周。心脏炎时宜早期使用糖皮质激素,泼尼松每日2 mg/kg,最大量≤60 mg/d,分次口服,2~4周后减量,总疗程8~12周。

有充血性心力衰竭时应视为心脏炎复发,及时给予大剂量静脉注射糖皮质激素,如氢化可的松或甲泼尼龙每日1次,10~30 mg/kg,共1~3次。多数情况在用药后2~3天即可控制心力衰竭,应慎用或不用洋地黄制剂,以免发生洋地黄中毒。应予以低盐饮食,必要时氧气吸入,给予利尿剂和血管扩张剂。

3. 抗生素治疗 风湿热一旦确诊,即使咽拭子培养阴性,亦应给予1个疗程的青霉素治疗,以清除溶血性链球菌。溶血性链球菌感染持续存在或再感染,均可使风湿热进行性恶化,因此根治链球菌感染是治疗风湿热必不可少的措施。一般应用青霉素,每天2次,肌内注射,共14天;或苯唑西林钠肌内注射1次。对青霉素过敏者,可予口服红霉素。

4. 中医药治疗 急性风湿热多属热痹,宜用祛风清热化湿治法;慢性风湿热则多属寒痹,宜用祛风散寒化湿治法。糖皮质激素、水杨酸制剂等辅以中医药治疗,可能取得较好疗效。针刺疗法对缓解关节症状也有一定效果。

5. 舞蹈症的治疗 抗风湿药物对舞蹈症无效。舞蹈症患者应尽量安置于安静的环境中,避免刺激。病情严重者可使用镇静剂如苯巴比妥、地西泮等,亦可用氟哌啶醇加苯海索。

舞蹈症是一种自限性疾病,通常无明显的神经系统后遗症,耐心细致的护理,适当的体力活动和药物治疗大多可取得良好的结果。

【预后与预防】 风湿热是一种可以预防的疾病,其与链球菌的关系十分密切,因此防止链球菌感染的流行是预防风湿热的一项最重要的环节。预后主要决定于是否发展为风湿性心脏病。心脏炎者易于复发,预后较差。

对于有过风湿热、舞蹈症、风湿性心脏炎者均应予持续性预防措施。每4周肌内注射苄星青霉素120万单位;或口服青霉素V,每次25万单位,每日2次。预防注射期限至少5年,最好持续至成人期;有风湿性心脏病者,宜作终身药物预防。对青霉素过敏者可改用红霉素0.25g每日2次口服,每月口服6~7天,持续时间同前。

风湿热或风湿性心脏病患儿,当拔牙或行其他手术时,术前、术后应用抗生素以预防感染。

第四节 川 崎 病

川崎病(Kawasaki disease,KD)又称皮肤黏膜淋巴结综合征(mucocutaneous lymphnode syndrome,MCLS),是1967年日本医师川崎富作首先报道,并以他的名字命名的疾病。1976年我国首次报道,近年发病人数增多。临床表现为发热、皮疹、颈部非化脓性淋巴结肿大、眼结合膜充血、口腔黏膜弥漫充血、杨梅舌、掌跖红斑、手足硬性水肿等。本病好发于5岁以下婴幼儿,男孩多见,是一种急性、自限性的全身性血管炎,多数自然康复,心肌梗死是主要死因。该病引起的冠状动脉并发症为小儿时期冠状动脉心脏病最常见原因。川崎病已成为引起获得性心脏病的最常见疾病。

【病因】 本病的发病原因至今未明。可能与以下因素有关。

1. 感染因素 川崎病的发生具有明显季节性、区域流行性,临床上又有许多表现酷似急性感染,提示其病因可能是自然界普遍存在的微生物,但至今未找到直接致病病原体,感染的说法又不能完全确立。大量临床及流行病学研究报道KD的可能病原为:细菌(如丙酸杆菌、耶尔森菌、链球菌、葡萄球菌)、钩端螺旋体、真菌、立克次体、支原体、衣原体及病毒(如反转录病毒、EB病毒、疱疹病毒、微小病毒)等,但均未能证实。

2. 免疫因素 免疫系统的高度活化及免疫损伤性血管炎是川崎病的显著特征。然而,引起异常免疫活化的原因仍存在超抗原学说和普通抗原学说的争议。

3. 遗传因素 川崎病的发病率以亚洲人最高,如日本患儿的发病风险比白种人群高10倍,且与居住地影响不大,如居住在夏威夷的日本后裔川崎病发病率与日本国内相当。川崎病有家族聚集特点,患儿同胞患病的相对危险性远高于同龄正常人群。可见,遗传因素在川崎病发病中起重要作用。

【病理】 基本病理改变为全身性血管炎,好发于冠状动脉。

【临床表现】

1. 主要表现

(1) 发热:常以高热为最初表现,可为弛张热或不规则发热。热程在5天以上,长的可达3、4周。退热药仅短暂稍降,抗生素治疗无效。

(2) 球结合膜充血:发热3、4天始两侧眼结膜充血,以球结膜充血更明显,无脓性分泌物,热退消散。

(3) 口唇表现:唇面鲜红、干燥和皲裂,甚至有出血;舌乳头突起,充血,呈杨梅舌;口腔黏膜充血,但无溃疡。

(4) 手足表现:急性期掌跖面指趾端潮红,手足肿胀且痛。恢复期,热降后患儿手足红肿消退,指趾末端从甲床移行处开始出现膜状脱皮,此为特征性改变。

(5) 皮肤表现:多形性皮疹,躯干部出现大小不一的斑丘疹,形态无特殊,面部四肢亦有,不痒,无疱疹或结痂。部分病例可有肛周皮肤发红,脱屑。

(6) 淋巴结肿大:部分病例早期有淋巴结肿大,一侧或双侧,坚硬可有触痛,非化脓性,数日后消退,有时肿胀波及颌下,甚至有误诊为腮腺炎,淋巴结肿大仅限于颈部前三角,波及其他部位很少。

2. 其他表现

(1) 心脏表现相对上述主要表现少见,但很重要,可因心肌梗死和冠状动脉瘤破裂致心源性休克甚至猝死。发生冠状动脉瘤或狭窄者,可无临床表现,少数可有心肌梗死的症状。亦可表现为心包炎、心肌炎、心律失常等。

（2）可有无菌性脑膜炎、间质性肺炎、消化系统症状(如呕吐、腹泻、腹痛、黄疸、胆囊积液)、泌尿系统症状(如蛋白尿,尿白细胞增多)、关节疼痛或肿胀。

【检查】

1. 实验室检查

（1）定期复查血常规:可有白细胞计数升高、轻-中度贫血、血小板增加。血小板在起病3周内可进行性升高,且可持续数月,有协助诊断价值。

（2）急性期尿常规可出现白细胞、蛋白,但尿培养阴性。粪便检查及培养多为阴性。并可伴有肝肾功能损害,白蛋白减少。

（3）炎症活动指标:如C-反应蛋白升高、红细胞沉降率加快,α_1球蛋白增高。

（4）免疫学检查:血清 IgG、IgM、IgA、IgE、血循环免疫复合物、IL-6 增高,总补体和 C3 正常或增高。

2. 器械检查

（1）心电图:可见多种改变,以 ST-T 段及 T 波异常多见。早期示 ST-T 变化,非特异性;心肌梗死时 ST 段明显抬高、T 波倒置及异常 Q 波。也可见 P—R、Q—T 间期延长。

（2）超声心动图:可有冠状动脉异常,如冠状动脉近端扩张,按扩张程度分Ⅰ～Ⅲ级:Ⅰ级直径>3 mm,≤4 mm 为轻度;Ⅱ级 4~7 mm 为中度;Ⅲ级≥8 mm 称冠状动脉瘤,为重度。急性期亦可见左心室内径增大、心包积液、二尖瓣关闭不全。

（3）冠状动脉造影:超声波检查有多发性冠状动脉瘤,或心电图有心肌缺血者,应考虑冠状动脉造影,进一步了解冠状动脉及其分支病变具体情况,作选择治疗方法的依据。

尤其要注意超声心动图和心电图的表现,提示是否存在心血管并发症,如冠状动脉扩张和心肌损害。

【诊断及鉴别诊断】

1. 诊断

（1）典型川崎病

1）发热持续 5 天以上,抗生素治疗无效,不能被其他已知疾病所解释。

2）双眼结膜充血(无渗出物)。

3）口唇鲜红、皲裂,口唇黏膜弥散性充血,杨梅舌。

4）多形性红斑、皮疹。

5）在急性期有手足硬肿,掌跖红斑;在恢复期指(趾)端甲床皮肤移行处有膜状脱皮。

6）急性非化脓性颈淋巴结大,常为单侧,其直径>1.5cm 或更大。

以上标准至少满足 5 项,可确诊为川崎病,其中(1)为必备条件。若患儿不明原因发热超过 5 天,伴其他诊断标准中 3 项,并经超声心动图或冠状动脉造影确诊存在冠状动脉扩张或冠状动脉瘤,除外其他疾病,亦可确诊。

（2）不完全川崎病:指不具备典型川崎病诊断标准条件者,可见于以下两种情况。

1）诊断标准 6 项只符合 4 项或 3 项以下,但在病程中经超声心动图或心血管造影证实有冠状动脉瘤者(多见于<6 个月的婴儿或>8 岁的年长儿),属重症。

2）诊断标准中只有 4 项符合,但超声心动图检查可见冠状动脉壁辉度增强,应除外其他感染性疾病。因其临床症状不完全符合川崎病的诊断标准,故命名为不完全川崎病。

（3）IVIG 不反应川崎病：川崎病诊断明确后给予静脉注射丙种球蛋白（IVIG）治疗后 48 小时，发热不退（体温>38℃）或退热后 2~7 天再次出现发热并伴有至少 1 项 KD 的主要临床表现，则判断为 IVIG 不反应川崎病。

2. 鉴别诊断 需与以下特异性炎症疾病及非特异性炎症疾病鉴别

（1）特异性炎症疾病（感染性）：耶尔森菌感染，溶血性链球菌感染（猩红热），葡萄球菌感染，肺炎衣原体感染，病毒感染（麻疹、流感、EBV、HIV），白色念珠菌感染、钩端螺旋体病。

（2）非特异性炎症疾病：Stills 病，Stevons-Johnson 综合征，药物过敏，疫苗接种后，烧伤后。

【治疗】 本病的主要治疗方法包括以下几种。

1. 阿司匹林 急性期明确诊断后口服肠溶阿司匹林。每日 30~50 mg/kg，分 2~3 次服用，热退后 3 天逐渐减量，2 周左右减至每日 3~5mg/kg，6~8 周停药。对遗留冠状动脉病变患儿，应长期用药，直至冠状动脉恢复正常或更长。

2. 大剂量丙种球蛋白 强调病程 10 天内及时进行大剂量丙种球蛋白静脉滴注。为 1~2g/kg 于 10~12 小时静脉缓慢输入，可迅速退热，预防冠状动脉病变发生。应同时合并应用阿司匹林。应用过 IVIG 的患儿在 9 个月内不宜进行麻疹、风疹、腮腺炎等疫苗预防接种。

3. 糖皮质激素 既往有研究认为糖皮质激素可影响冠状动脉瘤修复，促其形成，故不宜单独应用。现认为 IVIG 治疗无效者可考虑使用糖皮质激素。剂量为每日甲泼尼龙 2 mg/kg，用药 2~4 周。同时使用阿司匹林。

4. 其他 可加用双嘧达莫，每日 3~5 mg/kg 抗血小板聚集。根据病情给予对症及支持疗法，如补充液体、保护肝脏、控制心力衰竭，心肌梗死时应溶栓治疗。严重的冠状动脉病变需要进行冠状动脉搭桥术。

5. IVIG 不反应川崎病 建议再次应用 IVIG 治疗，2g/kg，若发热仍不退时可采用甲泼尼龙 2mg/(kg·d)分 2~3 次静脉注射至热退，后渐减量停药。激素治疗可加重血液高凝状态，可同时给予阿司匹林合用，对于已合并冠状动脉瘤的患儿建议使用小剂量泼尼松龙静脉或口服治疗为宜。

【预后】 本病大多预后良好，可自行恢复，少数可产生并发症，特别是心血管并发症，如冠状动脉扩张，严重的产生动脉瘤迁延数年。出院后 1 个月、3 个月、6 个月及 1~2 年进行一次全面体格检查，并查血常规、心电图、超声心动图等。

第五节 过敏性紫癜

过敏性紫癜（anaphylactoid purpura；henoch-schonlein purpura，HSP）是一种侵犯皮肤和其他器官细小动脉和毛细血管的过敏性血管炎，常伴腹痛、关节痛和肾损害，但血小板不减少。一年四季均有发病，有一定季节性。本病可发生于各个年龄段，为 3~10 岁儿童的一种常见疾病，<10 岁儿童约占总发病人数的 90%，男孩多于女孩。

【病因】 可能与链球菌感染、病毒感染、寄生虫、药物、食物、虫咬、疫苗接种等有关，但均无确切证据。现有的临床证据较为支持感染学说。有统计资料显示，患儿发病前通常有上呼吸道感染史，多数病例发生于链球菌感染之后。同时，HSP 患儿的血清学检测也常提示有病毒或细菌感染，但却很少能在患儿体内分离出相应的病毒或细菌等病原体。确切发病机制尚不清楚，B 淋巴细胞多克隆活化为其特征。

【病理】 过敏性紫癜的病理变化为广泛的白细胞碎裂性小血管炎,以毛细血管炎为主。紫癜性肾炎肾脏病理看见 IgA 为主的免疫复合物沉积。

【临床表现】 开始起病前 1~3 周可有发热、头痛、关节痛、全身不适等。多为急性起病,各种症状可以不同组合,出现先后不一,仅有皮肤损害者称单纯性紫癜,伴有腹痛、腹泻、便血,甚至胃肠道出血者称为胃肠型紫癜;伴有关节肿胀、疼痛、甚至关节积液者称为关节型紫癜;伴血尿、蛋白尿、肾损害者称为肾型紫癜。

1. 皮肤紫癜 皮肤紫癜成批出现,对称分布,好发于四肢伸侧,尤其是双下肢和臀部。针头至黄豆大小瘀点、瘀斑或荨麻疹样皮疹。初起呈紫红色斑丘疹,高出皮面,压之不褪色,数日后转为暗紫色,最终呈棕褐色而消退。皮肤紫癜反复出现为本病特征。严重者可发生水疱、血疱,甚至溃疡。部分患儿容易复发,时间间隔数天至数月。

2. 胃肠道症状 由血管炎引起的肠壁水肿、出血、坏死。一般以阵发性剧烈脐周或下腹部疼痛,可伴呕吐。部分患儿腹痛可发生于皮肤紫癜前。部分患儿可有黑便或血便,少数可出现肠套叠、肠梗阻或肠穿孔。

3. 关节症状 可出现膝、踝、肘、腕等大关节肿痛,关节腔出现积液为浆液性,可在数日内消失,不留后遗症。

4. 肾脏症状 有 20%~80% 的 HSP 累及肾脏,即紫癜性肾炎。肾脏症状多发生于起病 1 个月内,亦可在病程更晚期。其肾脏损害轻重不等,可仅表现为镜下血尿或微量蛋白尿,也可表现为急性肾炎综合征或肾病综合征或急进性肾炎综合征。有些患儿的肾损害持续数年,一般表现为血尿、蛋血尿,但大多数都能完全恢复,只有少数发展为慢性肾炎,甚至慢性肾衰竭。

5. 其他症状 可出现鼻出血、牙龈出血、睾丸出血,偶可发生颅内出血。偶有呼吸、循环、神经系统累及,可表现有喉头水肿、哮喘、肺出血、心肌炎和心包炎、惊厥、昏迷。

【辅助检查】

1. 血常规 白细胞正常或增加,中性粒细胞和嗜酸粒细胞可增高,少数有严重出血者可有贫血。血小板计数正常甚至升高。

2. 尿常规 有肾损害者尿检查可见红细胞、蛋白、管型等。

3. 大便隐血试验 伴消化道出血者隐血试验阳性。

4. 出血和凝血时间 正常,部分患儿毛细血管脆性试验阳性,早期可见 D-二聚体阳性。

5. 实验室检查 血清 IgA 升高,IgG 和 IgM 正常,有时可轻度升高;C3、C4 正常或升高。

6. 腹部超声波检查 有利于发现肠套叠。

7. 内镜检查 适用于严重腹痛或胃肠道大出血,可见胃肠道黏膜紫癜样改变、糜烂、溃疡。

8. 肾穿刺 肾脏症状较重和迁延者可行肾穿刺,病理可见轻度系膜增生、微小病变、局灶性肾炎、弥漫增殖性肾炎伴新月体形成等各种表现。

【诊断及鉴别诊断】 典型皮肤紫癜、结合腹痛、关节痛或肾脏损害,实验室检查血小板正常,即可诊断。但需与以下疾病鉴别。

1. 特发性血小板减少性紫癜 多为散在针尖大小出血点,重者有瘀斑,一般不高出皮面,不伴荨麻疹或水肿,血小板计数明显降低。

2. 风湿性关节炎 大多有发热、心脏炎症状,据病史、体检及随访多能鉴别。

3. 急腹症 过敏性紫癜一般无固定压痛点及肌紧张。密切观察腹痛情况、腹部体征及周围白细胞计数可助诊断。腹痛、便血需与肠套叠鉴别,同时过敏性紫癜亦可并发肠套叠。

【治疗】

1. 一般治疗　注意休息,寻找、治疗可能的病因、对症治疗,给予少渣易消化食物,必要时禁食。

2. 药物治疗

（1）抗生素:有感染因素者可选用适当的抗生素。

（2）抗组胺药:适用于有荨麻疹或血管神经性水肿者。

（3）糖皮质激素:一般认为急性期对腹痛和关节痛可予缓解,适用于关节型、腹型,也可用于出现急进性肾炎或肾病综合征及严重皮肤损害。但不能预防肾脏损害的发生,亦不能影响预后。泼尼松每日1~2mg/kg,分次口服,或用甲基泼尼松龙每日5~10mg/kg分次静脉滴注,症状缓解后即可停用。

（4）免疫抑制剂:顽固、重症过敏性紫癜肾炎,可选用环磷酰胺或硫唑嘌呤或雷公藤多苷片。可与糖皮质激素联合应用。也有认为对于激素依赖或抵抗型HSP患者,环孢素可能是一个比较好的治疗选择。

（5）抗凝治疗:阻止血小板聚集和血栓形成的药物:阿司匹林每日3~5 mg/kg,或每日25~50mg,每日1次服用;双嘧达莫每日3~5mg/kg,分次服用。肝素:每次0.5~1mg/kg,首日3次,次日2次,以后每日1次,持续7天。尿激酶:每日1000~3000U/kg静脉滴注。

（6）其他治疗:对症治疗发热、关节痛者可使用解热镇痛药如布洛芬;腹痛者用山莨菪碱口服或肌内注射,或阿托品肌内注射。

3. 脱敏治疗　对于明确有过敏原患者,可考虑特异性脱敏治疗。

4. 血浆置换　该法能有效清除血循环中的免疫复合物,从而防止血管阻塞和梗死。适用于血浆中存在大量免疫复合物的腹型、肾型患者。

【预后】　本病预后一般良好,多数在8周内痊愈,少数病程1年以上。累及肾脏者病变常较迁延可持续数月至数年,大多痊愈。少数重症患儿可死于肠出血、肠套叠、肠坏死或神经系统损害。少数病例发展为持续性肾脏疾病,极个别发生肾功能不全。对于尿液常规检查正常者至少随访半年,尿液检查异常者需随访3~5年。

（郭晓理）

第九章 感染性疾病

> **学习目标**
> 1. 掌握各种儿童常见发热性疾病的临床特点。
> 2. 掌握儿童结核病的临床特点。
> 3. 了解儿童抗结核治疗的方案、抗结核药物的用法用量及不良反应。

第一节 病毒感染

一、麻 疹

麻疹(measles,rubeola)是由麻疹病毒引起具有高度传染性的急性出疹性呼吸道疾病。临床上以发热、咳嗽、流涕、结膜炎、口腔黏膜有麻疹黏膜斑(Koplik's spots)及皮肤出现斑丘疹为特征。主要死亡原因是麻疹所致肺炎等导致的严重并发症。

【病原学】 麻疹病毒为 RNA 病毒,属副黏病毒科,呈多形性球形颗粒,仅存在一种血清型。人类是其唯一的感染宿主。病毒在外界生活力不强,对阳光、紫外线和一般消毒剂很敏感,在流通的空气中或阳光下半小时即失去活力。但该病毒能耐寒及干燥。

【流行病学】 麻疹患者是唯一的传染源。自发病前 2 天(潜伏期末)至出疹后 5 天内,患者的眼结膜和呼吸道分泌物、尿和血液中都含有病毒,具有传染性。有并发症的患者传染性可延长至出疹后 10 天。恢复期不带病毒。主要通过呼吸道分泌物飞沫和直接接触传播。人群普遍易感,病后有持久免疫力,大多可达到终身免疫。6 个月内婴儿因从母体获得抗体故很少患病。但近年来研究表明育龄期妇女麻疹抗体水平普遍较低,不能完全保护未曾接种疫苗的婴儿免于麻疹病毒的感染,从而导致发病率增加。发病季节以冬春为多。

【发病机制】 麻疹病毒侵入上呼吸道、眼结膜上皮细胞和局部淋巴组织中复制繁殖,并侵入血液,导致病毒血症,出现高热和皮疹。并通过血液的单核细胞向其他器官传播,如肺、消化道黏膜、肝、脾、肾、皮肤和胸腺,引起广泛的组织损伤从而出现一系列临床症状。在麻疹过程中,呼吸道病变最显著,常并发喉炎、支气管肺炎。由于机体非特异免疫力和免疫反应降低,较易发生继发细菌感染,可导致结核病复燃或加重。而营养不良或免疫功能缺陷的儿童,更易发生重型麻疹或因严重肺炎、脑炎、腹泻等并发症而导致死亡。

【病理改变】 麻疹的病理变化特征是当病毒侵袭任何组织时均形成广泛的单核细胞浸润、增生及形成多核巨细胞也称"华-佛细胞"(Warthin-Finkeldey giant cell)。基本病变主要位于皮肤、结膜、呼吸道和消化道黏膜及淋巴组织。因病毒繁殖和免疫复合物沉积,真皮和黏膜下层毛细血管内皮细胞充血、肿胀、增生、单核细胞浸润并有浆液性渗出而形成麻疹皮疹和麻疹黏膜斑。由于崩解的红细胞和血浆渗出血管外,使疹退后遗留棕色色素沉着。因口腔黏膜及黏膜下明显水肿,形成多核巨细胞病变,黏膜上皮层坏死变为混浊而呈现白色小点。麻疹病毒性脑炎的病理改变包括灶性出血、充血和血管周围的脱髓鞘。麻疹病毒引起的间质性肺炎为 Hecht 巨细胞肺炎。

【临床表现】

1. 典型麻疹 可分为四期。

（1）潜伏期：潜伏期为 6~18 天（平均 10 天左右），曾接受被动或主动免疫者可延至 3~4 周。潜伏期末可有低热、全身不适、食欲减退、精神不振等。

（2）前驱期：常持续 3~4 天。主要表现为：①发热：一般逐渐增高，多为中度以上，热型不一，小儿也可骤发高热伴惊厥。②上呼吸道炎：在发热同时可出现咳嗽、喷嚏、流涕、咽部充血、眼结合膜充血、眼睑水肿、畏光、流泪等明显的卡他症状。③麻疹黏膜斑（Koplik 斑）：见于 90% 以上的患者，是麻疹早期具有特征性的体征，发病在病程的 2~3 天，开始时见于下磨牙相对的颊黏膜上，为直径 0.5~1.0mm 的针尖大小灰白色小点，周围有红晕，常在 1~2 天内迅速增多，有时扩大成片，可累及整个颊黏膜并蔓延至唇部黏膜，似鹅口疮。2~3 天内逐渐消失，可留有暗红色小点。

（3）出疹期：于发热第 3~4 天开始出现皮疹，皮疹高峰时全身中毒症状加重，发热增高，体温可突然高达 40~40.5℃，嗜睡或烦躁不安，重者有谵妄、惊厥、咳嗽频繁。皮疹先见于耳后、发际，渐及额、面、颈，自上而下蔓延至胸、腹、背及四肢，最后达手掌与足底，2~5 天内出齐。皮疹初为淡红色斑丘疹，呈充血性，压之褪色，疹间可见正常皮肤，不伴痒感。初发时稀疏，色较淡，以后部分融合成片，色加深呈暗红，少数病例可呈现出血性皮疹，压之不退。此期肺部可闻湿性啰音，X 线检查可见肺纹理增多或轻重不等弥漫性肺部浸润改变。

（4）恢复期：若无并发症发生，出疹 3~5 天后发热开始减退，全身症状明显减轻，皮疹按出疹的先后顺序开始消退，皮肤留有棕色色素沉着伴糠麸样脱屑，整个病程持续大约 10 天。

2. 轻型麻疹 多见于对麻疹具有部分免疫力者，如曾接种过疫苗或潜伏期内接受过丙种球蛋白者。临床特点为发热低，皮疹稀疏或无，麻疹黏膜斑不明显或无，上呼吸道卡他症状轻，无并发症，病程 1 周左右。常需要靠流行病学资料和麻疹病毒血清学检查确诊。

3. 重型麻疹 主要见于营养不良、并发严重感染或免疫力低下者，病死率高。中毒症状重，体温持续 40℃ 以上，伴谵妄、昏迷、惊厥、气促、发绀。早期出现大片紫蓝色融合性皮疹。少数患者皮疹可呈出血性，形成紫斑，甚至伴发内脏出血、呕血、咯血、便血等（出血性麻疹），有时皮疹呈疱疹样可融合成大疱（疱疹样麻疹）。部分患者出现出疹不透或皮疹骤退、四肢厥冷、心音减弱、血压下降等循环衰竭或心力衰竭等表现（休克型麻疹）。并发重症细菌性肺炎（金黄色葡萄球菌肺炎）或其他病毒性肺炎（腺病毒性肺炎）等也常属重症。

4. 异型麻疹 主要见于接种麻疹灭活疫苗后 6 个月至 6 年而再次感染麻疹病毒者，可能是一种迟发型变态反应。典型表现是急起高热、肌痛、头痛、乏力或伴手足背水肿，皮疹不典型，出疹从四肢远端开始延及躯干和面部，形态呈多样性，也可临床上不出现明显皮疹，而有其他脏器病变症状，易合并肺炎。本型少见，诊断较困难，麻疹病毒血清学检查有助诊断。

【并发症】

1. 肺炎 是麻疹最常见的并发症，以出疹期 1 周内常见，占麻疹患儿死因的 90% 以上。多见于 5 岁以下小儿，由麻疹病毒本身引起的肺炎多不严重，继发性肺炎病原体多为细菌性,如金黄色葡萄球菌、流感嗜血杆菌、肺炎链球菌等,故易并发脓胸和脓气胸。部分为病毒性肺炎,常见腺病毒。也可为多种病原体混合感染。主要见于重度营养不良或免疫功能低下的小儿,临床症状较重、体征明显,易并发急性心力衰竭、心肌炎等,预后较差。

2. 喉炎 小于2~3岁小儿多见,因小儿喉腔狭小,并发细菌感染时喉部组织水肿明显,分泌物增多,临床出现声音嘶哑、犬吠样咳嗽、吸气性呼吸困难,严重者可造成喉梗阻,如抢救不及时可因窒息而亡。

3. 神经系统

(1)麻疹脑炎:发病率为1‰~2‰,多发生于出疹后的2~6天,也可发生于出疹后3周内。脑炎的轻重与麻疹病情轻重无关。早期可能由麻疹病毒直接引起,而晚期发生者多有脑组织髓鞘病变,可能与免疫反应有关。临床表现和脑脊液改变与其他病毒性脑炎相似。病死率约15%,部分患者有智能障碍、瘫痪、癫痫等后遗症。

(2)亚急性硬化性全脑炎:属亚急性进行性脑炎,是少见的麻疹远期并发症,发病率为1/100万~4/100万。病理变化主要为脑组织慢性退行性病变,在切片中可见麻疹病毒抗原,伴嗜酸性包涵体,并可分离到麻疹病毒。大多在患麻疹2~17年后发病,逐渐出现性格行为改变,进行性智能减退,肌阵挛,共济失调,视、听障碍等表现,病情进行性恶化。晚期因昏迷、强直性瘫痪而死亡。患者血清或脑脊液中存在高滴度麻疹病毒抗体。

4. 其他并发症 麻疹可使体内原有的结核病加重,甚至播散而致粟粒性肺结核或结核性脑膜炎。胃肠道并发症包括胃肠炎、肝炎、阑尾炎、肠系膜淋巴结炎等。罕见的并发症有心肌炎、肾小球肾炎、感染后血小板减少性紫癜。由于麻疹病程中持续高热、食欲不振,可致营养不良和维生素缺乏,常见维生素A缺乏,可引起眼干燥症,重者出现视力障碍,甚至角膜穿孔、失明。

【实验室检查】

1. 血常规 外周血白细胞总数减少,淋巴细胞相对增多。

2. 脑脊液检查 并发脑炎的病例脑脊液中蛋白和淋巴细胞增多。

3. 多核巨细胞检查 于出疹前2天至出疹后1天,取患者鼻、咽分泌物或尿沉渣涂片,瑞氏染色后直接镜检,可见多核巨细胞或包涵体细胞,阳性率较高。

4. 血清学检查 多采用酶联免疫吸附试验(ELISA法)进行麻疹病毒特异性IgM抗体检测,敏感性和特异性均好,出疹后1~2天即可出现阳性。

5. 病毒抗原检测 用免疫荧光法检测鼻咽部分泌物或尿沉渣脱落细胞中麻疹病毒抗原,可早期快速帮助诊断。近年有用单克隆抗体通过间接免疫荧光法查鼻咽拭子中麻疹抗原,只需要21小时可获结果,敏感性高。也可采用PCR法检测麻疹病毒RNA。

6. 病毒分离 前驱期或出疹初期取血、尿或鼻咽分泌物接种人胚肾细胞或羊膜细胞进行麻疹病毒分离。这种检查法在前驱期和出疹第1天的阳性率较高。

【诊断与鉴别诊断】 根据流行病学资料、麻疹接触史、急性发热、上呼吸道卡他症状、口腔麻疹黏膜斑、皮疹形态和出现顺序,以及疹退后皮肤脱屑及色素沉着等特点,较易作出临床诊断。麻疹病毒血清IgM抗体阳性或分离到麻疹病毒可确诊。鉴别诊断包括各种发热、出疹性疾病(表9-1)。

表9-1 儿童各种发热出疹性疾病

	病原	皮疹特点	全身症状及其他特征	发热与皮疹的关系
麻疹	麻疹病毒	红色斑丘疹,自头面部→颈部→躯干→四肢,疹退后有皮肤色素沉着及脱屑	发热、畏光、结膜炎、上呼吸道卡他症状、Kpolik斑	发热3~4天出疹,出疹期体温达高峰
水痘	水痘带状疱疹病毒	皮疹分批、连续出现,痒感明显,在疾病高峰期可见到斑疹、丘疹、疱疹和结痂同时存在,躯干部为主,呈向心性分布,疹退后一般不留痕迹	全身症状轻,可有低热、乏力、纳差	发热第一天出疹
幼儿急疹	人类疱疹病毒6型	头面颈及躯干多见,为红色细小密集斑丘疹,多在1天内出齐,疹退后无色素沉着及脱屑	主要见于婴幼儿,一般情况好,可伴有呕吐、腹泻等,高热时可伴有惊厥	高热3~5天,热退疹出
猩红热	乙型溶血性链球菌	皮肤弥漫性充血,上有密集针尖大小丘疹,在颈、肘弯、腋窝、腹股沟部的皮肤皱褶缝处,皮疹呈线条状分布,疹退后有大片皮肤脱屑	发热、咽峡炎、恶心呕吐、杨梅舌、口周苍白圈、颈部淋巴结肿大	发热1~2天出疹,出疹时高热
风疹	风疹病毒	斑丘疹,疹间皮肤正常,面颈部→躯干→四肢,疹退后无色素沉着及脱屑	全身症状轻,耳后、枕部淋巴结肿大伴触痛	症状出现后1~2天出疹
肠道病毒感染	埃可病毒、柯萨奇病毒等	散在斑丘疹,3天左右消退,有时可呈紫癜样或水泡样疱疹,疹退后无色素沉着及脱屑	发热、咽痛、呕吐、腹泻、全身或颈枕部淋巴结肿大	发热时或热退后出疹
药物疹		皮疹形态多样,可为斑丘疹、荨麻疹、麻疹样皮疹,痒感明显	有近期用药史,原发病症状	可无发热,若发热考虑为原发病有关

【治疗】 目前尚无特效的药物治疗麻疹,主要为对症治疗、加强护理和防治并发症。

1. 一般治疗 卧床休息,保持室内空气流通、安静、温度及湿度适宜,避免强光刺激。鼓励多饮水,给予易消化和营养丰富的食物。

2. 对症治疗 高热时可酌量使用小剂量退热剂,避免急骤退热致虚脱,特别是在出疹期。频繁剧咳可用祛痰镇咳剂或雾化吸入。烦躁者可适当给予镇静剂。继发细菌感染者可给予抗生素。特别要补充维生素A。WHO推荐给予高剂量维生素A,20~40万单位,每日1次,连服2剂。

3. 并发症的治疗 有并发症者给予相应治疗。

【预防】 消除麻疹的关键措施是提高人群免疫力,减少麻疹易感人群。

1. 主动免疫 采用麻疹减毒活疫苗预防接种,预防效果可达90%。我国儿童计划免疫程序规定麻疹疫苗的初种年龄为出生后8个月,7岁时完成第2次接种。此外,根据麻疹流行病学情况,在一定地区、短时间内对易感人群进行强化免疫接种。

2. 被动免疫 年幼、体弱患病的易感儿接触麻疹后,可采用被动免疫。在接触后5天内立即给予免疫血清球蛋白(0.25ml/kg)可预防麻疹发病。如果使用量不足或接触麻疹5天以后使用,仅可减轻症状。免疫有效期仅能维持3~8周,以后应采取主动免疫。

3. 管理传染源 对麻疹患者要做到早发现、早报告、早隔离、早治疗。一般患者隔离至出疹后5天,合并肺炎者延长至出疹后10天。对接触麻疹的易感儿应隔离检疫3周,并给予被动免疫。曾接受被动免疫者医学观察4周。

4. 切断传播途径 流行期间易感儿避免到公共场所或探亲访友。无并发症的轻症患儿可在家中隔离,以减少传播和继发医院内感染。患者曾住房间应通风并用紫外线照射消毒,衣物应在阳光下暴晒。

5. 加强麻疹的监测管理 麻疹监测的目的是及时发现麻疹病例,采取针对性措施,预防和控制疫情。掌握麻疹流行病学特征,分析人群免疫状况,确定易感人群,加强风险评估和预警。

二、脊髓灰质炎

脊髓灰质炎(poliomyelitis)是由脊髓灰质炎病毒(poliovirus)引起的急性传染病。主要临床表现为发热、咽痛、肢体疼痛及迟缓性瘫痪。多发生在5岁以下的小儿,3岁以下占88%,故俗称小儿麻痹症。本病可应用疫苗有效预防。脊髓灰质炎是继人类消灭天花之后在全球提出要消灭的第2个传染病。2000年10月世界卫生组织(WHO)宣布包括我国在内的太平洋区域为无脊髓灰质炎地区,并力争2018年达到全球消灭脊髓灰质炎的目标。

【病原学】 脊髓灰质炎病毒属于微小RNA病毒科的肠道病毒属,为直径约20nm的20面体、无包膜的裸体颗粒。该病毒在外界生活能力强,耐寒冷,低温环境中能长期存活;耐酸、耐乙醚、氯仿等有机溶剂;高温、紫外线照射、高锰酸钾、含氯消毒剂、氧化剂等可将其灭活。

【流行病学】 人是自然界唯一宿主。患者和健康带病毒者是传染源。粪-口传播为本病的主要传播途径。发病初期患者鼻咽分泌物也排出病毒,可持续10天左右,故亦可通过呼吸道飞沫传播,但为时短暂。患儿粪便中脊髓灰质炎病毒存在时间可达2个月,最长可达17周。一般以40天作为本病的隔离期。人群普遍易感,感染后可获得对同型病毒株持久的免疫力。发病以夏秋季为主,其他季节亦有散发病例出现。

【发病机制】 病毒经口进入人体,在咽部和肠道的淋巴组织内繁殖,此时多无症状,如机体抵抗力强,机体可产生特异性抗体而形成隐性感染;少数患者病毒侵入血液形成病毒血症,并侵犯呼吸道、消化道等非神经组织引起前驱症状,此时如机体产生中和抗体能清除病毒则形成顿挫型感染;否则病毒可继续扩散到全身淋巴组织中大量增殖,并再次入血形成第二次病毒血症。如透过血脑屏障侵犯中枢神经系统,引起脊髓前角灰质炎,轻者不发生瘫痪(无瘫痪型);重者则发生瘫痪(瘫痪型);亦可引起脑炎或脑膜炎。

【病理改变】 脊髓灰质炎病毒为嗜神经病毒,主要侵犯中枢神经系统的运动神经细胞,以脊髓前角运动神经元损害为主,尤其是颈段和腰段受损最严重,脑干及其他部位受累次之。除脊髓前角最显著外,尚可波及脊髓整个灰质、后角和背根神经节。病灶特点为多发、散在且不对称。病理变化包括神经细胞损害和炎症反应两方面。早期病变呈可逆性,病变严重者则因神经细胞坏死、瘢痕形成而造成持久性瘫痪。偶见局灶性心肌炎、间质性肺炎、肝、肾等其他器官病变。

【临床表现】 潜伏期一般为5~14天。临床表现差异显著,分为无症状型,又称隐性感染(占90%以上),顿挫型(占4%~8%),无瘫痪型和瘫痪型。其中瘫痪型为本病之典型表现,可分为以下各期。

1. 前驱期 主要表现为发热、乏力、多汗、食欲不振、咽痛、咳嗽、流涕等上呼吸道感染症状。也可有恶心、呕吐、腹痛及腹泻等消化道症状。持续1~4天，如病情不再进展而痊愈，即为顿挫型。

2. 瘫痪前期 多数患者由前驱期进入本期，少数患者可退热1~6天后再次发热至本期（双峰热），亦可无前驱期症状而从本期开始发病。此期主要表现为发热及中枢神经系统症状，但尚未出现瘫痪。患儿出现高热、头痛、全身肌肉疼痛，主要为肢体及颈背部疼痛，活动或变换体位时加重。同时有多汗、皮肤发红、尿潴留、烦躁不安等兴奋状态和颈强直、脑膜刺激征阳性等中枢神经系统感染的症状和体征。小婴儿拒抱，较大患儿体检可见：①三角架征（tripod sign），患儿坐起时需用双臂向后支撑在床上使身体形似三角架以支持体位；②吻膝试验（kiss-the-knee test）阳性，小儿坐起后不能自如地弯颈使下颌抵膝；③下垂征（head drop sign），将手置于患者腋下，抬起躯干时，头与躯干不能平行。此时脑脊液可有异常变化。若3~5天后热退，症状消失则为无瘫痪型；如病情继续进展，则可能发生瘫痪。

3. 瘫痪期 一般于起病后的2~7天或第2次发热后1~2天出现不对称性弛缓性瘫痪，随发热而加重，一般体温正常后瘫痪停止进展。一般无感觉障碍，大小便功能障碍少见。根据病变部位分为以下类型。

（1）脊髓型：最常见。瘫痪特点为不对称的单侧下肢弛缓性瘫痪，近端肌群瘫痪程度较远端出现早且重。如累及颈背肌、膈肌、肋间肌时，可出现抬头及坐起困难、呼吸运动障碍、矛盾呼吸等表现。腹肌、肠肌瘫痪可引起顽固性便秘；膀胱肌瘫痪时出现尿潴留或尿失禁。

（2）延髓型：病毒侵犯延髓呼吸中枢、循环中枢及脑神经的运动神经核，病情大多严重，可见脑神经麻痹及呼吸、循环受损的表现。常与脊髓型同时发生。

（3）脑型：较少见。临床表现与其他病毒性脑炎类似，呈弥漫性或局灶性脑炎，可有上运动神经元瘫痪。

（4）混合型：同时存在上述两种或两种以上类型的表现。

4. 恢复期 瘫痪后1~2周，瘫痪的肌肉开始恢复，常自肢体远端的小肌群开始，继之近端大肌群，并逐渐上升至腰部，肌腱反射亦可恢复。轻症1~3个月恢复正常，重症需12~18个月甚至更久。

5. 后遗症期 因运动神经元受损严重而形成持久性瘫痪，1~2年内仍不能恢复则为后遗症。受累肌群萎缩，形成肢体、脊柱等畸形，而影响其功能使其不能站立行走或跛行。

【并发症】呼吸肌麻痹者或吞咽肌麻痹者可继发吸入性肺炎、肺不张；尿潴留易并发尿路感染；长期卧床可致褥疮、肌萎缩、骨质脱钙、尿路结石和肾衰竭等；在瘫痪病例的恢复期，可发生类似于风湿性关节炎的综合征，表现为大关节的红、肿、疼痛和压痛。

【实验室检查】

1. 血常规 多正常。

2. 脑脊液 瘫痪前期及瘫痪早期可见颅内压稍增高，细胞数增多，一般为$(50~500)\times 10^6$/L，蛋白增加不明显，呈细胞蛋白分离现象，对诊断有一定的参考价值。至瘫痪第3周，细胞数多已恢复正常，而蛋白质仍继续增高，4~6周后方恢复正常，呈蛋白细胞分离现象，糖和氯化物均正常。

3. 血清学检查 可用ELISA法检测患者血液及脑脊液中抗脊髓灰质炎病毒特异性IgM抗体，第1~2周即可出现阳性，4周内阳性率达93.5%，可早期帮助诊断；可用中和试验或补体结合试验等检测患者血清中特异性 IgG 抗体滴定,恢复期抗体滴度 4 倍以上升高有诊断意义。

4. 病毒分离 粪便病毒分离是本病最重要的确诊性检查。对发病 2 周内的患者,可间隔 24~48 小时,收集双份粪便标本进行检测。发病 1 周内,从患儿鼻咽部、血、脑脊液中也可分离出病毒。

【诊断与鉴别诊断】 脊髓灰质炎患者出现典型瘫痪症状时,诊断并不困难。瘫痪出现前多不易确立诊断。血清学检查和大便病毒分离阳性可确诊。对无症状型、顿挫型及无瘫痪患者,亦需依据流行病学资料、实验室病毒分离和(或)血清学特异性抗体检测来确诊。需与其他急性弛缓性麻痹(AFP)相鉴别。

1. 急性感染性多发性神经根神经炎(吉兰-巴雷综合征) 起病前 1~2 周常有呼吸道或消化道感染史,一般不发热,由远端开始的上行性、对称性、弛缓性肢体瘫痪,多有感觉障碍。肌电图示神经源性损害。可有面神经、舌咽神经、迷走神经受累,病情严重者常有呼吸肌麻痹。脑膜刺激征多为阴性。早期脑脊液呈蛋白细胞分离现象。血清学检查和大便分离阴性。一般不存留后遗症。

2. 家族性周期性麻痹 较少见,常有家族史及周期性发作史,麻痹突然发生,发展迅速,呈全身性、对称性四肢弛缓性瘫痪。发作时血钾降低,补钾后迅速恢复,可反复发作。

3. 周围神经炎 臀部注射时位置不当、维生素 C 缺乏、白喉后神经病变等引起的瘫痪,可根据病史、感觉检查和有关临床特征鉴别。

4. 其他肠道病毒感染 埃可病毒及柯萨奇病毒等肠道病毒感染偶可引起肌肉迟缓性瘫痪,大多瘫痪程度轻、范围小、无流行性,多无后遗症。必须依据病原学、血清免疫学检测鉴别。

【治疗】 目前尚无特效治疗可控制瘫痪的发生和发展,主要是对症和支持治疗。

1. 前驱期和瘫痪前期 卧床休息。避免劳累、肌内注射及手术等刺激及损伤。肌肉痉挛疼痛可予热敷或口服镇痛剂。保证足够的液体量、电解质及热量。有条件可静脉输注丙种球蛋白 400 mg/(kg·d),连用 2~3 天,可减轻病情。早期应用 α-干扰素有抑制病毒复制和免疫调节作用,100 万 U/d 肌内注射,14 天为 1 个疗程。

2. 瘫痪期 瘫痪肢体置功能位,防止畸形。可加用地巴唑兴奋脊髓和扩张血管;加兰他敏能促进神经传导;维生素 B_{12} 能促进神经细胞的代谢。呼吸肌麻痹者及早使用呼吸机;吞咽困难者用胃管保证营养;继发感染者选用适宜抗生素治疗。同时注意维持水电解质、酸碱平衡;保护心、肺、肾等重要脏器的功能。

3. 恢复期及后遗症期 尽早开始主动和被动锻炼,防止肌肉萎缩。也可采用针灸、按摩及理疗等,促进瘫痪肌肉的功能恢复,严重肢体畸形可行手术矫正。

【预防】

1. 主动免疫 所有小儿均应口服脊髓灰质炎减毒活疫苗糖丸进行主动免疫。基础免疫自出生后 2 个月龄婴儿开始,连服 3 次,每次间隔 1 个月,4 岁时加强免疫一次。还可根据需要对 5 岁以下儿童实施基础免疫外的强化补充免疫接种。

2. 被动免疫 未服用疫苗而与患者有密切接触的小于 5 岁的儿童和有先天性免疫缺陷的儿童应及早注射丙种球蛋白,0.3~0.5ml/(kg·次),每天 1 次,连用 2 天,可防止发病或减轻症状。

3. 加强监测 为进一步落实《2003—2010 年全国保持无脊髓灰质炎状态行动计划》,对急性弛缓性麻痹(AFP)病例的应主动监测。发现急性弛缓性麻痹的患者或疑似患者,要在24小时内向当地疾病控制中心进行报告,并及时隔离患者,自发病之日起至少隔离40天。对有密切接触史的易感者要进行医学观察20天。

三、水　痘

水痘(chickenpox, varicella)是由水痘-带状疱疹病毒(varicella-zoster virus, VZV)初次感染引起的一种传染性极强的儿童期出疹性疾病。以皮肤黏膜相继出现和同时存在斑疹、丘疹、疱疹和结痂等各类皮疹为临床特点,全身症状轻微。水痘为原发感染。感染后一般可获得持久免疫力,但以后可发生带状疱疹。

【病原学】　病原体为水痘-带状疱疹病毒,属疱疹病毒科α亚科,核心为线形双股DNA。基因组有71个基因,编码67个不同蛋白。仅有一个血清型,但与单纯疱疹病毒(HSV)抗原有部分交叉免疫。该病毒在体外抵抗力弱,对热、酸和各种有机溶剂敏感,不能在痂皮中存活。人是已知的自然界唯一宿主。

【流行病学】　患者是本病的主要传染源。水痘传染性极强,易感儿童接触后90%发病。主要通过空气飞沫经呼吸道传染,也可通过接触患者疱疹浆液而感染。传染期从出疹前1~2天至病损结痂,为7~8天。人群普遍易感,主要见于儿童,以2~6岁为高峰。孕妇分娩前6天患水痘可感染胎儿,出生后10天内发病。冬春季节多发。

【发病机制】　病毒经上呼吸道黏膜进入人体,在局部黏膜及淋巴组织内繁殖复制,然后少量进入血液和淋巴液,形成病毒血症,如患者的免疫能力不能清除病毒,则病毒可到达单核-巨噬细胞系统内再次增殖后入血,相继侵入皮肤和内脏引起病变而发病。主要损害部位在皮肤和黏膜,偶尔累及内脏。皮疹的分批出现与病毒的间歇性播散有关。当皮疹出现1~4天后,特异性细胞免疫和抗体出现,病毒血症消失,症状随之好转。

【病理变化】　水痘的病变主要发生在皮肤和黏膜,皮肤表皮棘状细胞层上皮细胞气球样变性、肿胀,继而组织液渗入形成水疱,内含大量病毒。水痘疱疹以单房为主。随后疱疹内有上皮细胞脱落和炎性细胞浸润,液体变浊、减少、吸收、结痂,下层表皮细胞再生。有时疱疹破裂,留下浅表溃疡,很快愈合。黏膜病变与皮疹类似。免疫功能低下的小儿可发生全身性水痘,病变可波及肺、肝、脾、胰、肾、肠等,受累器官可有局灶性坏死、充血水肿和出血。并发脑炎者,可有脑水肿、点状出血和脑血管淋巴细胞套状浸润等。

【临床表现】

1. 典型水痘　潜伏期10~24天,以14~16天常见。出疹前可出现低热、乏力、咽痛、头痛、厌食等前驱症状,次日出现皮疹。皮疹特点:①首先见于头、面和躯干,继而扩展到四肢,远端较少,呈向心性分布;②最初皮疹为红色斑疹和丘疹,经数小时后发展为透明饱满的水疱,24小时后水疱内容物变混浊并中央凹陷,水疱易破溃,2~3天迅速结痂;③皮疹分批、连续出现,痒感明显,在疾病高峰期可见到斑疹、丘疹、疱疹和结痂同时存在;④黏膜皮疹还可出现在口腔、咽喉、结膜、生殖器等处,易破溃形成浅溃疡。轻型水痘一般为自限性疾病,10天左右痊愈,全身症状和皮疹均较轻。持续1周左右痂皮脱落,一般不留瘢痕,若继发感染脱痂时间将延长。

2. 重症水痘　多发生在恶性疾病或免疫功能低下患儿,易形成播散型水痘。表现为持续高热和全身中毒症状明显,皮疹多、且易融合成大疱型或因DIC而形成出血型,可继发感染形成坏疽或伴血小板减少而发生暴发性紫癜，可引起内脏损害，病死率极高。

3. 先天性水痘 母亲在妊娠早期感染水痘可致胎儿多发性先天畸形如脑损害、视神经萎缩等；若发生水痘后数天内分娩可致新生儿水痘，病情一般均较危重，病死率25%~30%。

【并发症】 最常见为皮肤继发感染如脓疱疮、丹毒、蜂窝织炎，甚至由此导致败血症等；水痘肺炎主要发生在免疫缺陷儿和新生儿中，其他年龄儿童很少见；神经系统可见水痘后脑炎、横贯性脊髓炎、面神经瘫痪、Reye综合征等；其他少数病例可发生心肌炎、肝炎、肾炎、关节炎等。

【实验室检查】
1. 外周血白细胞计数 白细胞总数正常或稍低。
2. 疱疹刮片 刮取新鲜疱疹基底组织和疱疹液涂片，瑞氏染色见多核巨细胞；苏木精-伊红(HE)染色可查见细胞核内包涵体；疱疹液直接荧光素标记抗体染色查病毒抗原简捷有效。
3. 病毒分离 取水痘疱疹液、咽部分泌物或血液作病毒分离后再作鉴定。仅用于非典型病例。
4. 血清学检查 血清水痘病毒特异性IgM抗体检测，敏感性高，但存在假阳性，可早期帮助诊断；双份血清特异性IgG抗体滴度4倍以上增高也有助诊断。

【诊断和鉴别诊断】 典型水痘根据临床表现尤其是皮疹分布和皮疹特点不难诊断。对非典型病例可选用实验室检查帮助确诊。水痘的鉴别诊断包括丘疹性荨麻疹及能引起疱疹性皮肤损害的疾病，如肠道病毒或金黄色葡萄球菌感染、药物和接触性皮炎等。

【治疗】 水痘是自限性疾病，无合并症时以一般治疗和对症处理为主。
1. 一般治疗和对症治疗 卧床休息，注意水分和营养补充，加强护理。皮肤瘙痒可局部使用炉甘石洗剂，必要时可给少量镇静剂。疱疹裂后可涂甲紫或抗生素软膏以防继发感染。
2. 抗病毒治疗 药物首选阿昔洛韦，应尽早使用，一般应在皮疹出现的48小时内开始。口服2 mg/(kg·次)，每日4次；重症患者需静脉给药，10~20mg/(kg·次)，每8小时1次。此外，早期使用α-干扰素能较快抑制皮疹发展，加速病情恢复。
3. 防治并发症 继发细菌感染时给抗生素治疗。脑炎出现脑水肿颅内压增高者可应用甘露醇。肾上腺皮质激素因可导致病毒扩散，一般不宜使用。

【预防】 隔离患儿至皮疹全部结痂或出疹后7天；对已接触的易感儿，应检疫3周。水痘减毒活疫苗能有效预防易感儿发生水痘，其保护率可达85%~95%，并可持续10年以上。对正在使用免疫抑制剂、免疫功能受损、恶性病患者、接触过患者的孕妇及患水痘母亲的新生儿，在接触水痘72小时内肌内注射水痘-带状疱疹免疫球蛋白125~625U/kg，可减少发病和减轻发病后症状。

四、传染性单核细胞增多症

传染性单核细胞增多症(infectious mononucleosis, IM)是由EB病毒(Epstein-Barr virus, EBV)感染所导致的急性感染性疾病，主要侵犯儿童和青少年，其临床特征为发热、咽痛、肝脾和淋巴结肿大、外周血中淋巴细胞增多并出现异型淋巴细胞。血清中可检测出嗜异凝集抗体和抗EB病毒抗体。脾破裂是IM患者的首要死亡原因，占IM病例总数的0.1%~0.2%。

【病原学】 本病病原体是 EBV。EBV 属疱疹病毒群,是一种嗜淋巴细胞的双链 DNA 病毒,主要感染 B 淋巴细胞(B 淋巴细胞表面的 CD21 受体,与 EB 病毒受体相同)。电镜下病毒呈球形,直径为 150~180nm;EBV 基因组呈线状,但在受染细胞内,病毒 DNA 存在两种形式:一是线状 DNA 整合到宿主细胞染色体 DNA 中;另一种是以环状的游离体游离于宿主细胞 DNA 之外。这两种形式的 DNA,因不同的宿主细胞而可独立或并存。

【流行病学】 本病分布世界各地,多呈散发性,但也可引起一定规模的流行。全年均有发病,以晚秋至初春为多。病后可获得较持久的免疫力。患者和隐性感染者是传染源。大量病毒存在于涎腺及唾液中,可持续或间断排毒达数周至数月,甚至可达数年之久。主要的传播途径是通过口咽分泌物密切接触传染,飞沫传播虽有可能,但并不重要,偶可经输血传播。本病主要见于儿童和青少年,性别差异不大。6 岁以下儿童多呈隐性或轻型感染,15 岁以上感染后多呈典型症状。35 岁以上的患者较少见。

【发病机制】 本病的发病机制尚未完全阐明。EBV 进入口腔后,首先感染咽部上皮细胞和咽扁桃体中的 B 淋巴细胞,并在细胞中进行增殖,导致细胞破坏,引起扁桃体炎和咽炎症状,局部淋巴结受累肿大。病毒还可在腮腺和其他涎腺上皮细胞中繁殖,并可长期或间歇性向唾液中排放,然后进入血液,通过病毒血症或受感染的 B 淋巴细胞进行播撒,继而累及全身淋巴系统。受感染的 B 淋巴细胞表面抗原发生改变,引起 T 淋巴细胞的强烈免疫应答而转化为细胞毒性 T 细胞(主要是 $CD8^+$ T 细胞,TCL)。TCL 细胞在免疫病理损伤形成中起着非常重要的作用,它一方面杀伤感染 EBV 的 B 细胞,另一方面侵犯许多组织器官而产生一系列的临床表现。患者血中的大量异常淋巴细胞(又称异型细胞)就是这种具有杀伤能力的 T 细胞。也有研究表明人类自然杀伤(NK)细胞参与免疫反应。此外,本病发病机制除主要是由 B、T 细胞间的交互作用外,还有免疫复合物的沉积及病毒对细胞的直接损害等因素。婴幼儿时期典型病例很少,主要是因为不能对 EBV 产生充分的免疫应答。

【病理变化】 本病的基本病理特征是淋巴组织的良性增生。病理可见非化脓性淋巴结肿大,淋巴细胞及单核-巨噬细胞高度增生。肝、心、肾、肾上腺、肺、皮肤、中枢神经系统等重要脏器均可有淋巴细胞(包括成熟淋巴细胞、单核细胞及异常淋巴细胞)浸润及局限性坏死等。脾充满异常淋巴细胞,水肿,致其质脆、易出血,甚至破裂。

【临床表现】 潜伏期 5~15 天,多为 10 天左右。起病缓急不一,症状多样。起病后多数患者有乏力、头痛、畏寒、鼻塞、恶心、食欲减退、轻度腹泻等前驱症状,为期不超过 1 周。发病期典型表现有以下几种。

1. 发热 几乎可见于所有患者,体温 38.5~40℃ 不等,无固定热型,持续数日至数周。部分患者可持续 1 个月至数月。中毒症状多不严重。

2. 咽峡炎 常见咽部、扁桃体及腭垂充血肿胀,可见出血点,伴咽痛,少数有溃疡或假膜形成。有咽部肿胀,严重者可出现呼吸及吞咽困难。

3. 淋巴结肿大 约 60% 的患者有浅表淋巴结肿大,在病程第 1 周就可出现。全身淋巴结均可受累,以颈部最为常见。肘部滑车淋巴结肿大常提示有本病可能。肿大淋巴结直径很少超过 3cm,硬度中等,无明显粘连和压痛,常在热退后数周才消退。肠系膜淋巴结肿大时可引起腹痛。

4. 肝脾大 肝大者占 20%~62%,大多数在肋下 2cm 以内,可有谷丙转氨酶(ALT)升高,并伴有急性肝炎的上消化道症状,部分有轻度黄疸。半数以上患者有轻度脾大,伴疼痛和压痛,偶有脾破裂。

5. 皮肤、黏膜皮疹 约 1/3 的患者可发生多形性皮疹,如丘疹、斑丘疹、荨麻疹、猩红热样斑疹、出血性皮疹等。多见于躯干。皮疹大多在 4~6 天出现,持续 1 周左右消退。部分患者可出现黏膜疹(先于皮疹或同时出现),表现为在软、硬腭交界处有针尖大小的小出血点。本病病程 1~3 周,少数迁延至 1 个月或数月,个别可达数年。

【并发症】 IM 患者常有一些并发症状。神经系统表现为头痛、颈强直等,亦可见癫痫、昏迷及其他弥散性脑部病变。呼吸系统中主要为病毒性肺炎,抗菌治疗无效;可伴发心肌炎和累及肾实质和间质的肾炎、腮腺肿大。其他并发症还有胃肠道出血、自身免疫溶血性贫血、粒细胞缺乏及血小板减少症等。

【实验室检查】

1. 血常规 外周血象改变是本病的重要特征。早期白细胞总数可正常或偏低,以后逐渐升高>$10×10^9$/L,高者可达($30~50$)×10^9/L。外周血异型淋巴细胞超过 10% 或其绝对值超过 $1.0×10^9$/L 时,具有诊断意义。异型淋巴细胞在患者起病初 3 天内出现,第 1 周末渐增多,其比例可达 10%,发病 7~10 天是其出现的高峰,可持续 2~8 周。血小板计数常见减少,可能与病毒直接损伤或免疫复合物作用有关。

2. 血清嗜异凝集试验(heterophil agglutination test,HAT) 患者血清中出现 IgM 嗜异性抗体,能凝集绵羊或马红细胞,在发病 1~2 周即可出现检出,3~4 周达高峰,其于恢复期迅速下降,不久即消失,阳性率达 80%~90%。凝集效价在 1∶64 以上,经豚鼠肾吸收后仍阳性者,具有诊断意义。5 岁以下小儿试验多为阴性。

3. EBV 特异性抗体检测 间接免疫荧光法和酶联免疫吸附法检测血清中 VCA-IgM 和 EA-IgG。VCA-IgM 阳性是新近 EBV 感染的标志,EA-IgG 一过性升高是近期感染或 EBV 复制活跃的标志,均具有诊断价值。

4. EBV-DNA 检测 采用聚合酶链反应(PCR)方法能快速、敏感、特异地检测患儿血清中含有高浓度 EBV-DNA,提示存在病毒血症。对于年幼的、不典型者及有免疫抑制的 IM 患者更是如此。

【诊断和鉴别诊断】 根据流行情况、典型临床表现、外周血异型淋巴细胞>10%、嗜异凝集试验阳性和 EB 病毒特异性抗体(VCA-IgM、EA-IgG)检测可作出临床诊断,特别是 VCA-IgM 阳性或急性期及恢复期双份血清 VCA-IgG 抗体效价呈 4 倍以上增高是诊断 EBV 急性感染最特异和最有价值的血清学试验,阳性可以确诊。本病需与巨细胞病毒、腺病毒、肺炎支原体、甲肝病毒、风疹、单纯疱疹病毒、人疱疹病毒-6 型等感染所致的淋巴细胞和单核细胞增多相鉴别。其中巨细胞病毒所致者最常见,有人认为在嗜异性抗体阴性的类传染性单核细胞增多症中,几乎半数与 CMV 有关。

【治疗】 本病系自限性疾病,预后大多良好,其病死率约为 1%,多由严重的并发症所致。由于轻微的腹部创伤就有可能导致脾破裂,因此有脾大的患者 2~3 周内应避免与腹部接触的运动。抗病毒治疗可用阿昔洛韦 800mg/d,分 4 次口服,连服 5 天,有一定的疗效;更昔洛韦 10 mg/(kg·d),分 2 次静脉注射,亦可改善病情。静脉注射丙种球蛋白 400 mg/(kg·d),每日 1 次,连用 4~5 次,可使临床症状改善,缩短病程,早期给药效果更佳。α-干扰素亦有一定治疗作用。重型患者短疗程应用肾上腺皮质激素可明显减轻症状。发生脾破裂时,应立即输血,并作手术治疗。继发细菌感染时应用抗菌药物。

【预防】 由于除了传染性单核细胞增多症以外,一些恶性疾病包括鼻咽癌、霍奇金病等也与 EB 病毒感染有关。最有效的阻断传播途径在于 EBV 疫苗研发和推广接种。因此近年来,国内外正在研制 EB 病毒疫苗,除可用以预防本病外,尚考虑用于 EBV 感染相关的儿童恶性淋巴瘤和鼻咽癌的免疫预防。但不足的是,此疫苗对于 EBV 导致的无症状感染无预防作用。

五、流行性腮腺炎

流行性腮腺炎(mumps,epidemic parotitis)是由腮腺炎病毒引起的急性呼吸道传染病,常在幼儿园和学校中感染流行。本病主要发生在儿童和青少年。临床上以腮腺肿大及疼痛为特征,各种涎腺腺体及器官均可受累。

【病原学】 腮腺炎病毒属于副黏液病毒科,为单股 RNA 病毒。病毒呈球形,直径为 100~200nm,有脂蛋白包膜。该病毒只有一个血清型。病毒抵抗力弱,加热至 56℃、20 分钟即失去活力,来苏、福尔马林等均能在 2~5 分钟内将其迅速灭活,紫外线照射也可将其杀灭。

【流行病学】 人是腮腺炎病毒的唯一宿主。患者和健康带病毒者是本病的传染源,患者在腮腺肿大前 6 天到发病后 5 天或更长的时间均可排出病毒。本病主要通过呼吸道飞沫传播,亦可因唾液污染食具和玩具,通过直接接触而感染。全年均可发病,以冬、春季发病为主。感染后一般可获得终身免疫。

【发病机制】 病毒通过呼吸道侵入人体后,在局部黏膜上皮组织中复制增殖,导致局部炎症和免疫反应,并进入血液引起病毒血症,进而播散到腮腺和中枢神经系统,引起腮腺炎和脑膜炎,也可侵犯全身其他器官。由于病毒对腺体组织和神经组织具有高度亲和性,可使多种腺体(腮腺、舌下腺、颌下腺、胰腺、生殖腺等)发生炎症改变。

【病理改变】 腮腺炎的病理特征为非化脓性炎症,间质充血、水肿、点状出血、淋巴细胞浸润和腺泡坏死等。腮腺导管细胞肿胀,管腔中充满坏死细胞及渗出物,使腺体分泌排出受阻,唾液中的淀粉酶经淋巴系统进入血液,使血、尿淀粉酶增高。其他腺体也可出现类似的病变。腮腺炎病毒致脑膜脑炎的发病机制尚不完全清楚,可能是病毒直接损害的结果,也可能是免疫损害所致。

【临床表现】 潜伏期 14~25 天,平均 18 天。起病大多较急,无前驱症状。病程中患者可有不同程度发热,持续时间不一,短者 1~2 天,多者 5~7 天,亦有体温始终正常者。可伴有头痛、肌痛、咽痛、乏力、食欲不佳、恶心、呕吐等症状。常以腮腺肿大为首发体征。通常一侧腮腺肿大后 2~4 天另一侧也相继肿大,面部一侧或双侧因肿大而变形,局部疼痛、过敏,开口咀嚼或吃酸性食物时胀痛加剧。腮腺肿大以耳垂为中心,向前、后、下发展,边缘不清,表面发热但多不红,触之有弹性感并有触痛明显。腮腺肿大 2~3 天达高峰,持续 5 天左右逐渐消退。腮腺管口(位于上颌第 2 磨牙对面黏膜上)早期常有红肿。颌下腺和舌下腺也可同时受累。颌下腺肿大时颈前下颌处明显肿胀,可触及椭圆形腺体。舌下腺肿大时可见舌下及颈前下颌肿胀,有时伴有吞咽困难。

【并发症】

1. 脑膜脑炎 腮腺炎病毒是嗜神经组织病毒,脑膜脑炎是儿童时期最为常见的并发症,男孩较女孩多 3~5 倍。常在腮腺炎高峰时出现,也可出现在腺腮肿大前或腮腺肿大消失以后。以脑膜受累为主,表现为发热、头痛、呕吐、颈项强直、克氏征阳性等,脑脊液的改变与其他病毒性脑炎相似,脑电图可有改变。预后大多良好,常在 2 周内恢复正常,多无后遗症。如侵犯脑实质,可出现嗜睡、甚至昏迷等,可能有神经系统后遗症如耳聋、视力障碍等,重者甚至死亡。

2. 睾丸炎　是男孩最常见的并发症,青春发育期后的男性发病率14%~35%,多为单侧。常发生在腮腺炎起病后的4~5天,腮腺肿大开始消退时,患者再次出现高热、寒战等严重的全身反应,同时出现睾丸明显肿胀和疼痛,可并发附睾炎、鞘膜积液和阴囊水肿。一般10天左右消退,35%~50%的病例发生不同程度的睾丸萎缩,如双侧萎缩可导致不育症。

3. 卵巢炎　青春期后女性患者5%~7%可并发卵巢炎,症状多较轻,可出现下腹痛及压痛、月经不调等。一般不影响生育能力。

4. 胰腺炎　严重的急性胰腺炎罕见,轻型及亚临床型较常见。常发生于腮腺肿大数日后,表现为上腹部疼痛和压痛,伴发热、寒战、反复呕吐、腹胀等。如不伴有腮腺肿大可误诊为胃肠炎。血中淀粉酶不宜作诊断依据,需作脂肪酶检查,有助于诊断。

5. 耳聋　为听神经受累所致,发病率不高,大多为单侧性,不易及时发现,治疗困难,可成为永久性耳聋。

6. 其他并发症　心肌炎、肾炎、乳腺炎、甲状腺炎、泪腺炎、角膜炎、血小板减少及关节炎等均可在腮腺炎前后发生。

【实验室检查】

1. 常规检查　白细胞计数正常或稍低,有肾损害者可出现蛋白尿及红、白血细胞。

2. 血、尿淀粉酶测定　90%患者发病早期血清和尿淀粉酶增高,2周左右恢复正常。血脂肪酶增高有助于胰腺炎的诊断。

3. 血清学检查　近年来大多采用ELISA法检测患者血清中腮腺炎病毒特异性IgM抗体,可以早期快速诊断。双份血清特异性IgG抗体效价有4倍或4倍以上提高为阳性。亦可用PCR技术检测腮腺炎病毒RNA,敏感性高。

4. 病毒分离　在发病早期取患者唾液、尿液、血液或脑脊液标本,及时接种鸡胚或人胚肾细胞进行病毒分离实验,阳性者可以确诊。

【诊断与鉴别诊断】　根据流行病学史,发病前2~3周有接触史及发热、腮腺和邻近腺体肿大疼痛等症状,临床诊断不难。对可疑病例可进行血清学检查及病毒分离以确诊。鉴别诊断包括化脓性腮腺炎、其他病毒性腮腺炎、过敏性腮腺炎,以及其他原因引起的腮腺肿大如白血病、淋巴瘤、口眼干燥关节综合征或罕见的腮腺肿瘤等。

【治疗】　本病为自限性疾病,无特效治疗,以对症处理为主。卧床休息,给予流质饮食,忌酸性食物,注意保持口腔清洁。对高热、头痛和并发睾丸炎者给予解热止痛药物。睾丸肿痛时可用丁字带托起。颅内高压者可使用甘露醇降颅内压。发病早期可使用利巴韦林15 mg/(kg·d)静脉滴注,疗程5~7天。也可使用干扰素治疗,有一定疗效。中药治疗常用普济消毒饮加减内服和青黛散调醋局部外敷等。重症患者可短期使用肾上腺素激素治疗,疗程3~5天。脑膜脑炎的治疗参见第十五章第二节。

【预防】　控制传染源,早期隔离患者至腮腺肿胀完全消退。集体机构的接触儿童应检疫3周。保护易感儿可接种腮腺炎减毒活疫苗或麻疹-风疹-腮腺炎三联疫苗,除皮下接种外,采用喷喉、喷鼻或气雾吸入等,同样取得非常好的效果。接种后可出现一过性发热,偶有在接种后1周发生腮腺炎者。

六、手 足 口 病

手足口病(hand,foot and mouth disease,HFMD)是由肠道病毒引起的传染性疾病,好发于5岁以下的儿童。本病主要通过消化道、呼吸道和密切接触等途径传播。临床主要表现为发热、口腔和四肢末端的斑丘疹、疱疹,少数患儿可出现脑膜炎、脑炎、脑脊髓膜炎、肺水肿和循环障碍等严重并发症。由于病毒的传染性很强,常常在托幼机构造成流行。

【病原学】 引起手足口病的病毒主要为肠道病毒,约有20余种,我国以柯萨奇病毒A组16型(Coxsackie virus,CoxA16)和肠道病毒71型(entero virus,EV71)最为多见。肠道病毒属微小RNA病毒科,病毒颗粒小,呈20面体立体对称球形,直径为24~30nm。适合在湿热的环境中生存。该类病毒对外界的抵抗力较强,在4℃可存活1年,耐酸。56℃以上高温会失去活性;对乙醚、来苏、氯仿等消毒剂不敏感,但病毒不耐强碱,对紫外线及干燥敏感。高锰酸钾、漂白粉、甲醛、碘酒等能使其灭活。

【流行病学】 人类是已知的人肠道病毒的唯一宿主。患者和隐性感染者为传染源,主要通过粪-口途径传播,亦可经接触患者呼吸道分泌物、疱疹液及污染的物品而感染。人群对肠道病毒普遍易感,临床上以儿童患者为主。感染后可获得一定免疫力,但持续时间尚不明确。发病前数天,感染者咽部分泌物与粪便中就可检出病毒,粪便中排出病毒的时间可长达3~5周。手足口病是全球性传染病,世界上大部分国家和地区均曾有关于此病流行的报道。一年四季均可发病,但以夏秋季多见。本病常于暴发流行后散在发生,托幼机构是本病流行的主要场所。手足口病常出现间隔2~3年的周期性流行。

【发病机制】 手足口病的发病机制目前尚不完全明确。肠道病毒由消化道或呼吸道侵入人体后,在局部黏膜或淋巴组织中复制增殖,随后进入血液循环引起病毒血症,并随血流播散至脑、脑膜、脊髓、心脏、皮肤、黏膜等靶器官继续增殖,引发炎症性病变及免疫损伤,从而引起相应的临床表现。若患者抵抗力强,感染可被控制而停止发展,表现为无症状感染或轻症。极少数患者,病毒在靶器官广泛复制,发展为重症。对各种靶器官的趋向性部分决定于感染病毒的血清型。近年来有研究证据显示,机体的体液免疫和细胞免疫在EV71感染的过程中起到重要的作用。

【临床表现】 手足口病潜伏期多为2~10天,平均3~5天。临床表现复杂多样,根据临床病情的轻重程度,分为普通病例和重症病例。

1. 普通病例 急性起病,发热、口痛、厌食、口腔黏膜出现散在疱疹或溃疡,位于舌、颊黏膜及硬腭等处为多,也可波及软腭、牙龈、扁桃体和咽部,导致患儿拒食、流涎。手、足和臀部出现斑丘疹和疱疹,疱疹周围可有炎性红晕,疱内液体较少,偶见于躯干,呈离心性分布。皮疹消退后不留瘢痕和色素沉着,多在1周内痊愈,预后良好。

2. 重症病例 少数病例病情进展迅速,主要见于EV71感染的病例,一般在发病1~5天出现脑膜炎、脑炎、脑干脑炎、脑脊髓膜炎、急性迟缓性麻痹、肺水肿、循环障碍等,极少数病例病情危重,甚至死亡,存活病例可留有后遗症。致死原因主要为脑干脑炎及神经源性肺水肿。

(1)神经系统表现:多出现在病程1~5天内,患儿可持续高热,出现中枢神经系统损害表现,如精神萎靡、嗜睡或激惹、头痛、恶心、呕吐、谵妄甚至昏迷;肢体抖动、肌阵挛、眼球震颤、共济失调、眼球运动障碍、脑神经功能异常;急性迟缓性瘫痪、腱反射减弱或消失、惊厥等。颈项强直在大于 1~2 岁的儿童中较为明显,Kernig 征和 Brudzinski 征阳性。

(2) 呼吸系统表现:病程中突发呼吸浅促、呼吸困难或呼吸节律改变,口唇发绀,咳嗽加重,咳白色、粉红色或血性泡沫样痰液,或气管插管吸出血性分泌物,肺部可闻及湿啰音或痰鸣音,胸部 X 线示肺渗出性病变,无心影增大。

(3) 循环系统表现:心率增快或减慢,面色苍灰、皮肤花纹、四肢发凉、出冷汗,指(趾)端发绀;持续血压降低,毛细血管充盈时间延长。

【实验室检查】

1. 血常规 白细胞计数正常或降低,病情危重者白细胞计数可明显升高。

2. 脑脊液检查 神经系统受累时可表现为外观清亮,压力增高,细胞计数增多(以单核细胞为主),蛋白正常或轻度增高,糖和氯化物正常。

3. 血气分析 呼吸系统受累时可有动脉血氧分压降低、血氧饱和度下降,二氧化碳分压升高和酸中毒。

4. 血生化检查 部分病例可有谷丙转氨酶(ALT)、谷草转氨酶(AST)、肌酸激酶同工酶(CK-MB)升高,病情危重者可有肌钙蛋白(cTnI)和血糖升高。

5. 病原学检查 鼻咽拭子、气道分泌物、疱疹液或粪便标本中 CoxA16、EV71 等肠道病毒特异性核酸阳性或分离到肠道病毒可以确诊。

6. 血清学检查 急性期与恢复期血清 CoxA16、EV71 等肠道病毒中和抗体有 4 倍以上的升高亦可确诊。

7. 胸部 X 线检查 可表现为双肺纹理增多,网格状、斑片状阴影,部分病例以单侧为著。

8. 磁共振检查 神经系统受累者可见以脑干、脊髓灰质损害为主的异常改变。

【诊断和鉴别诊断】 根据流行病学资料、典型临床表现如发热(部分病例可无发热)伴手、足、口、臀部皮疹可以作出诊断。少数重症病例皮疹不典型,临床诊断困难,需结合病原学或血清学检查作出诊断。近年来大量临床研究提示,具有以下表现者(尤其 3 岁以下的患儿),有可能在短期内发展为危重病例,应密切观察病情变化,进行必要的辅助检查,有针对性地做好救治工作:①持续高热不退;②精神差、呕吐、易惊、肢体抖动、无力;③呼吸、心率增快;④出冷汗、末梢循环不良;⑤高血压;⑥外周血白细胞计数、血小板计数明显增高;⑦高血糖。鉴别诊断包括:

1. 其他引起儿童发热、出疹性疾病 见表 9-1。

2. 其他病毒所致中枢神经系统感染 由其他病毒,如单纯疱疹病毒、巨细胞病毒、EB 病毒、呼吸道病毒等引起的中枢神经系统感染,临床表现与手足口病合并中枢神经系统损害的重症病例临床表现及脑脊液结果相似,对皮疹不典型者,应根据流行病学史尽快留取标本进行肠道病毒病原学检查,根据病原学或血清学检查协助诊断。

3. 肺炎 重症手足口病可发生神经源性肺水肿,应与肺炎鉴别。肺炎主要表现为发热、咳嗽、呼吸急促等呼吸道症状,一般无皮疹,大多无粉红色或血性泡沫痰。

4. 暴发性心肌炎 以循环障碍为主要表现的重症手足口病需与暴发性心肌炎鉴别,后者多有严重的心律失常、心源性休克、阿斯综合征等表现,一般无皮疹。可依据病原学和血清学检测进行鉴别。

【治疗】

1. 普通病例 目前尚无特效治疗手段,主要是对症处理。加强隔离,适当休息,饮食清淡易消化,富有营养,注意皮肤和口腔护理。

2. 重症病例

(1) 神经系统受累的治疗

1) 控制颅内高压:限制入量,积极给予甘露醇降颅内压治疗,每次 0.5~1.0g/kg,每 4~8 小时 1 次,20~30 分钟快速静脉注射。根据病情调整给药间隔时间及剂量。必要时可加用呋塞米。

2) 酌情应用糖皮质激素治疗,参考剂量:甲泼尼龙 1~2mg/(kg·d);氢化可的松 3~5mg/(kg·d);地塞米松 0.2~0.5mg/(kg·d);病情稳定后,尽早减量或停用。

3) 酌情静脉注射免疫球蛋白,总量 2g/kg,分 2~5 天给予。

4) 对症治疗:降温、镇静、止惊。密切监护,严密观察病情变化。

(2) 呼吸、循环衰竭的治疗:①保持呼吸道通畅,吸氧;②监测呼吸、心率、血压和血氧饱和度;③呼吸功能障碍的治疗(参见第十章);④保护重要脏器的功能,维持水电解质平衡、内环境稳定。

(3) 恢复期治疗:①促进各脏器功能恢复;②功能康复治疗;③中西医结合治疗。

【预防】 目前尚无特效的抗病毒治疗药物及安全有效的疫苗预防 EV71 等肠道病毒的感染,目前的基本预防措施仅为环境和接触物品的清洁消毒。患儿应进行隔离。本病流行期间不宜带儿童到人群聚集的公共场所,注意保持环境卫生,勤洗手,居室要经常通风,勤晒衣被。

第二节 结 核 病

一、概 述

结核病(tuberculosis)是由结核分枝杆菌引起的慢性感染性疾病,可累及全身各个脏器,以肺结核最为常见。近年来,结核病出现全球性恶化趋势,原因是多方面的,如人类免疫缺陷病毒(HIV)感染的流行、多药耐药结核分枝杆菌(MDR-TB)的出现、缺乏对结核菌流行回升的警惕等,其中,MDR-TB 已成为防治结核病的严重问题。

【病因】 结核分枝杆菌属于放线菌目、分枝杆菌科、分枝杆菌属,抗酸染色呈红色,革兰染色阳性,为需氧菌。结核分枝杆菌生长缓慢,增代时间为 14~20 小时,培养时间一般为 2~8 周。结核分枝杆菌对干燥、冷、酸、碱等抵抗力强。对乙醇、紫外线敏感。结核杆菌可分为 4 型:人型、牛型、鸟型和鼠型,其中人型是人类结核病的主要病原体,牛型菌少有感染。

【流行病学】

1. 传染源 开放性肺结核(open pulmonary tuberculosis)患者是主要传染源。由于结核分枝杆菌主要随着痰排出而播散,传染性的大小取决于痰内菌量的多少。正规化疗 2~4 周后,随着痰菌排量减少、活力减弱或丧失而传染性降低。

2. 传播途径 呼吸道为主要传染途径,结核分枝杆菌主要通过咳嗽、大笑、打喷嚏等方式把含有结核分枝杆菌的微滴排到空气中而传播,小儿吸入带结核菌的飞沫或尘埃后即可引起感染,形成肺部原发病灶。经消化道、皮肤或胎盘传染者少见。

3. 易感人群 生活贫困、居住拥挤、营养不良、社会经济落后等是人群结核病高发的社会因素。婴幼儿免疫系统不完善,HIV 感染者、免疫抑制剂使用者、慢性病患者等免疫力低下,均是结核病的易感人群。遗传因素与本病的发生有一定关系。

【发病机制】 小儿初次接触结核杆菌后是否发展为结核病,主要取决于细菌的毒力和数量、机体的免疫力,尤其与细胞免疫力强弱相关。感染结核杆菌后机体可获得免疫力,90%可终生不发病;5%因免疫力低下当即发病,即为原发性肺结核。另5%仅于日后机体免疫力降低时才发病,称为继发性肺结核,是成人肺结核的主要类型。初染结核杆菌除潜匿于胸部淋巴结外,亦可随感染初期菌血症转到其他脏器,并长期潜伏,成为肺外结核(extrapulmonary tuberculosis)发病的来源。结核病免疫保护机制十分复杂,一些确切机制尚需进一步研究。目前认为致敏T细胞介导的免疫反应和迟发性变态反应在结核病发病机制中起到主要作用,两者是同一细胞免疫过程的两种不同表现。

1. 细胞介导的免疫反应 结核分枝杆菌进入体内后,巨噬细胞首先做出反应,吞噬和消化结核杆菌,并释放白介素-1、白介素-6和肿瘤坏死因子-α。T细胞与巨噬细胞相互作用和和协调,T细胞($CD4^+$细胞)识别结核分枝杆菌特异性抗原,并在巨噬细胞分泌的白介素-12(IL-12)诱导下向TH1细胞极化,分泌和释放干扰素-γ(IFN-γ)。IFN-γ增强细胞毒性T淋巴细胞(CTL、$CB8^+$细胞)和自然杀伤(NK)细胞的活性。上述细胞免疫反应,可最终消灭结核杆菌,但亦可导致宿主细胞和组织破坏。当细胞免疫反应不足以杀灭结核杆菌时,结核杆菌尚可通过巨噬细胞经淋巴管扩散到淋巴结。

2. 迟发型变态反应 是宿主对结核菌及其产物的超常免疫反应,亦由T细胞介导,以巨噬细胞为效应细胞。由于迟发型变态反应直接和间接作用,引起细胞坏死及干酪样改变。甚至形成空洞。

【诊断】 应尽早发现病灶,判断其范围、性质和是否有持续排菌,确定病灶是否有活动性,从而作出治疗或预防的决定。

1. 病史和症状体征

(1) 结核病接触史:应特别注意家庭内结核病史,对同事、邻居、亲戚等有无结核患者也应了解。开放性结核病接触史对诊断有极其重要的意义。

(2) 中毒症状:有无长期低热、盗汗、咳嗽、乏力、消瘦、食欲减退等症状。

(3) 接种史:接种卡介苗是预防结核感染的主要措施,接种后患儿左上臂一般有卡介苗接种后瘢痕,应注意仔细检查。

(4) 有无急性传染病史:如麻疹、百日咳等感染后可使机体免疫力暂时性低下,可成为感染结核病的诱因,或导致体内潜伏的结核病灶重新开始活动、恶化。

(5) 结核病的体表过敏表现:如疱疹性结膜炎、结节性红斑、结核过敏性关节炎等。

2. 结核菌素试验

(1) 结核菌素试验(PPD试验):是基于迟发型变态反应原理的一种皮肤试验,是一种诊断结核的工具。小儿感染结核4~8周后,结核菌素试验即呈阳性反应。常用方法为将PPD用无菌生理盐水稀释成1:2000浓度,取0.1ml(5个结核菌素单位)注射于左前臂掌侧前1/3中央皮内,48~72小时内局部出现红肿硬节的阳性反应。硬结平均直径<5 mm为阴性,5~9 mm为阳性(+);10~19 mm为中度阳性(++),≥20 mm为强阳性(+++),但局部出现水疱、淋巴管炎及双圈反应等为极强阳性反应(++++)。若患儿结核变态反应强烈,如患疱疹性结膜炎、结节性红斑或一过性多发性结核过敏性关节炎等,宜用1个结核菌素单位的PPD试验,防止局部的过度反应及可能的病灶反应。

（2）临床意义

1）阳性反应见于：①接种卡介苗后。②年长儿无明显临床症状仅呈一般阳性反应，表示曾感染过结核杆菌。③婴幼儿，尤其是未接种卡介苗者，阳性反应多表示体内有新的结核病灶。年龄越小，活动性结核可能性越大。④由阴性反应转为阳性反应，或反应强度由原来<10 mm 增至>10 mm，且增幅超过 6 mm 时，表示新近有感染。接种卡介苗后与自然感染阳性反应有区别。接种卡介苗后硬结直径较小，多为 5~9mm，硬结颜色较淡呈浅红色，硬结较软、边缘不整，阳性反应持续时间短，2~3 天即消失，并有明显的逐年减弱的倾向，一般于 3~5 年内消失。

2）阴性反应见于：①无结核感染。②结核迟发性变态反应前期（初次感染后 4~8 周内）。③假阴性反应：由于机体免疫功能低下或受抑制所致，如原发或继发免疫缺陷病、应用糖皮质激素或其他免疫抑制剂治疗时、部分危重结核病等；感染急性传染病如麻疹、水痘、百日咳等；体质极度衰弱者如重度营养不良、重度脱水、重度水肿等。④结核菌素失效或技术误差。

3. 实验室检查

（1）结核杆菌检查：取痰、胃液、脑脊液、浆膜腔液等涂片找到结核杆菌或培养阳性是重要的确诊手段。

（2）免疫学诊断及分子生物学诊断

1）酶联免疫吸附试验（ELISA）：用于检测结核患者血清、浆膜腔液、脑脊液等的抗结核杆菌抗体。

2）分子生物学方法检测：如聚合酶链反应（PCR）、核酸杂交能快速检测标本中结核杆菌核酸物质。

4. 影像学检查

（1）X 线检查：胸部 X 线检查为诊断肺结核的必备手段，是判断肺结核的部位、范围、病变性质、病变进展、治疗反应、判定疗效的重要方法。需同时拍摄正前位、侧位胸片。

（2）计算机断层扫描：胸部 CT 扫描对如下情况有补充性诊断价值。①发现胸内隐匿部位病变，包括气管、支气管内的病变；②早期发现肺内粟粒阴影；③诊断有困难的肿块阴影、空洞、孤立结节和浸润阴影的鉴别诊断；④了解肺门、纵隔淋巴结肿大情况，鉴别纵隔淋巴结结核与肿瘤；⑤少量胸腔积液、包裹积液、叶间积液和其他胸膜病变的检出；⑥囊肿与实体肿块的鉴别。

5. 其他辅助检查

（1）纤维支气管镜检查：有助于支气管内膜结核、支气管淋巴结结核及淋巴结支气管瘘等的诊断，可在病灶部位钳取活体组织或经支气管肺活检行病理学检查、结核分枝杆菌培养。

（2）活体组织病理检查：行周围淋巴结穿刺液涂片检查，可发现特异性结核改变，如结核结节或干酪性坏死；对特殊疑难病例可行肺穿刺或胸腔镜取肺活体组织进行病理检查。

【治疗】 在确定治疗原则和选择疗法之前，应确定结核病的类型和现阶段病灶进展的情况，并检查肺以外其他部位有无活动性结核存在。

1. 一般治疗及对症支持治疗 居住环境应通风透气、阳光充足。避免感染传染病如麻疹、百日咳等。加强营养，选用富含蛋白质和维生素等营养丰富、易消化的食物。病情较重者应卧床休息。中、大量咯血应积极止血，保持气道通畅，注意防止窒息和出血性休克发生。继发感染时应针对病原不同,采用相应抗生素或抗真菌治疗。

2. 抗结核药物 需遵循以下治疗原则:①早期治疗;②适宜剂量;③联合用药;④规律用药;⑤坚持全程;⑥分段治疗。

(1) 目前常用的抗结核药物可分为两类。

1) 杀菌药物:①全杀菌药,如异烟肼(isoniazid,INH)和利福平(rifampin,RFP);②半杀菌药,如链霉素(streptomycin,SM)和吡嗪酰胺(pyrazinamide,PZA)。

2) 抑菌药物:常用者有乙胺丁醇(ethambutol,EMB)及乙硫异烟胺(ethionamide,ETH)。

(2) 针对耐药菌株的几种新型抗结核药

1) 老药的复合剂型:如 rifamate(内含 INH150mg 和 RFP 300mg);rifater(内含 INH、RFP 和 PZA)等。

2) 老药的衍生物:如利福喷汀(rifapentine)。

3) 新的化学制剂:如帕司烟肼(力排肺疾,dipasic)。

(3) 小儿常用抗结核药物的用法用量及不良反应总结见表 9-2。

表 9-2 小儿常见抗结核药物的用法用量及不良反应

药物	剂量(kg/d)	给药途径	主要不良反应
异烟肼(INH 或 H)	10mg(≤300mg)	口服(可肌内注射、静脉滴注)	肝毒性、末梢神经炎、过敏、皮疹和发热
利福平(RFP 或 R)	10mg(≤450mg)	口服	肝毒性、恶心、呕吐和流感样症状
链霉素(SM 或 S)	20~30mg(≤750mg)	肌内注射	第Ⅷ对脑神经损害、肾毒性、过敏、皮疹和发热
吡嗪酰胺(PZA 或 Z)	20~30mg(≤750mg)	口服	肝毒性、高尿酸血症、关节痛、过敏和发热
乙胺丁醇(EMB 或 E)	15~25mg	口服	皮疹、视神经炎
乙硫异烟胺(ETH)、丙硫异烟胺	10~15mg	口服	胃肠道反应、肝毒性、末梢神经炎、过敏、皮疹、发热
卡那霉素	15~20mg	口服	肌内注射肾毒性、第Ⅷ对脑神经损害
对氨柳酸	150~200mg		胃肠道反应、肝毒性、过敏、皮疹和发热

(4) 化疗方案

1) 标准疗法:一般用于无明显自觉症状的原发型肺结核。每日服用 INH、RFP 和(或)EMB,疗程 9~12 个月。

2) 两阶段疗法:用于活动性原发型肺结核、急性粟粒性结核病及结核性脑膜炎。①强化治疗阶段:联用 3~4 种杀菌药物。目的在于迅速杀灭敏感菌及生长繁殖活跃的细菌与代谢低下的细菌,防止或减少耐药菌株的产生,为化疗的关键阶段。在长程化疗时,此阶段一般需 3~4 个月;短程疗法时一般为 2 个月。②巩固治疗阶段:联用 2 种抗结核药物,目的在于杀灭持续存在的细菌以巩固疗效,防止复发。在长程疗法时,此阶段可长达 12~18 个月;短程疗法时,一般为 4 个月。

3) 短程疗法:为结核病现代疗法的重大进展,直接监督下服药与短程化疗是世界卫生组织(WHO)治愈结核患者的重要策略。短程化疗的作用机制是快速杀灭机体内处于不同繁殖速度的细胞内、外结核菌,使痰菌早期转阴并持久阴性,且病变吸收消散快,远期复发少。可选用以下几种 6~9 个月短程化疗方案:①2HRZ/4HR(数字为月数,以下同);②2SHRZ/4HR;③2EHRZ/4HR。若无 PZA 则将疗程延长至 9 个月。

【预防】

1. 控制传染源 早期发现及治疗结核菌涂片阳性患者是预防小儿结核病的根本措施。

2. 接种卡介苗 卡介苗接种是预防小儿结核病的有效措施。目前我国计划免疫要求在全国城乡普及新生儿卡介苗接种。目前新结核疫苗的研究正在进行中。下列情况禁止接种卡介苗:①先天性胸腺发育不全症或严重联合免疫缺陷病患者;②急性传染病恢复期;③注射局部有湿疹或患全身性皮肤病;④结核菌素试验阳性。

3. 预防性化疗 主要用于受结核分枝杆菌感染易发病的高危人群,如密切接触家庭内开放性肺结核者;需较长期使用糖皮质激素或其他免疫抑制剂同时结核菌素试验阳性者;结核菌素试验新近由阴性转为阳性者;新患麻疹或百日咳而结核菌素试验阳性者。常用 INH 每日 10 mg/kg(≤300 mg/d),疗程 6~9 个月;或 INH 每日 10 mg/kg(≤300 mg/d)联合 RFP 每日 10 mg/kg(≤300 mg/d),疗程 3 个月。

二、原发型肺结核

原发型肺结核(primary pulmonary tuberculosis)是指结核杆菌飞沫在空气中被吸入肺部后的初次原发感染,发病率约 10%。原发型肺结核是结核病中最常见类型,也是小儿肺结核的主要类型,占儿童各型肺结核总数的 85.3%。原发型肺结核包括原发综合征(primary complex)和支气管淋巴结结核。前者由肺原发病灶、局部淋巴结病变和两者相连的淋巴管炎组成;后者以胸腔内肿大淋巴结为主。两者可并为一型,称为原发型肺结核。

【病理】 肺部原发灶好发于肺通气较好的上叶下部和下叶上部或中部靠肺的边缘部位,多位于右侧。基本病理改变为渗出、增殖、坏死。开始为渗出性病变,以炎症细胞、单核细胞及纤维蛋白成分为主;继而出现增殖性改变,以结核结节及结核性肉芽肿为主;随后出现干酪样坏死的特征性改变,常出现于渗出性病变中。结核特征性病理改变为中央为干酪样坏死,周围为增生的上皮样细胞,其内散在朗汉斯巨细胞。典型的原发综合征呈"哑铃状"病变,又称双极期,即一端为原发病灶,另一端为肿大的肺门淋巴结、纵隔淋巴结。由于小儿机体处于高度过敏状态,使得原发病灶炎症较广,甚至扩大到一个肺段甚至一叶,常将结核性淋巴管炎和淋巴结炎掩盖,导致"哑铃状"征象并不多见。

【临床表现】 症状轻重不一。少数患者症状不明显或全无症状,仅在胸部 X 线检查时发现。一般起病缓慢,常以全身结核中毒症状为主,可表现为长期不规则低热、食欲不振、乏力、盗汗等,多见于年龄较大儿童。婴幼儿可急性起病,高热可达 39~40℃,持续 2~3 周后转为低热,并伴结核中毒症状,干咳和刺激性咳嗽常见,婴儿可表现为体重不增、贫血或生长发育障碍。部分患儿可出现过敏现象如眼疱疹性结膜炎、皮肤结节性红斑及(或)多发性一过性关节炎。肿大的淋巴结可产生一系列压迫症状:压迫胸部静脉可出现一侧或双侧静脉怒张、面部及上胸壁水肿;压迫食道可出现吞咽困难,部分患者有胸痛;压迫气管分叉处可出现类似百日咳样痉挛性咳嗽;压迫支气管使其部分阻塞时可引起喘鸣;压迫喉返神经可致声嘶。体格检查可见周围淋巴结不同程度肿大,颈部淋巴结肿大最常见。肺部体征与肺内病变往往不一致。常无呼吸系统体征。如原发病灶较大,叩诊呈浊音,听诊呼吸音减低或有少许干湿啰音。婴幼儿可伴肝肿大。

【诊断】 可根据病史、临床表现、体征、结核菌素试验、实验室检查及肺部影像学进行综合诊断。

1. 病史和临床表现 仔细询问结核病接触史、卡介苗接种史、急性传染病史,有无中毒症状,有无结核过敏现象如眼疱疹性结膜炎、皮肤结节性红斑等,有无发热、咳嗽、咯血、呼吸困难、压迫症状及浅表淋巴结肿大等表现。

2. 胸部 X 线表现 ①原发综合征:典型者可表现为"哑铃状",但少见。肺内原发病灶大小不一。肺部的原发灶相对较小而局部炎性淋巴结相对较大是原发性肺结核的特征。婴幼儿病灶范围较大,可扩大到整个肺段甚至一叶;年长儿病灶相对局限,多呈小点片状阴影。部分病例可有局部胸膜病变。②支气管淋巴结结核:是小儿原发型肺结核 X 线胸片最为常见者。可表现为从肺门向外扩展的密度增高阴影,边缘模糊,此为肺门部肿大淋巴结阴影;也可表现为肺纹理紊乱,肺门周围呈小结节状及小点片状模糊阴影;也表现为肺门区圆形或卵圆形致密阴影,边缘清楚,突向肺野,呈结节型。

3. 胸部 CT 扫描 在显示小的原发灶、隐匿病灶、肺门及纵隔肿大淋巴结、支气管内病变、胸膜改变和空洞方面较 X 线检查有优势。对疑诊病例有协助诊断价值。有助于囊肿与实体肿块的鉴别诊断。

4. 纤维支气管镜检查 该检查对疑难的原发型肺结核诊断具有重要意义。可以直接采集痰标本、刷检和灌洗液进行病原学检查(结核分枝杆菌培养及抗酸杆菌涂片检查)。

【鉴别诊断】 本病应与急性上呼吸道感染、支气管炎、肺炎、百日咳、伤寒、风湿热、败血症、支气管异物、支气管扩张、肺囊肿、纵隔良恶性肿瘤等疾病进行鉴别。

【治疗】 一般治疗、对症支持治疗及治疗原则见总论。抗结核药物的应用如下。

1. 无明显症状的原发型肺结核 选用标准疗法,每日服用 INH、RFP 和(或)EMB,疗程 9~12 个月。

2. 活动性原发型肺结核 宜采用直接督导下短程化疗(DOTS)。强化治疗阶段宜用 3~4 种杀菌药:INH、RFP、PZA 或 SM,2~3 个月后以 INH、RFP 或 EMB 巩固维持治疗。常用方案 2HRZ/4HR。

【预后】 预后多良好,肺内病变即便未及时治疗,多数可自行吸收或硬结钙化。肺门淋巴结结核如及时发现、早期合理治疗,可完全吸收消退。但如延迟治疗,形成干酪样坏死,疗效差,有时需要经手术治疗。极少数患者(约2%)由于免疫力低,变态反应性高,进一步恶化可发生急性血行播散性肺结核及结核性脑膜炎等。原发型肺结核治愈后,仍可残存少量休眠菌,当免疫力低下时,可内源性复燃而发展成为继发性肺结核病。

三、急性粟粒性肺结核

急性粟粒性肺结核(acute military tuberculosis of the lungs)又称急性血行播散性肺结核,是结核杆菌经血行播散而引起的肺结核,常是全身粟粒性结核的一部分,往往是原发综合征发展的后果,主要见于婴幼儿。年幼儿免疫系统不完善,特别是在患麻疹、百日咳、HIV 感染或营养不良时,机体免疫力更为低下,易诱发本病。

【病理】 发生在原发感染后 3~6 个月以内。感染结核后,易形成结核杆菌血症。当原发病灶或淋巴结干酪样坏死发生溃破时,由于婴幼儿免疫力低下,大量细菌由此侵入血液而引起结核杆菌血症,从而导致急性全身粟粒性结核病,可播散至肺、脑膜、脑、肝、脾、肾、心脏、肠、腹膜、肠系膜淋巴结等多个器官,结核菌在器官的间质组织中形成细小结节。肺组织中分布的结核结节上部多于下部,如针尖或粟粒般大小,直径为 1~2 mm,为灰白色半透明或淡黄色不透明的结节。

【临床表现】 起病多急骤,婴幼儿多突然出现高热,表现为稽留热或弛张热,部分病例体温不太高,常持续数周或数月,多伴有中毒症状、咳嗽、气促和发绀等。肺部有时可听到细湿啰音。约 50% 以上的患儿在起病时就出现脑膜炎征象。部分患儿伴有肝脾及浅表淋巴结肿大等。6 个月以下婴儿粟粒性结核症状往往不典型,病情进展迅速,多器官受累,伴发结核性脑膜炎者多,病死率较高。全身性粟粒性结核患者的眼底检查可发现脉络膜结核结节,主要分布于视网膜中心动脉分支周围。

【诊断】 主要根据结核接触史、临床表现、肝脾大、结核菌素试验阳性、细菌学检查、血清抗结核菌抗体检测、胸部影像学检查等进行综合分析诊断。胸部 X 线摄片在诊断中有决定性作用,一般在起病后 2~3 周胸部 X 线摄片可发现大小一致、分布均匀的粟粒状阴影,密布于两侧肺野,上肺较下肺为多。肺部 CT 扫描对早期细小的粟粒性阴影敏感性较高。

【鉴别诊断】 应与败血症、伤寒、肺炎、朗格汉斯组织细胞增生症、肺含铁血黄素沉着症及特发性肺间质疾病等疾病相鉴别。

【治疗】 一般治疗、对症支持治疗及治疗原则见总论。

1. 抗结核药物 目前主张将抗结核治疗的全疗程分为两个阶段进行,即强化抗结核治疗阶段及维持治疗阶段,此方案可提高疗效。前者于治疗开始时即给予强有力的四联杀菌药物如 INH、RFP、PZA 及 SM。开始治疗越早,杀灭细菌的效果越好,以后产生耐药菌的机会越小,此法对原发耐药病例亦有效。

2. 糖皮质激素 有严重中毒症状及呼吸困难者,在应用足量抗结核药物的同时,可用泼尼松 1~2mg/(kg·d),疗程 1~2 个月。

【预后】 病情多危急,但若能早期诊断和合理治疗仍可治愈。但若诊断和治疗不及时,则病情控制不佳,甚至导致患儿死亡。

四、结核性脑膜炎

结核性脑膜炎(tuberculous meningitis)简称结脑,是最严重的肺外结核感染,是严重威胁儿童生命健康的神经系统感染性疾病。该病病死率为 4%~60%,而幸存者 20%~30% 留有永久性神经系统后遗症。该病常在结核原发感染后 1 年以内发生,尤其在初染结核 3~6 个月最易发生。儿童未经治疗的原发感染约 0.3% 发展成为结脑。多见于 3 岁以内婴幼儿,约占 60%。

【发病机制】 结脑常为全身性粟粒性结核病的一部分,结核杆菌经血液循环播散至脑膜或脉络丛血管膜而发病,亦可由脑实质或脑膜的结核病灶破溃,大量结核杆菌进入蛛网膜下腔及脑脊液中导致发病。偶见脊椎、颅骨或中耳与乳突的结核灶直接蔓延侵犯脑膜。由于婴幼儿血-脑屏障功能不完善、中枢神经系统发育不完善、免疫功能低下等原因,导致发病率相对较高。

【病理】

1. 脑膜病变 脑膜充血、水肿、见大量灰白色或黄色炎性渗出物,并形成许多结核结节。炎性渗出物易在脑底诸池聚集。渗出物中可见上皮样细胞、郎格汉斯细胞及干酪坏死。

2. 脑神经损害 浆液纤维蛋白渗出物波及脑神经鞘,包围挤压脑神经引起脑神经损害,常见面神经、舌下神经、动眼神经、展神经障碍的临床症状。

3. 脑血管病变 在早期主要为急性动脉炎,病程较长者,增生性结核病变较明显,可见栓塞性动脉内膜炎,严重者可引起脑组织梗死、缺血、软化而致偏瘫。

4. 脑实质病变 炎症可蔓延至脑实质,或脑实质原已有结核病变,可致结核性脑膜脑炎。少数病例脑实质内有结核瘤。

5. 脑积水 是结核性脑膜炎最常见的并发症。炎症侵犯室管膜及脑室内脉络丛,导致脑脊液分泌增加,炎性渗出物导致脑脊液循环通路受阻、蛛网膜颗粒吸收障碍等原因可导致脑积水、脑室扩大。

6. 脊髓病变 结脑常伴有脊髓蛛网膜炎,有时炎症蔓延至脊膜、脊髓及脊神经根,脊膜肿胀、充血、水肿和粘连,蛛网膜下腔完全闭塞。

【临床表现】 典型结脑起病多较缓慢。根据临床表现,病程大致可分为3期。

1. 早期(前驱期) 1~2周。主要为结核中毒症状,患儿可有发热、盗汗、纳差、乏力、呕吐、便秘、嗜睡、睡眠不安等。多有性格改变,如少言、易倦、烦躁、易怒等。年长儿可自诉头痛,多轻微。

2. 中期(脑膜刺激期) 1~2周。头痛持续加重、喷射性呕吐、嗜睡或烦躁交替出现,可伴有惊厥发作,但发作后意识清楚等。往往出现便秘和舟状腹。脑膜刺激征明显。可伴有颅内压增高、脑积水、偏瘫的症状及体征。此期可出现脑神经麻痹,最常见者为面神经瘫痪,其次为动眼神经和展神经瘫痪。部分患儿出现脑炎体征。眼底检查可见视乳头水肿、视神经炎或脉络膜粟粒状结核结节。

3. 晚期(昏迷期) 1~3周,以上症状逐渐加重。患儿呈极度消瘦。常出现水、电解质代谢紊乱。由意识朦胧、半昏迷进入昏迷。阵挛性或强直性惊厥频繁发作。颅内压增高更明显,可呈角弓反张,出现脑疝。终因呼吸及心血管运动中枢麻痹而死亡。不典型结脑表现为:①婴幼儿起病急,进展较快,有时仅以惊厥为主诉;②早期出现脑实质损害者,可表现为舞蹈症或精神障碍;③早期出现脑血管损害者,可表现为肢体瘫痪;④合并脑结核瘤者可似颅内肿瘤表现;⑤当颅外结核病变极端严重时,可将脑膜炎表现掩盖而不易识别;⑥在抗结核治疗过程中发生脑膜炎时,常表现为顿挫型。

【诊断】

1. 早期诊断需详细询问病史 ①结核接触史:大多数结核性脑膜炎患儿有结核接触史,特别是有家庭内开放性肺结核患者接触史,对小婴儿的诊断尤有意义;②卡介苗接种史:大多数患儿因各种原因未接种过卡介苗;③既往结核病史:尤其是1年内发现结核病又未经治疗者,对诊断颇有帮助;④近期急性传染病史:如麻疹、百日咳等常为结核病恶化的诱因。

2. 临床表现 凡有上述病史的患儿出现结核中毒症状如低热、头痛、不明原因呕吐等,或者有性格改变如少言、易怒、嗜睡或烦躁不安相交替等,即应考虑本病的可能。眼底检查发现有脉络膜粟粒结节对诊断有帮助。

3. 脑脊液检查 对本病的诊断极为重要,脑脊液中找到结核杆菌为最可靠的诊断依据。脑脊液常规检查:脑脊液压力增高,外观无色透明或呈毛玻璃样,蛛网膜下腔阻塞时,可呈黄色,静置12~24小时后,脑脊液中可有蜘蛛网状薄膜形成,取之涂片作抗酸染色,结核杆菌检出率较高。白细胞数多为$(50~500)\times10^6/L$,分类以淋巴细胞为主,但急性进展期、脑膜新病灶或结核瘤破溃时,白细胞数可$>1000\times10^6/L$,其中1/3病例分类以中性粒细胞为主。糖和氯化物均降低为结核性脑膜炎的典型改变。蛋白量增高,一般多为1.0~3.0g/L,椎管阻塞时可高达40~50g/L。对脑脊液改变不典型者,需重复化验,动态观察变化。脑脊液(5~10 ml)沉淀物涂片抗酸染色镜检阳性率可达30%。

4. 其他检查

(1) 结核菌素试验:对怀疑本病的患儿应尽早做结核菌素试验,阳性反应对诊断有一定的帮助,但存在一定的假阴性,因此即使结核菌素试验阴性也不能排除诊断。

(2) 结核菌抗原检测:以ELISA法检测脑脊液结核菌抗原,是敏感、快速诊断结脑的辅助方法。

(3) 抗结核抗体测定:以ELISA法检测结脑患儿脑脊液PPD-IgM抗体和PPD-IgG抗体,其水平常高于血清中的水平。PPD-IgM抗体于病后2~4天开始出现,2周达高峰,至8周时基本降至正常,为早期诊断依据之一;而PPD-IgG抗体于病后2周起逐渐上升,至6周达高峰,约在12周时降至正常。

(4) 腺苷脱氨酶(adenosine deaminase,ADA)活性测定:ADA是一种与机体细胞免疫活动有重要联系的核酸分解代谢酶,主要存在于T淋巴细胞中,结脑患者脑脊液ADA增高($>9U/L$),是一种简单可靠的早期诊断方法。

(5) 脑脊液结核菌培养:是诊断结脑最可靠的依据,但结核分枝杆菌生长缓慢,培养一般需4~8周,且阳性率在20%~30%。

(6) 聚合酶链反应(PCR):应用PCR技术在结脑患儿脑脊液中扩增出结核菌所特有的DNA片段,能使脑脊液中极微量结核菌体DNA被准确地检测。用PCR技术检测脑脊液结核杆菌DNA具有敏感、快速的特点,但假阳性率增高,且PCR结果为阴性时亦不能完全排除结脑,由于该实验花费及操作要求都较高,PCR法不作为常用的实验室筛查结脑的方法。

5. X线检查、CT扫描或磁共振(MRI) 约85%结核性脑膜炎患儿的胸片有结核病改变,包括肺原发综合征、粟粒样改变、纵隔淋巴结核、胸膜炎等,其中呈粟粒型肺结核者约占48%。这些异常表现对结脑的诊断很有帮助。脑CT在疾病早期可正常,随着病情进展可出现基底核阴影增强、脑水肿、局灶性梗死症、钙化灶、脑萎缩、结核瘤、硬脑膜下积液等表现,而脑CT最早在病程第4天即发现异常。与CT相比,MRI对脑部结核病变的显示更为敏感,能够观察到CT不能或不易观察到的部位,对软组织、早期或较小的渗出性病变的分辨率较CT高。

【鉴别诊断】 应与化脓性脑膜炎、病毒性脑膜炎、隐球菌脑膜炎、脑肿瘤、脑脓肿、小儿急性偏瘫、狼疮脑病等疾病进行鉴别。

【并发症及后遗症】 由于诊断延迟,或治疗过晚、不规则,或病情较重,可出现不同程度的并发症。最常见的为脑积水、脑实质损害、脑出血及脑神经障碍。其中前3者是导致结脑死亡的常见原因。

【后遗症】 结脑患儿大部分存在不同程度的后遗症。晚期结脑发生后遗症者约占2/3,而早期结脑后遗症甚少。轻者有斜视、面神经麻痹、轻度肢体瘫痪、轻微的神经及行为障碍等。严重后遗症有脑积水、智力低下、癫痫、肢体瘫痪、失明、失语及尿崩症等。

【治疗】 抗结核治疗和降低颅内高压是治疗的两个重点环节。

1. 一般治疗及对症治疗 住院治疗,严格卧床休息,加强护理,经常变换体位,防止褥疮和坠积性肺炎。细心护理眼睛、黏膜、口腔、皮肤。耐心喂养,昏迷患者可鼻饲,必要时行静脉营养,维持水电解质平衡及内环境稳定,保证足够热量。积极降温,控制惊厥。

2. 抗结核治疗 联合应用易透过血脑屏障的抗结核杀菌药物,分阶段治疗,治疗原则为早期和彻底治疗。

(1) 强化治疗阶段:联合使用 INH、RFP、PZA 及 SM。疗程 3~4 个月,其中 INH 每日 15~25mg/kg,RFP 每日 10~15mg/kg(<450mg/d),PZA 每日 20~30mg/kg(<750 mg/d),SM 每日 15~20mg/kg(<750 mg/d)。开始治疗的 1~2 周,将 INH 全日量的一半加入 10% 葡萄糖中静脉滴注,余量口服,待病情好转后改为全日量口服。

(2) 巩固治疗阶段:继用 INH、RFP 或 EMB。RFP 或 EMB 9~12 个月。抗结核药物总疗程不少于 12 个月,或待脑脊液恢复正常后继续治疗 6 个月。早期患者可采用 9 个月短程治疗方案(3HRZS/6HR)有效。

3. 降低颅内高压 结脑时由于脑脊液生成增加,脑水肿、脑积水均可导致颅内压升高,故应积极降低颅内压。

(1) 脱水剂:常用 20% 甘露醇,一般剂量为每次 0.5~1.0g/kg,于 30 分钟内快速静脉注入。4~6 小时一次,脑疝时可加大剂量至每次 2g/kg。2~3 日后逐渐减量,7~10 天停用。

(2) 利尿剂:乙酰唑胺(diamox)一般于停用甘露醇前 1~2 天加用该药,每天 20~40mg/kg(<0.75 g/d)口服,根据颅内压情况,可服用 1~3 个月或更长。

(3) 侧脑室穿刺引流:适用于急性脑积水,其他降颅内压措施无效,或疑有脑疝形成时。持续引流时间为 1~3 周,引流量一般可达每日 50~200ml。引流时监测脑脊液压力,防止压力过低致脑出血。特别注意防止继发感染。

(4) 分流手术:若由于脑底脑膜粘连梗阻发生梗阻性脑积水时,以上方法均难以奏效,且长期使用侧脑室引流效果不佳,易于合并感染,故在有效抗结核治疗而脑脊液检查已恢复正常情况下,可考虑作侧脑室小脑延髓池分流术。

4. 糖皮质激素 具有强大的抗炎作用,能明显减轻炎症渗出、减少粘连,有利于脑脊液循环,从而降低颅内压及防止脑积水发生,可迅速减轻中毒症状及脑膜刺激症状。与有效的抗结核药物联合使用,早期、适量、合理疗程使用效果好。一般使用泼尼松,每日 1.5~2mg/kg(<45 mg/d),4~6 周后逐渐减量,疗程 8~12 周。也可选择地塞米松、氢化可的松静脉滴注或甲基强的松龙冲击治疗。

5. 随访观察 复发病例全部发生在停药后 4 年内,绝大多数在 2~3 年内。凡临床症状消失,脑脊液正常,疗程结束后 2 年无复发者,方可认为治愈。但停药后应密切随访观察至少 5 年。

【预后】 影响预后的因素主要有以下几方面:①治疗早晚,治疗越晚病死率越高,早期病例无死亡,中期病死率为 3.3%,晚期病死率高达 24.9%;②年龄,年龄越小,脑膜炎症发展越快,越严重,病死率越高;③病期和病型,早期、浆液型预后好,晚期、脑膜脑炎型预后差;④原发耐药菌株感染,这是临床上治疗的难题,严重影响结脑预后;⑤治疗方法,剂量不足或方法不当时可使病程迁延,易出现并发症;⑥初治或复治,复治病例预后较差。

(蔡 群)

第十章 呼吸系统疾病

> **学习目标**
> 1. 掌握儿童急性上呼吸道感染、支气管肺炎临床特点及治疗。
> 2. 掌握支气管哮喘临床特点。
> 3. 了解儿童呼吸道解剖及支气管哮喘治疗。

第一节 小儿呼吸系统解剖生理特点

小儿呼吸道疾病是儿科最常见的疾病。其中急性呼吸道感染最为常见,其发病率占儿科门诊的首位。以环状软骨为界,上呼吸道包括鼻、鼻窦、咽、咽鼓管、会厌及喉;下呼吸道包括气管、支气管、毛细支气管、呼吸性毛细支气管、肺泡管及肺泡。

一、解 剖 特 点

1. 上呼吸道

(1) 鼻:鼻腔相对短小,鼻道狭窄。婴幼儿鼻黏膜柔嫩并富于血管,感染时黏膜肿胀,易造成堵塞,导致呼吸困难或张口呼吸。

(2) 鼻窦:由于鼻窦黏膜与鼻腔黏膜相连续,鼻窦口相对大,故急性鼻炎常累及鼻窦,易发生鼻窦炎。

(3) 鼻泪管和咽鼓管:婴幼儿鼻泪管短,且瓣膜发育不全,故鼻腔感染常易侵入结膜引起炎症。婴儿咽鼓管较宽,且直而短,呈水平位,故鼻咽炎时易致中耳炎。

(4) 咽部:咽部较狭窄且垂直。扁桃体包括腭扁桃体及咽扁桃体,腭扁桃体1岁末才逐渐增大,故扁桃体炎常见于年长儿,婴儿则少见。咽扁桃体又称腺样体,6个月已发育,位于鼻咽顶部与后壁交界处,严重的腺样体肥大是小儿阻塞性睡眠呼吸暂停综合征的重要原因。

(5) 喉:以环状软骨下缘为标志。喉部呈漏斗形,喉腔较窄,声门狭小,软骨柔软,黏膜柔嫩而富有血管及淋巴组织,故轻微炎症即可引起声音嘶哑和吸气性呼吸困难。

2. 下呼吸道

(1) 气管、支气管:婴幼儿的气管、支气管较成人短且较狭窄,黏膜柔嫩,血管丰富,软骨柔软,因缺乏弹力组织而支撑作用差,因黏液腺分泌不足而气道较干燥,因纤毛运动较差而清除能力差。故婴幼儿容易发生呼吸道感染,一旦感染则易于发生充血、水肿导致呼吸道不畅。左支气管细长,由气管向侧方伸出,而右支气管短而粗,为气管直接延伸,故异物较易入右支气管。毛细支气管平滑肌在出生后5个月以前薄而少,3岁以后才明显发育,故小婴儿呼吸道梗阻主要是黏膜肿胀和分泌物堵塞引起。

(2) 肺:肺泡数量较少且面积小,弹力纤维发育较差,血管丰富,间质发育旺盛,致肺含血量多而含气量少,易于感染。感染时易致黏液阻塞,引起间质炎症、肺气肿和肺不张等。

(3) 胸廓:婴幼儿胸廓较短,呈桶状;肋骨呈水平位,膈肌位置较高,胸腔小而肺脏相对较大;呼吸肌发育差。因此在呼吸时,肺的扩张受到限制,尤以肺的后下部受限更甚,不能充分换气,故当肺部病变时,容易出现呼吸困难。小儿纵隔体积相对较大,周围组织松软,在胸腔积液或气胸时易致纵隔移位。

二、生 理 特 点

1. 呼吸频率与节律 小儿呼吸频率快,年龄越小,频率越快。新生儿40~44次/分,~1岁30次/分,~3岁24次/分,3~7岁22次/分,~14岁20次/分,~18岁16~18次/分。新生儿及出生后数月的婴儿,呼吸极不稳定,可出现深、浅呼吸交替,或呼吸节律不整、间歇暂停等现象。

2. 呼吸型 婴幼儿呼吸肌发育不全,胸廓活动范围小,呼吸时肺主要向膈方向扩张而呈腹式呼吸(abdominal respiration)。随年龄增长,膈肌和腹腔脏器下降,肋骨由水平位变为斜位,逐渐转化为胸腹式呼吸(thoracic abdominal respiration)。7岁以后以混合式呼吸为主。

3. 呼吸功能特点

(1) 肺活量(vital capacity):小儿肺活量为50~70ml/kg。在安静情况下,年长儿仅用肺活量的12.5%来呼吸,而婴幼儿则需用30%左右,说明婴幼儿呼吸功能储备量较小。因此易发生呼吸衰竭。

(2) 潮气量(tidal volume):小儿潮气量为6~10ml/kg,年龄越小,潮气量越小。

(3) 每分通气量和气体弥散量:前者按体表面积计算与成人相近;后者按单位肺容积计算与成人相近。

(4) 气道阻力:由于气道管径细小,小儿气道阻力大于成人,因此小儿发生喘息的机会较多。随年龄增大气道管径逐渐增大,从而阻力递减。

以上呼吸功能特点显示,小儿各项呼吸功能的储备能力均较低。当患呼吸系统疾病时,容易出现呼吸衰竭。

4. 血液气体分析(表10-1)

表10-1 小儿血液气体分析正常值

项目	新生儿	~2岁	>2岁
pH	7.35~7.45	7.35~7.45	7.35~7.45
PaO_2(kPa)	8~12	10.6~13.3	10.6~13.3
$PaCO_2$(kPa)	4.00~4.67	4.00~4.67	4.67~6.00
HCO_3^-(mmol/L)	20~22	20~22	22~24
BE(mmol/L)	-6~+2	-6~+2	-4~+2
SaO_2(%)	90~97	95~97	96~98

当动脉血氧分压(PaO_2)<50 mmHg(6.67kPa),动脉二氧化碳分压($PaCO_2$)>50mmHg(6.67kPa),动脉血氧饱和度(SaO_2)<85%时为呼吸衰竭。

5. 呼吸道免疫特点 小儿呼吸道的非特异性和特异性免疫功能均较差。如咳嗽反射及纤毛运动功能差,难以有效清除吸入的尘埃和异物颗粒。肺泡吞噬细胞功能不足,婴幼儿辅助性 T 细胞功能暂时性低下,使分泌型 IgA、IgG,尤其是 IgG 亚类含量低微。此外,乳铁蛋白、溶菌酶、干扰素及补体等的数量和活性不足,易患呼吸道感染。

(熊建新)

第二节　急性上呼吸道感染

急性上呼吸道感染(acute upper respiratory infection,AURI)系由各种病原引起的上呼吸道的急性感染,是小儿最常见的疾病。该病主要侵犯鼻、鼻咽和咽部,根据主要感染部位的不同可诊断为急性鼻炎、急性咽炎、急性扁桃体炎。

【病因】　各种病毒和细菌均可引起急性上呼吸道感染,但 80% 以上为病毒,主要有鼻病毒(rhinovirus,RV)、呼吸道合胞病毒(respiratory syncytial virus,RSV)、流感病毒(influenza virus)、副流感病毒(parainfluenza virus)、腺病毒(adenovirus,ADV)、冠状病毒(coronal virus)等。病毒感染后可继发细菌感染,最常见为溶血性链球菌,其次为肺炎链球菌、流感嗜血杆菌等。肺炎支原体(mycoplasma pneumoniae)不仅可引起肺炎,也可引起上呼吸道感染。婴幼儿时期由于上呼吸道的解剖和免疫特点而易患本病。营养障碍性疾病,如维生素 D 缺乏性佝偻病、维生素 A、锌或铁缺乏症等,或免疫缺陷病、被动吸烟、护理不当、气候改变和环境不良等因素,则易发生反复上呼吸道感染或使病程迁延。

【临床表现】　由于年龄大小、体质强弱及病变部位的不同,病情的缓急、轻重程度也不同。年长儿症状较轻,婴幼儿则较重。

1. 一般类型上呼吸道感染

(1) 症状

1) 局部症状:鼻塞、流涕、喷嚏、干咳、咽部不适和咽痛等,多于 3~4 天内自然痊愈。

2) 全身症状:发热、烦躁不安、头痛、全身不适、乏力等。部分患儿有食欲不振、呕吐、腹泻、腹痛等消化道症状。腹痛多为脐周阵发性疼痛,无压痛,可能为肠痉挛所致;如腹痛持续存在,多为并发急性肠系膜淋巴结炎。

婴幼儿起病急,以全身症状为主,常有消化道症状,局部症状较轻。多有发热,体温可高达 39~40℃,热程 2~3 天至 1 周,起病 1~2 天可因高热引起惊厥。

(2) 体征:体格检查可见咽部充血,扁桃体肿大。有时可见下颌和颈淋巴结肿大。肺部听诊一般正常。肠道病毒感染者可见不同形态的皮疹。

2. 两种特殊类型上呼吸道感染

(1) 疱疹性咽峡炎(herpangina):病原体为柯萨奇 A 组病毒。好发于夏秋季,起病急骤,临床表现为高热、咽痛、流涎、厌食、呕吐等。体格检查可发现咽部充血,在咽腭弓、软腭、悬雍垂的黏膜上可见数个至十数个 2~4mm 大小灰白色的疱疹,周围有红晕,病程为 1 周左右。

(2) 咽结合膜热(pharyngo-cojunctival fever):病原体为腺病毒 3、7 型。以发热、咽炎、结膜炎为特征。好发于春夏季,散发或发生小流行。临床表现为高热、咽痛、眼部刺痛,有时伴消化道症状。体检发现咽部充血,可见白色点块状分泌物,周边无红晕,易于剥离;一侧或双侧滤泡性眼结合膜炎,可伴球结合膜出血;颈及耳后淋巴结增大。病程 1~2 周。

【并发症】　以婴幼儿多见,病变若向邻近器官组织蔓延可引起中耳炎、鼻窦炎、咽后壁脓肿、扁桃体周围脓肿、颈淋巴结炎、喉炎、支气管炎及肺炎等。年长儿若患 A 组溶血性链球菌咽峡炎,以后可引起急性肾小球肾炎和风湿热,其他病原体也可引起类风湿病等结缔组织病。

【实验室检查】 病毒感染者外周血白细胞计数正常或偏低,中性粒细胞减少,淋巴细胞计数相对增高。病毒分离和血清学检查可明确病原。近年来免疫荧光、免疫酶及分子生物学技术可作出早期诊断。细菌感染者外周血白细胞可增高,中性粒细胞增高,在使用抗菌药物前行咽拭子培养可发现致病菌。C-反应蛋白(CRP)和前降钙素原(PCT)有助于鉴别细菌感染。

【诊断和鉴别诊断】 根据临床表现一般不难诊断,但需与以下疾病鉴别。

1. 流行性感冒 简称流感,由流感病毒、副流感病毒引起。有明显的流行病史,局部症状较轻,全身症状较重。常有高热、头痛、四肢肌肉酸痛等,病程较长。

2. 急性传染病 早期常为各种传染病的前驱症状,如麻疹、流行性脑脊髓膜炎、百日咳、猩红热等,应结合流行病史、临床表现及实验室资料等综合分析,并观察病情演变加以鉴别。

3. 急性阑尾炎 伴腹痛者应注意与急性阑尾炎鉴别。本病腹痛常先于发热,腹痛部位以右下腹为主,呈持续性,有固定压痛点、反跳痛及腹肌紧张、腰大肌试验阳性等体征,白细胞及中性粒细胞增高。

4. 过敏性鼻炎 某些学龄前或学龄儿童"感冒"症状如流涕、打喷嚏持续超过 2 周或反复发作,而全身症状较轻,则应考虑过敏性鼻炎的可能,鼻拭子涂片嗜酸粒细胞增多有助于诊断在排除上述疾病后,尚应对上呼吸道感染的病因进行鉴别,以便指导治疗。

【治疗】

1. 一般治疗 病毒性上呼吸道感染者,应告诉患儿家长该病的自限性和治疗的目的,防止交叉感染及并发症。注意休息,保持良好的周围环境,多饮水和补充大量维生素 C 等。

2. 抗感染治疗

(1) 抗病毒药物:大多数上呼吸道感染由病毒引起,可试用利巴韦林(病毒唑,virazole),剂量为 10~15mg/(kg·d),口服或静脉滴注。若为流感病毒感染,可用磷酸奥司他韦口服。合并结膜炎者,可用 0.1% 阿昔洛韦滴眼液滴眼。

(2) 抗生素:细菌性上呼吸道感染或病毒性上呼吸道感染继发细菌感染者可选用抗生素治疗,常选用青霉素类、头孢菌素类或大环内酯类抗生素。咽拭子培养阳性结果有助于指导抗菌治疗。若证实为链球菌感染,或既往有风湿热、肾炎病史者,青霉素疗程应为 10~14 日。

3. 对症治疗

(1) 高热可口服对乙酰氨基酚或布洛芬,亦可用冷敷、温湿敷或乙醇溶液擦浴降温。

(2) 发生高热惊厥者可予以镇静、止惊等处理。

(3) 咽痛可含服咽喉片。

(4) 中成药亦有较好的效果。

【预防】 主要靠加强体格锻炼以增强抵抗力;提倡母乳喂养;避免被动吸烟;防治佝偻病及营养不良;避免去人多拥挤的公共场所。

(熊建新)

第三节 急性支气管炎

急性支气管炎(acute bronchitis)是指由于各种致病原引起的支气管黏膜炎症,由于气管常同时受累,故称为急性气管支气管炎(acute tracheobronchitis)。本病常继发于上呼吸道感染或为急性传染病的一种表现,是儿童时期常见的呼吸道疾病,婴幼儿多见。

【病因】 病原为各种病毒或细菌,或为混合感染。能引起上呼吸道感染的病原体都可引起支气管炎。免疫功能低下、特应性体质、营养障碍、佝偻病和支气管局部结构异常等均为本病的危险因素。

【临床表现】 大多先有上呼吸道感染症状,之后以咳嗽为主要症状,开始为干咳,以后有痰。婴幼儿症状较重,常有发热、呕吐及腹泻等。一般无全身症状。双肺呼吸音粗糙,可有不固定的散在的干啰音和粗中湿啰音。婴幼儿有痰常不易咳出,可在咽喉部或肺部闻及痰鸣音。婴幼儿期伴有喘息的支气管炎,如伴有湿疹或其他过敏史者,少数可发展为哮喘。胸片显示正常或肺纹理增粗。

【治疗】
1. 一般治疗 同上呼吸道感染,经常变换体位,多饮水,使呼吸道分泌物易于咳出。
2. 控制感染 由于病原体多为病毒,一般不采用抗生素。怀疑有细菌感染者则可用β-内酰胺类抗生素,如系支原体感染,则应予以大环内酯类抗生素。
3. 对症治疗 应使痰易于咳出,故不用镇咳剂。①祛痰药:如 N-乙酰半胱氨酸、氨溴索、愈创木酚甘油醚和一些中药制剂等;②止喘:对喘憋严重者,可雾化吸入沙丁胺醇等 β_2 受体激动剂,或用氨茶碱口服或静脉给药。喘息严重者可短期使用糖皮质激素。

(熊建新)

第四节 支气管哮喘

支气管哮喘(bronchial asthma)简称哮喘,是儿童期最常见的慢性呼吸道疾病。哮喘是由多种细胞(如嗜酸粒细胞、肥大细胞、T 淋巴细胞、中性粒细胞及气道上皮细胞等)和细胞组分共同参与的气道慢性炎症性疾病,这种慢性炎症导致气道反应性的增加,通常出现广泛多变的可逆性气流受限,并引起反复发作性喘息、气促、胸闷或咳嗽等症状,常在夜间和(或)清晨发作或加剧,多数患儿可经治疗缓解或自行缓解。

【发病机制】 哮喘的发病机制极为复杂,尚未完全清楚,与免疫、神经、精神、内分泌因素和遗传学背景密切有关。

(1) 气道慢性炎症被认为是哮喘的本质。

(2) 哮喘患儿的 β-肾上腺素受体功能低下和迷走神经张力亢进,或同时伴有 α-肾上腺能神经反应性增强,从而发生气道高反应性(airway hyperresponsiveness, AHR)。

(3) 遗传学背景:哮喘具有明显遗传倾向,患儿及其家庭成员患过敏性疾病和特应性体质者明显高于正常人群。

【危险因素】

(1) 吸入过敏原(室内:尘螨、动物毛屑及排泄物、蟑螂、真菌等;室外:花粉、真菌等)。

(2) 食入过敏原(牛奶、鱼、虾、鸡蛋和花生等)。
(3) 呼吸道感染(尤其是病毒及支原体感染)。
(4) 强烈的情绪变化。
(5) 运动和过度通气。
(6) 冷空气。
(7) 药物(如阿司匹林等)。
(8) 职业粉尘及气体。

以上为诱发哮喘症状的常见危险因素,有些因素只引起支气管痉挛,如运动及冷空气。有些因素可以突然引起哮喘的致死性发作,如药物及职业性化学物质。

【病理和病理生理】 气流受阻是哮喘病理生理改变的核心,支气管痉挛、管壁炎症性肿胀、黏液栓形成和气道重塑均是造成患儿气道受阻的原因。

1. 支气管痉挛 急性支气管痉挛为速发型哮喘反应,是IgE依赖型介质释放所致(Ⅰ型变态反应),包括肥大细胞释放组胺、前列腺素和白三烯等。

2. 管壁炎症性肿胀 抗原对气道刺激后6~24小时发生的气道直径减小,是微血管通透性和漏出物增加导致气道黏膜增厚和肿胀所致。伴随或不伴随平滑肌收缩,为迟发型哮喘反应。

3. 黏液栓形成 主要发生于迟发型哮喘,黏液分泌增多,形成黏液栓,重症病例黏液栓广泛阻塞细小支气管,引起严重呼吸困难,甚至发生呼吸衰竭。

4. 气道重塑 因慢性和反复的炎症损害,可以导致气道重塑(airway remodelling)。气道高反应(airway hyperresponsiveness,AHR)是哮喘的基本特征之一,指气道对多种刺激因素,如过敏原、理化因素、运动和药物等呈现高度敏感状态,在一定程度上反映了气道炎症的严重性。气道炎症通过气道上皮损伤、细胞因子和炎症介质的作用引起AHR。

【临床表现】 咳嗽和喘息呈阵发性发作,以夜间和清晨为重。发作前可有流涕、打喷嚏和胸闷,发作时呼吸困难,呼气相延长伴有喘鸣声。严重病例呈端坐呼吸,恐惧不安,大汗淋漓,面色青灰。

体格检查可见桶状胸、三凹症,肺部满布哮鸣音,严重者气道广泛堵塞,哮鸣音可消失,称"闭锁肺"(silent lung),是哮喘最危险的体征。肺部粗湿啰音时现时隐,提示湿啰音的产生是位于气管内的分泌物所致。在发作间歇期可无任何症状和体征,有些病例在用力时才可听到哮鸣音。此外在体格检查时还应注意鼻炎、鼻窦炎和湿疹。

哮喘发作在合理应用常规缓解药物治疗后,仍有严重或进行性呼吸困难者,称为哮喘危重状态(哮喘持续状态,status asthmaticus)。表现为哮喘急性发作,出现咳嗽、喘息、呼吸困难、大汗淋漓和烦躁不安,甚至表现出端坐呼吸、语言不连贯、严重发绀、意识障碍及心肺功能不全的征象。

【辅助检查】

1. 肺功能检查 主要用于5岁以上的患儿,采用第1秒用力呼气量(FEV_1)、用力肺活量(FVC)比率、呼气峰流速(PEF)了解有无气流受阻。FEV_1/FVC<70%~75%提示气流受阻。吸入支气管扩张剂15~20分钟后FEV_1增加12%或更多表明为可逆性气流受阻,是诊断哮喘的有利依据。PEF的日间变异率是诊断哮喘和反映哮喘严重程度的重要指标。如日间变异率>20%、使用支气管扩张剂后变异率增加20%可以诊断为哮喘。也可用组胺或乙酰甲胆碱激发试验。

2. 胸部 X 线检查　急性期胸片正常或呈间质性改变,可有肺气肿或肺不张。胸片还可排除肺部其他疾病,如肺炎、肺结核、气管支气管异物和先天性畸形等。

3. 过敏原测试　用多种吸入性过敏原或食物性过敏原提取液所做的过敏原皮肤试验是诊断变态反应的首要工具,提示患者对该过敏原过敏与否。目前常用皮肤点刺试验法和皮内试验法。血清特异性 IgE 测定也很有价值,血清总 IgE 测定只能反映是否存在特应质。

【诊断和鉴别诊断】

1. 诊断　中华医学会儿科学分会呼吸学组于 2008 年修订了我国的"儿童支气管哮喘诊断与防治指南",制订了儿童哮喘和咳嗽变异性哮喘的诊断标准。

（1）儿童哮喘诊断标准

1）反复发作的喘息、咳嗽、气促、胸闷,多与接触变应原、冷空气、物理或化学性刺激、呼吸道感染、运动等有关。常在夜间和(或)清晨发作或加剧。

2）发作时双肺可闻及散在或弥漫性以呼气相为主的哮鸣音,呼气相延长。

3）上述症状和体征经抗哮喘治疗有效或自行缓解。

4）除外其他疾病所引起的喘息、气促、胸闷或咳嗽。

5）对于临床症状不典型者(如无明显喘息或哮鸣音)应至少具备以下 1 项。

A. 支气管激发或运动激发试验阳性。

B. 证实存在可逆性气流受限:①支气管舒张试验阳性,吸入速效 β_2 受体激动剂 15 分钟 FEV_1 增加≥12%;②抗哮喘治疗有效,使用支气管舒张剂和口服或吸入糖皮质激素 1~2 周后 FEV_1 增加≥12%。

C. PEF 每日变异率(连续监测 1~2 周)≥20%。

符合第 1~4 条或第 4、5 条者可以诊断为哮喘。

（2）咳嗽变异型哮喘标准

1）持续咳嗽＞4 周,常在夜间和(或)清晨发作,干咳为主。

2）临床上无感染征象,或经较长时间抗生素治疗无效。

3）抗哮喘诊断性治疗可使咳嗽发作缓解。

4）排除其他原因引起的慢性咳嗽。

5）支气管激发试验阳性和(或)PEF 每日变异率(连续监测)1~2 周≥20%。

6）个人或一级二级亲属有特异性疾病史,变应原检测阳性可作辅助诊断。

以上 1~4 项为诊断的基本条件。由于年幼儿患哮喘其临床特点、治疗及其预后均有别于年长儿。婴幼儿哮喘诊断的提出对我国儿童哮喘的早期诊断和防治起到了积极的作用。但是根据全球哮喘防治创议(GINA)方案及美国、英国等许多国家的儿童哮喘诊疗指南,哮喘可以发生于儿童的各个年龄段,所以儿童哮喘的诊断不应以年龄诊断,尽管不以年龄命名诊断哮喘,仍需要强调在哮喘诊断、鉴别诊断、检查、治疗等方面,儿童不同年龄段存在的不同特点。

对于年幼儿,哮喘预测指数能有效地预测 3 岁以下的喘息儿童发展为持续性哮喘的危险性。哮喘的预测指数:在过去 1 年中喘息≥4 次具有 1 项主要危险因素或 2 项次要危险因素。主要危险因素包括:①父母有哮喘病史;②经医师诊断为特异性皮炎;③有吸入变应原致敏的依据。次要危险因素包括:①有食物变应原致敏的依据;②外周血嗜酸粒细胞计数≥4%;③与感冒无关的喘息。如预测指数阳性建议按哮喘治疗。

2. 哮喘的分期与病情的评价　哮喘可分为急性发作期(exacerbation)、慢性持续期

(persistent)和临床缓解期(remission)。急性发作期指患者出现以喘息为主的各种症状,其发作持续的时间和程度不尽相同,哮喘急性发作时严重程度评估(表10-2)。慢性持续期指许多患者即使没有急性发作,但在相当长的时间内总是不同频度和(或)不同程度地出现症状(喘息、咳嗽和胸闷),因此需要依据就诊前日间症状、夜间症状和肺功能情况对其病情进行评价,分成4级(表10-3)。临床缓解期指经过治疗或未经治疗症状和体征消失,肺功能(FEV 或 PEF)≥80%预计值,并维持3个月以上。

表10-2 哮喘急性发作期病情严重程度的分级

临床特点	轻度	中度	重度	急性呼吸暂停
呼吸急促	走路时	稍事活动时	休息时	
体位	可平卧	喜坐位	前弓位	
讲话能力	能成句	成短句	说单字	难以说话
精神意识	可	时有焦虑、烦躁	焦虑、烦躁	嗜睡、意识模糊
出汗	无	轻微	大汗淋漓	
呼吸频率	轻度增加	增加	明显增加	减缓或暂停
辅助呼吸肌活动	一般没有	通常有	通常有	胸腹矛盾运动及三凹征
哮鸣音	散在,呼吸末期出现	响亮、弥漫	响亮、弥漫、双相	减弱乃至消失
脉率(次/分)	<100	100~120	≥120	减慢,不规则
吸入速效 β_2 受体激动剂后PEF占正常预计值或本人最佳值百分比(%)	>80	60~80	≤60 或 β受体激动剂作用持续时间<2小时	<33
PaO_2(吸空气,kPa)	正常	>8.0	<8.0 可能有呼吸衰竭	呼吸衰竭
SaO_2(吸空气,%)	>95	91~95	≤90	<90

注:多个参数可同时出现,但不一定全部均有;1kPa=7.5mmHg

表10-3 哮喘慢性持续期病情严重程度分级

PEF 或 FEV_1 占预计值百分比(%)	PEF 变异率(%)	级别	日间症状	夜间症状
≥80	<20	一级(轻度间歇)	<1次/周,发作间歇无症状	≤2次/月
≥80	20~30	二级(轻度持续)	≥1次/周,<1次/天,可能影响活动	>2次/月
60~80	>30	三级(中度持续)	每日有症状,影响活动	>1次/周
≤60	>30	四级(重度持续)	持续有症状,体力活动受限	频繁

注:①患儿只要具有某级严重程度的一个特点,就可将其列为该级别,即严重程度按最严重一项来确定;②患儿属于任何一级,甚至间歇发作,都可以有严重的哮喘发作

3. 鉴别诊断 以喘息为主要症状的儿童哮喘应注意与支气管肺炎、毛细支气管炎、支气管内膜结核、支气管淋巴结核、气道异物、先天性气管支气管畸形和先天性心血管疾病相鉴别,咳嗽变异型哮喘(CVA)应注意与支气管炎、鼻窦炎、胃食管反流和嗜酸粒细胞支气管炎等疾病相鉴别。

【治疗】 哮喘的治疗目标:达到并维持哮喘临床控制。在各级治疗中,环境控制和健

康教育是哮喘非药物干预的主要内容。

治疗原则为长期、持续、规范和个体化治疗。急性发作期治疗重点为抗炎、平喘,以便快速缓解症状;慢性缓解期应坚持长期抗炎,降低气道反应性,防止气道重塑,避免危险因素和自我保健。

治疗哮喘的药物包括缓解药物和控制药物。缓解药物能快速缓解支气管收缩及其他伴随的急性症状,用于哮喘急性发作期,包括:①吸入型速效 β_2 受体激动剂;②全身性糖皮质激素;③抗胆碱能药物;④口服短效 β_2 受体激动剂;⑤短效茶碱等。

控制药物是抑制气道炎症需长期使用的药物,用于哮喘慢性持续期,包括:①糖皮质激素(吸入给药或全身给药);②肥大细胞膜稳定剂;③长效 β_2 受体激动剂;④缓释茶碱;⑤抗白三烯类药物。

1. 哮喘急性发作期治疗

(1) β_2 受体激动剂:是目前临床应用最广的支气管舒张剂,是缓解哮喘急性症状的首选药物,严重哮喘发作时第 1 小时可每 20 分钟吸入 1 次,以后每 2~4 小时可重复吸入。药物剂量:每次沙丁胺醇 2.5~5.0mg 或特布他林 2.5~5.0mg。急性发作病情相对较轻时也可选择短期口服短效 β_2 受体激动剂如沙丁胺醇片和特布他林片等。

(2) 全身性糖皮质激素:病情较重的急性病例应给予口服泼尼松短程治疗(1~7 天),每日 1~2mg/kg,分 2~3 次。一般不主张长期使用口服糖皮质激素治疗儿童哮喘。严重哮喘发作时应静脉给予甲基泼尼松龙,每日 2~6mg/kg,分 2~3 次输注,或琥珀酸氢化可的松,每次 5~10mg/kg。必要时可加大剂量。一般静脉糖皮质激素使用 1~7 天,症状缓解后即停止静脉用药,若需持续使用糖皮质激素者,可改为口服泼尼松。

(3) 抗胆碱能药物:吸入型抗胆碱能药物如溴化异丙托溴铵舒张支气管的作用比 β_2 受体激动剂弱,起效也较慢,但长期使用不易产生耐药,不良反应少。

(4) 短效茶碱:可作为缓解药物用于哮喘急性发作的治疗,主张将其作为哮喘综合治疗方案中的一部分,而不单独应用治疗哮喘。需注意其不良反应,长时间使用者,最好监测茶碱的血药浓度。

2. 哮喘慢性持续期治疗

(1) 吸入型糖皮质激素(ICS):是哮喘长期控制的首选药物,也是目前最有效的抗炎药物,优点是通过吸入,药物直接作用于气道黏膜,局部抗炎作用强,全身不良反应少。通常需要长期、规范吸入 1~3 年才能起预防作用。目前临床上常用的吸入型糖皮质激素有布地奈德、丙酸氟替卡松和丙酸倍氯米松。每 3 个月应评估病情,以决定升级治疗、维持目前治疗或降级治疗。

(2) 白三烯调节剂:分为白三烯合成酶抑制剂和白三烯受体拮抗剂,该药耐受性好,不良反应少,服用方便。白三烯受体拮抗剂包括孟鲁司特和扎鲁司特。

(3) 缓释茶碱:用于长期控制时,主要协助 ICS 抗炎,每日分 1~2 次服用,以维持昼夜的稳定血药浓度。

(4) 长效 β_2 受体激动剂:药物包括福莫特罗、沙美特罗、班布特罗及丙卡特罗等。

(5) 肥大细胞膜稳定剂:色甘酸钠,常用于预防运动及其他刺激诱发的哮喘,治疗儿童哮喘效果较好,不良反应小,在美国等国家应用较多。

(6) 全身性糖皮质激素:在哮喘慢性持续期控制哮喘发作过程中,全身性糖皮质激素仅短期在慢性持续期分级为重度持续患儿,长期使用高剂量 ICS 加吸入型长效 β_2 受体激动剂及其他控制药物疗效欠佳的情况下使用。

（7）联合治疗：对病情严重度分级为重度持续和单用 ICS 病情控制不佳的中度持续的哮喘提倡长期联合治疗，如 ICS 联合吸入型长效 β_2 受体激动剂、ICS 联合白三烯调节剂和 ICS 联合缓释茶碱。

3. 哮喘持续状态的处理

（1）氧疗：初始吸氧浓度以 40% 为宜，流量 4~5 L/min。有呼吸衰竭指征时进行机械通气，力争使氧饱和度>95%。

（2）糖皮质激素：全身应用糖皮质激素作为儿童危重哮喘治疗的一线药物，应尽早使用。病情严重时不能以吸入治疗替代全身糖皮质激素治疗，以免延误病情。

（3）补液、纠正酸中毒：注意维持水、电解质平衡，纠正酸碱紊乱。

（4）支气管扩张剂的使用：①吸入型速效 β_2 受体激动剂；②氨茶碱静脉滴注；③抗胆碱能药物；④肾上腺素皮下注射，药物剂量：每次皮下注射 1:1000 肾上腺素 0.01ml/kg，儿童最大不超过 0.3ml。必要时可每 20 分钟使用 1 次，不能超过 3 次。

（5）镇静剂：可用水合氯醛灌肠，慎用或禁用其他镇静剂；在插管条件下，亦可用地西泮镇静，剂量为每次 0.3~0.5mg/kg。

（6）抗生素酌情使用：抗生素不作为常规应用，如同时发生下呼吸道细菌感染则选用病原体敏感的抗菌药物。

【预防复发及教育管理】

1. 避免危险因素　应避免接触过敏原，积极治疗和清除感染灶，去除各种诱发因素（吸烟、呼吸道感染和气候变化等）。

2. 特异性免疫治疗　在无法避免接触过敏原或药物治疗无效时，可考虑针对过敏原的特异性免疫治疗，需要在有抢救措施的医院进行。对其远期疗效和安全性尚待进一步研究和评价，且过敏原制备的标准化及纯化也有待加强及规范。特异性免疫治疗应与抗炎及平喘药物联用，坚持足够疗程。

3. 哮喘的教育与管理　哮喘患儿的教育与管理是提高疗效、减少复发、提高患儿生活质量的重要措施。通过对患儿及家长进行哮喘基本防治知识的教育，调动其对哮喘防治的主观能动性，提高依从性，避免各种危险因素，巩固治疗效果，提高生活质量。

【预后】　儿童哮喘的预后较成人好，病死率为 2/10 万 ~4/10 万，70%~80% 年长后症状不再反复，但仍可能存在不同程度气道炎症和高反应性，30%~60% 的患儿可完全治愈。

（熊建新）

第五节　毛细支气管炎

毛细支气血管炎（bronchiolitis）为一病理学描述，是一种婴幼儿较常见的下呼吸道感染，多见于 1~6 个月的小婴儿，以喘憋、三凹征和气促为主要临床特点。

【病因】　主要由呼吸道合胞病毒（RSV）引起，副流感病毒、鼻病毒、人类偏肺病毒（human meta-pneumovirus，hMPV）、某些腺病毒及肺炎支原体也可引起本病。

【发病机制】　RSV 感染发病机制复杂。在 RSV 引起的毛细支气管炎的发病机制中存在免疫损害：①恢复期的毛细支气管炎婴儿的分泌物中发现有抗 RSV IgE 抗体；②近来对感染 RSV 的婴儿与动物模型的研究表明,在 RSV 感染时有大量的可溶性因子的释放(包括白介素、白三烯、趋化因子)导致炎症与组织破坏;③经胃肠道外获得高抗原性、非活化的 RSV 疫苗的儿童,在接触野毒株 RSV 时比对照组更容易发生严重的毛细支气管炎。目前认为具有特应质或过敏体质(atopy)者,发生 RSV 或其他病毒感染时,更易于引起毛细支气管炎。RSV 感染发病机制是个体特性和环境因素相互作用的结果。

【病理】病变主要侵犯直径 75~300μm 的毛细支气管,黏液分泌增多,有细胞破坏物,纤维素堵塞,出现细胞坏死和周围淋巴细胞浸润,病变会造成毛细支气管腔狭窄甚至堵塞,导致肺气肿和肺不张。炎症还可波及肺泡、肺泡壁及肺间质,出现通气和换气功能障碍。

【临床表现】 本病发生于 2 岁以下小儿,多数在 6 个月以内,常为首次发作。喘憋和肺部哮鸣音为其突出表现。主要表现为下呼吸道梗阻症状,出现呼气性呼吸困难,呼气相延长伴喘鸣。呼吸困难可呈阵发性,间歇期呼气性哮鸣消失。严重发作者,可见面色苍白、烦躁不安,口周和口唇发绀。全身中毒症状较轻,可无热、低热、中度发热,少见高热。体格检查发现呼吸浅而快,60~80 次/分,甚至 100 次/分,伴鼻翼扇动和三凹征;心率加快,可达 150~200 次/分。肺部体征主要为呼气相哮鸣音,亦可闻及中、细湿啰音,叩诊可呈鼓音。肝脾可由于肺气肿而推向肋缘下,因此可触及肝和脾。重度喘憋者可有 PaO_2 降低,$PaCO_2$ 升高。本病高峰期在呼吸困难发生后的 48~72 小时,病程一般为 1~2 周。

【辅助检查】 外周血白细胞总数及分类大多在正常范围内。采集鼻咽拭子或分泌物使用免疫荧光技术、免疫酶技术及分子生物学技术可明确病原。X 线胸部检查可见不同程度肺气肿或肺不张,也可以见到支气管周围炎及肺纹理增粗。血气分析可了解患儿缺氧和 CO_2 潴留程度。

【诊断与鉴别诊断】 根据本病发生在小婴儿,具有典型的喘憋及喘鸣音,一般诊断不难,但需与以下疾病鉴别。

1. 儿童哮喘 婴儿的第一次感染性喘息发作,即为毛细支气管炎,但若 3 次以上,则应考虑为婴幼儿哮喘的可能。毛细支气管炎发展为哮喘的危险因素包括过敏体质、哮喘家庭史、抗 RSV-IgE 升高、先天性小气道、被动吸烟。

2. 原发型肺结核 常伴有喘息,可闻及哮鸣音,可根据结核接触史、结核中毒症状、结核菌素试验和胸部 X 线改变予以鉴别。

3. 其他疾病 如纵隔占位、充血性心力衰竭、心内膜弹力纤维增生症、异物吸入及先天性气管支气管畸形等均可发生喘息,应结合病史和体征及必要的检查作出鉴别。

【治疗】 毛细支气管炎的治疗主要为氧疗、控制喘憋、病原治疗及免疫疗法。

1. 氧疗 维持血氧饱和度>95%。

2. 控制喘憋 重症患儿可用沙丁胺醇喷射雾化吸入。糖皮质激素用于严重的喘憋发作或其他治疗不能控制者,琥珀酸氢化可的松 5~10mg/(kg·d) 或甲泼尼松龙 1~2mg/(kg·d),数小时内静脉滴入。也可采用喷射雾化吸入吸入型糖皮质激素。

3. 抗病原体药物治疗 如系病毒感染所致,可用利巴韦林静脉滴注或雾化吸入;亦可试用 α-干扰素肌内注射,但其疗效均不肯定。支原体感染者可应用大环内酯类抗生素,有细菌感染者应用适当的抗生素。

4. 生物制品治疗 静脉注射免疫球蛋白(IVIG)400mg/(kg·d),连续 3~5 天,可缓解临床症状,减少患儿排毒量和缩短排毒期限。静脉注射抗合胞病毒免疫球蛋白(RSV-IVIG)的疗效与 IVIG 相当,抗 RSV 单克隆抗体帕利珠单抗对高危婴儿(早产儿、支气管肺发育不良、先天性心脏病、免疫缺陷病)和毛细支气管炎后反复喘息发作者的预防效果确切,但容易导致 RSV 发生基因突变,而对该单克隆抗体产生抗性。

5. 其他 保持呼吸道通畅,保证液体摄入量,纠正酸中毒,并及时发现和处理呼吸衰竭及其他生命体征危象。

(熊建新)

第六节 肺 炎

肺炎(pneumonia)是指不同病原体或其他因素(如吸入羊水、油类或过敏反应)等所引起的肺部炎症。主要临床表现为发热、咳嗽、气促、呼吸困难和肺部固定性中、细湿啰音。肺炎为婴儿时期重要的常见病,是我国住院小儿死亡的第一位原因,严重威胁小儿健康,被原卫生部列为小儿四病防治之一,故加强对本病的防治十分重要。

【分类】 目前常用的有以下几种分类法。

1. 病理分类 大叶性肺炎、支气管肺炎和间质性肺炎。

2. 病因分类

(1) 病毒性肺炎:呼吸道合胞病毒(RSV)占首位,其次为腺病毒(ADV)3、7、11、21 型,流感病毒、副流感病毒1、2、3 型,其他如麻疹病毒、巨细胞病毒和肠道病毒等。

(2) 细菌性肺炎:肺炎链球菌、金黄色葡萄球菌、肺炎杆菌、流感嗜血杆菌、大肠埃希菌、军团菌等。

(3) 支原体肺炎:由肺炎支原体所致。

(4) 衣原体肺炎:由沙眼衣原体(CT)、肺炎衣原体(CP)和鹦鹉热衣原体引起,以 CT 多见。

(5) 原虫性肺炎:卡氏肺囊虫(卡氏肺孢子虫)肺炎,免疫缺陷病患者为易感人群。

(6) 真菌性肺炎:由白色念珠菌、肺曲菌、组织胞浆菌、毛霉菌、球孢子菌等引起的肺炎,多见于免疫缺陷病及长期使用抗生素者。

(7) 非感染病因引起的肺炎:如吸入性肺炎、坠积性肺炎、嗜酸粒细胞性肺炎(过敏性肺炎)等。

3. 病程分类 ①急性肺炎:病程<1 个月;②迁延性肺炎:病程 1~3 个月;③慢性肺炎:病程>3 个月。

4. 病情分类 ①轻症:除呼吸系统外,其他系统仅轻微受累,无全身中毒症状;②重症:除呼吸系统外,其他系统亦受累,出现其他系统表现,全身中毒症状明显,甚至危及生命。

5. 临床表现典型与否分类 ①典型性肺炎:肺炎链球菌、金黄色葡萄球菌(金葡菌)、肺炎杆菌、流感嗜血杆菌、大肠埃希菌等引起的肺炎;②非典型性肺炎:肺炎支原体、衣原体、军团菌、病毒性肺炎等。

6. 发生肺炎的地区进行分类 ①社区获得性肺炎(community acquired pneumonia, CAP)指无明显免疫抑制的患儿在院外或住院 48 小时内发生的肺炎;②院内获得性肺炎(hospital acquired pneumonia, HAP)指住院 48 小时后发生的肺炎。

(熊建新)

第七节 支气管肺炎

支气管肺炎(bronchopneumonia)为小儿时期最常见的肺炎,2岁以内儿童多发。一年四季均可发病,北方多发生于冬春寒冷季节及气候骤变时。室内居住拥挤、通风不良、空气污浊,致病微生物增多,易发生肺炎。此外有营养不良、维生素D缺乏性佝偻病、先天性心脏病等并存症及低出生体重儿、免疫缺陷者均易发生本病。

【病因】 最常为细菌和病毒,也可由病毒、细菌"混合感染"。发达国家小儿肺炎病原以病毒为主,发展中国家则以细菌为主。细菌感染仍以肺炎链球菌多见,近年来肺炎支原体、衣原体和流感嗜血杆菌有增加趋势。病原体常由呼吸道入侵,少数经血行入肺。

【病理】 病理变化以肺组织充血、水肿、炎性细胞浸润为主。肺泡内充满渗出物,经肺泡壁通道(Kohn孔)向周围组织蔓延,呈点片状炎症灶。若病变融合成片,可累及多个肺小叶或更广泛。当小支气管、毛细支气管发生炎症时,可导致管腔部分或完全阻塞引起肺气肿或肺不张。不同的病原造成的肺炎病理改变亦有不同:细菌性肺炎以肺实质受累为主;而病毒性肺炎则以间质受累为主,亦可累及肺泡。临床上支气管肺炎与间质性肺炎常同时并存。

【病理生理】 由于炎症蔓延到支气管、细支气管和肺泡,引起通气和换气障碍,导致缺氧和二氧化碳潴留,从而造成一系列病理生理改变。由于通气和换气障碍,氧进入肺泡,以及氧自肺泡弥散至血液和二氧化碳排出均发生障碍,血液含氧量下降,动脉血氧分压(PaO_2)和动脉血氧饱和度SaO_2均降低致低氧血症;血二氧化碳浓度升高。严重时出现发绀。为代偿缺氧,呼吸和心率加快以增加每分通气量和改善通气血流比。随着病情的进展,通气和换气功能严重障碍,此时PaO_2和SaO_2降低,若既有缺氧,PaO_2降低,又有$PaCO_2$升高则产生呼吸衰竭。由于缺氧,二氧化碳潴留和毒血症等,可导致机体代谢及器官功能障碍。

1. 循环系统 病原体和毒素侵袭心肌,引起心肌炎;缺氧使肺小动脉反射性收缩,肺循环压力增高,使右心负荷增加。肺动脉高压和中毒性心肌炎是诱发心衰的主要原因。重症患儿常出现微循环障碍、休克甚至弥散性血管内凝血(DIC)。

2. 神经系统 严重缺氧和二氧化碳潴留使血与脑脊液pH降低,高碳酸血症使脑血管扩张、血流减慢、血管通透性增加,致使颅内压增加。严重缺氧使脑细胞无氧代谢增加,造成乳酸堆积、ATP生成减少和钠钾离子泵转运功能障碍,引起脑细胞内钠水潴留,形成脑水肿。病原体毒素作用亦可引起脑水肿。

3. 消化系统 低氧血症和毒血症可使胃肠黏膜糜烂、出血、上皮细胞坏死脱落,导致黏膜屏障功能破坏,使胃肠功能紊乱,出现腹泻、呕吐,严重者发生中毒性肠麻痹和消化道出血。

4. 酸碱平衡失调及电解质紊乱 严重者存在不同程度的混合性酸中毒。因为严重缺氧时,体内需氧代谢发生障碍,无氧酵解增加,酸性代谢产物增加,加上高热、进食少、脂肪分解等因素,常引起代谢性酸中毒;同时由于二氧化碳排出受阻,可产生呼吸性酸中毒。缺氧和二氧化碳潴留导致肾小动脉痉挛而引起水钠潴留,且重症肺炎缺氧时常有抗利尿激素(ADH)分泌增加,加上缺氧使细胞膜通透性改变、钠泵功能失调,使Na^+进入细胞内,造成低钠血症。

【临床表现】 起病多数较急,发病前数日多先有上呼吸道感染,主要临床表现为发热、咳嗽、气促,肺部固定性的中、细湿啰音。

1. 呼吸系统 轻症仅以呼吸系统症状为主。①发热:热型不定,多为不规则发热,亦可为弛张热或稽留热。值得注意的是新生儿、重度营养不良患儿体温可不升或低于正常。②咳嗽:较频繁,在早期为刺激性干咳,极期咳嗽反而减轻,恢复期咳嗽有痰。新生儿、早产儿表现为口吐白沫。③气促:多在发热、咳嗽后出现。呼吸加快,40~80次/分。并出现鼻翼扇动。重者点头样呼吸,三凹征,唇周发绀。④全身症状:精神不振、食欲减退、烦躁不安,轻度腹泻或呕吐。

肺部体征:早期不明显,可有呼吸音粗糙、减低,以后可闻及较固定的中、细湿啰音,以背部两侧下方及脊柱两旁较多,于深吸气末更为明显。肺部叩诊多正常,病灶融合时,可出现实变体征。

重症肺炎的表现:重症肺炎由于严重的缺氧及毒血症,除呼吸系统改变外,可发生循环、神经和消化等系统功能障碍。

2. 循环系统 可发生心肌炎、心力衰竭。肺炎合并心力衰竭的表现:①呼吸突然加快>60次/分。②心率突然>180次/分。③突然极度烦躁不安,明显发绀,面色苍白或发灰,指(趾)甲微血管再充盈时间延长。以上3项不能用发热、肺炎本身和其他合并症解释者。④心音低钝、奔马律,颈静脉怒张。⑤肝脏迅速增大。⑥尿少或无尿,眼睑或双下肢水肿。具备前5项即可诊断为肺炎合并心力衰竭。重症革兰阴性杆菌肺炎可发生微循环衰竭。

3. 神经系统 在确认肺炎后出现下列症状与体征者,可考虑为中毒性脑病:①烦躁、嗜睡,眼球上窜、凝视;②球结膜水肿,前囟隆起;③昏睡、昏迷、惊厥;④瞳孔改变,对光反应迟钝或消失;⑤呼吸节律不整,呼吸心跳解离(有心跳,无呼吸);⑥有脑膜刺激征,脑脊液检查除压力增高外,其他均正常。在肺炎的基础上,除外高热惊厥、低血糖、低血钙及中枢神经系统感染(脑炎、脑膜炎),如有①~②项提示脑水肿,伴其他1项以上者可确诊。

4. 消化系统 轻症见食欲减退、吐泻和腹胀。发生中毒性肠麻痹时表现为严重腹胀,膈肌升高,加重了呼吸困难,听诊肠鸣音消失。重症患儿还可呕吐咖啡样物,大便潜血阳性或柏油样便。

5. 抗利尿激素异常分泌综合征(syndrome of inappropriate secretion of antidiuretic hormone,SIADH) ①血钠≤130 mmol/L,血渗透压<270 mmol/L;②肾排钠增加,尿钠≥20mmol/L;③临床上无血容量不足,皮肤弹性正常;④尿渗透摩尔浓度高于血渗透摩尔浓度;⑤肾功能正常;⑥肾上腺皮质功能正常;⑦ADH升高。若ADH不升高,则可能为稀释性低钠血症。SIAHD与中毒性脑病有时表现类似,但治疗却完全不同。

【并发症】 早期合理治疗者并发症少见。若延误诊断或病原体致病力强者可引起并发症,如脓胸、脓气胸、肺大疱等。

1. 脓胸(empyema) 当积脓较多时,患侧肋间隙饱满,纵隔和气管向健侧移位。胸部X线(立位)示患侧肋膈角变钝,或呈反抛物线阴影。胸腔穿刺可抽出脓液。临床表现为高热不退,呼吸困难加重。

2. 脓气胸(pyopneumothorax) 表现为突然呼吸困难加剧,剧烈咳嗽,烦躁不安,面色发绀。胸部叩诊积液上方呈鼓音,听诊呼吸音减弱或消失。若支气管破裂处形成活瓣,气体只进不出,形成张力性气胸,可危及生命,必须积极抢救。立位X线检查可见液气面。

3. 肺大疱(pneumatocele) 由于细支气管形成活瓣性部分阻塞,肺泡扩大,破裂而形成肺大疱,可一个亦可多个。体积小者无症状,体积大者可引起呼吸困难。X线可见薄壁空洞。

以上3种并发症多见于金黄色葡萄球菌肺炎和某些革兰阴性杆菌肺炎。

【辅助检查】

1. 外周血检查

(1) 白细胞检查:细菌性肺炎白细胞计数升高,中性粒细胞增多,并有核左移现象,胞质可有中毒颗粒。病毒性肺炎的白细胞计数大多正常或偏低,亦有少数升高者,时有淋巴细胞增高或出现变异型淋巴细胞。

(2) C-反应蛋白(CRP):细菌感染时血清CRP值多上升,而非细菌感染时则上升不明显。

(3) 前降钙素(PCT):细菌感染时升高,抗生素治疗好转后下降。

2. 病原学检查

(1) 细菌学检查

1) 细菌培养和涂片:采取气管吸取物、肺泡灌洗液、胸腔积液、脓液和血标本作细菌培养和鉴定,同时进行药物敏感试验对明确细菌性致病菌和治疗有指导性意义。亦可作涂片染色镜检,进行初筛试验。

2) 其他检查:血清学检测肺炎链球菌荚膜多糖抗体水平;荧光多重PCR检测细菌特异基因。

(2) 病毒学检查

1) 病毒分离:感染肺组织,支气管肺泡灌洗液,鼻咽分泌物病毒培养,分离是病毒病原诊断的可靠方法。

2) 病毒抗体检测:经典的方法有免疫荧光试验(IFA)、酶联免疫吸附试验(ELISA)等。特异性抗病毒IgM升高可早期诊断。血清特异性抗病毒IgG抗体滴度进行性升高,急性期和恢复期(间隔2~4周)IgG抗体>4倍为阳性,但由于费时太长,限制了其临床实际应用。

3) 病毒抗原检测:采取咽拭子、鼻咽分泌物、气管吸取物或肺泡灌洗液涂片,或快速培养后使用病毒特异性抗体(包括单克隆抗体)免疫荧光技术、免疫酶法或放射免疫法可发现特异性病毒抗原。

4) 病毒特异性基因检测:采用核酸分子杂交技术或聚合酶链反应(PCR)、反转录PCR等技术检测呼吸道分泌物中病毒基因片段。

(3) 其他病原学检查

1) 肺炎支原体(*Mycoplasma pneumoniae*,MP):①冷凝集试验≥1:64有很大参考价值,该试验为非特异性,可作为过筛试验;②特异性诊断:包括MP分离培养或特异性IgM和IgG抗体测定。补体结合抗体检测是诊断MP的常用方法;基因探针及PCR技术检测MP的特异性强和敏感性高,但应避免发生污染。

2) 衣原体:能引起肺炎的衣原体为沙眼衣原体(*Chlamydia trachomatis*,CT)、肺炎衣原体(*Chlamydia pneumoniae*,CP)和鹦鹉热衣原体。细胞培养用于诊断CT和CP。直接免疫荧光或吉姆萨染色法可检查CT。其他方法有酶联免疫吸附试验、放射免疫电泳法检测双份血清特异性抗体或抗原、核酸探针及PCR技术检测抗原。

3. X线检查 早期肺纹理增强,透光度减低,以后两肺下野、中内带出现大小不等的点状或小斑片状影,或融合成片状阴影,甚至波及节段。可有肺气肿、肺不张。伴发脓胸时,早期患侧肋膈角变钝；积液较多时，可呈反抛物线状阴影，纵隔、心脏向健侧移位。并发脓气胸时，患侧胸腔可见液平面。肺大泡时则见完整薄壁、无液平面的大泡。

【诊断】 支气管肺炎的诊断比较简单，一般有发热、咳嗽、呼吸急促的症状，肺部听到中、细湿啰音或X线有肺炎的改变均可诊断为支气管肺炎。确诊支气管肺炎后应进一步了解引起肺炎的可能病原体和病情的轻重。若为反复发作者，还应尽可能明确导致反复感染的原发疾病或诱因，如原发性或继发性免疫缺陷病、呼吸道局部畸形或结构异常、支气管异物、先天性心脏病、营养性障碍和环境因素等。此外，还要注意是否有并发症。

【鉴别诊断】

1. 急性支气管炎 一般不发热或低热，全身状况好，以咳嗽为主要症状，肺部可闻及干湿啰音，多不固定，随咳嗽而改变。X线示肺纹理增多、排列紊乱。若鉴别困难，则按肺炎处理。

2. 支气管异物 有异物吸入史，突然出现呛咳，可有肺不张和肺气肿，可资鉴别。但有的病程迁延，有继发感染则类似肺炎或合并肺炎，需注意鉴别。

3. 肺结核 一般有结核接触史，结核菌素试验阳性，X线示肺部有结核病灶可资鉴别。粟粒性肺结核可有气急和发绀，从而与肺炎极其相似，但肺部啰音不明显。

4. 支气管哮喘 儿童哮喘可无明显喘息发作，主要表现为持续性咳嗽，X线示肺纹理增多、排列紊乱和肺气肿，易与本病混淆。患儿具有过敏体质，肺功能检查及激发和舒张试验有助于鉴别。

【治疗】 采用综合治疗，原则为控制炎症，改善通气功能，对症治疗，防止和治疗并发症。

1. 一般治疗及护理 室内空气要流通，以温度18~20℃、湿度60%为宜。给予营养丰富的饮食，重症患儿进食困难者，可给予肠道外营养。经常变换体位，以减少肺部淤血，促进炎症吸收。注意隔离，以防交叉感染。注意水和电解质的补充，纠正酸中毒和电解质紊乱，适当的液体补充还有助于气道的湿化。但要注意输液速度，过快可加重心脏负担。

2. 抗感染治疗

（1）抗生素治疗：明确为细菌感染或病毒感染继发细菌感染者应使用抗生素。

1）原则：①根据病原菌选用敏感药物，在使用抗菌药物前应采集合适的呼吸道分泌物或血液标本进行细菌培养和药物敏感试验，以便指导治疗；在未获培养结果前，可根据经验选择敏感的药物。②选用的药物在肺组织中应有较高的浓度。③轻症口服，重症及口服难吸收者，胃肠道外用药。④重症患儿宜联合用药。⑤适宜剂量、合适疗程。重者患儿宜静脉联合用药。

2）根据不同病原选择抗生素：①肺炎链球菌，青霉素敏感者首选青霉素或阿莫西林；青霉素低度耐药者仍可首选青霉素，但剂量要加大，青霉素过敏者选用大环内酯类抗生素如红霉素等；②金黄色葡萄球菌，甲氧西林敏感者首选苯唑西林钠或氯唑西林钠，耐药者选用万古霉素或联用利福平；③流感嗜血杆菌，首选阿莫西林加克拉维酸（或加舒巴坦）；④大肠埃希菌和肺炎杆菌，首选头孢曲松或头孢噻肟，铜绿假单胞菌（绿脓杆菌）首选替卡西林加克拉维酸；⑤卡他莫拉菌，首选阿莫西林加克拉维酸；⑥肺炎支原体和衣原体，首选大环内酯类抗生素如红霉素等。

3）用药时间：一般应持续至体温正常后5~7天，症状、体征消失后3天停药。支原体肺炎至少使用抗菌药物2~3周。葡萄球菌肺炎在体温正常后2~3周可停药，一般总疗程≥6周。

(2) 抗病毒治疗:①利巴韦林(病毒唑),可滴鼻、雾化吸入、肌内注射和静脉滴注,肌内注射和静脉滴注的剂量为 10~15 mg/(kg·d),可抑制多种 RNA 和 DNA 病毒;②α-干扰素(interferon-α,IFN-α),5~7 天为 1 个疗程,亦可雾化吸入。

3. 对症治疗

(1) 氧疗:有缺氧表现,如烦躁、口周发绀时需吸氧,多用鼻前庭导管给氧,经湿化的氧气的流量为 0.5~1L/min,氧浓度不超过 40%。新生儿或婴幼儿可用面罩、氧帐、鼻塞给氧,面罩给氧流量为 2~4 L/min,氧浓度为 50%~60%。

(2) 气道管理:及时清除鼻痂、鼻腔分泌物和吸痰,以保持呼吸道通畅,改善通气功能。气道的湿化非常重要,有利于痰液的排出。雾化吸入有助于解除支气管痉挛和水肿。分泌物堆积于下呼吸道,经湿化和雾化仍不能排除,使呼吸衰竭加重时,应行气管插管以利于清除痰液。严重病例宜短期使用机械通气(人工呼吸机)。接受机械通气者尤应注意气道湿化、变换体位和拍背,保持气道湿度和通畅。

(3) 腹胀的治疗:低钾血症者,应补充钾盐。中毒性肠麻痹时,应禁食和胃肠减压,亦可使用酚妥拉明(regitine) $0.3~0.5$ mg/(kg·次)加 5% 葡萄糖 20 ml 静脉滴注,最大量≤10mg/次。

(4) 其他:高热患儿可用物理降温,如 35% 乙醇溶液擦浴;冷敷,冰袋放在腋窝、腹股沟及头部;口服对乙酰氨基酚或布洛芬等。若伴烦躁不安可给予氯丙嗪、异丙嗪各 0.5~10mg/(kg·次)肌内注射,或苯巴比妥 5mg/(kg·次)肌内注射。

4. 糖皮质激素

可减少炎症渗出,解除支气管痉挛,改善血管通透性和微循环,降低颅内压。使用指征为:①严重憋喘或呼吸衰竭;②全身中毒症状明显;③合并感染中毒性休克;④出现脑水肿。上述情况可短期应用激素。可用琥珀酸氢化可的松 5~10 mg/(kg·d)或用地塞米松 0.1~0.3mg/(kg·d)加入瓶中静脉滴注,疗程 3~5 天。

5. 并发症及并存症的治疗

(1) 肺炎合并心力衰竭的治疗:吸氧、镇静、利尿、强心、应用血管活性药物。①利尿:可用呋塞米、依他尼酸,剂量为 1mg/(kg·次),稀释成 2mg/ml,静脉注射或加滴壶中静脉滴注;亦可口服呋塞米、依他尼酸或氢氯噻嗪等。②强心药:可使用地高辛或毛花苷 C 静脉注射。③血管活性药物:常用酚妥拉明 0.5~1.0mg/(kg·次),最大剂量不超过 10mg/次,肌内注射或静脉注射,必要时隔 1~4 小时重复使用;亦可用卡托普利和硝普钠。

(2) 肺炎合并中毒性脑病的治疗:脱水疗法、改善通气、扩血管、止痉、糖皮质激素、促进脑细胞恢复。①脱水疗法:主要使用甘露醇,根据病情轻重每次 0.25~0.5~1.0g/kg,每 6 小时 1 次。②改善通气:必要时应予人工辅助通气、间歇正压通气,疗效明显且稳定后应及时改为正常通气。③扩血管药物:可缓解脑血管痉挛、改善脑微循环,从而减轻脑水肿,常用酚妥拉明、山莨菪碱。酚妥拉明 0.5~1.0mg/(kg·次),新生儿每次≤3mg,婴幼儿每次≤10mg,静脉快速滴注,每 2~4 小时一次,也可静脉滴注维持。④止痉:一般选用地西泮 0.2~0.3 mg/(kg·次),静脉注射,1~2 小时可重复一次;也可采用人工冬眠疗法。⑤糖皮质激素的使用:可非特异性抗炎、减少血管与血-脑屏障的通透性,故可用于治疗脑水肿。常用地塞米松 0.25mg/(kg·次),静脉滴注,每 6 小时一次,2~3 天后逐渐减量或停药。⑥促进脑细胞恢复的药物:常用的有三磷酸腺苷(ATP)、胞磷胆碱、维生素 B_1 和维生素 B_6 等。

(3) SIADH 的治疗:与肺炎合并稀释性低钠血症治疗是相同的。原则为限制水入量,补充高渗盐水。当血钠为 120~130mmol/L,无明显症状时,主要措施是限制水的摄入量,以缓解低渗状态。如血钠<120mmol/L,有明显低钠血症症状时,按 3% 氯化钠 12ml/kg,可提高血钠 10mmol/L 计算,先给予 1/2 量,在 2~4 小时内静脉滴注,必要时 4 小时后可重复一次。

(4) 脓胸和脓气胸者应及时进行穿刺引流,若脓液黏稠,经反复穿刺抽脓不畅或发生张力性气胸时,宜考虑胸腔闭式引流。

(5) 对并存佝偻病、贫血、营养不良者,应给予相应治疗。

6. 生物制剂 血浆和静脉注射用丙种球蛋白(IVIG)含有特异性抗体,如 RSV-IgG 抗体,可用于重症患儿,IVIG 400mg/(kg·d),3~5 天为 1 个疗程。

(熊建新)

第八节 几种不同病原体所致肺炎的特点

一、病毒性肺炎

(一) 呼吸道合胞病毒肺炎(respiratory syncytial virus pneumonia)

呼吸道合胞病毒肺炎简称合胞病毒(RSV)肺炎,是最常见的病毒性肺炎。本病多见于婴幼儿,尤多见于 1 岁以内小儿。一般认为其发病机制是 RSV 对肺的直接侵害,引起间质性炎症,而非变态反应所致,与 RSV 毛细支气管炎不同。临床上轻症患者发热、呼吸困难等症状不重;中、重症者有较明显的呼吸困难、喘憋、口唇发绀、鼻翼扇动及三凹症。发热可为低热、中度热和高热。肺部听诊多有中、细湿啰音。X 线表现为两肺可见小点片状、斑片状阴影,部分患儿有不同程度的肺气肿。外周血白细胞总数大多正常。

(二) 腺病毒肺炎(adenovirus pneumonia)

腺病毒肺炎为腺病毒(ADV)感染所致,ADV 肺炎曾是我国小儿患病率和死亡率最高的病毒性肺炎,本病多见于 6 个月~2 岁小儿,冬春季节多发。临床特点为起病急骤、高热持续时间长、中毒症状重、啰音出现较晚、X 线改变较肺部体征出现早,易合并心肌炎和多器官衰竭。症状表现为:①发热,可达 39℃ 以上,呈稽留高热或弛张热,热程长,可持续 2~3 周;②中毒症状重,面色苍白或发灰,精神不振,嗜睡与烦躁交替;③呼吸道症状,咳嗽频繁,呈阵发性喘憋,轻重不等的呼吸困难和发绀;④消化系统症状,腹泻、呕吐和消化道出血;⑤可因脑水肿而致嗜睡、昏迷或惊厥发作。体格检查:①肺部啰音出现较迟,多于高热 3~7 天后才出现,肺部病变融合时可出现实变体征;②肝脾增大,由于单核-吞噬细胞系统反应较强所致;③麻疹样皮疹;④出现心率加速、心音低钝等心肌炎表现,亦可有脑膜刺激征等中枢神经系统体征。X 线特点:①肺部 X 线改变较肺部啰音出现早,故强调早期摄片;②大小不等的片状阴影或融合成大病灶,甚至一个大叶;③病灶吸收较慢,需数周或数月。ADV 肺炎易继发细菌感染。继发细菌感染者表现为:持续高热不退;症状恶化或一度好转又恶化;痰液由白色转为黄色脓样;外周血白细胞明显升高,有核左移;胸部 X 线见病变增多或发现新的病灶。

二、细菌性肺炎

(一) 金黄色葡萄球菌肺炎 (staphylococcal aureus pneumonia)

病原为金黄色葡萄球菌(简称金葡菌)。由呼吸道入侵或经血行播散入肺。新生儿、婴幼儿发病率高,近年来由于滥用抗生素致耐药性金葡菌株明显增加,加上小儿免疫功能低下,故易发生。病理改变以肺组织广泛出血性坏死和多发性小脓肿形成为特点。由于病变组织破坏严重,故易形成肺脓肿、脓胸、脓气胸、肺大疱、皮下气肿、纵隔气肿。并可引起败血症及其他器官的迁徙性化脓灶,如化脓性心包炎、脑膜炎、肝脓肿、皮肤脓肿、骨髓炎和关节炎。临床特点为起病急、病情严重、进展快,全身中毒症状明显。发热多呈弛张热型,但早产儿和体弱儿有时可无发热或仅有低热;患者面色苍白、烦躁不安、咳嗽、呻吟、呼吸浅快和发绀;重症者可发生休克;消化系统症状有呕吐、腹泻和腹胀。肺部体征出现较早,两肺有散在中、细湿啰音,发生脓胸、脓气胸和皮下气肿时则有相应体征。发生纵隔气肿时呼吸困难加重。可有各种类型皮疹,如荨麻疹或猩红热样皮疹等。X线检查:胸部X线可有小片状影,病变发展迅速,甚至数小时内可出现小脓肿、肺大疱或胸腔积液,因此在短期内应重复摄片。病变吸收较一般细菌性肺炎缓慢,重症病例在2个月时可能还未完全消失。外周血白细胞多数明显增高,中性粒细胞增高伴核左移并有中毒颗粒。婴幼儿和重症患者可出现外周血白细胞减少,但中性粒细胞百分比仍较高。

(二) 革兰阴性杆菌肺炎 (Gram-negative bacillary pneumonia, GNBP)

目前有增多趋势,病原菌以流感嗜血杆菌和肺炎杆菌为多,伴有免疫缺陷者常发生铜绿假单胞菌肺炎,新生儿时期易患大肠埃希菌肺炎。革兰阴性杆菌肺炎的病情较重,治疗困难,预后较差。病理改变以肺内浸润、实变、出血性坏死为主。大多先有数日呼吸道感染症状,病情呈亚急性,但全身中毒症状明显,表现为发热、精神萎靡、嗜睡、咳嗽、呼吸困难、面色苍白、口唇发绀,病重者甚至休克。肺部听诊可听到湿啰音,病变融合有实变体征。肺部X线改变多种多样,如肺炎杆菌肺炎可为肺段或大叶性致密实变阴影,其边缘往往膨胀凸出;铜绿假单胞菌肺炎显示结节状浸润阴影及细小脓肿,后可融合成大脓肿;流感嗜血杆菌肺炎可呈粟粒状阴影。但基本改变为支气管肺炎征象,或呈一叶或多叶节段性或大叶性炎症阴影,易见胸腔积液。

三、其他微生物所致肺炎

(一) 肺炎支原体肺炎 (mycoplasma pneumoniae pneumonia)

肺炎支原体肺炎是学龄儿童及青年常见的一种肺炎,婴幼儿亦不少见。病原体为肺炎支原体(MP),是一种介于细菌和病毒之间的微生物,无细胞壁结构。起病缓慢,潜伏期为2~3周,病初有全身不适、乏力、头痛。2~3天后出现发热,体温常达39℃左右,可持续1~3周,可伴有咽痛和肌肉酸痛。咳嗽为本病突出的症状,一般于病后2~3天开始,初为干咳,后转为顽固性剧咳,常有黏稠痰液,偶带血丝,少数病例可类似百日咳样阵咳,可持续1~4周。肺部体征多不明显,甚至全无。少数可听到干、湿啰音,但多很快消失,故体征与剧咳及发热等临床表现不一致,为本病特点之一。婴幼儿起病急,病程长,病情较重,表现为呼吸困难、喘憋、喘鸣音较为突出;肺部啰音比年长儿多。部分患儿可有溶血性贫血、脑膜炎、心肌炎、肾炎、格林-巴利综合征等肺外表现。X线检查:本病的重要诊断依据为肺部X线改变。特点为:①支气管肺炎;②间质性肺炎;③均匀一致的片状阴影似大叶性肺炎改变;④肺门阴影增浓。上述改变可相互转化,有时一处消散,而另一处又出现新的病变,即所谓游走性浸润;有时呈薄薄的云雾状浸润影。亦可有胸腔积液。体征轻而X线改变明显是它的又一特点。

(二) 衣原体肺炎(chlamydial pneumonia)

衣原体肺炎是由衣原体引起的肺炎,衣原体有沙眼衣原体(CT)、肺炎衣原体(CP)、鹦鹉和家畜衣原体。与人类关系密切的为CT和CP,偶见鹦鹉热衣原体肺炎。

1. 沙眼衣原体肺炎 主要通过母婴垂直传播而感染。①主要见于婴儿,多为1~3个月婴儿。②起病缓慢,多不发热或仅有低热,一般状态良好。③开始可有鼻塞、流涕等上呼吸道感染症状,1/2患儿有结膜炎。④呼吸系统主要表现为呼吸增快和具有特征性的明显的阵发性不连贯的咳嗽,一阵急促的咳嗽后继以一短促的吸气,但无百日咳样回声。阵咳可引起发绀和呕吐,亦可有呼吸暂停。⑤肺部偶闻及干、湿啰音,甚至捻发音和哮鸣音。⑥X线可显示双侧弥漫性间质性和过度充气改变。

2. 肺炎衣原体肺炎 ①多见于学龄儿童;②大部分为轻症,发病常隐匿;③无特异性临床表现,早期多为上呼吸道感染的症状,咽痛、声音嘶哑;④呼吸系统最多见的症状是咳嗽,1~2周后上呼吸道感染症状逐渐消退而咳嗽逐渐加重,并出现下呼吸道感染征象,如未经有效治疗,则咳嗽可持续1~2个月或更长;⑤肺部偶闻及干、湿啰音或哮鸣音;⑥X线可见到肺炎病灶,多为单侧下叶浸润,也可为广泛单侧或双侧性病灶。

(熊建新)

第十一章 消化系统疾病

> **学习目标**
> 1. 掌握腹泻病的病因、发病机制、临床表现、诊断与治疗原则。熟悉其鉴别诊断及预防。掌握腹泻病的液体疗法,制订液体疗法的具体方案。
> 2. 掌握口炎、胃炎、消化性溃疡、婴儿肝炎综合征的病因、临床表现、诊断和治疗。
> 3. 了解小儿消化系统解剖生理特点,熟悉肠套叠、先天性巨结肠、先天性肥厚性幽门狭窄的临床表现、诊断与鉴别诊断。

第一节 小儿消化系统解剖生理特点

一、口 腔

口腔是消化道的起始端,具有吸吮、味觉、咀嚼、吞咽、消化、感觉和语言等功能。足月新生儿出生时已具有较好的吸吮与吞咽功能。新生儿及婴幼儿口腔黏膜薄嫩,血管丰富,涎腺不发达,口腔黏膜干燥,因此易受损伤和局部感染;3~4个月时唾液分泌开始增加,5~6个月时明显增多,但婴儿口底浅,不能及时吞咽所分泌的全部唾液,因此常出现生理性流涎。

二、食 管

新生儿和婴儿的食管呈漏斗状,黏膜纤弱,缺乏腺体,弹力组织及肌层尚不发达,下食管括约肌发育不成熟,控制能力差,常发生胃食管反流,绝大多数在8~10个月时症状消失。婴儿吸奶时常吞咽过多空气,易发生溢奶。

三、胃 容 量

新生儿胃容量为30~60ml,1~3个月时为90~150ml,1岁时为250~300ml,5岁时为700~850ml,成人约为2000ml,故年龄越小每天喂养的次数越多。但由于哺乳后不久幽门即开放,胃内容物陆续进入十二指肠,故实际胃容量不完全受上述容量限制。婴儿胃略呈水平位,当开始站立、行走时其位置变为垂直。胃平滑肌发育尚未完善,在充满液体食物后易使胃扩张。由于贲门和胃底部肌张力低,幽门括约肌发育较好,故易发生幽门痉挛而出现呕吐。胃排空时间随食物种类不同而异,水的排空时间为1.5~2小时;母乳2~3小时;牛乳3~4小时;早产儿胃排空更慢,易发生胃潴留。

四、肠

小儿肠管相对比成人长,一般为身长的 5~7 倍,或为坐高的 10 倍。小肠的主要功能包括运动(蠕动、摆动、分节运动)、消化、吸收及免疫保护。大肠的主要功能是储存食物残渣、进一步吸收水分及形成粪便。小儿肠黏膜肌层发育差,肠系膜柔软而长,结肠无明显结肠带和脂肪垂,升结肠与后壁固定差,故较易发生肠扭转和肠套叠。肠壁薄致通透性高,屏障功能差,肠内毒素、消化不全产物和过敏原等较易经肠黏膜进入体内,引起全身感染和变态反应性疾病。由于小儿大脑皮质功能发育不完善,进食时常引起胃-结肠反射,产生便意,所以大便次数多于成人。

五、肝

儿童年龄越小,肝相对越大。婴儿肝结缔组织发育较差,肝细胞再生能力强,不易发生肝硬化,但易受各种不利因素的影响,如缺氧、感染、药物中毒等均可使肝细胞发生肿胀、脂肪浸润、变性、坏死、纤维增生、肿大,影响其正常功能。婴儿时期胆汁分泌较少,故对脂肪的消化、吸收功能较差。

六、胰　腺

出生后 3~4 个月时胰腺发育较快,胰液分泌量也随之增多,出生后 1 年,胰腺外分泌部生长迅速,为出生时的 3 倍。胰液分泌量随年龄生长而增加,至成人每日可分泌 1~2L。酶类出现的顺序为:胰蛋白酶最早,然后是糜蛋白酶、羧基肽酶、脂肪酶,最后是淀粉酶。新生儿所含脂肪酶活性不高,直到 2~3 岁时才接近成人水平。婴幼儿时期胰腺液及其消化酶的分泌易受炎热天气和各种疾病的影响而受抑制,容易发生消化不良。

七、肠道细菌

在母体内,胎儿肠道是无菌的,出生后数小时细菌即侵入肠道,主要分布在结肠和直肠。肠道菌群受食物成分影响,单纯母乳喂养儿双歧杆菌占绝对优势,人工喂养和混合喂养儿肠道内的大肠埃希菌、嗜酸杆菌、双歧杆菌及肠球菌所占比例几乎相等。正常肠道菌群对侵入肠道的致病菌有一定的拮抗作用。婴幼儿肠道正常菌群脆弱,易受诸多内外界因素影响而导致菌群失调,引起消化功能紊乱。

八、健康小儿粪便

食物从进入消化道至粪便排出的时间因喂养而异:母乳喂养的婴儿平均为 13 小时,人工喂养儿平均为 15 小时,成人平均为 18~24 小时。

1. 母乳喂养儿粪便　为黄色、金黄色或绿色,不臭,多为均匀膏状或带少许黄色粪便颗粒,或较稀薄,呈酸性反应(pH4.7~5.1)。平均每日排便 2~4 次,一般在添加辅食后次数即减少。

2. 人工喂养儿粪便　为淡黄色或灰黄色,较干稠,呈中性或碱性反应(pH6~8)。因牛乳含蛋白质较多,粪便有明显的蛋白质分解产物的臭味,有时可混有白色酪蛋白凝块。大便1~2次/日,易发生便秘。但如果只是排便间隔超过48小时,不伴任何不适,不应称为便秘。

3. 混合喂养儿粪便 母乳加牛乳喂养儿的粪便与单喂牛乳者相似,但较软、黄。添加淀粉类食物可使大便增多,稠度稍减,稍呈暗褐色,臭味加重。添加各类蔬菜、水果等辅食时大便外观与成人粪便相似。初加菜泥时常有少量绿色便排出,每日排便1次左右。

(吴 婷)

第二节 口 炎

口炎(stomatitis)是指口腔黏膜由于各种感染引起的炎症。若病变限于局部如舌、齿龈、口角亦可称为舌炎、齿龈炎或口角炎等。本病多见于婴幼儿,可单独发生,亦可继发于全身疾病如急性感染、腹泻、营养不良、久病体弱和维生素B、维生素C缺乏等。感染常由病毒、真菌、细菌引起。不注意餐具及口腔卫生,以及各种疾病导致机体抵抗力下降等因素均可导致口炎的发生。

目前细菌感染性口炎已经很少见,病毒及真菌感染所致的口炎仍经常见到。现将常见的几种口炎分述如下。

一、鹅 口 疮

鹅口疮(thrush,oralcandidiasis)又称雪口病,为白色念珠菌感染后在黏膜表面形成白色斑膜的疾病。本病多见于新生儿和婴幼儿,营养不良、腹泻、长期使用广谱抗生素或激素的患儿易患。新生儿多由产道感染或因哺乳时奶头不洁及污染的乳具感染所致。

【临床表现】 可见口腔黏膜表面覆盖白色乳凝块样小点或片状物,可逐渐融合成大片,不易擦去,周围无炎症反应,强行剥离后局部黏膜潮红、粗糙,可有溢血,不痛,不流涎,一般不影响吃奶,无全身症状;重症时整个口腔均被白色斑膜覆盖,甚至可蔓延到咽、喉、食管、气管、肺等处而危及生命。重症患儿可伴低热、拒食、吞咽困难。取白膜少许放在玻片上加10%氢氧化钠1滴,在显微镜下可见真菌的菌丝和孢子。

【治疗】 一般不需口服抗真菌药物。可用2%碳酸氢钠溶液于哺乳前后清洁口腔。或局部涂抹10万~20万U/ml制霉菌素鱼肝油混悬溶液,每日2~3次。亦可口服肠道微生态制剂,纠正肠道菌群失调,抑制真菌生长。预防应注意哺乳卫生,加强营养,适当增加维生素E和维生素C,避免长期使用广谱抗生素和激素。

二、疱疹性口腔炎

疱疹性口腔炎(herptic stomatitis)为单纯疱疹病毒Ⅰ型感染所致。多见于1~3岁小儿,发病无明显季节差异。从患者的唾液、皮肤病变和大小便中均能分离出病毒。

【临床表现】 起病时发热可达38~40℃,1~2天后,齿龈、唇内、舌、颊黏膜等各部位口腔黏膜出现单个或成簇的小疱疹,直径约2mm,周围有红晕,迅速破溃后形成溃疡,有黄白色纤维素性分泌物覆盖,多个溃疡可融合成不规则的大溃疡,有时累及软腭、舌和咽部。由于疼痛剧烈,患儿可表现拒食、流涎、烦躁,所属淋巴结常肿大,有压痛。体温在3~5天后恢复正常,病程为1~2周。局部淋巴结肿大可持续2~3周。

本病应与疱疹性咽峡炎鉴别,后者大多为柯萨奇病毒所引起,多发生于夏秋季。常骤起发热及咽痛,疱疹主要发生在口腔后部1/3处,即咽部和软腭,有时见于舌但不累及齿龈和颊黏膜,此特点与疱疹性口腔炎迥异。

【治疗】 保持口腔清洁,多饮水。局部可喷抗病毒药物抑制病毒,亦可喷西瓜霜、锡类散等中成药。为预防继发感染可涂2.5%~5%金霉素鱼肝油。疼痛严重者可在餐前用2%利多卡因涂抹局部以利进食。食物以微温或凉的流质为宜。发热时可用退热药,有继发感染时可用抗生素。

三、坏死性龈炎

坏死性龈炎(necrotizing ulcerative gingivitis)曾被称作奋森感染(Vincent's infection),是梭状杆菌和奋森螺旋体共同作用发病的。这两种病菌都是厌氧菌,在人体口腔内都可能找到,但数目不多,当全身抵抗力降低,口腔卫生条件不好时容易发病。但未出牙的婴儿不患此病。随着卫生条件的改善,本病已不多见。

【临床表现】 起病突然,有灼痛,易出血。主要侵犯牙龈缘形成坏死性溃疡使龈乳头坏死消失,很少侵犯其他部位黏膜。溃疡边缘不齐,表面覆盖一层灰绿色假膜,周围龈充血、红肿,擦去假膜时露出极痛的出血面。流涎黏稠带血,口腔内有特异性腐臭气。发病初期全身可有不适,体温升高,食欲不振,白细胞增高,所属淋巴结肿大有触痛。

【治疗】 局部治疗以氧化剂为主,如1%~3%的过氧化氢溶液冲洗,同时可用疏松棉絮轻轻将假膜除去,但要尽可能避免增加痛苦。抗生素选择青霉素和耐酶青霉素类。注意口腔卫生及餐具的消毒。

(吴 婷)

第三节 腹 泻 病

腹泻病(diarrhea)是一组由多病原、多因素引起的以大便次数增多和大便性状改变为特点的消化道综合征。本病是婴幼儿常见疾病之一。6个月~2岁婴幼儿发病率高,是引起儿童营养不良、生长发育障碍的主要原因。

【易感因素】

(1) 婴幼儿发育尚未成熟。胃酸和消化酶分泌较少,酶活力偏低,不能适应食物质和量的较大变化。婴幼儿水代谢旺盛,对缺水的耐受力差,一旦失水容易发生体液紊乱。婴儿时期神经、内分泌、循环、肝、肾功能发育不成熟,容易发生消化道功能紊乱。

(2) 生长发育快,所需营养物质相对较多。且婴儿食物以液体为主,进入量较多,胃肠道负担重。

(3) 机体防御功能差:①婴儿胃酸酸度偏低,胃排空较快,对进入胃内的细菌杀灭能力较弱;②血清免疫球蛋白(尤其是IgM、IgA)和胃肠道分泌型IgA(SIgA)均较低。肠黏膜的免疫防御反应及口服耐受(oral tolerance)机制不完善。

(4) 肠道菌群失调:正常肠道中的菌群(normal intestinal microflora)对入侵的致病微生物有拮抗作用;婴幼儿时期肠道菌群尚未建立完善,饮食变化可使肠道内环境及菌群发生改变;特别是长期滥用广谱抗生素,可使肠道正常菌群平衡失调,而易患肠道感染。

(5) 人工喂养:母乳中含有大量体液因子(SIgA、乳铁蛋白)、巨噬细胞和粒细胞、溶菌酶、溶酶体等,有很强的抗肠道感染作用。家畜乳中虽有某些上述成分,但在加热过程中常被破坏,而且人工喂养的食物、食具也易受污染,故人工喂养儿较母乳喂养儿更易发生肠道感染。

【病因】 小儿腹泻病的病因通常分为两类:即感染性和非感染性。

1. 感染因素 肠道内感染可以由病毒、细菌、真菌、寄生虫引起,以前两者多见。

(1) 病毒感染:主要有属于呼肠病毒科 RV 属的轮状病毒(rotavirus,RV),其次有杯状病毒(calicivirus)科的诺如病毒(norovirus)和札如病毒(sapovirus)、星状病毒(astrovirus)及肠道腺病毒(enteric adenovirus);其他肠道病毒包括柯萨奇病毒(coxsackie virus)、埃可病毒(echo virus);冠状病毒(coronavirus)科的环曲病毒(torovirus)等。

(2) 细菌感染(本节中不包括法定传染病)

1) 致腹泻大肠埃希菌:根据发病机制的不同将菌株分为 5 组。①致病性大肠埃希菌(enteropathogenic E. coli,EPEC):是最早发现的致泻性大肠埃希菌。EPEC 侵入肠道后,可黏附在肠黏膜上皮细胞上,破坏肠黏膜微绒毛,使皱襞萎缩变平,黏膜充血、水肿致腹泻,可累及全肠道。②产毒性大肠埃希菌(enterotoxigenic E. coli,ETEC):婴幼儿腹泻的主要病原之一,可黏附在小肠上皮刷状缘,在细胞外繁殖,产生不耐热肠毒素(labile toxin,LT)和耐热肠毒素(stable toxin,ST)引起腹泻。③侵袭性大肠埃希菌(enteroinvasive E. coli,EIEC):一般不产生肠毒素,但对肠黏膜有侵入性,引起小肠和结肠黏膜炎症性改变,排脓血便,类似痢疾样腹泻(bacillary dysentery)。该菌与志贺菌(Shigella)相似,两者 O 抗原有交叉反应。④出血性大肠埃希菌(enterohemorrhagic E. coli,EGEC):黏附于结肠产生与志贺杆菌相似的肠毒素(vero 毒素),引起肠黏膜坏死和肠液分泌,致出血性肠炎。⑤黏附-集聚性大肠埃希菌(enteroadherent-aggregative E. coli,EAEC):以集聚方式黏附于下段小肠和结肠黏膜致病,不产生肠毒素,亦不引起组织直接损伤,但可致迁延性腹泻。

2) 空肠弯曲菌(Campylobacter jejuni):与肠炎有关的弯曲菌有空肠型、结肠型和胎儿亚型 3 种,95%~99% 弯曲菌肠炎是由胎儿弯曲菌空肠亚种(简称空肠弯曲菌)所引起。致病菌直接侵入空肠、回肠和结肠黏膜,引起侵袭性腹泻,部分菌株可产生肠毒素。

3) 耶尔森菌(Yersinia):除侵袭小肠、结肠黏膜外,还可产生肠毒素,引起侵袭性和分泌性腹泻。

4) 其他:沙门菌(Salmonella)(主要为鼠伤寒和其他非伤寒、副伤寒沙门菌)、嗜水气单胞菌(Aeromonas hydrophila)、难辨梭状芽胞杆菌(Clostridium difficile)、金黄色葡萄球菌(Staphylococcal aureus)、铜绿假单胞菌(Bacillus pyoeyaneus)、变形杆菌(Bacillus proteus)等均可引起腹泻。

(3) 真菌:致腹泻的真菌有念珠菌、曲霉菌、毛霉菌。婴儿以白色念珠菌(Candida albicans)肠炎多见。

(4) 寄生虫:常见为蓝氏贾第鞭毛虫、阿米巴原虫和隐孢子虫等。

(5) 肠道外感染:肠道外疾病可出现腹泻的症状,如上呼吸道感染、肺炎、中耳炎、泌尿系感染、皮肤感染或急性传染病时,由于发热、感染原释放的毒素;使用抗生素;直肠周围炎症(如膀胱炎、阑尾周围脓肿等)激惹作用而并发腹泻;有时病原体(主要是病毒)可同时感染肠道引起腹泻。

(6) 使用抗生素引起的腹泻:因使用广谱抗生素使肠道菌群紊乱,肠道正常菌群减少,耐药菌(如金黄色葡萄球菌、变形杆菌、铜绿假单胞菌、难辨梭状芽胞杆菌和白色念珠菌等)大量繁殖,药物较难控制的肠炎,称之为抗生素相关性腹泻(antibiotic-associated diarrhea, AAD)。

2. 非感染因素

(1) 饮食因素:①喂养不当,多见人工喂养儿,如喂养不定时,喂养量过多,突然改变食物种类,过早喂给大量淀粉或脂肪类食品,喂食含高果糖或山梨醇的果汁等可致高渗性腹泻;服肠道刺激性食物、药物也可引起腹泻。②过敏性腹泻,如对牛奶蛋白、大豆蛋白等食物发生过敏引起腹泻。③原发性或继发性双糖酶(主要为乳糖酶)缺乏或活性降低,使肠道对糖的消化吸收不良而引起腹泻。

(2) 气候因素:气候变化使腹部受凉肠蠕动增加;天气过热消化液分泌减少或由于口渴饮奶过多等都可能诱发消化功能紊乱致腹泻。

【发病机制】 引起腹泻的机制主要是:①渗透性腹泻(osmotic diarrhea),肠腔内有大量不能被吸收的具有渗透活性的物质;②分泌性腹泻(secretory diarrhea),肠腔内电解质分泌过多;③渗出性腹泻(exudative diarrhea),肠道内炎症致液体大量渗出;④肠道功能异常性腹泻(motility disturbance diarrhea),肠道蠕动过快。临床上腹泻常由多种机制共同参与,并非某单一机制引起。

1. 感染性腹泻 病原微生物多随污染的食物或饮水进入消化道,亦可通过污染的手、带菌者、日用品或玩具进行传播。病原微生物能否引起肠道感染,取决于宿主的防御功能强弱和所感染微生物的量及毒力。

(1) 病毒性肠炎:各种病毒侵入肠道后,在小肠绒毛顶端的柱状上皮细胞上复制,使细胞发生空泡变性和坏死,其微绒毛肿胀,排列紊乱和变短,受累的肠黏膜上皮细胞脱落,遗留不规则的裸露病变,致使小肠黏膜重吸收水分和电解质的能力受损,肠液在肠腔内大量积聚而引起腹泻。同时,发生病变的肠黏膜细胞分泌双糖酶不足且活性降低,使食物中糖类消化不全而积滞在肠腔内,并被细菌分解成小分子的短链有机酸,使肠内渗透压增高。微绒毛破坏亦造成载体减少,上皮细胞钠转运功能障碍,水和电解质进一步丧失而引起水样泻。

(2) 细菌性肠炎:按不同病原菌发病机制可分两类。

1) 肠毒素性肠炎:产肠毒素的细菌引起分泌性腹泻,如霍乱弧菌、产肠毒素性大肠埃希菌等。病原体侵入肠道后,一般仅在肠腔内繁殖,黏附在肠上皮细胞刷状缘,不侵入肠黏膜。细菌在肠腔释放两种肠毒素,即不耐热肠毒素(LT)和耐热肠毒素(ST),LT 与小肠上皮细胞膜上的受体结合后激活腺苷酸环化酶,使三磷酸腺苷(ATP)转变为环磷酸腺苷(cAMP),cAMP 增多后抑制小肠绒毛上皮细胞吸收 Na^+、Cl^- 和水,并促进肠腺分泌 Cl^-;ST 则通过激活鸟苷酸环化酶,使三磷酸鸟苷(GTP)转变为环磷酸鸟苷(cGMP),cGMP 增多后也使肠上皮细胞减少 Na^+ 和水的吸收、促进 Cl^- 分泌。两者均使小肠液体总量增多,超过结肠的吸收限度而发生腹泻,排出大量水样便,出现脱水和电解质紊乱症状。

2) 侵袭性肠炎:侵袭性细菌感染引起渗出性腹泻,如志贺菌属、沙门菌属、侵袭性大肠埃希菌、空肠弯曲菌、耶尔森菌和金黄色葡萄球菌等可直接侵袭小肠或结肠肠壁,使黏膜充血、水肿、炎症细胞浸润，引起渗出和溃疡性病变。临床上可见排出含有大量白细胞和红细胞的菌痢样粪便，并可出现全身中毒症状。结肠由于炎症病变而不能充分吸收来自小肠的液体，并且某些致病菌还会产生肠毒素，故亦可发生水样腹泻。

2. 非感染性腹泻 主要是由饮食不当引起，过量的食物不能被充分消化和吸收，积滞在小肠上部，肠腔内酸度降低，肠道下部细菌上移和繁殖；食物发酵和腐败，分解产物使肠腔内渗透压增高，腐败性毒性产物使肠蠕动增加，导致腹泻。

【临床表现】 按病程分为急性腹泻、迁延性腹泻和慢性腹泻。连续病程在2周以内的腹泻为急性腹泻，病程2周至2个月为迁延性腹泻，慢性腹泻的病程为2个月以上。按病情分为轻型和重型腹泻。轻型腹泻常由饮食因素及肠道外感染引起，起病可缓可急，以胃肠道症状为主，无脱水及全身中毒症状，多在数日内痊愈；重型腹泻多由肠道内感染引起，常急性起病，胃肠道症状较重，有较明显的脱水、电解质紊乱和全身中毒症状。

1. 急性腹泻

(1) 腹泻的共同临床表现

1) 消化道症状：以大便次数增多和大便性状改变为主，可伴食欲下降、腹胀、呕吐等不适。大便可呈水样便、稀便、糊状便、黏液便或脓血便。

2) 全身症状：可出现不同程度的脱水(表11-1)、面色苍白、发热或体温不升、精神萎靡或烦躁、嗜睡、意识模糊，甚至昏迷、休克等不适。

表11-1 脱水程度的评估

	脱水程度		
	轻度(体重的5%)	中度(体重的10%)	重度(体重的15%)
体重降低≤2岁	<体重的5%	5%~9%	10%~15%
>2岁	<体重的3%	3%~6%	7%~9%
口渴	+	++	+++
心率增快	无	有	有
脉搏	可触及	可触及(减弱)	明显减弱
血压	正常	直立性低血压	低血压
皮肤灌注	正常	正常	减少，出现花纹
皮肤弹性	正常	轻度降低	降低
前囟(婴儿)、眼窝	正常	轻度凹陷	凹陷
黏膜	湿润	干燥	非常干燥
眼泪	有	有或无	无
呼吸	正常	深，也可快	深和快
尿量	正常	少尿	无尿或严重少尿
精神	正常	萎靡~嗜睡	嗜睡~昏迷

3) 电解质及酸碱平衡紊乱：主要有代谢性酸中毒、低钾血症、低钙血症和低镁血症。

重型腹泻病时常出现代谢性酸中毒，其发生原因有：①腹泻丢失大量碱性物质；②进食少，肠吸收不良，热能不足导致脂肪分解增加，产生大量酮体；③脱水时血容量减少，组织缺氧，无氧酵解增多使乳酸堆积；④脱水使肾排酸、保钠功能低下。主要表现为精神萎靡、嗜睡、口唇樱红、呼吸深大、呼出气凉有丙酮味等症状，严重者意识不清。但小儿症状可以很不典型。

腹泻患儿因进食减少，大便丢失，易出现低钾血症。但在脱水未纠正前，因血液浓缩，酸中毒时细胞内钾转移至细胞外，尿少等原因，但血清钾可维持正常。输入不含钾的液体、脱水和酸中毒被纠正、排尿增加、大便继续失钾，出现不同程度的缺钾症状，如精神不振、无力、腹胀、心律失常、碱中毒等表现。

腹泻病时可合并低钙血症和低镁血症：腹泻患儿因进食少，吸收不良，从大便丢失钙、镁，可使体内钙、镁减少，有活动性佝偻病和营养不良患儿中更多见。但是脱水、酸中毒时由于血液浓缩、Ca^{2+}增多等原因，不出现低血钙的症状，待脱水、酸中毒纠正后则出现低钙症状（手足搐搦和惊厥）。极少数久泻和营养不良患儿输液后出现震颤、抽搐，用钙治疗无效时应考虑有低镁血症可能。

（2）几种常见类型肠炎的临床表现

1）轮状病毒肠炎：是秋、冬季婴幼儿腹泻主要的病原，也被称为秋季腹泻。常呈散发或小流行，主要经粪-口传播，也可通过气溶胶形式经呼吸道感染而致病。潜伏期1~3天，多见6~24个月婴幼儿。起病急，常伴发热和上呼吸道感染症状，一般无明显感染中毒症状。病初1~2天常发生呕吐，随后出现腹泻。大便呈黄色水样或蛋花样便，带少量黏液，无腥臭味。常并发脱水、酸中毒及电解质紊乱。轮状病毒亦可同时侵犯其他脏器，如神经、呼吸、心脏、肝胆、血液系统等。出现无热惊厥、心肌损害、肺部炎症、肝胆损害等。本病为自限性疾病，数日后呕吐渐停，腹泻逐渐减轻，不喂乳类的患儿恢复更快，自然病程为3~8天，少数较长。大便显微镜检查偶有少量白细胞，感染后1~3天即有大量病毒自大便中排出，最长可达6天。血清抗体一般在感染后3周上升。病毒较难分离，有条件可直接用电镜检测病毒，或PCR及核酸探针技术检测病毒抗原。临床上常用ELISA法或胶体金法检测粪便中病毒抗原。

2）诺如病毒肠炎：全年散发，每年11月至次年2月较寒冷的季节高发，多见于较大儿童和成年人。散发为主，在人群聚集地易暴发流行。患者为传染源，经消化道传播。症状类似轮状病毒肠炎，但较轻，有自限性，自然病程1~3天。粪便及血常规检查一般无特殊发现。

3）产毒性细菌引起的肠炎：夏季好发，潜伏期1~2天。起病急。表现有发热、呕吐、重症腹泻频繁，常发生明显的脱水、电解质和酸碱平衡紊乱。大便呈水样或蛋花样混有黏液，镜检白细胞少许或无。本病为自限性疾病，一般病程为3~7天。

4）侵袭性细菌（包括侵袭性大肠埃希菌、空肠弯曲菌、耶尔森菌、鼠伤寒杆菌等）引起的肠炎：全年均可发病，多见于夏季。起病急，高热，腹泻频繁，粪便呈黏液状，带脓血，有腥臭味，常伴恶心、呕吐、腹痛、里急后重等症状，可出现严重的中毒症状。大便镜检有大量白细胞及数量不等的红细胞。粪便培养可找到相应的致病菌。

5）出血性大肠埃希菌肠炎：粪便次数增多，开始为黄色水样便，后转为血水便，有特殊臭味，粪便镜检有大量红细胞，常无白细胞。伴腹痛。少数可伴发溶血尿毒综合征和血小板减少性紫癜。

6）抗生素相关性腹泻：①金黄色葡萄球菌肠炎，多继发于使用大量抗生素后，有时继发于慢性疾病的基础上。表现为发热、呕吐、腹泻、不同程度中毒症状、脱水、电解质紊乱，甚至休克。典型大便为暗绿色，量多带黏液，少数为血便。粪便镜检有大量脓细胞和革兰阳性球菌。培养有葡萄球菌生长,凝固酶阳性。②假膜性小肠结肠炎,难辨梭状芽胞杆菌大量繁殖,产生毒素 A(肠毒素)和毒素 B(细胞毒素)致病。主要症状为腹泻,轻症大便每日数次,停用抗生素后腹泻很快停止。重症频泻,大便呈水样或黏液样,少数带血,有假膜排出,可出现脱水、电解质紊乱和酸中毒。伴有腹痛、腹胀和全身中毒症状,甚至休克。对可疑病例可行结肠镜检查。大便厌氧菌培养、组织培养法检测细胞毒素可协助确诊。③真菌性肠炎,白色念珠菌感染所致,多见于体弱、营养不良及并发其他感染后小儿。病程迁延,常伴鹅口疮,2 岁以下多见。大便次数增多,黄稀便,泡沫较多,带黏液,有时可见豆腐渣样细块(菌落)。粪便在镜下可见真菌孢子和菌丝,如不典型可做粪便真菌培养确诊。

2. 迁延性和慢性腹泻 病因复杂,如感染、营养物质过敏、酶缺陷、免疫缺陷、药物因素、先天畸形等均可引起。以急性腹泻未彻底治疗或治疗不当、迁延不愈最为常见。营养不良的婴幼儿患病率高,持续腹泻又加重营养不良,形成恶性循环。

对于迁延性、慢性腹泻的病因诊断,必须详细询问病史,全面体格检查,积极寻找病因,正确选用有效的辅助检查,如:①粪便常规、肠道菌群分析、大便酸度、还原糖和细菌培养;②小肠黏膜活检是了解慢性腹泻病理生理变化的最可靠方法;③食物过敏方面的检查,如食物回避-激发试验等。必要时还可做消化道造影或 CT 等影像学检查、结肠镜检查并结合经验性治疗综合分析判断。

【诊断和鉴别诊断】 根据大便常规中白细胞多少将腹泻分为两种。

1. 大便白细胞较少者 为侵袭性细菌以外的病因引起的腹泻,多为水泻,应与下列疾病鉴别。

(1)"生理性腹泻":多见于 6 个月以内婴儿,外观虚胖,常有湿疹,出生后不久即出现腹泻,除大便次数增多外,无其他症状,食欲好不影响生长发育。近年来发现此类腹泻可能为乳糖酶功能低下有关,添加辅食后,大便即逐渐转为正常。

(2)导致小肠消化吸收功能障碍的各种疾病:如乳糖酶缺乏、葡萄糖-半乳糖吸收不良、过敏性腹泻、原发性胆酸吸收不良、失氯性腹泻等。根据各病特点进行粪便酸度、还原糖试验、查找食物过敏原、食物回避-激发试验等加以鉴别。

2. 大便白细胞较多者 常由各种侵袭性细菌感染所致,必要时应进行大便细菌培养、细菌血清型和毒性检测,且需与下列疾病鉴别。

(1)细菌性痢疾:常有流行病学病史,起病急,全身症状重。大便次数多,量少,排脓血便伴里急后重,大便显微镜检查有较多脓细胞、红细胞和吞噬细胞,大便细菌培养有痢疾杆菌生长可确诊。

(2)坏死性肠炎:中毒症状较严重,腹痛、腹胀、频繁呕吐、高热,大便暗红色糊状,渐出现典型的赤豆汤样血便,常伴休克。腹部 X 线摄片呈小肠局限性充气扩张,肠间隙增宽,肠壁积气。

【治疗】 治疗原则:调整饮食,预防和纠正脱水,合理用药,加强护理,预防并发症。急性腹泻重点注意维持水、电解质平衡;迁延性腹泻及慢性腹泻应注意肠道菌群失调及饮食疗法。

1. 急性腹泻的治疗

(1)饮食疗法:强调继续饮食,满足生理需要,补充疾病消耗,以缩短腹泻后的康复时间。母乳喂养儿继续母乳喂养,小于 6 个月的人工喂养儿可继续喂配方奶粉,大于 6 个月的患儿可继续喂食已经习惯的日常食品。有严重呕吐者可暂时禁食4~6 小时(不禁水),好转后继续喂食,由少到多,由稀到稠。病毒性肠炎病例可改为去乳糖配方奶粉或代乳品,以减轻腹泻,缩短病程。腹泻停止后逐渐恢复营养丰富的饮食,并每日加餐1次,共2周。

(2) 纠正水、电解质紊乱及酸碱失衡

1) 口服补液:适用于预防脱水和轻、中度脱水无严重呕吐者。患儿腹泻开始,就给口服足够的液体预防脱水。母乳喂养儿继续喂养。也可使用配置好的口服补液盐按需口服补液,轻度脱水50~80ml/kg,中度脱水80~100 ml/kg,于8~12小时内将累积损失量补足。脱水纠正后,可将ORS用等量水稀释按病情需要随意口服。新生儿和有明显呕吐、腹胀、休克、心肾功能不全或其他严重并发症的患儿不宜采用口服补液。

2) 静脉补液:适用于中度以上脱水、吐泻严重或腹胀的患儿。

第1天补液:①总量,包括补充累积损失量、继续损失量和生理需要量,轻度脱水为90~120 ml/kg、中度脱水为120~150 ml/kg,重度脱水为150~180 ml/kg。②溶液种类,通常等渗性脱水用1/2张含钠溶液、低渗性脱水用2/3张含钠液、高渗性脱水用1/3张含钠溶液。若临床判断脱水性质有困难时,可先按等渗性脱水处理。③输液速度,取决于脱水程度,对重度脱水合并周围循环障碍者,应先给20 ml/kg等渗含钠溶液快速扩容,30~60分钟内快速输入。累积损失量(扣除扩容液量)通常在8~12小时内完成,每小时8~10 ml/kg。脱水纠正后,补充继续损失量和生理需要量时速度宜减慢,于12~16小时内补完,约每小时5 ml/kg。④纠正酸中毒,轻、中度酸中毒无需另行纠正,因为输入的溶液中已含有一部分碱性溶液,输液后循环和肾功能改善,酸中毒即可纠正。重度酸中毒可用1.4%碳酸氢钠扩容,兼有扩充血容量及纠正酸中毒的作用。⑤纠正低血钾,一般给钾3~4mmol/(kg·d),严重低钾者可给4~6mmol/(kg·d)。能口服即口服补钾,静脉补钾浓度不应超过0.3%,速度不宜过快,见尿补钾;每日静脉补钾时间,不应少于8小时;切忌将钾盐静脉推入,否则导致高钾血症,危及生命。一般静脉补钾要持续4~6天。第2天及以后的补液:主要是补充继续损失量和生理需要量,一般可改为口服补液。继续补钾,供给热量。仍需静脉补液,将继续损失量和生理需要量两部分液体于12~24小时内均匀静脉滴注。

(3) 纠正低血钙、低血镁:补液如出现惊跳、手足搐搦,可用10%葡萄糖酸钙(每次1~2 ml/kg,最大量≤10 ml)等量葡萄糖稀释后静脉推注。补钙治疗无效时应考虑有低镁血症可能。低镁者用25%硫酸镁按每次0.1~0.2ml/kg深部肌内注射,每日2~3次,症状消失后停用。

(4) 药物治疗

1) 控制感染:①水样便腹泻患者(约占70%)多为病毒及非侵袭性细菌所致,常规不用抗生素。重症患儿、新生儿、小婴儿和衰弱患儿(免疫功能低下)抗生素使用指征放宽。②黏液、脓血便患者(约占30%)多为侵袭性细菌感染,根据临床特点,经验性用药,再结合大便细菌培养和药敏试验结果进行调整抗生素。大肠埃希菌、空肠弯曲菌、耶尔森菌、鼠伤寒沙门菌所致感染常选用抗G^-杆菌抗生素及大环内酯类抗生素。金黄色葡萄球菌肠炎、假膜性肠炎、真菌性肠炎应立即停用原使用的抗生素,根据症状可选用新青霉素、万古霉素、利福平、甲硝唑或抗真菌药物治疗。

2) 肠道微生态疗法:常用双歧杆菌、嗜酸乳杆菌、粪链球菌、酪酸梭状芽胞杆菌、蜡样芽胞杆菌、鼠李糖乳杆菌、布拉酵母菌等制剂。

3) 肠黏膜保护剂:通过吸附病原体和毒素,并与肠道黏膜糖蛋白相互作用,增强黏膜屏障功能,从而达到止泻作用,如蒙脱石制剂。

4) 抗分泌治疗:脑啡肽酶抑制剂如消旋卡多曲,通过增强内源性脑啡肽来抑制肠道水电解质的分泌,用于分泌性腹泻。

5) 补锌治疗:急性腹泻患儿,每日元素锌 20 mg(>6 个月),6 个月以下婴儿每日 10 mg,疗程 10~14 天,可缩短病程。

6) 避免用止泻剂:如洛哌丁醇,可抑制胃肠动力,增加细菌繁殖和毒素吸收,对于感染性腹泻是有害无益的。

2. 迁延性和慢性腹泻的治疗 迁延性和慢性腹泻是多种病因所致,主要病因可分为感染性及非感染性两类,临床上常见病因为肠道细菌感染和食物过敏。因迁延性和慢性腹泻常伴有营养不良和其他并发症,故应积极寻找病因,对因治疗,切忌滥用抗生素。

(1) 调整饮食:应继续母乳喂养。人工喂养儿应调整饮食,保证足够热能。

(2) 双糖不耐受患儿宜采用减少双糖负荷饮食,如采用去乳糖配方奶粉或不含乳糖代乳品。

(3) 过敏性腹泻的治疗:如果在应用无双糖饮食后腹泻仍不改善时,需考虑食物过敏(如对牛奶蛋白过敏)的可能性,应改用水解蛋白配方或游离氨基酸饮食。

(4) 要素饮食:是肠黏膜受损伤患儿最理想的食物,系由氨基酸、葡萄糖、中链三酰甘油、多种维生素和微量元素组合而成。

(5) 静脉营养:少数患儿不能耐受口服营养物质者,可采用静脉营养。推荐方案为:脂肪乳剂每日 2~3 g/kg,复方氨基酸每日 2~2.5 g/kg,葡萄糖每日 12~15 g/kg,电解质及多种微量元素适量,液体每日 120~150 ml/kg,热卡每日 50~90 cal/kg。病情好转后改为口服。

(6) 药物治疗:抗生素仅用于分离出特异病原的感染患儿,并根据药物敏感试验选用。补充微量元素和维生素:如锌、铁、烟酸、维生素 A、维生素 B_{12}、维生素 B_1、维生素 C 和叶酸等,有助于肠黏膜的修复。可应用微生态调节剂和肠黏膜保护剂对症处理。

(7) 中医治疗:如配合中药、推拿、捏脊、针灸和磁疗等中医辨证时有良好疗效。

【预防】

(1) 合理喂养,提倡母乳喂养,及时正确添加辅助食品,适时断奶。人工喂养者应根据具体情况选择合适的代乳品。

(2) 养成良好的卫生习惯,注意乳品的保存和奶具、食具、便器、玩具和设备的定期消毒。

(3) 生理性腹泻的婴儿避免不适当的药物治疗,不要由于婴儿便次多而怀疑其消化能力,而不按时添加辅食。

(4) 感染性腹泻患儿,做好消毒隔离工作,防止交叉感染。

(5) 避免长期滥用广谱抗生素,必须使用抗生素,特别是广谱抗生素时,应加用微生态制剂,维持肠道生态平衡。

(6) 轮状病毒疫苗接种,口服疫苗国内外已应用,保护率在 80% 以上,但持久性尚待研究。

(拾景梅)

第四节 胃炎和消化性溃疡

一、胃 炎

胃炎(gastritis)是指由各种物理性、化学性、生物性有害因子引起的胃黏膜或胃壁炎症性病变。根据病程分急性和慢性,以后者多见。

【病因和发病机制】

1. 急性胃炎 多为继发性,是由严重感染、休克、颅内损伤、严重烧伤、呼吸衰竭等危重疾病及精神过度紧张引起的应激反应(又称急性胃黏膜损伤、急性应激性黏膜病变)。服用某些对胃黏膜有损害的药物(非甾体类抗炎药如阿司匹林、吲哚美辛)、误服毒性物质、腐蚀剂,摄入细菌及其毒素污染的食物,食物过敏,胃内异物及各种因素所致的变态反应等均可导致胃黏膜急性炎症。

2. 慢性胃炎 是致病因子长期作用引起胃黏膜炎症病变。儿童大部分是慢性胃炎,并以非萎缩性胃炎(以往称浅表性)最常见,占 90%~95%,萎缩性胃炎和特殊类型胃炎少见。病因至今尚未完全明确,可能与下列因素有关。

(1) 幽门螺杆菌(*Helicobacter pylori*,Hp)感染:已证实 Hp 的胃内感染是胃炎主要的原因。Hp 经口进入胃内,部分可被胃酸杀灭,部分则附着于胃窦部黏液层,依靠其鞭毛穿过黏液层,定居于黏液层与胃窦黏膜上皮细胞表面,一般不侵入胃腺和固有层内。一方面避免了胃酸的杀菌作用,另一方面难以被机体的免疫功能清除。Hp 产生的尿素酶可分解尿素,产生的氨可中和反渗入黏液内的胃酸,形成有利于 Hp 定居和繁殖的局部微环境,使感染慢性化,不易被清除。临床上常见 Hp 感染有家族聚集倾向。

(2) 胆汁反流:各种原因引起胃肠道动力异常,十二指肠胃反流,反流的胆盐刺激破坏了胃黏膜对离子通透的屏障功能,导致胃液中氢离子反弥散进入胃黏膜引起炎症。

(3) 长期服食刺激性食物和药物:如粗糙、过热、过冷、过硬、辛辣等刺激性食品,经常暴饮、暴食、饮酒、饮浓茶、咖啡,服用阿司匹林等非甾体抗炎药及类固醇激素类药物。

(4) 神经精神因素:持续精神紧张、压力过大,导致消化道激素异常分泌。

(5) 全身慢性疾病影响:如慢性肾炎、重症糖尿病、尿毒症、肝胆系统疾病、类风湿关节炎、系统性红斑狼疮等。

(6) 其他因素:如遗传、免疫、营养、环境等因素与发病有相关性。

【临床表现】

1. 急性胃炎 发病急骤,轻者仅有食欲不振、腹痛、恶心、呕吐,严重者可出现呕血、黑便、脱水、电解质及酸碱平衡紊乱。有感染者常伴有发热等全身中毒症状。

2. 慢性胃炎 常见症状为反复发作、无规律性的腹痛,疼痛经常出现于进食过程中或餐后,多数位于上腹部、脐周,部分患儿部位不固定,轻者为间歇性隐痛或钝痛,严重者为剧烈绞痛。常伴有食欲不振、恶心、呕吐、腹胀,继而影响营养状况及生长发育。胃黏膜糜烂出血者伴呕血、黑便。

【辅助检查】

1. 胃镜及活组织检查 胃镜检查并同时取活组织作病理组织学检查是诊断慢性胃炎的最可靠方法。内镜下非萎缩性胃炎可见红斑(点、片状或条状)、黏膜粗糙不平、出血点/

斑、黏膜水肿、渗出等基本表现。内镜下萎缩性胃炎有两种类型,即单纯萎缩性胃炎和萎缩性胃炎伴增生。前者主要表现为黏膜红白相间/白相为主、血管显露、色泽灰暗、皱襞变平甚至消失;后者主要表现为黏膜呈颗粒状或结节状。内镜下非萎缩性胃炎和萎缩性胃炎皆可见伴有糜烂(平坦或隆起)、出血、胆汁反流。由于内镜所见与活组织检查的病理表现不尽一致,因此诊断时应两者结合,在充分活检基础上以组织病理学诊断为准。为保证诊断的准确性及对慢性胃炎进行分类,活组织检查宜在多部位取材且标本要够大(达到黏膜肌层),取材多少示病变情况和需要,一般 2~5 块,胃窦小弯、大弯、胃角及胃体下部小弯是常用的取材部位。

2. 幽门螺杆菌检测 Hp 检测为消化性溃疡诊断的常规检查项目,因为有无 Hp 感染决定治疗方案的选择。检测方法分为侵入性和非侵入性两大类。前者需通过胃镜检查取胃黏膜活组织进行检测,主要包括快速尿素酶试验、组织学检查和 Hp 培养;后者主要有 ^{13}C 尿素呼气试验、粪便 Hp 抗原检测及血清学检测血清抗 Hp-IgG 抗体。

胃黏膜活组织快速尿素酶试验是侵入性检查的首选方法,操作简便、费用低。组织学检查可直接观察 Hp,与快速尿素酶试验结合,可提高诊断准确率。Hp 培养技术要求高,主要用于科研。^{13}C 尿素呼气试验检测 Hp 敏感性及特异性高而无需胃镜检查,可作为根除治疗后复查的首选方法。

应注意,近期应用抗生素、质子泵抑制剂、铋剂等药物,因有暂时抑制 Hp 作用,会使上述检查(血清学检查除外)呈假阴性。

【病理】

1. 急性胃炎 表现为上皮细胞变性、坏死,固有膜大量中性粒细胞浸润,无或极少有淋巴细胞、浆细胞,腺体细胞呈不同程度变性坏死。

2. 慢性胃炎 非萎缩性胃炎见上皮细胞变性,小凹上皮细胞增生,固有膜炎症细胞主要为淋巴细胞、浆细胞浸润。萎缩性胃炎主要为固有腺体萎缩,肠腺化生及炎症细胞浸润。

【诊断和鉴别诊断】 根据病史、体检、临床表现、胃镜和胃黏膜组织病理学检查,基本可以确诊。儿童急性腹痛必须注意与外科急腹症、肝、胆、胰、肠等腹内脏器的器质性疾病,以及腹型过敏性紫癜相鉴别。慢性腹痛应与肠痉挛、肠道寄生虫及功能性腹痛等疾病鉴别。

1. 肠痉挛 婴儿多见,可出现反复发作的阵发性腹痛,腹部无异常体征,排气、排便后可缓解。

2. 心理因素所致功能性(再发性)腹痛 是一种常见的儿童期心身疾病。原因不明,与情绪改变、生活事件、家庭成员过度焦虑等有关。表现为弥漫性、发作性腹痛,持续数十分钟或数小时而自行缓解,可以伴有恶心、呕吐等症状。临床和辅助检查往往没有阳性发现。

3. 肠蛔虫症 常有不固定腹痛、偏食、异食癖、恶心、呕吐等消化功能紊乱症状,有时出现全身过敏症状,驱虫治疗有效等可协助诊断。有吐虫、排虫史,粪便查找虫卵可以确诊。随着卫生条件的改善,肠蛔虫症在我国已经明显减少。

【治疗】

1. 急性胃炎 去除病因,积极治疗原发病,避免服用一切刺激性食物和药物,纠正水、电解质紊乱。有上消化道出血者应卧床休息,保持安静,监测生命体征及呕吐与黑便情况。静脉滴注 H_2 受体拮抗剂,口服胃黏膜保护剂,可用局部黏膜止血的方法。细菌感染者应用有效抗生素治疗。

2. 慢性胃炎

（1）去除病因，积极治疗原发病。

（2）饮食治疗：养成良好的饮食习惯和生活规律。饮食定时定量，避免食用刺激性食品和对胃黏膜有损害的药物。

（3）药物治疗：①黏膜保护剂，如次碳酸铋、硫糖铝、蒙脱石粉剂等；②H_2受体拮抗剂，常用西咪替丁、雷尼替丁、法莫替丁等；③胃肠动力药，腹胀、呕吐或胆汁反流者加用多潘立酮、西沙必利；④有幽门螺杆菌感染者应进行规范的抗Hp治疗（见消化性溃疡病治疗）。药物治疗时间视病情而定。

二、消化性溃疡

消化性溃疡（peptic ulcer）主要是指发生于胃、十二指肠的慢性溃疡，即胃溃疡（gastric ulcer，GU）和十二指肠溃疡（duodenal ulcer，DU）。各年龄儿童均可发病，以学龄儿童多见。婴幼儿多为急性、继发性溃疡，GU和DU发病率相近；年长儿多为慢性、原发性溃疡，以DU多见，男孩多于女孩，可有明显的家族史。

【病因和发病机制】 原发性消化性溃疡的病因与诸多因素有关，确切发病机制至今尚未完全阐明。目前认为溃疡的形成是由于对胃和十二指肠黏膜有损害作用的侵袭因子（酸、胃蛋白酶、胆盐、药物、微生物及其他有害物质）与黏膜自身的防御因素（黏膜屏障、黏液重碳酸盐屏障、黏膜血流量、细胞更新、前列腺素等）之间失去平衡的结果。一般认为，与酸增加有关的因素对十二指肠溃疡的意义较大，而组织防御减弱对胃溃疡有更重要的意义。

1. 胃酸和胃蛋白酶的侵袭作用 胃酸和胃蛋白酶对胃和十二指肠黏膜的侵袭作用是致病的主要因素。DU患者基础胃酸、壁细胞数量及壁细胞对刺激物质的敏感性均高于正常人，且胃酸分泌的正常反馈抑制机制亦发生缺陷，故酸度增高是形成溃疡的重要原因。新生儿出生后1~2天胃酸分泌高，与成人相同，4~5天时下降，以后又逐渐增高，故出生后2~3天亦可发生原发性消化性溃疡。因胃酸分泌随年龄而增加，因此年长儿消化性溃疡的发病率较婴幼儿为高。

2. 胃和十二指肠黏膜的防御功能 决定胃黏膜抵抗损伤能力的因素包括黏膜血流、上皮细胞的再生、黏液分泌和黏膜屏障的完整性。在各种攻击因子的作用下，黏膜血液循环及上皮细胞的分泌与更新受到影响，屏障功能受损，发生黏膜缺血、坏死而形成溃疡。

3. 幽门螺杆菌感染 有调查表明80%以上DU与50%以上的GU存在Hp感染，Hp被根除后溃疡的复发率即下降，说明Hp在溃疡病发病机制中起重要作用。

4. 遗传因素 消化性溃疡的发生具有遗传因素的证据，部分患儿可以有家族史，DU和GU同胞患病比一般人群分别高1.8倍和2.6倍，单卵双胎发生溃疡的一致性也较高。O型血的人DU发病率较其他血型的人高；2/3的DU患者家族成员血清胃蛋白酶原升高。但其家族史也与Hp感染的家族聚集倾向有关。

5. 其他 精神创伤、中枢神经系统病变、外伤、手术后、饮食习惯不当，如暴饮暴食、过冷、油炸食品、气候因素、对胃黏膜有刺激性的药物，如非甾体抗炎药、类固醇激素等，均可降低胃黏膜的防御能力，引起胃黏膜损伤。

继发性溃疡是由于全身疾病引起的胃、十二指肠黏膜局部损害。见于各种危重疾病所致的应激反应(参见急性胃炎病因)。

【病理】 DU多位于球部,偶尔位于球后以下的部位称球后溃疡。多为单发,也可多发。GU多位于胃窦、胃窦-胃体交界的小弯侧,少数可位于胃体、幽门前方或幽门管内。溃疡边缘光整,底部由肉芽组织构成,覆以灰白色纤维渗出物。活动性溃疡周围黏膜常有炎症水肿。溃疡浅者累及黏膜肌层,深者达肌层甚至浆膜层,溃破血管时引起出血,穿破浆膜层时引起穿孔。十二指肠球部因黏膜充血、水肿,或因多次复发后纤维组织增生和收缩而导致球部变形,有时出现假憩室。胃和十二指肠同时有溃疡是称复合溃疡。

【临床表现】 由于溃疡在各年龄阶段的好发部位、类型和演变过程不同,临床症状和体征也有所不同,年龄越小,症状越不典型,不同年龄患者的临床表现有各自的特点。

1. 新生儿期 继发性溃疡多见,出生后24~48小时发病最多,通常见于早产儿,有窒息、缺氧史、低血糖、败血症、呼吸窘迫综合征、中枢神经系统疾病的患儿。起病急骤,多数患儿以呕血、便血、穿孔为最早发现的症状。出生后2~3天亦可发生原发性溃疡。

2. 婴儿期 继发性溃疡多见,发病急,消化道出血和穿孔可为首发症状。原发性以胃溃疡多见,表现为食欲差、呕吐、进食后哭闹、腹胀、生长发育迟缓,也可表现为呕血、黑便。

3. 幼儿期 GU和DU发病率相近,多有腹痛,间歇发作,脐周及上腹部多见,与进食无明显关系,部分患儿夜间及清晨痛醒。进食后呕吐是另一常见临床表现。可发生呕血、黑便甚至穿孔。

4. 学龄前及学龄期 原发性DU多见,主要表现为反复发作脐周及上腹部胀痛、烧灼感,饥饿时或夜间多发。严重者可出现呕血、便血、贫血。并发穿孔时疼痛剧烈并放射至背部或左右上腹部。也有仅表现为贫血、粪便隐血试验阳性。

【并发症】 常见并发症为出血、穿孔和幽门梗阻。常可伴发缺铁性贫血。消化道出血常常是小儿消化性溃疡的首发症状,出血量多少不等,多者可出现失血性休克。溃疡穿孔至腹腔或邻近器官,可引起腹膜炎、胰腺炎等。如炎症和水肿较广泛,可出现急慢性梗阻表现。

【辅助检查】

1. 上消化道内镜检查 是确诊消化性溃疡首选的检查方法。胃镜检查不仅可对胃十二指肠黏膜直接观察、摄像,还可在直视下取活组织作病理学检查及幽门螺杆菌检测,因此胃镜检查对消化性溃疡的诊断及胃良、恶性溃疡鉴别诊断的准确性高于X线钡餐检查。

内镜下消化性溃疡多呈圆形或椭圆形,也有呈线形,边缘光整,底部覆有灰黄色或灰白色渗出物,周围黏膜可有充血、水肿,可见皱襞向溃疡集中内镜下溃疡可分为活动期(A)、愈合期(H)、瘢痕期(S)三个病期,其中每个病期又可分为1和2两个阶段。在治疗6~8周后还应复查内镜以确定溃疡是否愈合。

2. 胃肠X线钡餐造影 适用于对胃镜检查有禁忌或不愿接受胃镜检查者。溃疡的X线征象有直接和间接两种:龛影是直接征象,对溃疡有确诊价值;局部压痛、十二指肠球部激惹和球部畸形、胃大弯侧痉挛性切迹均为间接征象,仅提示可能有溃疡。

3. 幽门螺杆菌检测 有消化性溃疡病史者,无论溃疡处于活动还是瘢痕期,均应检测Hp,方法见慢性胃炎部分。

4. 粪便隐血检查 了解溃疡有无合并出血。

【诊断和鉴别诊断】 由于儿童消化性溃疡的症状和体征不如成人典型,常易误诊和漏诊,故对出现剑突下有烧灼感或饥饿痛;反复发作、进食后缓解的上腹痛,夜间及清晨症状明显;与饮食有关的呕吐;粪便隐血试验阳性的贫血患儿;反复胃肠不适,且有溃疡病尤其是十二指肠溃疡家族史者;原因不明的呕血、便血者等,均应警惕消化性溃疡病的可能性,及时进行内镜检查,尽早明确诊断。以下症状应与其他疾病鉴别:

1. 腹痛 应与肠痉挛、腹型过敏性紫癜、腹内脏器感染、蛔虫症、结石等疾病鉴别。

2. 呕血 新生儿、小婴儿呕血可见于新生儿自然出血症、食管裂孔疝等;年长儿需与肝硬化致食管静脉曲张破裂及全身出血性疾病鉴别。有时还应与咯血相鉴别。

3. 便血 消化性溃疡出血多为柏油样便,鲜红色便仅见于大量出血者。应与肠套叠、麦克尔憩室(Meckel diverticulum)、息肉、腹型过敏性紫癜及血液病所致出血鉴别。

【治疗】 目的:缓解和消除症状,促进溃疡愈合,防止复发,预防并发症。

1. 一般治疗 饮食规律,以易消化、刺激性小的食物为主,少量多餐,避免食用刺激性、对胃黏膜有损害的食物和药物。培养良好的生活习惯,避免过度疲劳及精神紧张。继发性溃疡者积极治疗原发病。如有出血时,应积极监护治疗,以防失血性休克。应监测生命体征,如血压、心率及末梢循环。禁食,同时注意补充足够血容量。如失血严重时应及时输血。必要时可行消化道局部止血(如喷药、胃镜下硬化、电凝治疗)及全身止血。

2. 药物治疗 原则为抑制胃酸分泌和中和胃酸,强化黏膜防御能力,抗幽门螺杆菌治疗。

(1) 抑制胃酸治疗:是消除侵袭因素的主要途径。①H_2受体拮抗剂(H_2RI):起直接抑制组胺、阻滞乙酰胆碱分泌,达到抑酸和加速溃疡愈合的作用。可用雷尼替丁,3~5 mg/(kg·d),每12小时口服1次或每晚1次口服,或2~3次/日静脉滴注,疗程均为4~8周;西咪替丁,10~15 mg/(kg·d),分4次于饭前10~30分钟口服,或1~2次/日静脉滴注,疗程为4~8周;法莫替丁,0.9mg/kg,睡前1次口服,或1次/日静脉滴注,疗程为2~4周。②质子泵抑制剂(PPI):作用于壁细胞胃酸分泌终末步骤中的关键H^+-K^+ ATP酶,使其不可逆失活,因此抑酸作用比H_2RI更强且作用持久。与H_2RI相比,PPI促进溃疡愈合的速度较快、溃疡愈合率较高,因此特别适用于难治性溃疡或NSAID溃疡患者不能停用NSAID时的治疗。对根除幽门螺杆菌治疗,PPI与抗生素的协同作用较H_2RI好,因此是根除幽门螺杆菌治疗方案中最常用的基础药物。使用推荐剂量的各种PPI,对消化性溃疡的疗效相仿,不良反应少。常用奥美拉唑,剂量为0.6~0.8 mg/(kg·d),清晨顿服。疗程2~4周。③中和胃酸的抗酸剂:起缓解症状和促进溃疡愈合的作用。常用氢氧化铝、氢氧化镁、碳酸钙等。

(2) 胃黏膜保护剂:①铋剂,此类药物分子质量较大,在酸性溶液中呈胶体状,与溃疡基底面的蛋白形成蛋白-铋复合物,覆于溃疡表面,阻断胃酸、胃蛋白酶对黏膜的自身消化。紫外铋剂还可通过包裹Hp菌体,干扰Hp代谢,发挥杀菌作用。本药有导致神经系统不可逆损害和急性肾衰竭等不良反应,长期大剂量应用时应谨慎,最好有血铋监测。②弱碱性抗酸剂,常用铝碳酸镁、磷酸铝、硫糖铝、氢氧化铝凝胶等这些药物和中和胃酸,短暂缓解疼痛。由于其能促进前列腺素合成,增加黏膜血流量,刺激黏膜血流量,刺激胃黏膜分泌HCO_3^-和黏液,碱性抗酸剂目前更多被视为黏膜保护剂。③蒙脱石粉、麦滋林-S颗粒剂,亦有保护胃黏膜、促进溃疡愈合的作用。

(3) 根除Hp:有Hp感染的消化性溃疡,需用抗菌药物治疗。临床常用的具有杀灭和抑制Hp作用的药物(表11-2)有:枸橼酸铋钾6~8 mg/(kg·d);阿莫西林50 mg/(kg·d);克拉霉素20 mg/(kg·d);甲硝唑20 mg/(kg·d);呋喃唑酮5 mg/(kg·d),分3次口服。单独应用表11-2所列药物,均不能有效根除Hp。这些抗生素在酸性环境下不能正常发挥其抗菌作用，需要联合 PPI 抑制胃酸后才能起效。常用的联合方案有：①即以 PPI 为中心的"三联"药物方案，PPI+上述抗生素中的 2 种，持续 1~2 周；②以铋剂为中心的"三联"、"四联"治疗方案，枸橼酸铋钾 4~6 周+2 种抗生素（阿莫西林 4 周、克拉霉素 2 周、甲硝唑 2 周、呋喃唑酮 2 周），或同时+H_2RI 4~8 周。

表 11-2 具有杀灭和抑制 Hp 作用的药物

抗生素	克拉霉素、阿莫西林、甲硝唑、替硝唑、喹诺酮类抗生素、呋喃唑酮、四环素
PPI	埃索美拉唑、奥美拉唑、兰索拉唑、泮托拉唑、雷贝拉唑
铋剂	三钾二枸橼酸铋、果胶铋、次碳酸铋

3. 消化性溃疡一般无需手术治疗 所有无严重并发症的患儿均应首先进行内科治疗。但如有以下情况，应考虑手术治疗：①急性穿孔；②难以控制的出血，失血量大，48 小时内失血量超过血容量的 30%；③幽门完全梗阻，经胃肠减压等保守治疗 72 小时仍无改善。

（拾景梅）

第五节 肠 套 叠

肠套叠(intussusception)系指部分肠管及其肠系膜套入邻近肠腔所致的一种绞窄性肠梗阻，是婴幼儿时期最常见的急腹症之一，是 3 个月至 6 岁期间引起肠梗阻的最常见原因。60% 本病患儿的年龄在 1 岁以内，但新生儿罕见。80% 患儿年龄在 2 岁以内，男孩发病率多于女孩，约为 4:1。健康肥胖儿多见，发病季节与胃肠道病毒感染流行相一致，以春秋季多见。常伴发于胃肠炎和上呼吸道感染。

【病因和发病机制】 肠套叠分原发性和继发性两种。95% 为原发性，多为婴幼儿。病因迄今尚未完全清楚，有人认为婴儿回盲部系膜尚未完全固定、活动度较大是引起肠套叠的原因。5% 继发性病例多为年长儿，发生肠套叠的肠管可见明显的机械原因，如梅克尔憩室翻入回肠腔内，成为肠套叠的起点；肠息肉、肠肿瘤、肠重复畸形、腹型紫癜致肠壁血肿等均可牵引肠壁而发生肠套叠。有些促发因素可导致肠蠕动节律发生紊乱，从而诱发肠套叠，如饮食改变、腹泻及病毒感染等均与之有关。有研究表明病毒感染可引起末段回肠集合淋巴结增生，局部肠壁增厚，甚至凸入肠腔，构成套叠起点，加之肠道受病毒感染后蠕动增强而导致发病。

【病理】 肠套叠多为近端肠管套入远端肠腔内，依据其套入部位不同分为：①回盲型，回盲瓣是肠套叠头部，带领回肠末端进入升结肠，盲肠、阑尾也随着翻入结肠内，此型最常见，占总数的 50%~60%。②回结型，回肠从距回盲瓣几厘米处起，套入回肠最末端，穿过回盲瓣进入结肠，约占 30%。③回回结型，回肠先套入远端回肠内，然后整个再套入结肠内，约占 10%。④小肠型，小肠套入小肠，少见。⑤结肠型，结肠套入结肠，少见。⑥多发型，回结肠套叠和小肠套叠合并存在。肠套叠多为顺行性套叠，与肠蠕动方向相一致。套入部随着肠蠕动不断继续前进，该段肠管及其肠系膜也一并套入鞘内，颈部束紧不能自动退出。由于鞘层肠管持续痉挛，致使套入部肠管发生循环障碍，初期静脉回流受阻，组织充血水肿，静脉曲张，黏膜细胞分泌大量黏液进入肠腔内，与血液及粪质混合成果酱样胶冻状排出，肠壁水肿、静脉回流障碍加重，使动脉受累，供血不足，导致肠壁坏死并出现全身中毒症状,严重者可并发肠穿孔和腹膜炎。

【临床表现】

1. 急性肠套叠

(1) 腹痛:既往健康的孩子突然发生剧烈的阵发性肠绞痛,哭闹不安,屈膝缩腹、面色苍白、拒食、出汗,持续数分钟或更长时间后,腹痛缓解,安静或入睡,间歇 10~20 分钟又反复发作。阵发性腹痛系由于肠系膜受牵拉和套叠鞘部强烈收缩所致。

(2) 呕吐:初为乳汁、乳块和食物残渣,后可含胆汁,晚期可吐粪便样液体,说明有肠管梗阻。

(3) 血便:为重要症状。出现症状的最初几小时大便可正常,以后大便少或无便。约 85% 病例在发病后 6~12 小时排出果酱样黏液血便,或作直肠指检时发现血便。

(4) 腹部包块:多数病例在右上腹季肋下可触及有轻微触痛的套叠肿块,呈腊肠样,光滑,不太软,稍可移动。晚期病例发生肠坏死或腹膜炎时,出现腹胀、腹水、腹肌紧张和压痛,不易扪及肿块,有时腹部扪诊和直肠指检双合检查可触及肿块。

(5) 全身情况:患儿在早期一般情况尚好,体温正常,无全身中毒症状。随着病程延长,病情加重,并发肠坏死或腹膜炎时,全身情况恶化,常有严重脱水、高热、嗜睡、昏迷及休克等中毒症状。

2. 慢性肠套叠 年龄越大,发病过程越缓慢。主要表现为阵发性腹痛,腹痛时上腹或脐周可触及肿块,不痛时腹部平坦柔软,无包块,病程有时可长达十余日。由于年长儿肠腔较宽阔可无梗阻现象,肠管也不易坏死。呕吐少见,便血发生也较晚。

【辅助检查】

1. 腹部 B 超检查 在套叠部位横断扫描可见同心圆或靶环状肿块图像,纵断扫描可见"套筒征"。

2. 空气灌肠 由肛门注入气体,在 X 线透视下可见杯口阴影,能清楚看见套叠头的块影,并可同时进行复位治疗。

3. B 超监视下水压灌肠 经肛门插入 Foley 管并将气囊充气 20~40ml。将"T"形管一端接 Foley 管,侧管接血压计监测注水压力,另一端为注水口,注入 37~40℃ 等渗盐水匀速推入肠内,可见靶环状块影退至回盲部,"半岛征"由大到小,最后消失,诊断治疗同时完成。

4. 钡剂灌肠 可见套叠部位充盈缺损和钡剂前端的杯口影,以及钡剂进入鞘部与套入部之间呈现的线条状或弹簧状阴影。仅用于慢性肠套叠疑难病例。

【诊断和鉴别诊断】 凡健康婴幼儿突然发生阵发性腹痛或阵发性哭闹、呕吐、便血和腹部扪及腊肠样肿块结合腹部 B 超可确诊。肠套叠早期在未排出血便前应做直肠指检。本病应与以下疾病鉴别。

1. 急性痢疾 多为夏季发病。大便次数多,含黏液、脓血,伴里急后重,多有高热等感染中毒症状。粪便检查可见大量脓细胞,细菌培养阳性。但必须注意菌痢偶尔亦可引起肠套叠,两种疾病可同时存在或菌痢后继发肠套叠。

2. 梅克尔憩室出血 大量血便,常为无痛性,亦可并发肠套叠。

3. 过敏性紫癜 有阵发性腹痛、呕吐、便血,由于肠管有水肿、出血、增厚,有时左右下腹均可触及肿块,但绝大多数患儿有出血性皮疹、关节肿痛,部分病例有血尿。该病由于肠功能紊乱和肠壁血肿,亦可并发肠套叠。

4. 蛔虫性肠梗阻 症状与肠套叠相似,婴儿少见,无血便。腹部肿块呈条索状,多在脐周及脐下。

【治疗】 急性肠套叠是一种危及生命的急症,复位是一个紧急处理过程,一旦确诊需立即进行。

1. 非手术疗法灌肠疗法

(1)适应证:肠套叠在48小时内,全身情况良好,无腹胀,无明显脱水及电解质紊乱。

(2)方法:空气灌肠、B超监视下水压灌肠、钡剂灌肠复位三种方法。

(3)注意事项:灌肠复位时应作如下观察。①拔出肛管后排出大量带臭味的黏液血便和黄色粪水;②患儿很快入睡,不再哭闹及呕吐;③腹部平软,触不到原有的包块;④灌肠复位后给予0.5~1g活性炭口服,6~8小时后应有炭末排出,表示复位成功。

(4)禁忌证:①病程已超过48小时,全身情况差,如有脱水、精神萎靡、高热、休克等症状者,对3个月以下婴儿更应注意。②高度腹胀,腹膜刺激征者,X线腹部平片可见多数液平面者。③套叠头部已达脾曲,肿物硬且张力较大者。④多次复发疑有器质性病变者。⑤小肠型肠套叠。

2. 手术治疗 肠套叠超过48~72小时或虽时间不长但病情严重疑有肠坏死或穿孔者,以及小肠型肠套叠均需手术治疗。根据患儿全身情况及套叠肠管的病理变化选择进行肠套叠复位、肠切除吻合术或肠造瘘术等。5%~8%患儿可有肠套叠复发。灌肠复位比手术复位的复发率高。

(吴 婷)

第六节 先天性巨结肠

先天性巨结肠(congenital megacolon)又称先天性无神经节细胞症(aganglionosis)或赫什朋病(Hirschsprung's disease,HD),是由于直肠或结肠远端的肠管持续痉挛,粪便淤滞在近端结肠,使该段肠管肥厚、扩张。本病是小儿常见的先天性肠道畸形,发病率为1/5000~1/2000,男女之比(3~4):1,有遗传倾向。

【病因和病理生理】 目前认为该病是多基因遗传和环境因素共同作用的结果。其基本病理变化是肠壁肌间和黏膜下神经丛内缺乏神经节细胞,在形态学上可分为痉挛段、移行段和扩张段三部分。除形成巨结肠外,还有其他病理生理变化如排便反射消失等。根据病变肠管痉挛段的长度,本病可分为:①常见型(约占85%);②短段型(10%左右);③长段型(4%左右);④全结肠型(1%左右)。

【临床表现】

1. 胎便排出延迟、顽固性便秘和腹胀 出生后48小时内多无胎便或少量胎便,可于出生后2~3天出现低位肠梗阻症状。以后即有顽固性便秘,3~7天以至于1~2周排便一次。严重者可发展成不灌肠不排便。痉挛段越长,出现便秘时间越早、越严重。腹胀逐渐加重,腹壁紧张发亮,有静脉扩张,可见肠型和蠕动波,肠鸣音增强,膈肌上升可引起呼吸困难。

2. 呕吐、营养不良、发育迟缓 由于功能性肠梗阻,可出现呕吐,量不多,呕吐物含少量胆汁,严重者可见粪样液,加之长期腹胀、便秘使患儿食欲下降,影响营养物质吸收导致发育迟缓、消瘦、贫血或有低蛋白血症伴水肿。

3. 直肠指检 直肠壶腹部空虚,拔指后由于近端肠管内积存大量粪便,可排出恶臭气体及大便。

【并发症】

1. 小肠结肠炎 为本病的常见并发症,可见于任何年龄尤其是新生儿期。由于远端肠梗阻使结肠高度扩张,肠腔内压增高导致肠黏膜缺血,降低了黏膜的屏障作用,使粪便的代谢产物、细菌、毒素进入血循环,患儿出现高热、高度腹胀、呕吐、排出恶臭并带血的稀便。肠黏膜缺血处可产生水肿、溃疡,引起全血便及肠穿孔。重者炎症侵犯肌层,出现浆膜充血、水肿、增厚,导致渗出性腹膜炎。由于吐泻及扩张肠管内大量肠液的积存,迅速出现脱水和酸中毒,死亡率极高。

2. 肠穿孔 多见于新生儿,常见的穿孔部位为乙状结肠和盲肠。

3. 继发感染 如败血症、肺炎等。

【辅助检查】

1. X线检查一般可确诊

(1) 腹部立位平片:多显示低位结肠梗阻,近端结肠扩张,盆腔无气体。

(2) 钡剂灌肠检查:其诊断率在90%左右,可显示痉挛段及其上方的肠管扩张,排钡能力差。若黏膜皱襞变粗(锯齿状改变),提示伴有小肠结肠炎。

2. 直肠、肛门测压 检查确诊率为76%~100%。测定直肠、肛门括约肌的反射性压力变化,患儿压力升高。2周内新生儿可出现假阴性,故不适用。

3. 直肠黏膜活检 HE染色判断神经节细胞的有无。组化方法测定乙酰胆碱含量和胆碱酯酶活性,患儿两者均较正常儿高出5~6倍,但对新生儿诊断率较低。还可用免疫组化法检测神经元特异性烯醇化酶等。

4. 直肠肌层活检 从直肠壁取肌层组织活检,计数神经节细胞数量。患儿缺乏神经节细胞,而无髓鞘的神经纤维增殖。

5. 肌电图检查 患儿直肠和乙状结肠远端的肌电图波形低矮,频率低,不规则,峰波消失。

【诊断和鉴别诊断】 凡新生儿出生后胎粪排出延迟或不排胎粪,伴有腹胀、呕吐应考虑本病。婴幼儿有长期便秘史和腹胀等体征者即应进行特殊检查,以便明确诊断。应与以下疾病鉴别。

1. 新生儿期

(1) 胎粪栓综合征(胎粪便秘):由于胎粪稠厚浓缩可出现一过性低位肠梗阻症状,经灌肠排出胎粪后,即可正常排便且不再复发。

(2) 先天性肠闭锁:新生儿回肠或结肠闭锁,表现为低位肠梗阻症状,直肠指检仅见少量灰白色胶冻样便,用盐水灌肠亦不能排便。腹部直位平片可见整个下腹部无气,钡剂灌肠X线造影可明确诊断。

(3) 新生儿坏死性小肠结肠炎:与先天性巨结肠伴发小肠结肠炎者很难鉴别。本病多为早产儿,出生后曾有窒息、缺氧、休克的病史,伴有便血。X线平片示肠壁有气囊肿和(或)门静脉积气。

2. 婴儿和儿童期

(1) 继发性巨结肠:肛门、直肠末端有器质性病变,如先天性肛门狭窄、术后瘢痕狭窄或直肠外肿瘤压迫等使排便不畅,粪便滞留,结肠继发扩张。经肛诊可以确诊。

(2) 特发性巨结肠:该症与排便训练不当有关,特点是患儿直肠、结肠有正常的神经节细胞。表现为无新生儿期便秘史,2~3岁出现症状,慢性便秘常伴肛门污便,便前常有腹痛。肛诊感觉除直肠扩张积便外,括约肌处于紧张状态,直肠肛门测压有正常反射。

(3) 功能性便秘：是一种原因不明的慢性便秘,分为慢传输型、出口梗阻型及混合型。表现为排便次数少、排便费力、粪质较硬或呈球状、排便不尽感,有时需借助人工方式（手抠）来协助排便。诊断需钡剂灌肠或肠镜检查排除器质性疾病。

【治疗】 应进行根治手术切除无神经节细胞肠段和部分扩张结肠。先天性巨结肠许多并发症发生在出生后2个月内,故要特别重视此期间的治疗。

1. 保守治疗 ①口服缓泻剂、润滑剂,帮助排便；②使用开塞露、扩肛等刺激括约肌,诱发排便；③灌肠肛管插入深度要超过狭窄段,每日一次注入生理盐水,揉腹后使灌肠水与粪便排出,反复数次,逐渐使存积的粪便排出。

2. 手术治疗 包括结肠造瘘术和根治术。凡合并小肠结肠炎不能控制者,合并有营养不良、高热、贫血、腹胀、不能耐受根治术者,或保守治疗无效、腹胀明显影响呼吸者,均应及时行结肠造瘘术。现多主张早期进行根治手术,认为体重在3kg以上,一般情况良好即可行根治术。

(拾景梅)

第七节 先天性肥厚性幽门狭窄

先天性肥厚性幽门狭窄(congenital hypertrophic pyloric stenosis)是由于幽门环肌增生肥厚致幽门管狭窄而引起的上消化道不完全梗阻性疾病。发病率为1/3000~1/1000,占消化道畸形的第3位。第一胎多见,男性多于女性,男女发病率约为5:1,患儿多为足月儿,未成熟患儿较少见,有家族性发病倾向。约7%的幽门狭窄患儿可伴有消化道其他畸形,以食管裂孔疝和腹股沟疝多见。

【病因】 病因至今尚不明确,发病与以下因素关系密切。

1. 遗传因素 本病为多基因遗传病,父或母有本病史者,其子代发病率可高达7%左右；母亲比父亲有本病史的子代发病概率高。

2. 胃肠激素及其他生物活性物质紊乱 有研究发现：患儿幽门环肌中的脑啡肽(enkephalin)、P物质和血管活性肠肽(vasoactive intestinal peptide)有不同程度的减少；而血清胃泌素、前列腺素水平增高；使用外源性前列腺素E维持动脉导管开放时容易发生本病；患儿幽门组织一氧化氮合酶较正常少等。

3. 幽门肌间神经丛异常 由于神经节细胞发育不正常,数目减少或退行性变,使幽门括约肌神经控制不平衡,长期处于痉挛状态,使幽门肌肉肥厚、增生,幽门管腔狭窄而形成幽门部不全梗阻。

【病理】 主要病理改变是幽门肌全层增生肥厚,尤以环肌为著,幽门部增大呈橄榄形,颜色苍白,质硬有弹性。当肌肉痉挛时则更为坚硬。一般长2~3cm,直径1.5~2cm,肌层厚0.4~0.6cm,在年长儿肿块还要大些。但大小与症状严重程度和病程长短无关。肥厚的肌层挤压黏膜呈纵形皱襞,使管腔狭小,有尸解标本幽门仅能通过1mm的探针。狭细的幽门管向胃窦部移行时腔隙呈锥形逐渐变宽,肥厚的肌层则逐渐变薄,两者之间常无明确的分界。但在十二指肠侧界限较明显,因胃壁肌层与十二指肠肌层不相连续,肥厚的幽门肿块突然终止且凸向十二指肠腔内,形似子宫颈样结构。组织学检查见肌层增生、肥厚,肌纤维排列紊乱,黏膜水肿、充血。由于幽门梗阻,近侧胃扩张,壁增厚,黏膜皱襞增多且水肿,并因胃内容物滞留,常导致黏膜炎症和糜烂,甚至溃疡。

【临床表现】 典型的临床表现:无胆汁的喷射性呕吐、胃蠕动波、右上腹肿块。

1. 呕吐症状 一般出现于出生后2~4周,少数于出生后1周内发病,也有迟至出生后2~3月发病。呕吐是主要症状,开始为溢乳,逐日加重为喷射性呕吐,几乎每次喂奶后都要呕吐,多于喂奶后不到半小时即吐,自口鼻涌出,呕吐含凝块的奶汁,但不含胆汁。少数病例由于频繁呕吐使胃黏膜毛细血管破裂出血,呕吐物可含有咖啡样物或血。通常患儿食欲旺盛,呕吐后即饥饿欲食。呕吐严重者因摄入食物大部分被吐出,致使大便次数减少或少尿。

2. 胃蠕动波 常见,但非特有体征。蠕动波从左季肋下向右上腹部移动,到幽门即消失。在喂奶时或呕吐前容易见到,轻拍上腹部可引出。

3. 右上腹肿块 在右上腹部触到橄榄样肿块是幽门狭窄的特有体征,具有诊断价值。即用指腹在右季肋下腹直肌外缘处,轻轻向深部按扪,能触到可移动的橄榄形、质地较坚硬而光滑的肿块。

4. 黄疸 有1%~2%患儿可出现黄疸,以间接胆红素增高为主,手术后黄疸数日即消失。黄疸原因与热量不足、脱水、酸中毒影响肝细胞的葡糖醛酰转移酶活力,以及大便排出延迟增加肠肝循环有关;有时出现直接胆红素增高,与肥厚的幽门压迫胆总管产生机械性梗阻;自主神经平衡失调,引起胆总管的痉挛;脱水致胆汁浓缩及淤积等有关。

5. 消瘦、脱水和电解质紊乱 由于呕吐进行性加重,入量不足,常有脱水。初期表现体重不增,以后出现体重下降。同时呕吐丢失大量胃酸和K^+,可致低氯、低钾性碱中毒,故临床表现为呼吸浅慢。因血中游离Ca^{2+}降低,可引起低钙痉挛,表现为手足搐搦、喉痉挛、强直性抽搐等。肾功能损害时,可合并代谢性酸中毒。

【辅助检查】

1. 腹部B超检查 为首选的无创检查,可发现肥厚的幽门环肌呈实质性中等或低回声团块,轮廓清晰,边界清,幽门管中央黏膜层呈强回声,幽门管腔呈线状无声。当胃蠕动强烈时可见少量液体通过幽门管。B超可测量肥厚肌层的厚度、幽门直径和幽门管长度,幽门肥厚的诊断标准:幽门肌厚度≥4mm,幽门管直径≥13mm,幽门管长度≥17mm。

2. X线钡餐检查 透视下可见胃扩张,钡剂通过幽门排出时间延长,胃排空时间延长。仔细观察可见幽门管延长,向头侧弯曲,幽门胃窦呈鸟嘴状改变,管腔狭窄如线状,十二指肠球部压迹呈"蕈征""双肩征"等为诊断本病特有的X线征象。

【诊断和鉴别诊断】 依据典型的临床表现,无胆汁的喷射性呕吐进行性加重,吐后觅食,查体见到胃蠕动波、扪及右上腹肿块,即可诊断。其中最可靠的诊断依据是触及幽门肿块。如未能触及肿块,则可行超声检查或钡餐检查以帮助明确诊断。

【鉴别诊断】

1. 幽门痉挛 与本病临床症状相似,但多在出生后即出现不规则间歇性呕吐,非喷射状,量不多,不呈进行性加重。也可见胃蠕动波,但右上腹触不到肿块。腹部B超检查幽门肌层无肥厚,用阿托品、氯丙嗪等解痉镇静剂治疗效果好。

2. 胃食管反流 呕吐呈非喷射状,无胃蠕动波,无右上腹肿块。如喂以较稠厚的奶品,喂食后将孩子置于半坐位,呕吐好转。X线钡餐检查、食管24小时pH监测可确诊。

3. 胃扭转 患儿喂奶后即发生呕吐,不含胆汁,特别是移动患儿时呕吐更明显,腹部无阳性体征。X 线检查可见到胃大弯位于小弯之上、双胃泡和双液平面。治疗采用半坐位体位喂养法,1~2 个月后症状即逐渐消失。X 线钡餐检查可见:①食管与胃黏膜有交叉现象;②胃大弯位于小弯之上;③幽门窦的位置高于十二指肠球部;④双胃泡、双液平面;⑤食管腹段延长,且开口于胃下方。

4. 喂养不当 由于喂奶过多、过快,或人工喂养时由于奶瓶倾斜将瓶内气体吸入胃内,或喂奶后放置婴儿头部过低,均可使婴儿发生呕吐。如系喂养不当引起的呕吐,应防止喂奶过多、过急,食后抱起婴儿,轻拍后背使积存在胃内的气体排出,呕吐可停止。食物过敏也可引起呕吐,回避过敏原治疗症状可缓解。

5. 其他 先天性消化道畸形如幽门前瓣膜、环状胰腺、肠旋转不良及肠梗阻型胎粪性腹膜炎等,是较为罕见的消化道畸形,临床上也可出现呕吐。根据原发病的不同,临床表现也不相同。行腹部 B 超检查和 X 线钡餐检查可助诊。

【治疗】

1. 外科治疗 诊断确定后应积极做术前准备尽早施行手术治疗,幽门环肌切开术为标准的手术。其操作简便,效果佳,术后胃肠功能恢复快。近年有人采用腹腔镜做该手术,效果相当。长期效果有待进一步观察。术后 6 小时即可给水喂养,如无呕吐可给奶喂养,术后早期积极喂养有利恢复可减少住院时间。

2. 内科治疗 喂养饮食疗法,每隔 2~3 小时哺喂一次,定时温盐水洗胃,每次进食前 15 分钟服用阿托品类解痉剂。这种疗法需要长期护理,很易感染,效果不可靠。目前多不主张采用内科治疗。

【预防】 本病属先天性消化道畸形,尚无有效预防措施,药物治疗也无法纠正畸形,早发现早治疗是防治的关键,故需尽早行幽门环肌切开术,预后较好。

(拾景梅)

第八节 婴儿肝炎综合征

婴儿肝炎综合征(infantile hepatitis syndrome)系指一组于婴儿期(包括新生儿期)起病,具有黄疸、肝病理体征(肝大、质地异常)和肝功能损伤(主要为血清谷丙转氨酶升高)的临床综合征,又称婴儿肝病综合征。病因复杂,主要有宫内和围生期感染、先天性遗传代谢病、肝内胆管发育异常等,由环境、遗传等因素单独或共同造成病变。这类疾病在明确病因之前统称为婴儿肝炎综合征,一旦病因明确,即按原发病因诊断。

【病因及发病机制】

1. 感染性因素 包括肝的原发性感染和全身感染累及肝。临床上所谓的 TORCH 综合征包括了主要的感染病原,即弓形虫(toxoplasma)、风疹病毒(rubella virus)、巨细胞病毒(cytomegalovirus,CMV)、单纯疱疹病毒(herpes simplex virus,HSV),此外还有嗜肝病毒,如:EB 病毒、柯萨奇病毒 B 组、埃可病毒、腺病毒等。细菌感染如金黄色葡萄球菌、大肠埃希菌、沙门菌、厌氧菌、肺炎球菌、链球菌等,以及一些条件致病菌,往往在全身感染时累及肝。近年来梅毒螺旋体及结核分枝杆菌等引起的肝炎综合征仍不容忽视,人类免疫缺陷病毒(HIV)等新病原体的母婴传播引起的肝炎综合征亦引起注意(参见新生儿感染章节)。

2. 先天性代谢异常 一般为酶缺陷,使正常代谢途径发生阻滞,常可累及肝,但只有少数会引起严重的、持续的肝损害。一般来说,有代谢性累积病变都伴有显著的肝大,而有肝损伤者往往为中等度肝大。按其种类包括:

(1) 碳水化合物代谢异常:如遗传性果糖不耐受症、半乳糖血症、糖原贮积症等。其中与婴儿肝炎综合征相关的糖原贮积症主要有Ⅰ、Ⅲ、Ⅳ型(参见遗传代谢病章节)。

(2) 氨基酸及蛋白质代谢异常:酶缺陷使正常代谢途径发生阻滞,如遗传性酪氨酸血症、高蛋氨酸血症等,可以造成持续性肝损伤。

(3) 脂质代谢异常:系一组遗传性疾病,由于类脂质代谢过程中某些酶的遗传性缺陷,使得原本能被该酶分解的某些类脂质沉积在单核-巨噬细胞系统及其他组织内,呈现充脂性组织细胞增殖,如戈谢病(Gaucher Disease)、尼曼-皮克病(Niemann-Pick Disease)、Wolman病等。

(4) 胆汁酸及胆红素代谢异常:如进行性家族性肝内胆汁淤积症(PFIC),包括 PFIC-1型:Byler 病、FIC1 缺乏、*ATP8P1*(18q21-q22) 基因缺陷;PFIC-2 型:BSEP 缺乏、*ABCB*11(2q24)基因缺陷;PFIC-3 型:*ABCB4/MDR*3 基因缺陷。柠檬素(Citrin)缺陷引起的婴儿肝内胆汁淤积(NICCD/瓜氨酸血症Ⅱ型)、Aagenaes 综合征(遗传性胆汁淤积伴淋巴水肿)、新生儿 Dubin-Johnson 综合征(MRP2 缺乏症)、Zellweger 综合征(脑-肝-肾综合征)等。

(5) α_1-抗胰蛋白酶缺乏症:是由于 α_1-抗胰蛋白酶缺乏,中和白细胞弹性蛋白凝固酶等抗蛋白酶作用减弱,使自体组织遭到破坏而致病。可造成肝细胞损伤、汇管区纤维化伴胆管增生及胆管发育不良等类型改变。

3. 先天性胆管闭锁、胆管扩张和肝内胆管发育不良

(1) 胆管闭锁:是发生于胎儿后期、出生后早期及新生儿期的一种进行性病变,由于某种原因导致肝内和肝外胆管的阻塞,使胆汁排泄的通道梗阻,并逐步形成不同程度的胆管闭锁。本病病因目前仍然是未完全明了,不是单因素所致,很可能是不同病因同时作用而出现的共同临床表现的疾病。多数学者认为围生期感染(特别是病毒感染)所致的炎症病变是导致本病的重要因素,因胆管炎症原因造成先天性胆管闭锁的约占80%,而因先天性胆管发育不良造成胆管闭锁者仅占10%。发病率 1/18 000~1/5 000 不等,亚洲人的发病率高于欧美等地,女性发病率高,男女之比为1:2。临床表现为阻塞性黄疸,晚期出现胆汁性肝硬化、门静脉高压、肝衰竭甚至死亡。

(2) 先天性胆管扩张症:又称先天性胆总管囊肿,是由于多种因素参与的先天性发育畸形。胚胎时期胰胆分化异常,胆总管和胰管未能正常分离,胰液反流入胆管,胆总管远端狭窄,胆道内压力增高,Oddi 括约肌神经肌肉功能失调,是本病的综合致病因素。亚洲人发病率高于欧美人,女性发病率高于男性,占总发病率的60%~80%。临床表现有腹痛、腹部肿块、黄疸。

(3) Caroli 病:又称先天性肝内胆管扩张症,为常染色体隐性遗传,以男性多见,一般以复发性胆管炎为主要特点。可伴有先天性肝纤维化、肝外胆管扩张或其他纤维囊性病。

(4) Alagile 综合征、新生儿硬化性胆管炎、胆管狭窄、胆汁黏稠/黏液栓等。

4. 毒性作用 如药物作用、胃肠外营养相关性胆汁淤积(parenteral nutrition-associated cholestasis,PNAC)等。

5. 其他原因 包括肝内占位病变,累及肝的全身恶性疾病,如朗汉斯细胞组织细胞增生症、噬血细胞淋巴组织细胞增生症等;以及唐氏综合征等染色体异常疾病。部分病例病因不明。

【病理】 主要病理改变为非特异性的多核巨细胞形成。胆汁淤积、肝间质和门脉区有炎症细胞浸润,程度与病情轻重有关。轻者肝小叶结构正常,重者可紊乱失常,肝细胞点状或片状坏死,库普弗细胞和小胆管增生,病情进展,门静脉周围可有纤维化。

【临床表现】 母孕期可有病毒感染、胎儿宫内发育迟缓等病史。患儿出生后主要临床表现有黄疸、肝脾肿大,有的患儿有喂养困难、腹泻呕吐等消化道症状,或生长发育迟缓,也可有皮肤、呼吸道、消化道、泌尿道等部位感染表现。胆汁淤积严重者和胆道闭锁患儿大便颜色变浅,甚至白陶土样大便,此类患儿来就诊时一定把胆道闭锁早期诊断出来,便于在患儿3月龄前进行外科手术干预治疗。慢性病患儿可出现肝硬化和腹水、消化道出血的表现。

病因不同,临床表现亦可有不同。主要表现为黄疸。往往因为生理性黄疸持续不退或退而复现就诊。母孕期可有感染(主要是孕早期病毒感染)、服用药物、或有早产、胎膜早破、胎儿宫内发育迟缓等病史。患儿出生后可有脐炎、臀炎、皮肤脓疱疮、口腔、呼吸道或消化道感染等。亦可出现其他症状如发热、呕吐、腹胀等。尿色较深,大便由黄转为淡黄,亦可能呈白陶土样大便。可有家族肝病史或遗传疾病史。体格检查有肝脾大。多数在3~4个月内黄疸缓慢消退,也可并发干燥症、低血钙性抽搐、出血和腹泻。少数重症者病程较长可致肝硬化、肝衰竭。可伴发其他先天畸形(脐疝、腹股沟疝、先天性心脏病、幽门肥厚性狭窄等)及生长发育障碍。此外,还有与本综合征有关的原发疾病的临床表现,如消化及神经系统症状及体征。

【辅助检查】

(1) 血常规:细菌感染时白细胞增高,中性粒细胞增高并核左移;CMV感染时,血常规可有血小板减少、贫血、单核细胞增多等改变;溶血者可有网织红细胞计数升高及红细胞形态异常改变。

(2) 肝功能、甲胎蛋白、凝血功能检查:结合胆红素和非结合胆红素可有不同程度、不同比例的升高;谷丙转氨酶升高,甲胎蛋白持续增高则提示肝细胞有破坏,再生增加;血清 γ-谷氨酰转肽酶、碱性磷酸酶、5'-核苷酸酶等反映胆管性胆汁淤积的指标增高;但是在PFIC-1、PFIC-2型时 γ-谷氨酰转肽酶不增高或降低;反映肝细胞合成功能的指标,如凝血因子和纤维蛋白原、血清白蛋白等可能降低。

(3) 病原学检查:病毒感染标志物和相应的病毒学、血清学检查,如TORCH全套(巨细胞病毒、单纯疱疹病毒、弓形虫、风疹病毒)、EBV-Ab、COX-Ab、肝炎病毒(甲肝、乙肝、丙肝、丁肝、戊肝)、必要时查梅毒、HIV-Ab。怀疑细菌感染者可行血培养、中段尿培养等检查。

(4) 疑似遗传代谢、内分泌疾病时,可行血糖测定、尿糖层析、T_3、T_4、TSH、α_1-抗胰蛋白酶,尿有机酸,血、尿串联质谱氨基酸测定,血气分析及特异性酶学、染色体、基因检查等。

(5) 影像学检查:做肝、胆、脾B超,肝CT或肝胆磁共振胆管成像(MRCP)检查,可显示相应的畸形或占位病变。

(6) 肝胆放射性核素扫描:正常 ^{99m}Tc-EHIDA 静脉注射后迅速被肝细胞摄取,3~5分钟肝即清晰显影,左右肝管于5~10分钟可显影,15~30分钟胆囊、胆总管及十二指肠开始出现放射性,充盈的胆囊于脂餐后迅速收缩,肝影于12~20分钟逐渐明显消退,在正常情况下,胆囊及肠道显影均不迟于60分钟。先天性胆道闭锁时肠道内始终无放射性出现。

(7) 胆汁引流:可做动态持续十二指肠引流,查胆汁常规、细菌培养、胆汁中胆红素、胆汁酸检查。

(8) 肝活体组织病理检查:不明原因者可经皮肝穿刺或腹腔镜检查取活体组织行病理检查。

【治疗】 多数的婴儿肝炎综合征缺乏特异的治疗,但部分患儿需要特殊的干预措施,特别是先天性胆道闭锁和有些遗传代谢性肝病,及时的诊断和治疗可明显改善患儿的预后。但在病因未明确之前,临床上以对症治疗为主,主要包括利胆退黄、保肝和支持治疗。

1. 胆汁淤积者 需每日观察大便颜色

2. 对症支持治疗

(1) 利胆退黄:熊去氧胆酸能促进胆汁排泄,腺苷蛋氨酸有助于防止肝内胆汁淤积,也可以用辅以中药制剂(茵陈、山栀、大黄)。

(2) 改善肝细胞功能:还原型谷胱甘肽有促进肝解毒与合成功能的作用,联苯双酯、甘草酸苷降酶作用显著,病重者可以用促肝细胞生长因子。也可辅以B族维生素及维生素C,胆汁淤积者肝合成脂溶性维生素能力下降需补充维生素A、维生素D、维生素E、维生素K。同时注意补充肠道微生态制剂。

(3) 重症患儿有肝衰竭表现者,按肝衰竭治疗原则处理。

3. 病因治疗

(1) 细菌感染所致肝炎根据标本培养的药敏试验选用敏感的抗生素治疗。

(2) 病毒感染可应用干扰素、胸腺肽等免疫调节剂。更昔洛韦对治疗EBV感染、巨细胞病毒肝炎有一定疗效。虽有不良反应,可引起骨髓抑制,但在检测血细胞动态变化的情况下仍可作为常规治疗的药物。对CMV感染的治疗方法:①感染期:更昔洛韦每次5mg/kg,静脉滴注,12小时1次,每次滴注时间不少于1小时,持续2周。②维持期:每次5mg/kg,静脉滴注,每天1次,7次/周或者每次6mg/kg,静脉滴注,5次/周,持续时间14~60天不等或视病情而定。注意粒细胞及血小板的变化,注意血清肌酐或肌酐清除率等肾功能的测定。

(3) 特殊饮食:有明显胆汁淤积者需进食富含中链脂肪酸的奶粉,以减轻肝的负担。遗传代谢性肝病如半乳糖血症应停用一切奶类和奶类制品,改用豆浆及蔗糖喂养,酪氨酸血症给予低苯丙氨酸、酪氨酸饮食等。

(4) 外科手术:先天性胆道闭锁应尽早在3月龄前行Kasai手术,对提高手术成功率及长期生存率具有决定性意义。PFIC Ⅰ型及Ⅱ型、Alagille综合征患儿可行部分胆汁分流术或回肠旁置手术以阻断肠肝循环,减轻胆汁淤积,使临床症状部分缓解,待条件允许时可行肝移植手术。

4. 预后

大多数婴儿肝炎综合征患儿随着生长发育黄疸逐渐消退,预后良好;少部分占婴儿肝炎的5%~10%,表现为进行性加重,有持续胆汁淤积的表现,预后不良,在儿童期死亡或需要肝移植才能实现长期生存。

(拾景梅)

第十二章 血液系统疾病

> **学习目标**
>
> 1. 熟悉小儿血象特点。
> 2. 掌握缺铁性贫血、营养性巨幼细胞贫血的血象和骨髓特点及治疗原则。
> 3. 熟悉遗传性球形红细胞增多症,红细胞葡萄糖-6-磷酸脱氢酶缺乏症的发病原因和治疗原则,熟悉地中海贫血的分类、临床表现和治疗原则。
> 4. 掌握免疫性血小板减少性紫癜的临床表现和治疗原则;血友病的分型、遗传规律和治疗原则。
> 5. 熟悉和掌握 DIC 的发病原因、临床表现和治疗原则。
> 6. 熟悉儿童白血病的临床表现和治疗原则,儿童急性淋巴细胞白血病的危险度分型的依据和治疗原则。
> 7. 熟悉郎格汉斯细胞组织细胞增生症的分型、临床表现和治疗原则。

第一节 小儿造血和血象特点

一、造 血 特 点

（一）胚胎期造血

根据造血组织发育和造血部位发生的先后,可将此期分为三个不同的阶段。

1. 卵黄囊及中胚叶造血期 在胚胎第 3 周开始出现卵黄囊造血,之后在中胚叶组织中出现原始造血成分,其中主要是原始的有核红细胞。约在胚胎第 6 周后,中胚叶造血开始减退。

2. 肝脾造血期 在胚胎第 6~8 周,即可探测肝造血的发生,并逐渐成为胎儿中期的主要造血场所。胎儿期 4~5 个月时达顶峰,6 个月后逐渐减退。肝造血主要产生有核红细胞,也可产生少量粒细胞和巨核细胞。约于胚胎的第 8 周,脾也开始造血,以生成红细胞为主,之后粒系造血也相当活跃,至 12 周时出现单核细胞和淋巴细胞。胎儿 5 个月之后,脾造红细胞和粒细胞的功能逐渐减退,至出生时成为终生造血淋巴器官。另外,胚胎期胸腺也有短暂的生成红细胞和粒细胞功能。

淋巴结自胚胎第 11 周开始生成淋巴细胞。从此,淋巴结成为终生造淋巴细胞和浆细胞的器官。胎儿期淋巴结亦有短暂的红系造血功能。

3. 骨髓造血期 胚胎第 6~7 周开始出现骨髓,但至胎儿 4 个月时才开始造血活动,并迅速成为主要的造血器官,直至出生 2~5 周后成为唯一的造血场所。

(二) 出生后造血

1. 骨髓造血 出生后主要是骨髓造血。婴幼儿期所有骨髓均为红骨髓,均参与造血,以满足生长发育的需要。5~7岁开始,脂肪组织(黄骨髓)逐渐代替长骨中的造血组织,因此年长儿和成人红骨髓仅限于骨盆、颅骨、肋骨、脊椎、胸骨、锁骨和肩胛骨,但黄骨髓仍有潜在的造血功能,当造血需要增加时,它可转变为红骨髓而恢复造血功能。小儿在出生后头几年缺少黄骨髓,故造血代偿潜力小,如果造血需要增加,就会出现髓外造血。

2. 骨髓外造血(extramedullary hematopoiesis) 在正常情况下,骨髓外造血极少。出生后,尤其在婴儿期,当发生感染性贫血或溶血性贫血等造血需要增加时,肝、脾和淋巴结可以恢复到胎儿时的造血状态,出现肝、脾、淋巴结肿大。同时外周血中可出现有核红细胞和(或)幼稚中性粒细胞。这是小儿造血器官的一种特殊反应,称为"骨髓外造血",感染及贫血纠正后即恢复正常。

二、血象特点

不同年龄小儿的血象有所不同。

1. 红细胞数和血红蛋白量 由于胎儿期由于处于相对缺氧状态,红细胞生成素合成增加,故红细胞数和血红蛋白量较高,出生时红细胞数为$(5.0 \sim 7.0) \times 10^{12}/L$,血红蛋白量为150~220g/L。未成熟儿与足月儿基本相等,少数可稍低。出生后6~12小时因进食较少和不显性失水,其红细胞数和血红蛋白量往往比出生时高些。出生后随着自主呼吸的建立,血氧含量增加,红细胞生成素减少,骨髓造血功能暂时性降低,网织红细胞减少;胎儿红细胞寿命较短,且破坏较多(生理性溶血);婴儿生长发育迅速,循环血量迅速增加等因素,红细胞数和血红蛋白量逐渐降低,至2~3个月时(早产儿较早)红细胞数降至$3.0 \times 10^{12}/L$、血红蛋白量降至100g/L左右,出现轻度贫血,称为"生理性贫血(physiologic anemia)"。"生理性贫血"呈自限性,3个月以后,红细胞数和血红蛋白量又缓慢增加,于11~12岁时达成人水平。此外,初生时外周血中可见到少量有核红细胞,出生后1周内消失。网织红细胞数在初生3天内为4%~6%,于出生后第7天迅速下降至2%以下,并维持在较低水平,约0.3%,以后随生理性贫血恢复而短暂上升,婴儿期以后约与成人相同。

2. 白细胞数与分类 刚出生时白细胞总数为$(15 \sim 20) \times 10^9/L$,出生后6~12小时可以达到$(21 \sim 28) \times 10^9/L$,然后逐渐下降,1周时平均为$12 \times 10^9/L$,婴儿期白细胞数维持在$10 \times 10^9/L$左右,8岁以后接近成人水平。

白细胞分类主要是中性粒细胞与淋巴细胞比例的变化。出生时中性粒细胞约占65%,淋巴细胞约占30%。随着白细胞总数的下降,中性粒细胞比例也相应下降,出生后4~6天时两者比例约相等;至1~2岁时淋巴细胞约占60%,中性粒细胞约占35%,之后中性粒细胞比例逐渐上升,至4~6岁时两者比例又相等;以后白细胞分类与成人相似。

3. 血小板数与分类 血小板数与成人相似,为$(150 \sim 300) \times 10^9/L$。

4. 血红蛋白种类 血红蛋白分子由两对多肽链组成,构成血红蛋白分子的多肽链共有6种,分别称为α、β、γ、δ、ϵ和ζ链,不同的血红蛋白分子是由不同的多肽链组成。正常情况下可有6种不同的血红蛋白分子:胚胎期的血红蛋白为Gower1($\zeta_2\epsilon_2$)、Gower2($\alpha_2\epsilon_2$)和Portland($\zeta_2\gamma_2$);胎儿期的胎儿血红蛋白(HbF,$\alpha_2\gamma_2$);成人血红蛋白分为HbA($\alpha_2\beta_2$)和

HbA$_2$($\alpha_2\delta_2$)两种。血红蛋白 Gower1、Gower2 和 Portland 在胚胎 12 周时消失,并为 HbF 所代替。胎儿 6 个月时 HbF 占 90%,而 HbA 仅占 5%~10%;以后 HbA 合成逐渐增加,至出生时 HbF 占 70%,HbA 约占 30%,HbA$_2$<1%。出生后 HbF 迅速为 HbA 所代替,1 岁时 HbF 不超过 5%,2 岁时 HbF 不超过 2%。成人的 HbA 约占 95%,HbA$_2$ 占 2%~3%,HbF 不超过 2%。

5. 血容量 小儿血容量相对较成人多,新生儿血容量占体重的 10%,平均 300ml;儿童占体重的 8%~10%;成人血容量占体重的 6%~8%。

第二节 小儿贫血概述

贫血是指外周血中单位容积内的红细胞数、血红蛋白量或红细胞比容低于正常。婴儿和儿童的红细胞数和血红蛋白量随年龄不同而有差异,根据世界卫生组织(WHO)的资料,血红蛋白的低限值在 6 个月至 6 岁者为 110 g/L,6~14 岁为 120 g/L,海拔每升高 1000 米,血红蛋白上升 4%;低于此值者为贫血。6 个月以下的婴儿由于生理性贫血等因素,血红蛋白值变化较大,目前尚无统一标准。我国小儿血液会议(1989 年)暂定:血红蛋白在新生儿期<145g/L,1~4 月时<90 g/L,4~6 月时<100g/L 者为贫血。

一、贫血的分类

(一) 贫血程度分类

根据外周血血红蛋白含量或红细胞数可分为四度:①血红蛋白(Hb)从正常下限至 90 g/L 者为轻度;②~60 g/L 者为中度;③~30 g/L 者为重度;④<30 g/L 者为极重度。新生儿 Hb 为 120~144g/L 者为轻度,~9 0g/L 者为中度,~60 g/L 者为重度,<60 g/L 者为极重度。

(二) 病因分类

根据造成贫血的原因将其分为红细胞或血红蛋白生成不足、溶血性和失血性三类。

1. 红细胞和血红蛋白生成不足

(1) 造血物质缺乏:如缺铁性贫血(铁缺乏)、巨幼红细胞性贫血(维生素 B$_{12}$、叶酸缺乏)、维生素 B$_6$ 缺乏性贫血、铜缺乏、维生素 C 缺乏、蛋白质缺乏等。

(2) 骨髓造血功能障碍:如范可尼(Fanconi)贫血、再生障碍性贫血、单纯红细胞再生障碍性贫血。

(3) 其他:慢性炎症性贫血(儿童类风湿病、慢性感染、系统性红斑狼疮等),慢性肾病所致贫血、铅中毒、癌症性贫血、甲状腺功能低下等。

2. 溶血性贫血 可由红细胞内在异常或红细胞外在因素引起。

(1) 红细胞内在异常:①红细胞膜结构缺陷,如遗传性椭圆形红细胞增多症、口形红细胞增多症、遗传性球形红细胞增多症、棘状红细胞增多、阵发性睡眠性血红蛋白尿等;②红细胞酶缺乏,如葡萄糖-6-磷酸脱氢酶(G-6-PD)缺乏、丙酮酸激酶(PK)缺乏症、谷胱甘肽合成酶缺乏等;③血红蛋白合成或结构异常,如地中海贫血、血红蛋白病等。

(2) 红细胞外在因素:①免疫因素,体内存在破坏红细胞的抗体,如新生儿溶血症、自身免疫性溶血性贫血、药物所致的免疫性溶血性贫血等;②非免疫因素,如物理化学因素、感染、毒素、脾功能亢进、血栓性血小板减少性紫癜、弥散性血管内凝血等。

3. 失血性贫血 包括急性失血和慢性失血引起的贫血,如创伤性大出血、出血性疾病、消化道溃疡、钩虫病、肠息肉、特发性肺含铁血黄素沉着症等。

(三) 形态分类

根据红细胞数、血红蛋白量和血细胞比容计算红细胞平均容积(MCV)、红细胞平均血红蛋白量(MCH)和红细胞平均血红蛋白浓度(MCHC)的结果而将贫血分为四类(表 12-1)。

表 12-1 贫血的细胞形态类

	MCV(fl)	MCH(pg)	MCHC(%)
正常者	80~94	28~32	32~38
大细胞性	>94	>32	32~38
正细胞性	80~94	28~32	32~38
单纯小细胞性	<80	<28	32~38
小细胞低色素性	<80	<28	<32

二、临 床 表 现

贫血的临床表现与其病因、程度轻重、发生急慢等因素有关。急性贫血如急性失血或溶血,虽贫血程度轻,亦可引起严重症状甚至休克;慢性贫血,若机体各器官的代偿功能较好,可无症状或症状较轻,当代偿不全时才逐渐出现症状。红细胞的主要功能是携带氧气,故贫血时组织与器官缺氧而产生一系列症状。

(一) 一般表现

皮肤、黏膜苍白为突出表现。贫血时皮肤(面、耳轮、手掌等)、黏膜(睑结膜、口腔黏膜)及甲床呈苍白色;重度贫血时皮肤往往呈蜡黄色,易误诊为轻度黄疸;相反,伴有黄疸、发绀或其他皮肤色素改变时可掩盖贫血的表现。此外,病程较长的患儿还常有易疲倦、毛发干枯、营养低下、体格发育迟缓等症状。

(二) 造血器官反应

婴幼儿期的骨髓几乎全是红髓,贫血时,骨髓不能进一步代偿而出现骨髓外造血,表现为肝脾大和淋巴结肿大,外周血中可出现有核红细胞、幼粒细胞。

(三) 各系统症状

1. 循环和呼吸系统 贫血时可出现呼吸加速或者急促、心率加快、脉搏加强、动脉压增高,有时可见毛细血管搏动。重度贫血失代偿时,则出现心脏扩大、心前区收缩期杂音,甚至发生充血性心力衰竭。

2. 消化系统 胃肠蠕动及消化酶分泌功能均受影响,出现食欲减退、恶心、腹胀或便秘等。偶有舌炎、舌乳头萎缩等。

3. 神经系统 常表现精神不振,情绪易激动,注意力不集中等。年长儿可有头痛、昏眩、眼前有黑点或耳鸣等。

三、诊 断 要 点

贫血是综合征,必须找出其贫血的原因,才能进行合理和有效的治疗。因此,详细询问病史、全面的体格检查和必要的合理的实验室检查是作出贫血病因诊断的重要依据。

(一) 病史

1. 发病年龄 可提供诊断线索。不同年龄发生贫血的病因不同:出生后即有严重贫血者要考虑产前或产时失血;出生后48小时内出现贫血伴有黄疸者,以新生儿溶血症可能性大;婴儿期发病者多考虑营养缺乏性贫血、遗传性溶血性贫血;儿童期发病者多考虑慢性失血性贫血、再生障碍性贫血、其他造血系统疾病、全身性疾病引起的贫血。

2. 病程经过和伴随症状 起病快、病程短者,提示急性溶血或急性失血;起病缓慢者,提示营养性贫血、慢性失血、慢性溶血等。如伴有黄疸和血红蛋白尿提示溶血;伴有呕血、便血、血尿、瘀斑等提示出血性疾病;伴有神经和精神症状如嗜睡、震颤等提示维生素B_{12}缺乏;伴有骨病提示骨髓浸润性病变,肿瘤性疾病多伴有发热、肝脾大及淋巴结肿大。

3. 喂养史 应详细了解婴幼儿的喂养方法及饮食的质与量对诊断和病因分析有重要意义。单纯乳类喂养未及时添加辅食的婴儿,易患营养性缺铁性贫血或巨幼细胞性贫血;长期羊奶喂养易患巨幼细胞性贫血,幼儿及年长儿饮食质量差或搭配不合理者,可能为缺铁性贫血。

4. 过去史 询问有无寄生虫病特别是钩虫病史;询问其他系统疾病,包括消化系统疾病、慢性肾病、严重结核、慢性炎症性疾病如类风湿病等可引起贫血的有关疾病。此外,还要询问是否服用对造血系统有不良影响的药物如氯霉素、磺胺等。

5. 家族史 与遗传有关的贫血,如遗传性球形红细胞增多症、G-6-PD缺乏、地中海贫血等,家族(或近亲)中常有同样患者。

(二) 体格检查

1. 生长发育 慢性贫血往往有生长发育障碍。某些遗传性溶血性贫血,特别是重型β地中海贫血,除发育障碍外还表现有特殊面貌,如颧、额突出,眼距宽,鼻梁低,下颌骨较大等。

2. 营养状况 营养不良常伴有慢性贫血。

3. 皮肤、黏膜 皮肤和黏膜苍白的程度一般与贫血程度成正比。小儿因自主神经功能不稳定,故面颊的潮红与苍白有时不一定能正确反映有无贫血,观察甲床、结合膜及唇黏膜的颜色比较可靠。长期慢性贫血者皮肤呈苍黄,甚至呈古铜色;反复输血者皮肤常有色素沉着。如贫血伴有皮肤、黏膜出血点或瘀斑,要注意排除出血性疾病和白血病。伴有黄疸时提示溶血性贫血。

4. 指甲和毛发 缺铁性贫血的患儿指甲菲薄、脆弱,严重者扁平甚至呈匙形反甲。巨幼红细胞性贫血患儿头发细黄、干稀、无光泽,有时呈绒毛状。

5. 肝脾大和淋巴结肿大 这是婴幼儿贫血常见的体征。肝脾轻度肿大多提示髓外造血;如肝脾明显肿大且以脾大为主者,多提示遗传性溶血性贫血。贫血伴有明显淋巴结肿大者,应考虑造血系统恶性病变(如白血病、恶性淋巴瘤)。

除上述病史与体检资料外,还应注意贫血对各系统的影响,如心脏扩大和心尖部收缩期杂音等,以及各系统可能的其他损害与贫血的因果关系。

(三) 实验室检查

血液检查是贫血的诊断和鉴别诊断不可缺少的措施,临床上应由简而繁进行。一般根据病史、体征和初步的实验室检查资料,通过综合分析,对大多数贫血可作出初步诊断或确定诊断;对一些病情复杂暂时不能明确诊断者,亦可根据初步线索进一步选择必要的检查。

1. 外周血象 这是一项简单而又重要的检查方法。根据红细胞和血红蛋白量可判断有无贫血及其程度,并可根据形态分类协助病因分析。仔细观察血涂片中红细胞大小、形态及染色情况,对贫血的病因诊断有帮助。如红细胞较小、染色浅、中央淡染色区扩大,多提示缺铁性贫血;红细胞呈球形,染色深提示遗传性球形红细胞增多症;红细胞大小不等,染色浅并有异形、靶形和碎片者,多提示地中海贫血;红细胞形态正常则见于急性溶血或骨髓造血功能障碍。白细胞和血小板计数及观察血涂片中白细胞和血小板的质和量的改变,对判断贫血的原因也有帮助。

网织红细胞计数可反映骨髓造红细胞的功能。增多提示骨髓造血功能活跃,可见于急慢性溶血或失血性贫血;减少提示造血功能低下,可见于再生障碍性贫血、营养性贫血等。此外在治疗过程中定期检查网织红细胞计数,有助于判断疗效,如缺铁性贫血经合理的治疗后,网织红细胞在1周左右即开始增加。

2. 骨髓检查 骨髓涂片检查可直接了解骨髓造血细胞生成的质和量的变化,对某些贫血的诊断具有决定性意义(如白血病、再生障碍性贫血、营养性巨幼红细胞性贫血)。骨髓活体组织检查对白血病、转移瘤等骨髓病变具有诊断价值。

3. 血红蛋白分析检查 如血红蛋白碱变性试验、血红蛋白电泳、包涵体生成试验等,对地中海贫血和异常血红蛋白病的诊断有重要意义。

4. 红细胞脆性试验 脆性增高见于遗传性球形红细胞增多症;减低则见于地中海贫血。

5. 特殊检查 红细胞酶活力测定对先天性红细胞酶缺陷所致的溶血性贫血有诊断意义;抗人球蛋白试验(coombs test)可以协助诊断自身免疫性溶血;血清铁、铁蛋白(SF)、红细胞游离原卟啉等检查可以分析体内铁代谢情况,以协助诊断缺铁性贫血。

四、治疗原则

(一) 去除病因

这是治疗贫血的关键,有些贫血在病因去除后,很快可以治愈。对一些贫血原因暂时未明的,应积极寻找病因,予以去除。

(二) 一般治疗

加强护理,预防感染,改善饮食质量和搭配等。

(三) 药物治疗

针对贫血的病因,选择有效药物给予治疗,如铁剂治疗缺铁性贫血,维生素 B_{12} 和叶酸治疗巨幼红细胞性贫血,肾上腺皮质激素治疗自身免疫性溶血性贫血和先天性纯红细胞再生障碍性贫血;"强化"免疫抑制(抗胸腺球蛋白、环孢素 A 等)治疗再生障碍性贫血等。

(四) 输红细胞

当贫血引起心功能不全时,输红细胞是抢救措施。对长期慢性贫血者,若代偿功能良好,可不必输红细胞;必须输注时应注意量和速度,贫血越严重,一次输注量越少且速度宜慢。一般选用浓缩红细胞,每次 5~10 ml/kg,速度不宜过快,以免引起心力衰竭和肺水肿。对于贫血合并肺炎的患儿,每次输红细胞量更应减少,速度减慢。

(五) 造血干细胞移植

这是目前根治严重遗传性溶血性贫血和再生障碍性贫血的有效方法,但受 HLA 相配的造血干细胞来源的限制。

(六) 并发症治疗

婴幼儿贫血易合并急、慢性感染,营养不良,消化功能紊乱等,应予积极治疗。同时还应考虑贫血与合并症的相互影响的特点,如贫血患儿在消化功能紊乱时对于体液失衡的调节能力较无贫血的小儿差,在输液治疗时应予注意。

第三节 营养性贫血

一、营养性缺铁性贫血

营养性缺铁性贫血(nutritional iron deficiency anemia)是由于体内铁缺乏导致血红蛋白合成减少的贫血症,临床上以小细胞低色素性贫血、血清铁蛋白减少和铁剂治疗有效为特点。本病以婴幼儿发病率最高,以 6~24 个月婴幼儿发病率最高,严重危害小儿健康,是我国重点防治的小儿常见病之一。

【铁的代谢】

1. 人体内铁元素的含量及其分布 正常人体内的含铁总量随着年龄、体重、性别和血红蛋白水平的不同而异。正常成人男性体内总铁量约为 50mg/kg,女性约为 35mg/kg,新生儿约为 75mg/kg。总铁量中约 64% 用于合成血红蛋白,32% 以铁蛋白及含铁血黄素形式储存于骨髓、肝和脾内,3.2% 用于合成肌红蛋白,<1% 存在于含铁酶内和以运转铁形式存在于血浆中。

2. 铁的来源 铁的来源主要有以下两类。

(1) 外源性铁:主要来自食物,占人体铁摄入量的 1/3;分为血红素铁和非血红素铁,前者吸收率高于后者。动物性食物含铁高且为血红素铁,吸收率达 10%~25%;母乳与牛乳含铁量均低;但母乳的铁吸收率比牛乳高 2~3 倍。植物性食物中的铁是非血红素铁,吸收率为 1.7%~7.9%。

(2) 红细胞释放的铁:体内红细胞衰老或破坏所释放的血红蛋白铁,占人体铁摄入量的 2/3,几乎全部被再利用。

3. 铁的吸收和运转　食物中的铁主要以 Fe^{2+} 形式在十二指肠和空肠上段被吸收。进入肠黏膜细胞的 Fe^{2+} 被氧化成 Fe^{3+},一部分与细胞内的去铁蛋白(apoferritin)结合形成铁蛋白(ferritin),暂时保存在肠黏膜细胞中;另一部分与细胞质中载体蛋白结合后移出胞外进入血液,与血浆中的转铁蛋白(transferrin,Tf)结合,随血液循环将铁运送到需铁和储铁组织,供给机体利用。红细胞破坏后释放出的铁,也同样通过与 Tf 结合后运送到骨髓等组织,被利用或储存。

肠黏膜细胞调节铁的吸收,这种调节作用又通过体内储存铁和转铁蛋白受体(TfR)来调控。当体内储存铁充足时,转铁蛋白受体(TfR)与铁复合物合成减少,铁蛋白合成增加,肠黏膜细胞内的铁大部分以铁蛋白形式储存在该细胞内,随肠黏膜细胞的脱落而被排出体外,因而吸收减少;当体内缺铁时,TfR 合成增加,铁蛋白合成减少,肠黏膜细胞内 TfR-铁复合物进入血流,铁的吸收增加。

正常的情况下,血浆中的转铁蛋白仅 1/3 与铁结合,此结合的铁称为血清铁(serum iron,SI);其余 2/3 的转铁蛋白仍具有与铁结合的能力,在体外加入一定量的铁可使其成饱和状态,所加的铁量即为未饱和铁结合力。血清铁与未饱和铁结合力之和称之为血清总铁结合力(total iron binding capacity,TIBC)。血清铁在总铁结合力中所占的百分比称之为转铁蛋白饱和度(transferrin saturation,TS)。

4. 铁的利用与储存　铁到达骨髓造血组织后即进入幼红细胞,在线粒体中与原卟啉结合形成血红素,血红素与珠蛋白结合形成血红蛋白。此外,铁参与肌红蛋白和某些酶(如细胞色素 C、单胺氧化酶、核糖核酸还原酶、琥珀酸脱氢酶等)的合成。在体内未被利用的铁以铁蛋白及含铁血黄素的形式储存。在机体需要铁时,这两种铁均可被利用,通过还原酶的作用,使铁蛋白中的 Fe^{2+} 释放,然后被氧化酶氧化成 Fe^{3+},与转铁蛋白结合后被转运到需铁的组织。

5. 铁的排泄　正常情况下每日仅有极少量的铁排出体外。小儿每日排出量约为 15μg/kg,约 2/3 随脱落的肠黏膜细胞、红细胞、胆汁由肠道排出,其他经肾脏和汗腺排出,表皮细胞脱落也失去极微量的铁。

6. 铁的需要量　小儿由于生长发育的需要,每日需摄入的铁量相对较成人为多。成熟儿自出生后 4 个月至 3 岁每天约需铁 1mg/kg;早产儿约达 2mg/kg;各年龄小儿每天摄入总量不宜超过 15mg。

7. 出生前、后铁代谢特点

(1) 胎儿期铁代谢特点:胎儿通过胎盘从母体获得铁,以孕后期 3 个月获铁量最多,平均每日约 4 mg。故足月儿从母体所获得的铁足够其出生后 4~5 个月内之需;而未成熟儿从母体所获得的铁较少,容易发生缺铁。当孕母严重缺铁,由于母体 TfR 的代偿性增加和胎盘摄铁能力的下降,可影响胎儿获取铁量。

(2) 婴幼儿期铁代谢的特点:足月新生儿体内总铁约 75mg/kg,其中 25% 为储存铁。出生后由于"生理性溶血"释放的铁较多,随后是"生理性贫血"期造血相对较低下,加之从母体获取的铁一般能满足 4 个月之需,故婴儿早期不易发生缺铁。但早产儿从母体获取铁少,且生长发育更迅速,可较早发生缺铁。约 4 月龄以后,从母体获取的铁逐渐耗尽,加上此期生长发育迅速,造血活跃,因此对膳食铁的需要增加,而婴儿主食人乳和牛乳的铁含量均低,不能满足机体之需,储存铁耗竭后即发生缺铁,故6个月至2岁的小儿缺铁性贫血发生率高。

(3) 儿童期和青春期铁代谢特点:儿童期一般较少缺铁,此期缺铁的主要原因是偏食使摄取的铁不足,或是食物搭配不合理使铁的吸收受抑制;肠道慢性失血也是此期缺铁的原因。青春期由于生长发育迅速而对铁的需要量增加,初潮以后少女如月经过多造成铁的丢失也是此期缺铁的原因。

【病因】

1. 先天储铁不足 胎儿从母体获得的铁以妊娠最后3个月最多,故早产、双胎或多胎、胎儿失血和孕母严重缺铁等均可使胎儿储铁减少。

2. 铁摄入量不足 这是缺铁性贫血的主要原因。人乳、牛乳、谷物中含铁量均低,如不及时添加含铁较多的辅食,容易发生缺铁性贫血。

3. 生长发育因素 婴儿期生长发育较快,5个月时和1岁时体重分别为出生时的2倍和3倍;随着体重增加,血容量也增加较快,1岁时血循环中的血红蛋白增加2倍;未成熟儿的体重及血红蛋白增加倍数更高;如不及时添加含铁丰富的食物,则易致缺铁。

4. 铁的吸收障碍 食物搭配不合理可影响铁的吸收。慢性腹泻不仅铁的吸收不良,而且铁的排泄也增加。

5. 铁的丢失过多 正常婴儿每天排泄铁量相对比成人多。每毫升血约含铁0.5mg,长期慢性失血可致缺铁,如肠息肉、梅克尔憩室、膈疝、钩虫病等可致慢性失血,用不经加热处理的鲜牛奶喂养的婴儿可因对牛奶过敏而致肠出血(每天失血约0.7ml)。

【发病机制】

1. 缺铁对血液系统的影响 铁是合成血红蛋白的原料,缺铁时血红素生成不足,进而血红蛋白合成也减少,导致新生的红细胞内血红蛋白含量不足,细胞质减少,细胞变小;而缺铁对细胞的分裂、增殖影响较小,故红细胞数量减少程度不如血红蛋白减少明显,从而形成小细胞低色素性贫血。缺铁通常经过以下三个阶段才发生贫血:①铁减少期(iron depletion, ID),此阶段体内储存铁已减少,但供红细胞合成血红蛋白的铁尚未减少;②红细胞生成缺铁期(iron deficient erythropoiesis, IDE),此期储存铁进一步耗竭,红细胞生成所需的铁亦不足,但循环中血红蛋白的量尚未减少;③缺铁性贫血期(iron deficiency anemia, IDA),此期出现小细胞低色素性贫血,还有一些非造血系统的症状。

2. 缺铁对其他系统的影响 缺铁可影响肌红蛋白的合成,并可使多种含铁酶(如细胞色素C、单胺氧化酶、核糖核苷酸还原酶、琥珀酸脱氢酶等)的活性降低。由于这些含铁酶与生物氧化、组织呼吸、神经递质分解与合成有关,故铁缺乏时造成细胞功能紊乱,尤其是单胺氧化酶的活性降低,造成重要的神经介质如5-羟色胺、去甲肾上腺素、肾上腺素及多巴胺发生明显变化,不能正常发挥功能,因而产生一些非造血系统的表现,如体力减弱、易疲劳、表情淡漠、注意力难于集中、注意力减退和智力降低等。缺铁还可引起组织器官的异常,如口腔黏膜异常角化、舌炎、胃酸分泌减少、脂肪吸收不良和反甲等。此外,缺铁还可引起细胞免疫功能降低,易患感染性疾病。

【临床表现】 任何年龄均可发病,以6个月至2岁最多见。发病缓慢,其临床表现随病情轻重而有不同。

1. 一般表现 皮肤、黏膜逐渐苍白,以唇、口腔黏膜及甲床较明显。易疲乏,不爱活动。

年长儿可诉头晕、眼前发黑、耳鸣等。

2. 髓外造血表现 由于髓外造血,肝、脾可轻度肿大;年龄越小、病程越久、贫血越重,肝脾大越明显。

3. 非造血系统症状

(1) 消化系统症状:食欲减退,少数有异食癖(如嗜食泥土、墙皮、煤渣等);可有呕吐、腹泻;可出现口腔炎、舌炎或舌乳头萎缩;重者可出现萎缩性胃炎或吸收不良综合征。

(2) 神经系统症状:表现为烦躁不安或萎靡不振,精神不集中、记忆力减退,智力多数低于同龄儿。

(3) 心血管系统症状:明显贫血时心率增快,严重者心脏扩大甚至发生心力衰竭。

(4) 其他:因细胞免疫功能降低,常合并感染。可因上皮组织异常而出现反甲。

【实验室检查】

1. 外周血象 血红蛋白降低比红细胞数减少明显,呈小细胞低色素性贫血。外周血涂片可见红细胞大小不等,以小细胞为多,中央淡染区扩大。平均红细胞容积(MCV)<80 fl,平均红细胞血红蛋白量(MCH)<26 pg,平均红细胞血红蛋白浓度(MCHC)<0.31。网织红细胞数正常或轻度减少。白细胞、血小板一般无改变。

2. 骨髓象 呈增生活跃,以中、晚幼红细胞增生为主。各期红细胞均较小,胞质少,染色偏蓝,显示胞质成熟程度落后于胞核。粒细胞和巨核细胞系一般无明显异常,见图12-1。

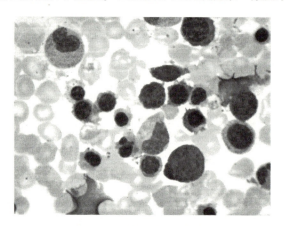

图12-1 缺铁性贫血骨髓象

3. 有关铁代谢的检查

(1) 血清铁蛋白(serum ferritin,SF):可较敏感地反映体内储存铁情况,因而是诊断缺铁ID期的敏感指标,IDE和IDA期降低更明显。其放射免疫法测定的正常值:<3个月婴儿为194~238μg/L,3个月后为18~91μg/L;正常男性为92~124μg/L,女性为23~89μg/L;低于12μg/L,提示缺铁。由于感染、肿瘤、肝和心脏疾病时SF明显升高,故当缺铁合并这些疾病时其SF值可不降低。

(2) 红细胞游离原卟啉(free erythrocyte protoporphyrin,FEP):红细胞内缺铁时FEP不能完全与铁结合成血红素,血红素减少又反馈性地使FEP合成增多,未被利用的FEP在红细胞内堆积,导致FEP值增高,FEP是红细胞内缺铁的证据。当FEP>0.9μmol/L即提示细胞内缺铁。如SF值降低、FEP升高而未出现贫血,这是IDE期的典型表现。FEP增高还见于铅中毒、慢性炎症和先天性原卟啉增多症。

(3) 血清铁(SI)、总铁结合力(TIBC)和转铁蛋白饱和度(TS):这三项检查是反映血浆中铁含量,通常在 IDA 期才出现异常,即 SI 和 TS 降低,TIBC 升高。SI 正常值为 12.8~31.3μmol/L(75~175μg/dl),<9.0~10.7μmol/L(50~60 μg/dl)有意义,但其生理变异大,并且在感染、恶性肿瘤、类风湿关节炎等疾病时也可降低。TIBC>62.7 μmol/L(350 μg/dl)有意义;其生理变异较小,在病毒性肝炎时可增高。TS<15%有诊断意义。

4. 骨髓可染铁 骨髓涂片用普鲁士蓝染色显微镜检查,缺铁时细胞外铁减少。观察红细胞内铁粒细胞数,如<15%提示储存铁减少(细胞内铁减少),这是一项反映体内储存铁的敏感而可靠的指标。

【诊断】 根据病史特别是喂养史、临床表现和血象特点,一般可作出初步诊断。进一步做有关铁代谢的生化检查有确诊意义。必要时可作骨髓检查。用铁剂治疗有效可证实诊断。地中海贫血、异常血红蛋白病、维生素 B_6 缺乏性贫血、铁粒幼红细胞性贫血等亦表现为小细胞低色素性贫血,应根据各病临床特点和实验室检查特征加以鉴别。

【治疗】 主要原则为去除病因和补充铁剂。

1. 一般治疗 加强护理,保证充足睡眠;避免感染,如伴有感染者应积极控制感染;重度贫血者注意保护心脏功能。根据患儿消化能力,适当增加含铁质丰富的食物,注意饮食的合理搭配,以增加铁的吸收。

2. 去除病因 对饮食不当者应纠正不合理的饮食习惯和食物组成,有偏食习惯者应予纠正。如有慢性失血性疾病,如钩虫病、肠道畸形等,应予及时治疗。

3. 铁剂治疗

(1) 口服铁剂:铁剂是治疗缺铁性贫血的特效药,若无特殊原因,应采用口服法给药;二价铁盐容易吸收,故临床均选用二价铁盐制剂。常用的口服铁剂品种较多(表12-2)。口服铁剂的剂量为元素铁每日 4~6 mg/kg,分 3 次口服,一次量不应超过元素铁 1.5~2mg/kg;以两餐之间口服为宜,为减少胃肠不良反应,可从小剂量开始,如无不良反应,可在 1~2 日内加至足量。同时服用维生素 C,可增加铁的吸收。牛奶、茶、咖啡及抗酸药等与铁剂同服均可影响铁的吸收。近年来,国内外采用每周口服 1~2 天的方法替代每天 3 次防治缺铁性贫血,疗效肯定且小儿对口服铁剂顺应性增加。

表12-2 各种口服铁剂元素铁含量及剂量表

药品名称	剂型规格(g)	元素含量(%)	剂量(mg/kg)
硫酸亚铁	片剂 0.3	20	每日 10~30
富马酸亚铁	片剂 0.1,0.2	33	每日 8~20
葡萄糖酸亚铁	片剂 0.3	12	每日 20~50
琥珀酸亚铁	胶囊或片剂 0.1	35	每日 5~18
多糖铁化合物	胶囊 0.15	46	每日 4~12

(2) 注射铁剂:较容易发生不良反应,甚至可发生过敏性反应致死,故应慎用。其适应证是:①诊断肯定但口服铁剂后无治疗反应者;②口服后胃肠反应严重,虽改变制剂种类、剂量及给药时间仍无改善者;③由于胃肠疾病胃肠手术后不能应用口服铁剂或口服铁剂吸收不良者。

铁剂治疗后反应:补充铁剂 12~24 小时后,细胞内含铁酶开始恢复,烦躁等精神症状减轻,食欲增加。网织红细胞于服药 2~3 天后开始上升,5~7 日达高峰,2~3 周后下降至正常。治疗1~2周后血红蛋白逐渐上升,通常于治疗3~4周达到正常。如3周内血红蛋白上升不足20g/L,注意寻找原因。如治疗反应满意,血红蛋白恢复正常后再继续服用铁剂6~8周,以增加铁储存。

4. 输红细胞　一般不必输红细胞,输注红细胞的适应证是:①贫血严重,尤其是发生心力衰竭者;②合并感染者;③急需外科手术者。贫血越严重,每次输注量应越少。Hb在30g/L以下者,应采用等量换血方法;Hb在30~60g/L者,每次可输注浓缩红细胞4~6ml/kg;Hb在60 g/L以上者,不必输红细胞。

【预防】　做好卫生宣教工作,使全社会尤其是家长认识到缺铁对小儿的危害性及做好预防工作的重要性,使之成为儿童保健工作中的重要内容。主要预防措施包括:①提倡母乳喂养,因母乳中铁的吸收利用率较高;②做好喂养指导,无论是母乳或人工喂养的婴儿,均应及时添加含铁丰富且铁吸收率高的辅助食品,如精肉、血、内脏、鱼等,并注意膳食合理搭配,婴儿如以鲜牛乳喂养,必须加热处理以减少牛奶过敏所致肠道失血;③婴幼儿食品(谷类制品、牛奶制品等)应加入适量铁剂加以强化;④对早产儿,尤其是非常低体重的早产儿宜自2个月左右给予铁剂预防。

二、营养性巨幼细胞贫血

营养性巨幼细胞贫血(nutritional megaloblastic anemia)是由于维生素B_{12}和(或)叶酸缺乏所致的一种大细胞性贫血。主要临床特点是贫血、神经精神症状、红细胞的胞体变大、骨髓中出现巨幼细胞、用维生素B_{12}和(或)叶酸治疗有效。

【病因】

1. 摄入量不足　单纯母乳喂养而未及时添加辅食的婴儿、人工喂养不当及严重偏食的婴幼儿,其饮食中缺乏肉类、动物肝、肾及蔬菜,可致维生素B_{12}和叶酸缺乏。羊乳中叶酸量很低,单纯以羊奶喂养者,可致叶酸缺乏。

2. 需要量增加　婴儿生长发育较快,对叶酸、维生素B_{12}的需要量也增加,严重感染者维生素B_{12}的消耗量增加,需要量相应增加。

3. 吸收和运输障碍　食物中维生素B_{12}必须与胃底部壁细胞分泌的糖蛋白结合成复合物才能由末端回肠黏膜吸收,进入血循环后再与转钴蛋白(transcobalamin)结合,运送到肝。慢性腹泻影响叶酸吸收,先天性叶酸代谢障碍(如小肠吸收叶酸缺陷及叶酸转运功能障碍)也可致叶酸缺乏。

【发病机制】　叶酸经叶酸还原酶的还原作用和维生素B_{12}的催化作用后变成四氢叶酸,后者是DNA合成过程中必需的辅酶。当维生素B_{12}或叶酸缺乏后,使四氢叶酸减少,导致DNA合成减少。幼红细胞内的DNA合成减少使其分裂和增殖时间延长,出现细胞核的发育落后于细胞质的发育而血红蛋白的合成不受影响,使红细胞的胞体变大,形成巨幼红细胞。由于红细胞生成速度慢,巨幼红细胞在骨髓内易被破坏,进入血循环的红细胞寿命也较短,从而出现贫血。DNA合成不足也导致粒细胞核成熟障碍,出现巨大幼粒细胞和中性粒细胞分叶过多现象。而且,亦可使巨核细胞的核发育障碍而致巨大血小板。维生素B_{12}能促使脂肪代谢产生的甲基丙二酸转变成琥珀酸而参与三羧酸循环,此作用与神经髓鞘中脂蛋白形成有关,因而能保持中枢和外周髓鞘神经纤维的功能完整性;当其缺乏时,可导致中枢和外周神经髓鞘受损,因而出现神经精神症状。叶酸缺乏主要引起情感改变,偶见深感觉障碍,其机制尚未明了。

维生素 B_{12} 缺乏还可使中性粒细胞和巨噬细胞吞噬细菌后的杀灭细菌作用减弱,使组织、血浆及尿液中甲基丙二酸堆积,后者是结核杆菌细胞壁成分的原料,有利于结核杆菌生长,故维生素 B_{12} 缺乏者易伴结核病。

【临床表现】 以 6 个月至 2 岁多见,起病缓慢。

1. 一般表现 多呈虚胖或颜面轻度水肿,毛发纤细稀疏、黄色,严重者皮肤有出血点或瘀斑。

2. 贫血表现 皮肤常呈现蜡黄色,睑结膜、口唇、指甲等处苍白,偶有轻度黄疸;疲乏无力,常伴有肝脾大。

3. 精神、神经症状 可出现烦躁不安、易怒等症状。维生素 B_{12} 缺乏者表现为表情呆滞、目光发呆、对周围反应迟钝,嗜睡、不认亲人,少哭不笑,智力、动作发育落后甚至退步。重症病例可出现不规则性震颤,手足无意识运动,甚至抽搐、感觉异常、共济失调、踝阵挛和 Barbinski 征阳性等。叶酸缺乏不发生神经系统症状,但可导致神经精神异常。

4. 消化系统症状 常出现较早,如厌食、恶心、呕吐、腹泻和舌炎等。

【实验室检查】

1. 外周血象 呈大细胞性贫血,MCV>94 fl,MCH>32 pg。血涂片可见红细胞大小不等,以大细胞为多,易见嗜多色性和嗜碱点彩红细胞,可见巨幼变的有核红细胞,中性粒细胞呈分叶过多现象。网织红细胞、白细胞、血小板计数常减少。

2. 骨髓象 增生明显活跃,以红细胞系增生为主,粒、红系统均出现巨幼变,表现为胞体变大、核染色质粗而松、副染色质明显。中性粒细胞的胞质空泡形成,核分叶过多。巨核细胞的核有过度分叶现象,巨大血小板。

3. 血清维生素 B_{12} 和叶酸测定 血清维生素 B_{12} 正常值为 200~800 ng/L,<100 ng/L 为缺乏。血清叶酸水平正常值为 5~6 μg/L,<3 μg/L 为缺乏。

【诊断】 根据临床表现、血象和骨髓象可诊断为巨幼红细胞性贫血。在此基础上,如精神神经症状明显,则考虑为维生素 B_{12} 缺乏所致。有条件时测定血清维生素 B_{12} 或叶酸水平可进一步协助确诊。

【治疗】

1. 一般治疗 注意营养,及时添加辅食;加强护理,防止感染。

2. 去除病因 对引起维生素 B_{12} 和叶酸缺乏的原因应予去除。

3. 维生素 B_{12} 和叶酸治疗 有精神神经症状者,应以维生素 B_{12} 治疗为主,如单用叶酸反而有加重症状的可能。维生素 B_{12} 500~1000 μg 一次肌内注射;或每次肌内注射 100μg,每周 2~3 次,连用数周,直至临床症状好转、血象恢复正常为止。当有神经系统受累表现时,可予每日 1 mg,连续肌内注射 2 周以上;由于维生素 B_{12} 吸收缺陷所致的患者,每月肌内注射 1 mg,长期应用。用维生素 B_{12} 治疗后 6~7 小时骨髓内巨幼红细胞可转为正常幼红细胞;一般精神症状 2~4 天后好转;网织红细胞 2~4 天开始增加,6~7 天达高峰,2 周后降至正常;精神神经症状恢复较慢。叶酸口服剂量为每次 5mg,每日 3 次,连续数周至临床症状好转、血象恢复正常为止。同时口服维生素 C 有助叶酸的吸收。服叶酸 1~2 天后食欲好转,骨髓中巨幼红细胞转为正常;2~4 天网织红细胞增加,4~7 天达高峰;2~6 周红细胞和血红蛋白恢复正常。因使用抗叶酸代谢药物而致病者,可用亚叶酸钙治疗。先天性叶酸吸收障碍者,口服叶酸剂量应增至每日 15~50 mg 才有效。

【预防】 改善哺乳母亲的营养,婴儿应及时添加辅食,注意饮食均衡,及时治疗肠道疾病,注意合理应用抗叶酸代谢药物。

第四节 溶血性贫血

一、遗传性球形红细胞增多症

遗传性球形红细胞增多症(hereditary spherocytosis,HS)是由红细胞膜先天性缺陷而引起的溶血性贫血,以不同程度贫血、反复出现黄疸、脾大、球形红细胞增多及红细胞渗透脆性增加为特征。

【病因和发病机制】 本病大多数为常染色体显性遗传,少数为常染色体隐性遗传。正常红细胞膜由双层脂质和膜蛋白组成。本病由于调控红细胞膜蛋白的基因突变造成膜骨架蛋白(膜收缩蛋白、锚蛋白)单独或联合缺陷。这些缺陷造成红细胞的病理生理改变:①红细胞膜双层脂质不稳定,以出芽形式形成囊状而丢失,使红细胞表面积减少,表面积与体积比值下降,红细胞变成球形;②红细胞膜阳离子通透增加,钠和水进入胞内而钾透出胞外,为了维持红细胞内外 Na^+ 平衡,钠泵作用加强致 ATP 缺乏,钙-ATP 酶受抑,致细胞内 Ca^{2+} 浓度升高并沉积在红细胞膜上;③红细胞膜蛋白磷酸化功能下降,过氧化酶增加,与膜结合的血红蛋白增加,导致红细胞变形性下降。球形红细胞的细胞膜变形性能和柔韧性能减弱,少量水分进入胞内即易胀破而溶血,红细胞通过脾时易被破坏而溶解,发生血管外溶血。

【临床表现】 贫血、黄疸、脾大是本病三大特征,而且在慢性溶血性贫血的过程中易出现急性溶血发作。发病年龄越小,症状越重。新生儿期起病者出现急性溶血性贫血和高胆红素血症;婴儿和儿童患者贫血的程度差异较大,大多为轻至中度贫血。黄疸可见于大部分患者,多为轻度,呈间歇性。几乎所有患者有脾大,且随年龄增长而逐渐显著,溶血危象时肿大明显。肝多为轻度肿大。未行脾切除人年长儿可并发色素性胆石症。偶见踝部溃疡。在慢性病程中,常因感染、劳累或情绪紧张等因素诱发"溶血危象":贫血和黄疸突然加重,伴有发热、寒战、呕吐,脾大显著并有疼痛。也可出现"再生障碍危象":表现为以红系造血受抑为主的骨髓造血功能暂时性抑制,出现严重贫血,可有不同程度的白细胞和血小板减少。此危象与微小病毒感染有关,呈自限性过程,持续数天或 1~2 周缓解。

【实验室检查】

1. 外周血象 贫血多为轻至中度,发生危象时可呈重度;网织红细胞升高;MCV 和 MCH 多正常,MCHC 可增加;白细胞及血小板多正常。外周血涂片可见胞体小、染色深、中心浅染区消失的球形红细胞增多,是本病的特征,占红细胞数的 0.2~0.4。仅少数患者球形红细胞数量少或红细胞形态改变不明显。

2. 红细胞渗透脆性试验 大多数病例红细胞渗透脆性增加,0.5%~0.75%盐水开始溶血,0.40%完全溶血。24 小时孵育脆性试验则 100%病例阳性。

3. 其他 溶血的证据如血清间接胆红素和游离血红蛋白增高,结合珠蛋白降低,尿中尿胆原增加。红细胞自身溶血试验阳性,加入葡萄糖或 ATP 可以纠正。骨髓象示红细胞系统明显增生,但有核红细胞形态无异常。酸化甘油试验阳性。采用十二磺酸钠聚丙烯酰胺凝胶电泳或放射免疫法测定膜蛋白含量有助于判断膜蛋白的缺陷。分子生物学方法可确定基因突变位点。

【诊断和鉴别诊断】 根据贫血、黄疸、脾大等临床表现,球形红细胞增多,红细胞渗透脆性增加即可作出诊断;阳性家族史更有助于确诊。对于球形红细胞数量不多者,可作孵育后红细胞渗透脆性试验和自身溶血试验,如为阳性有诊断意义。需注意铁缺乏时红细胞渗透脆性可降低,当本病合并缺铁时,红细胞渗透脆性可能正常。自身免疫性溶血患者既有溶血的表现,球形红细胞亦明显增多,易与本病混淆,Coombs 试验阳性,肾上腺皮质激素治疗有效等可资鉴别。轻型 HS 溶血发作时可误为黄疸型肝炎,应注意鉴别。

【治疗】

1. 一般治疗 注意防治感染,避免劳累和情绪紧张。适当补充叶酸。

2. 防治高胆红素血症 见于新生儿发病者(参见第六章九节)。

3. 输注红细胞 贫血轻者无需输红细胞,重度贫血或发生溶血危象时应输红细胞。发生再生障碍危象时除输红细胞外,必要时予输血小板。

4. 脾切除或大部分脾栓塞 脾切除对常染色体显性遗传病例有显著疗效,术后黄疸消失、贫血纠正,不再发生溶血危象和再生障碍危象,红细胞寿命延长,但不能根除先天缺陷。手术应于 5 岁以后进行,因过早切脾可降低机体免疫功能,易发生严重感染。若反复再生障碍危象或重度溶血性贫血致生长发育迟缓时,则手术年龄可提早。切脾时注意有无副脾,如有应同时切除。为防止术后感染,应在术前 1~2 周注射多价肺炎球菌疫苗,术后应用长效青霉素预防治疗 1 年。脾切除术后血小板数于短期内升高,如 PLT>800×10^9/L,应予抗血小板凝集药物如双嘧达莫等。有报道开展大部分脾栓塞或腹腔镜脾切除术治疗 HS,近期疗效良好,远期疗效有待进一步观察。

二、红细胞葡萄糖-6-磷酸脱氢酶缺乏症

红细胞葡萄糖-6-磷酸脱氢酶(G-6-PD)缺乏症是一种性连锁不完全显性红细胞酶缺陷病。本病分布遍及世界各地,估计全世界有 2 亿以上的人患有 G-6-PD 缺陷。在我国,此病主要见于长江流域及其以南各省,以云南、海南、广东、广西、四川、江西、贵州等省(自治区)的发病率较高,北方地区较为少见。

【遗传学】 本病是由于调控 G-6-PD 的基因突变所致。*G-6-PD* 基因定位于 X 染色体长臂 2 区 8 带(Xq28),全长约 18.5 kb,含 13 个外显子,编码 515 个氨基酸。男性半合子和女性纯合子均表现为 G-6-PD 显著缺乏;女性杂合子发病与否,取决于其 G-6-PD 缺乏的细胞数量在细胞群中所占的比例,在临床上有不同的表现度,故称为不完全显性。迄今,*G-6-PD* 基因的突变已达 122 种以上;中国人(含海外华裔)的 *G-6-PD* 基因突变型即有 17 种,其中最常见的是 nt1376G→T(占 57.6%)、nt1388G→A(占 14.9%),其他突变有 nt95A→G、nt493A→G、nt1024G→T 等。同一地区的不同民族其基因突变型相似,而分布在不同地区的同一民族其基因突变型则差异很大。

【发病机制】 目前认为服用氧化性药物(如伯氨喹啉)诱发溶血的机制为:G-6-PD 在磷酸戊糖旁路中是 6-磷酸葡萄糖(G-6-P)转变为 6-磷酸葡萄糖酸(G-6-PG)反应中必需的酶。G-6-PD 缺乏时,使还原型三磷酸吡啶核苷(NADPH)减少,不能维持生理浓度的还原型谷胱甘肽(GSH)。从而使红细胞膜蛋白和酶蛋白中的巯基遭受氧化,破坏了红细胞膜的完整性。NAGPH 减少后,使高铁血红蛋白(MHb)不能转变为氧合血红蛋白,MHb 增加致红细

胞内还可溶性变性珠蛋白小体(Heinz body)形成明显增加,红细胞膜变硬,通过脾时被破坏,导致溶血。新生的红细胞 G-6-PD 活性较高,对氧化剂药物有较强的"抵抗性",当衰老红细胞酶活性过低而被破坏后,新生红细胞即代偿性增加,故不再发生溶血,呈"自限性"。蚕豆诱发溶血的机制未明,蚕豆浸液中含有多巴、多巴胺、蚕豆嘧啶类、异脲咪等类似氧化剂物质,可能与蚕豆病的发病有关,但很多 G-6-PD 缺乏者在进食蚕豆后并不一定发病,故认为还有其他因素参与,尚有待进一步研究。

【临床表现】 根据诱发溶血的不同原因,可分为以下 5 种临床类型。

1. 伯氨喹啉型药物性溶血性贫血 是由于服用某些具有氧化特性的药物而引起的急性溶血。此类药物包括:抗疟药(伯氨喹啉、奎宁等),镇痛退热药(阿司匹林、安替比林等),硝基呋喃类、磺胺类药、砜类药、萘苯胺,大剂量维生素 K,丙磺舒,川莲,腊梅花等。常于服药后 1~3 天出现急性血管内溶血。有头晕、厌食、恶心、呕吐、疲乏等症状,继而出现黄疸、血红蛋白尿,溶血严重者可出现少尿、无尿、酸中毒和急性肾衰竭。溶血过程呈自限性是本病的重要特点,轻症的溶血持续 1~2 天或 1 周左右临床症状逐渐改善而自愈。

2. 蚕豆病 常见于 10 岁以下小儿,男孩多见,常在蚕豆成熟季节流行,进食蚕豆或蚕豆制品(如粉丝)均可致病,母亲食蚕豆后哺乳可使婴儿发病。通常于进食蚕豆或其制品后 24~48 小时内发病,表现为急性血管内溶血,其临床表现与伯氨喹啉型药物性溶血相似。

3. 新生儿黄疸 在 G-6-PD 缺乏症高发地区由 G-6-PD 缺乏引起的新生儿黄疸并不少见。感染、病理产、缺氧、给新生儿哺乳的母亲服用氧化剂药物,或新生儿穿戴有樟脑丸气味的衣服等均可诱发溶血,但也有不少病例无诱因可查。黄疸大多于出生 2~4 天后达高峰,半数患儿可有肝脾大,贫血大多数为轻度或中度,重者可致胆红素脑病。

4. 感染诱发的溶血 细菌、病毒感染可诱发 G-6-PD 缺乏者发生溶血,一般于感染后几天之内突然发生溶血,程度大多较轻,黄疸多不显著。

5. 先天性非球形细胞性溶血性贫血(CNSHA) 在无诱因情况下出现慢性溶血,常于婴儿期发病,表现为贫血、黄疸、脾大,可因感染或服药而诱发急性溶血。约有半数病例在新生儿期以高胆红素血症起病。

【实验室检查】

1. 红细胞 G-6-PD 缺乏的筛选试验 常用 3 种方法。

(1) 高铁血红蛋白还原实验:正常还原率>0.75;中间型为 0.74~0.31;显著缺乏者<0.30。此试验可出现假阳性或假阴性,故应配合其他有关实验室检查。

(2) 荧光斑点试验:正常 10 分钟内出现荧光;中间型者 10~30 分钟出现荧光;严重缺乏者 30 分钟仍不出现荧光。本试验敏感性和特异性均较高。

(3) 硝基四氮唑蓝(NBT)纸片法:正常滤纸片呈紫蓝色,中间型呈淡蓝色,显著缺乏者呈红色。

2. 红细胞 G-6-PD 活性测定 这是特异性的直接诊断方法,正常值随测定方法而不同。

(1) 世界卫生组织(WHO)推荐的 Zinkham 法为 12.1±2.09 IU/g Hb。

(2) 国际血液学标准化委员会(SICSH)推荐的 Clock 与 Mclean 法为 8.34±1.59IU/g Hb。

(3) NBT 定量法为 13.1~30.0 BNT 单位。

(4) 近年开展的 G-6-PD/6-PGD 比值测定,可进一步提高杂合子检出率,正常值为成人 1.0~1.67,脐带血 1.1~2.3,低于此值为 G-6-PD 缺乏。

3. 变性珠蛋白小体生成试验 在溶血时阳性细胞>0.05,溶血停止时呈阴性。不稳定血红蛋白病患者此试验亦可为阳性。

【诊断】 阳性家族史或过去病史均有助于临床诊断。病史中有急性溶血特征,并有食蚕豆或服药物史,或新生儿黄疸,或自幼即出现原因未明的慢性溶血者,均应考虑本病。结合实验室检查即可确诊。

【治疗】 对急性溶血者,应去除诱因。在溶血期应供给足够水分,注意纠正电解质失衡,口服碳酸氢钠,使尿液保持碱性,以防止血红蛋白在肾小管内沉积。贫血较轻者不需要输血,去除诱因后溶血大多于1周内自行停止。严重贫血时,可输给G-6-PD正常的红细胞1~2次。应密切注意肾功能,如出现肾衰竭,应及时采取有效措施。

【预防】 在G-6-PD缺陷高发地区,应进行群体G-6-PD缺乏症的普查;已知为G-6-PD缺乏者应避免进食蚕豆及其制品,忌服有氧化作用的药物,并加强对各种感染的预防。

三、地中海贫血

地中海贫血又称海洋性贫血(thalassemia)、珠蛋白生成障碍性贫血,是遗传性溶血性贫血的一组疾病。其共同特点是珠蛋白基因的缺陷使一种或几种珠蛋白肽链合成减少或不能合成,导致血红蛋白的组成成分改变。本组疾病的临床症状轻重不一。本病以地中海沿岸国家和东南亚各国多见,我国长江以南各省均有报道,以广东、广西、海南、四川、重庆等省市区发病率较高,在北方较为少见。

【病因和发病机制】 正常人血红蛋白(Hb)中的珠蛋白含四种肽链,即 α、β、γ 和 δ。根据珠蛋白肽链组合的不同形成三种血红蛋白,即 HbA($\alpha_2\beta_2$)、HbA$_2$($\alpha_2\delta_2$) 和 HbF($\alpha_2\gamma_2$)。当遗传缺陷时,珠蛋白基因缺失或点突变后,珠蛋白肽链合成障碍,从而出现慢性溶血性贫血。根据肽链合成障碍的不同,分别称为 α、β、$\delta\beta$ 和 γ 等地中海贫血。其中以 β 和 α 地中海贫血较为常见。

1. β地中海贫血 人类 β 珠蛋白基因簇位于第11p5.5。β 地中海贫血(简称 β 地贫)的病因主要是由于该基因的点突变,少数为基因缺失。基因缺失和有些点突变可致 β 链的生成完全受抑制,称为 β^0 地贫;有些点突变或缺失使 β 链的生成部分受抑制,则称为 β^+ 地贫。染色体上的两个等位基因突变点相同者称为纯合子;同源染色体上只有一个突变点者称为杂合子;等位基因的突变点不同者称为双重杂合子。

重型 β 地贫是 β^0 或 β^+ 地贫的纯合子或 β^0 与 β^+ 地贫双重杂合子状态。因 β 链生成完全或几乎完全受到抑制,以致含有 β 链的 HbA 合成减少或消失,而多余的 α 链则与 γ 链结合而成为 HbF($\alpha_2\gamma_2$),使 HbF 明显增加。由于 HbF 的氧亲合力高,致患者组织缺氧。过剩的 α 链沉积于幼红细胞和红细胞中,形成 α 链包涵体附着于红细胞膜上而使其变僵硬,在骨髓内大多被破坏而导致"无效造血"。部分含有包涵体的红细胞虽能成熟并被释放至外周血,但当它们通过微循环时就容易被破坏;这种包涵体还影响红细胞膜的通透性,从而导致红细胞的寿命缩短。所以,患儿在临床上呈慢性溶血性贫血。贫血和缺氧刺激红细胞生成素的分泌量增加,促使骨髓增加造血,因而引起骨骼的改变。贫血使肠道对铁的吸收增加,加上在治疗过程中的反复输血,使铁在组织中大量储存,导致含铁血黄素沉着症。轻型地贫是 β^0 或 β^+ 地贫的杂合子状态,β 链的合成仅轻度减少,故其病理生理改变极轻微。中

间型 β 地贫是一些 β⁺ 地贫的双重杂合子和某些地贫变异型的纯合子或双重杂合子状态,其病理生理改变介于重型和轻型之间。

2. α 地中海贫血 人类 α 珠蛋白基因簇位于第 16 号染色体短臂末端(16p13.3)。每条染色体各有 2 个 α 珠蛋白基因,一对染色体共有 4 个 α 珠蛋白基因。大多数 α 地中海贫血(简称 α 地贫)是由于 α 珠蛋白基因的缺失所致,少数由基因点突变造成。若仅是一条染色体上的一个 α 基因缺失或缺陷,则 α 链的合成部分受抑制,称为 α⁺ 地贫;若每一条染色体上的 2 个 α 基因均缺失或缺陷,则无 α 链合成,称为 α⁰ 地贫。重型 α 地贫是 α⁰ 地贫的纯合子状态,其 4 个 α 珠蛋白基因均缺失或缺陷,以致完全无 α 链生成,因而含有 α 链的 HbA、HhA$_2$ 和 HbF 的合成均减少。患者在胎儿期即发生大量 γ 链合成 γ$_4$(Hb Bart's)。Hb Bart's 对氧的亲和力极高,造成组织缺氧而引起胎儿水肿综合征。中间型 α 地贫是 α⁰ 和 α⁺ 地贫的双重杂合子状态,是由 3 个 α 珠蛋白基因缺失或缺陷所造成,患者仅能合成少量 α 链,其多余的 β 链即合成 HbH(β$_4$)。HbH 对氧亲和力较高,又是一种不稳定血红蛋白,容易在红细胞内变性沉淀而形成包涵体,造成红细胞膜僵硬而使红细胞寿命缩短。轻型 α 地贫是 α⁺ 地贫纯合子或 α⁰ 地贫杂合子状态,它仅有 2 个 α 珠蛋白基因缺失或缺陷,故有相当数量的 α 链合成,病理生理改变轻微。静止型 α 地贫是 α⁺ 地贫杂合子状态,它仅有一个 α 基因缺失或缺陷,α 链的合成略为减少,病理生理改变非常轻微。

【临床表现和实验室检查】

1. β 地中海贫血 根据病情轻重的不同,分为以下 3 型。

(1) 重型:又称 Cooley 贫血。患儿出生时无症状,至 3~12 个月开始发病,呈慢性进行性贫血,面色苍白,肝脾大,发育不良,常有轻度黄疸,症状随年龄增长而日益明显。由于骨髓代偿性增生导致骨骼变大、髓腔增宽,先发生于掌骨,以后为长骨和肋骨;1 岁后颅骨改变明显,表现为头颅变大、额部隆起、颧高、鼻梁塌陷,两眼距增宽,形成地中海贫血特殊面容。患儿常并发支气管炎或肺炎。当并发含铁血黄素沉着症时,因过多的铁沉着于心肌和其他脏器如肝、胰腺、垂体等而引起该脏器损害的相应症状,其中最严重的是心力衰竭,它是贫血和铁沉着造成心肌损害的结果,是导致患儿死亡的重要原因之一。本病如不治疗,多于 5 岁前死亡。实验室检查:外周血象呈小细胞低色素性贫血,红细胞大小不等,中央浅染区扩大,出现异形、靶形、碎片红细胞和有核红细胞、点彩红细胞、嗜多染性红细胞、豪-周氏小体等;网织红细胞正常或增高。骨髓象呈红细胞系统增生明显活跃,以中、晚幼红细胞占多数,成熟红细胞改变与外周血相同。红细胞渗透脆性明显减低。HbF 含量明显增高,大多 >0.40,这是诊断重型 β 地贫的重要依据。颅骨 X 线片可见颅骨内外板变薄,板障增宽,在骨皮质间出现垂直短发样骨刺。

(2) 轻型:患者无症状或轻度贫血,脾不大或轻度大。病程经过良好,能存活至老年。本病易被忽略,多在重型患者家族调查时被发现。实验室检查:成熟红细胞有轻度形态改变,红细胞渗透脆性正常或减低,血红蛋白电泳显示 HbA$_2$ 含量增高,HbF 含量正常。

(3) 中间型:多于幼童期出现症状,其临床表现介于轻型和重型之间,中度贫血,脾轻度或中度大,黄疸可有可无,骨骼改变较轻。实验室检查:外周血象和骨髓象的改变如重型,红细胞渗透脆性减低,HbF 含量为 0.40~0.80,HbA$_2$ 含量正常或增高。

2. α 地中海贫血

(1) 静止型:患者无症状。红细胞形态正常,出生时脐带血中 Hb Bart's 含量为 0.01~0.02,但 3 个月后即消失。

(2) 轻型：患者无症状。红细胞形态有轻度改变，如大小不等、中央浅染、异形等；红细胞渗透脆性降低；变性珠蛋白小体阳性；HbA_2 和 HbF 含量正常或稍低。患儿脐血 Hb Bart's 含量为 0.034~0.140，于出生后 6 个月时完全消失。

(3) 中间型：又称血红蛋白 H 病。患儿出生时无明显症状；婴儿期以后逐渐出现贫血、疲乏无力、肝脾大、轻度黄疸；年龄较大患者可出现类似重型 β 地贫的特殊面容。合并呼吸道感染或服用氧化性药物、抗疟药物等可诱发急性溶血而加重贫血，甚至发生溶血危象。实验室检查：外周血象和骨髓象的改变类似重型 β 地贫；红细胞渗透脆性降低；变性珠蛋白小体阳性；HbA_2 及 HbF 含量正常。出生时血液中含有约 0.25 Hb Bart's 及少量 HbH；随年龄增长，HbH 逐渐取代 Hb Bart's，其含量为 0.024~0.44。包涵体生成试验阳性。

(4) 重型：又称 Hb Bart's 胎儿水肿综合征。胎儿常于 30~40 周时流产、死胎或娩出后半小时内死亡，胎儿呈重度贫血、黄疸、水肿、肝脾大、腹水、胸腔积液。胎盘巨大且质脆。实验室检查：外周血成熟红细胞形态改变如重型 β 地贫，有核红细胞和网织红细胞明显增高。血红蛋白中几乎全是 Hb Bart's 或同时有少量 HbH，无 HbA、HbA_2 和 HbF。

【诊断与鉴别诊断】 根据临床特点和实验室检查，结合阳性家族史，一般可作出诊断。有条件时，可作基因诊断。本病需与下列疾病鉴别。

1. 缺铁性贫血 轻型地中海贫血的临床表现和红细胞的形态改变与缺铁性贫血有相似之处，故易被误诊。但缺铁性贫血常有缺铁诱因，血清铁蛋白含量降低，骨髓外铁粒幼红细胞减少，红细胞游离原卟啉升高，铁剂治疗有效等可资鉴别。对可疑病例可借助于血红蛋白碱变试验和血红蛋白电泳。

2. 遗传性球形细胞增多症 见本节遗传性球形细胞增多症。

3. 传染性肝炎或肝硬化 因 HbH 病贫血较轻，还伴有肝脾肿大、黄疸，少数病例还可有肝功能损害，故易被误诊为黄疸型肝炎或肝硬化。但通过病史询问、家族调查及红细胞形态观察、血红蛋白电泳检查即可鉴别。

【治疗】 轻型地贫无需特殊治疗。中间型和重型地贫应采取下列一种或数种方法给予治疗。

1. 一般治疗 注意休息和营养，积极预防感染。适当补充叶酸和维生素 E。

2. 输血和去铁治疗 此法在目前仍是重要治疗方法之一。

(1) 红细胞输注：少量输注法仅适用于中间型 α 和 β 地贫，不主张用于重型 β 地贫。对于重型 β 地贫应从早期开始给予中、高量输血，以使患儿生长发育接近正常和防止骨骼病变。其方法是：先反复输注浓缩红细胞，使患儿血红蛋白含量达 120~150g/L；然后每隔 2~4 周输注浓缩红细胞 10~15ml/kg，使血红蛋白含量维持在 90~105g/L 以上。但本法容易导致含铁血黄素沉着症，故应同时给予铁螯合剂治疗。

(2) 铁螯合剂：常用去铁胺(deferoxamine)，可以增加铁从尿液和粪便排出，但不能阻止胃肠道对铁的吸收。通常在规则输注红细胞 1 年或 10~20 单位后进行铁负荷评估，如有铁超负荷(例如 SF>1000μg/L)，则开始应用铁螯合剂。去铁胺每日 25~50 mg/kg，每晚 1 次连续皮下注射 12 小时，或加入等渗葡萄糖液中静脉滴注 8~12 小时；每周 5~7 天，长期应用。或加入红细胞悬液中缓慢输注。去铁胺不良反应不大，偶见过敏反应，长期使用偶可致白内障和长骨发育障碍，剂量过大可引起视力和听觉减退。维生素 C 与螯合剂联合应用可加强去铁胺从尿中排铁的作用，剂量为 200mg/d。目前最新的祛铁口服药地拉罗司分散片(deferasirox dispersible tablets)已经开始临床使用,推荐起始日剂量为20mg/kg。

3. 脾切除 对血红蛋白H病和中间型β地贫的疗效较好,对重型β地贫效果差。脾切除可致免疫功能减弱,应在5~6岁以后施行并严格掌握适应证。

4. 造血干细胞移植 异基因造血干细胞移植是目前能根治重型β地贫的方法。如有HLA相配的造血干细胞供者,应作为治疗重型β地贫的首选方法。

【预防】 开展人群普查和遗传咨询、作好婚前指导以避免地贫基因携带者之间联姻,对预防本病有重要意义。采用基因分析法进行产前诊断,可在妊娠早期对重型β和α地贫胎儿作出诊断并及时中止妊娠,以避免胎儿水肿综合征的发生和重型β地贫患者出生,是目前预防本病行之有效的方法。

第五节 出血性疾病

一、免疫性血小板减少性紫癜

自身免疫性血小板减少性紫癜(immune thrombocytopenic purpura,ITP)是小儿最常见的出血性疾病。其主要临床特点是:皮肤、黏膜自发性出血和束臂实验阳性,血小板减少、出血时间延长和血块收缩不良。

【病因与发病机制】 患儿在发病前常有病毒感染史。目前认为病毒感染不是导致血小板减少的直接原因,而是由于病毒感染后使机体产生相应的抗体,这类抗体可与血小板膜发生交叉反应,使血小板受到损伤而被单核-吞噬细胞系统所清除。此外,在病毒感染后,体内形成的抗原-抗体复合物可附着于血小板表面,使血小板易被单核-巨噬细胞系统吞噬和破坏,使血小板的寿命缩短,导致血小板减少。患者血清中血小板相关抗体(PAIgG)含量多增高。研究证实,辅助性T细胞(Th)和细胞毒T细胞(CTL)的活化及相关细胞因子紊乱是导致本病慢性化过程的重要原因。现已知道,血小板和巨核细胞有共同抗原性,抗血小板抗体同样作用于骨髓中巨核细胞,导致巨核细胞成熟障碍,巨核细胞生成和释放均受到严重影响,使血小板进一步减少。

免疫性血小板减少症也可以是其他疾病引起的,如疫苗接种,CMV、Hp和HCV等感染,SLE,免疫缺陷病等。

【临床表现】 本病见于各年龄时期小儿,多见于1~5岁小儿,男女发病数无差异,春季发病数较高。急性型患儿于发病前1~3周常有急性病毒感染史,如上呼吸道感染、流行性腮腺炎、水痘、风疹、麻疹、传染性单核细胞增多症等,亦偶见于免疫接种之后。大多数患儿发疹前无任何症状,部分可有发热。以自发性皮肤和黏膜出血为突出表现,多为针尖大小的皮内或皮下出血点,或为瘀斑和紫癜,少见皮肤出血斑和血肿。分布不均,通常以四肢为多,在易于碰撞的部位更多见。常伴有鼻出血或齿龈出血,胃肠道大出血少见,偶见肉眼血尿。青春期女性患者可有月经过多。少数患者可有结膜下和视网膜出血。颅内出血少见,如一旦发生,则预后不良。出血严重者可致贫血,肝脾偶见轻度肿大,淋巴结不肿大。80%~90%的患儿于发病后1~6个月内痊愈,10%~20%的患儿呈慢性病程。其中部分患者经正规糖皮质激素、脾切除和一般免疫抑制剂治疗无效称为难治性ITP。病死率为0.5%~1%,主要致死原因为颅内出血。

【实验室检查】

1. 外周血象 血小板计数 $<100\times10^9/L$，出血轻重与血小板数多少有关，血小板 $<50\times10^9/L$ 时可见自发性出血，$<20\times10^9/L$ 时出血明显，$<10\times10^9/L$ 时出血严重。慢性型者可见血小板大小不等，染色较浅。失血较多时可致贫血，白细胞数正常。出血时间延长，凝血时间正常，血块收缩不良。血清凝血酶原消耗不良。

2. 骨髓象 急性骨髓巨核细胞数增多或正常。慢性型巨核细胞显著增多，幼稚巨核浆细胞增多，核分叶减少，核-浆发育不平衡，产生血小板的巨核细胞明显减少，其细胞质中有空泡形成、颗粒减少和量少等现象。

3. 血小板抗体测定 主要是 PAIgG 增高，但 PAIgG 增高并非 ITP 的特异性改变，其他免疫性疾病亦可增高。如同时检测 PAIgM 和 PAIgA，以及结合在血小板表面的糖蛋白、血小板内的抗 GPⅡb/Ⅲa 自身抗体和 GPⅠb/Ⅸ 自身抗体等可提高临床诊断的敏感性和特异性。

4. 血小板寿命测定 经放射性核素 ^{51}Cr 或 ^{111}In 标记血小板测定其寿命，发现患者血小板存活时间明显缩短，甚至只有数小时（正常为 8~10 天），一般不作为常规检查。

5. 其他 束臂试验阳性，慢性 ITP 患者的血小板黏附和聚集功能可以异常。

【诊断与鉴别诊断】 根据病史、临床表现和实验室检查，即可作出诊断。临床上主要根据病程的长短将本症分为三型：≤3 个月为新诊断 ITP（newly ITP），3~12 个月为持续性 ITP（persistent ITP），>12 个月为慢性 ITP（chronic ITP），本症还需与下列疾病相鉴别。

1. 急性白血病 外周血白细胞不增高的急性白血病易与 ITP 相混淆，通过血涂片和骨髓检查见到白血病细胞即可确诊。

2. 再生障碍性贫血 患者表现为发热、贫血和出血，肝、脾和淋巴结不肿大，与 ITP 合并贫血者相似。但再生障碍性贫血时贫血较重，外周血白细胞数和中性粒细胞数减少，骨髓造血功能减低，巨核细胞减少有助于诊断。

3. 过敏性紫癜 为出血性斑丘疹，对称分布，成批出现，多见于下肢和臀部，血小板数正常，一般易于鉴别。

4. 继发性血小板减少性紫癜 严重细菌感染和病毒血症均可引起血小板减少，化学药物、脾功能亢进、部分自身免疫性疾病（如系统性红斑狼疮等）、恶性肿瘤侵犯骨髓和某些溶血性贫血等均可导致血小板减少，应注意鉴别。

【治疗】

1. 一般治疗 在急性出血期间以住院治疗为宜，尽量减少活动，避免外伤，明显出血时应卧床休息。应积极预防及控制感染，避免服用影响血小板功能的药物（如阿司匹林等）。对于血小板计数稳定在 $30\times10^9/L$ 以上的持续性和慢性病例，要充分考虑激素和免疫抑制剂等治疗给患儿带来的风险。

2. 糖皮质激素 其主要药理作用是：降低毛细血管通透性；抑制血小板抗体产生；抑制单核-巨噬细胞系统破坏有抗体吸附的血小板。常用泼尼松，剂量为每日 1.5~2 mg/kg，分 3 次口服。出血严重者可用冲击疗法：地塞米松每日 0.5~2 mg/kg，或甲基泼尼松龙每日 20~30 mg/kg，静脉滴注，连用 3 天，症状缓解后改口服泼尼松。用药至血小板数回升至接近正常水平即可逐渐减量，疗程一般不超过 4 周。停药后如有复发，可再用泼尼松治疗。

3. 大剂量静脉丙种球蛋白 其主要作用是：①封闭巨噬细胞受体，抑制巨噬细胞对血小板的结合与吞噬,从而干扰单核-巨噬细胞吞噬血小板的作用;②在血小板上形成保护膜抑制血浆中的 IgG 或免疫复合物与血小板结合,从而使血小板免受巨噬细胞破坏;③抑制自身免疫反应,使抗血小板抗体减少。单独应用大剂量静脉丙种球蛋白的升血小板效果与激素相似,常用剂量为每日 0.4~0.5 g/kg,连续 5 天静脉滴注;或每次 1 g/kg 静脉滴注,必要时次日可再用 1 次;以后每 3~4 周 1 次。不良反应少,偶有过敏反应。

4. 血小板输注 因患儿血循环中含有大量抗血小板抗体,输入血小板很快被破坏,故通常不主张输血小板;只有在发生颅内出血或急性内脏大出血危及生命时才输注血小板,并需同时予以大剂量肾上腺皮质激素,以减少输入血小板被破坏。

5. 抗-D 免疫球蛋白(anti-D immunoglobulin) 又称抗 Rh 球蛋白,其作用机制尚未完全清楚,主要作用是封闭网状内皮细胞的 Fc 受体。其升高血小板作用较糖皮质激素和大剂量丙种球蛋白慢,但持续时间长。常用剂量为每日 25~50μg/kg,静脉注射,连用 5 天为 1 个疗程。主要不良反应是轻度溶血性输血反应和 Coombs 试验阳性。

6. 脾切除 脾切除有效率约 70%,适用于病程超过 1 年,血小板持续 $<50×10^9$/L(尤其是 $<20×10^9$/L),有较严重的出血症状,内科治疗效果不好者,手术宜在 6 岁以后进行。10 岁以内发病的患者,其 5 年自然缓解机会较大,尽可能不作脾切除。术前必须作骨髓检查,巨核细胞数减少者不宜作脾切除。术前 PAIgG 极度增高者,脾切除的疗效亦较差。

7. 免疫抑制剂 目前主要用于治疗慢性型 ITP。环孢素 A 3~5 mg/(kg·d),分 2~3 次口服,开始治疗剂量可稍大,应根据血药浓度调整剂量,疗程 3~4 个月,主要不良反应是肝肾功能损害。其他如长春新碱 0.75~1mg/(m²·次),加 0.9% 氯化钠溶液静脉注射,每周 1 次,可连续用 4~6 次;环磷酰胺 300~400 mg/(m²·次),加 5% 葡萄糖溶液静脉滴注,每 1~2 周 1 次,可连续用 3~4 次。亦可用硫唑嘌呤 1.5~2.5 mg/(kg·d),口服 8~12 周,观察疗效。对儿童慢性 ITP 应用细胞毒药物治疗一定要慎重,对其利弊要做综合评价。

8. 利妥昔单抗(rituximab) 目前主要用于治疗慢性 ITP 和难治性 ITP。剂量为 375 mg/m²,每周 1 次,共 4 次。一般在首次注射 4~8 周内起效。

9. TPO 和 TPO 受体激动剂 目前主要用于难治性 ITP。重组 TPO,每日 1μg/kg,连用 14 日。血小板生成素拟态(romiplostim),首次应用从 1 μg/kg 每周 1 次皮下注射开始,根据血小板计数每周增加 1μg/kg,最大剂量为 10μg/kg。若持续 2 周 PLT$≥200×10^9$/L,开始每周减量 1μg/kg。PLT$≥400×10^9$/L 时停药。若最大剂量应用 4 周血小板计数未见上升,视为无效,应停药。

二、血 友 病

血友病(hemophilia)是一组遗传性凝血功能障碍的出血性疾病,包括:①血友病 A,即因子Ⅷ(又称抗血友病球蛋白,AHG)缺乏症;②血友病 B,即因子Ⅸ(又称血浆凝血活酶成分,PTC)缺乏症;③血友病 C,即因子Ⅺ(又称血浆凝血活酶前质,PTA)缺乏症。其发病率为 (5~10)/10 万,以血友病甲较为常见(占 80%~85%),血友病乙次之,血友病丙罕见。其共同特点为终生在轻微损伤后发生长时间出血。

【病因和发病机制】 血友病 A 和 B 为 X 连锁隐性遗传,由女性传递、男性发病。血友病丙为常染色体不完全性隐性遗传,男女均可发病或传递疾病。因子Ⅷ、Ⅸ、Ⅺ缺乏均可使凝血过程第一阶段中的凝血活酶生成减少，引起血液凝固障碍，导致出血倾向。

因子Ⅷ是血浆中的一种球蛋白（其抗原为Ⅷ：Ag，功能部分称为Ⅷ：C），它与von Willebrand Factor（vWF）以非共价形式结合成复合物存在于血浆中。因子Ⅷ和vWF是由不同基因编码、性质和功能完全不同的两种蛋白质。Ⅷ：C仅占复合物的1%，水溶性，80%由肝合成，余20%由脾、肾和单核-巨噬细胞等合成，其活性易被破坏，在37℃储存24小时后可丧失50%。vWF由血管内皮细胞合成，其功能主要有：①作为因子Ⅷ的载体而对因子Ⅷ起稳定作用；②参与血小板黏附和聚集功能。vWF缺乏时，可引起出血和因子Ⅷ缺乏。

因子Ⅸ是一种由肝合成的糖蛋白，在其合成过程中需要维生素K的参与。因子Ⅺ也是在肝内合成，在体外储存时其活性稳定，故给本病患者输适量储存血浆即可补充因子Ⅺ。

【临床表现】 出血症状的轻重及发病的早晚与凝血因子活性水平相关。血友病A和B大多在2岁时发病，亦可在新生儿期即发病。血友病C的出血症状一般较轻。

1. 皮肤、黏膜出血 由于皮下组织、口腔、齿龈黏膜易于受伤，为出血好发部位。幼儿亦常见于头部碰撞后出血和血肿。

2. 关节积血 是血友病最常见的临床表现之一，多见于膝关节，其次为踝、髋、肘、肩关节等。关节出血可以分为3期：①急性期，关节腔内及周围组织出血，引起局部红肿、热痛和功能障碍。由于肌肉痉挛，关节多处于屈曲位置。②关节炎期，因反复出血，血液不能完全被吸收，刺激关节组织，形成慢性炎症，滑膜增厚。③后期，关节纤维化、强硬、畸形、肌肉萎缩、骨质破坏，导致功能丧失。膝关节反复出血，常引起膝屈曲、外翻、腓骨半脱位，形成特征性的血友病步态。

3. 肌肉出血和血肿 重型血友病甲常发生肌肉出血和血肿，多发生在创伤或活动过久后，多见于用力的肌群。深部肌肉出血时可形成血肿，导致局部肿痛和活动受限，可引起局部缺血性损伤和纤维变性。在前臂可引起手挛缩，小腿可引起跟腱缩短，腰肌痉挛可引起下腹部疼痛。

4. 创伤或手术后出血 不同程度的创伤、小手术，如拔牙、扁桃体摘除、脓肿切开、肌内注射或针灸等，均可以引起严重的出血。

5. 其他部位的出血 如鼻出血、咯血、呕血、黑便、血便和血尿等；也可发生颅内出血，是最常见的致死原因之一。血友病B的出血症状与血友病A相似，患者多为轻型，出血症状较轻。血友病C较为少见，杂合子患儿无出血症状，只有纯合子者才有出血倾向。出血多发生于外伤或手术后，自发性出血少见。本病患儿常合并Ⅴ、Ⅶ等其他因子缺乏。

【实验室检查】

1. 血友病A、B和C 实验室检查的共同特点是：①凝血时间延长（轻型者正常）；②凝血酶原消耗不良；③活化部分凝血活酶时间延长；④凝血活酶生成试验异常。出血时间、凝血酶原时间和血小板正常。

2. 当凝血酶原消耗试验和凝血活酶生成试验 异常时，为了进一步鉴别3种血友病，可作纠正试验，其原理为：正常血浆经硫酸钡吸附后尚含有因子Ⅷ和Ⅺ，不含因子Ⅸ，正常血清含有因子Ⅸ和Ⅺ，不含因子Ⅷ。据此，如患者凝血酶原消耗时间和凝血活酶生成时间被硫酸钡吸附后的正常血浆所纠正，而不被正常血清纠正，则为血友病A；如以上两试验被正常血清所纠正而不被经硫酸钡吸附的正常血浆纠正,则为血友病 B;若以上两试验可被正常血清和经硫酸钡吸附正常血浆所纠正,则为血友病 C(表12-3)。

表12-3 血友病 A、B 和 C 凝血纠正试验

患者血浆加入	血友病 A	血友病 B	血友病 C
正常血浆	纠正	纠正	纠正
正常血清	不能纠正	纠正	纠正
经硫酸钡吸附的正常人血浆	纠正	不能纠正	纠正

测定因子Ⅷ:C、因子Ⅸ:C 的活性,对血友病甲或血友病 B 有确诊意义。正常新鲜血浆所含因子Ⅷ:C(或因子Ⅸ:C)平均活性均为 1 U/ml(以 100% 表示),根据因子Ⅷ:C 或因子Ⅸ:C 活性水平的高低,将血友病 A 或血友病 C 分为重型(<1%)、中型(1%~5%)、轻型(>5%~25%)及亚临床型(>25%~45%)4 种临床类型。

3. 基因诊断 利用分子生物学技术,发现血友病患者基因突变位点和形式,并可于产前进行胎儿基因诊断。

【诊断和鉴别诊断】 根据病史、出血症状和家族史,即可考虑为血友病,进一步确诊需作有关实验室检查。基因序列分析除可确诊本病外,尚可发现轻症患者和疾病携带者。血友病需与血管性血友病鉴别,后者出血时间延长、阿司匹林耐量试验阳性、血小板黏附率降低、血小板对瑞斯托霉素无凝集反应、血浆因子Ⅷ:C 减少或正常、血浆 vWF 减少或缺乏。此外,血管性血友病为常染色体显性遗传,家族调查亦有助于鉴别。

【治疗】

1. 预防出血 自幼养成安静生活习惯,以减少和避免外伤出血,尽可能避免肌内注射,如因患外科疾病需作手术治疗,应注意在术前、术中和术后补充所缺乏的凝血因子。

2. 局部止血 对表面创伤、鼻或口腔出血可局部压迫止血,或用纤维蛋白泡沫、明胶海绵蘸组织凝血活酶或凝血酶敷于伤口处。早期关节出血者,宜卧床休息,并用夹板固定肢体,放于功能位置,亦可用局部冷敷,并用弹力绷带缠扎。关节出血停止、肿痛消失时,可作适当体疗,以防止关节畸形。严重关节畸形可用手术矫形治疗。

3. 替代疗法 本疗法的目的是将患者所缺乏的因子提高到止血水平,以治疗或预防出血。早期给予适当的补充治疗是血友病患儿最好的保护措施,年龄较大的儿童及家人学会居家照顾,急性出血时最好在家里治疗。

(1) 因子Ⅷ和因子Ⅸ制剂:一些用新技术提取并经灭毒处理的高纯度因子Ⅷ和因子Ⅸ目前已完全取代了传统的制剂,从而大大地增加了治疗的安全性。近年基因工程重组人因子Ⅷ和因子Ⅸ制剂已应用于临床,但价格贵。因子Ⅷ的半衰期为 8~12 小时,需每 12 小时输注 1 次,每输入 1U/kg 可提高血浆因子Ⅷ活性约 2%;因子Ⅸ的半衰期为 18~24 小时,常 24 小时输注 1 次,每输入 1U/kg 可提高血浆因子Ⅸ活性约 1%。各种出血情况时因子Ⅷ和因子Ⅸ用量参见表12-4。

表 12-4　因子Ⅷ和因子Ⅸ的剂量和使用方法

出血程度	因子 Ⅷ	因子 Ⅸ
早期轻度出血	10~15 U/kg,q12h,共1~3 次	15~30 U/kg,qd,共1~3 次
中度出血(明显关节出血、轻度创伤)	20 U/kg,q12h,连用2日后可隔日应用,直至止血	30 U/kg,qd,直至止血
重度出血(颅内出血、严重出血、严重创伤、大手术等)	首日每次50 U/kg,q12h,然后维持因子Ⅷ活性>50% 5~7 日,必要时再维持因子Ⅷ活性>30% 5~7 日	首日80 U/kg,以后维持因子Ⅸ活性>40% 5~7 日,必要时再维持因子Ⅸ活性>30% 5~7 日

(2) 冷沉淀物:冷沉淀制剂通常以 200ml 血浆制成,每袋容量为 20ml,含因子Ⅷ和因子ⅩⅢ各 80~100U、纤维蛋白原 250mg、一定量的 vWF 及其他沉淀物。用于血友病 A 和血管性血友病(vWD)等的治疗,要求与受血者 ABO 血型相同或相容,剂量和方法参阅表 12-4。

(3) 凝血酶原复合物:含有因子Ⅱ、Ⅶ、Ⅸ、Ⅹ,可用于血友病乙的治疗。

(4) 输血浆或新鲜全血:血友病 A 患者需输给新鲜血浆或冰冻新鲜血浆,按 1ml 血浆含因子Ⅷ1U 计算;血友病乙患者可输储存 5 天以内血浆,一次输入量不宜过多,以每次 10ml/kg 为宜。无条件时,可输给 6 小时内采集的全血,每次 10ml/kg,可提高患者血中因子Ⅷ活性 10%。输血的疗效只能维持 2 天左右,仅适用于轻症患儿。约 15% 血友病甲患者经反复因子Ⅷ替代治疗后,血浆中会出现抗因子Ⅷ抗体,如输注常规剂量因子Ⅷ后无效者,常提示有因子Ⅷ抗体存在。对这些患者治疗方法是:①增加因子Ⅷ剂量达原剂量一倍以上,其中部分用于中和抗体,余下部分发挥止血作用;②活化因子Ⅶ(Ⅶa)或活化凝血酶原复合物,因Ⅶa 可直接与组织因子共同作用活化因子Ⅹ(Ⅹa),从而促使凝血活酶的形成;③大剂量丙种球蛋白静脉输注;④免疫抑制剂,如环磷酰胺;⑤用链球菌蛋白 A 吸附抗体。因子Ⅸ抗体发生率低,如发生时,可加大因子Ⅸ剂量,即达到止血目的。

4. 药物治疗

(1) 1-脱氧-8-精氨酸加压素(DDAVP):有提高血浆内因子Ⅷ活性和抗利尿作用,常用于治疗轻型血友病 A 患者,可减轻其出血症状,剂量为 0.2~0.3μg/kg,溶于 20 ml 生理盐水中缓慢静脉注射,此药能激活纤溶系统,故需与 6-氨基己酸或氨甲环酸联用。如用滴鼻剂(100μg/ml),0.25 ml/次,作用相同。

(2) 性激素:雄性化激素达那唑(danazol)和女性避孕药复方炔诺酮均有减少血友病 A 患者出血的作用,但其疗效均逊于替代疗法。

5. 基因治疗　正在进行动物实验和临床前期验证。随着研究的不断深入,基因治疗可能成为治愈血友病的有效手段。

【预防】　根据本组疾病的遗传方式,应对患者的家族成员进行筛查,以确定可能的其他患者和携带者,通过遗传咨询,使他们了解遗传规律。运用现代诊断技术对家族中的孕妇进行基因分析和产前诊断,如确定胎儿为血友病,可及时终止妊娠。在医生指导下,对血友病患儿进行有计划的家庭治疗非常重要,尤其适合我国国情。除病情不稳定和 3 岁以下婴幼儿外,其他患者均可家庭治疗。患者及其家属应接受本病相关知识的培训,当发生出血时,应及时采取有效的治疗;对于重症患儿,亦可采取预防性治疗以预防血肿形成和关节畸形。

三、弥散性血管内凝血

弥散性血管内凝血(disseminated intravascular coagulation, DIC)是由多种病因所引起、发生于许多疾病过程中的一种获得性出血综合征。其主要特征是在某些致病因素作用下,血液凝固机制被激活,凝血功能亢进,在毛细血管和(或)小动脉、小静脉内有大量纤维蛋白沉积和血小板凝集,形成广泛的微血栓。由于凝血过程加速,消耗了大量的血浆凝血因子和血小板,同时激活了纤维蛋白溶解系统,引起继发性纤维蛋白溶解亢进,从而导致广泛性出血、循环障碍、栓塞和溶血等一系列临床表现。

【病因和发病机制】

1. 病因 许多疾病或理化因素都可诱发 DIC,主要有:①各种感染,包括细菌、病毒、疟原虫等;②组织损伤,如严重外伤或挤压伤、颅脑损伤、大面积烧伤、大手术和产科并发症等;③免疫性疾病,如溶血性输血反应、暴发型紫癜、狼疮肾炎等;④新生儿疾病,如新生儿硬肿症、窒息、呼吸窘迫综合征、新生儿溶血症等;⑤恶性肿瘤,如白血病、恶性淋巴瘤等;⑥巨大血管瘤、动脉瘤、急性出血性坏死性小肠炎等。

2. 发病机制 目前认为血管内皮细胞(endothelium of blood vessels)损伤在内毒素致 DIC 的过程中发挥关键作用。血管内皮细胞可以合成和释放多种生物活性物质,在生理条件下,血管内皮细胞主要表现抗血栓形成特征。引起 DIC 的病因,如内毒素、严重感染、免疫复合物、酸中毒和游离脂肪酸等都可损伤血管内皮细胞,致使内皮下组织暴露,从而激活因子Ⅻ,继而启动内源性凝血系统;同时损伤的血管内皮细胞可释放多种生物活性物质,激活外源性凝血系统,促进止血或血栓形成及炎症过程的发展。DIC 的病因复杂,但都与血管内皮损伤伴血浆凝血因子活化和凝血活酶类物质进入血液有关,可以概括地分为下述两个基本病理过程。

(1) 凝血系统被激活:在上述致病因子作用下,机体产生 IL-1、IL-6、肿瘤坏死因子和血小板活化因子等多种前炎症因子,促使组织因子释放,引起血管内皮细胞损伤。内毒素可诱发单核细胞产生组织因子,组织损伤可直接释放组织因子,红细胞和血小板损伤可直接释放促凝物质。组织因子结合并活化因子Ⅶ,进而激活外源凝血系统,这是 DIC 发病的最重要机制。内皮细胞损伤后胶原组织暴露、活化因子Ⅶ,或直接活化因子Ⅺ,进而激活内源凝血系统。凝血系统激活后产生大量病理性凝血酶,使血液呈高凝状态,导致微循环内广泛血栓形成。单核/巨噬细胞功能损伤不能及时清除血循环内的凝血酶等凝血物质;代谢性酸中毒可使血管内皮损伤并抑制肝素的抗凝作用;循环障碍时因血液淤滞和浓缩易使血小板破坏,这些因素均可诱发或加重 DIC。

在凝血系统被激活的同时,体内生理抗凝血因子被消耗和功能受抑制,如抗凝血酶Ⅲ水平下降、蛋白 C 和蛋白 S 水平下降、组织因子通路抑制物(TFPI)缺乏,进一步促进微血栓形成。体内广泛性凝血过程,消耗了血小板和大量凝血因子,使血液由高凝状态转变为消耗性低凝状态而引起出血。

(2) 纤维蛋白溶解亢进:其机制为①凝血过程所形成的纤维蛋白沉积于微血管内和肝、脾等脏器,刺激血管内皮释放活化素,并使肝、脾等脏器损伤后释出纤溶酶原激活物进入血流;②活化的因子Ⅹ、Ⅻ能使血浆活化素原转化为活化素,并能使血管舒缓素原转变为血管舒缓素,激活纤溶酶原转变为纤溶酶;③缺氧和各种引起 DIC 的病因通过交感神经-肾上腺作用,刺激血管内皮释放活化素;④病理性凝血酶能激活纤溶酶原转化为纤溶酶,大量纤溶酶导致纤维蛋白溶解亢进。纤维蛋白降解产物(FDP)可干扰纤维蛋白单体聚合,又可与血小板膜结合造成血小板功能缺陷,同时 FDP 还有抗凝血酶作用,从而进一步损害凝血功能;加之,缺氧、酸中毒、创伤等可致部分凝血因子失活,加重出血倾向。

以上两个基本病理过程虽为相继发生,但几乎同时并进,而两者的进展程度则随病程的早晚有所差异,早期以凝血过程为主,晚期则以纤溶亢进为主。激活的因子Ⅻ可激活缓激肽原,使之转变成缓激肽,导致小血管扩张和通透性增加,加之小血管栓塞后微循环受阻,回心血量及心排血量减少而导致血压下降,进而发生休克。由于血管内凝血所形成纤维蛋白条状物与网眼使红细胞通过时受到机械损伤;同时红细胞因缺血、缺氧、毒素及表面有纤维蛋白附着而脆性增加,导致红细胞变形、破裂而出现溶血。

【临床表现】 由于基础疾病的不同和疾病的发展缓急不一,因而临床上将 DIC 分为3型。①急性型:大多数 DIC 表现为本型,常见于严重感染或大手术后,起病急,病情凶险,出血严重,持续数小时至数天;②亚急性型:病程持续数天或数周,常见于急性白血病、恶性肿瘤转移等;③慢性型:起病慢、病情轻,出血不严重,病程可长达数月,见于慢性疾病如巨大血管瘤、系统性红斑狼疮等。DIC 的主要临床表现如下所述。

1. 出血 最常见,常为首发症状。在病程的不同阶段,有不同的出血表现:在高凝状态时一般无出血;在消耗性低凝状态时,出血明显并逐渐加重;在发生继发性纤溶时,出血更加严重。出血轻者仅见皮肤出血点或大便隐血试验阳性,重者则为自发性多部位出血。皮肤出血表现为出血点、瘀点或片状瘀斑,多见于躯干或四肢;鼻黏膜、牙龈、胃肠道出血亦较常见;穿刺部位或伤口渗血不止,且渗出血液往往不凝固;严重者泌尿道出血或颅内出血。出血量多者可至贫血或休克,甚至死亡。

2. 休克 表现为一过性或持久性血压下降。幼婴常表现为面色青灰或苍白、黏膜青紫、肢端冰冷和发绀、精神萎靡和尿少等。休克使血流进一步缓慢,加重缺氧和酸中毒,从而加重 DIC。故 DIC 与休克互为因果,呈恶性循环,甚至发生不可逆休克。

3. 栓塞 组织和脏器的微血栓使血流阻滞,导致受累器官缺血、缺氧、代谢紊乱和功能障碍,甚至坏死。临床表现随受累器官及其受累程度的不同而异:肺受累时可出现呼吸困难、发绀、咯血、呼吸衰竭,也可因肺动脉高压而引起右心衰竭;肾受累时表现为尿少、血尿,甚至肾衰竭;胃肠道受累时出现恶心、呕吐、腹痛和胃肠道出血等;脑栓塞时可出现昏迷、惊厥等。其他如肝功能障碍,四肢末端坏死,皮肤坏疽等。

4. 溶血 急性溶血表现为发热、黄疸、苍白、乏力、腰背酸痛、血红蛋白尿等。如溶血严重、超过骨髓代偿能力时即出现贫血,称为微血管病性溶血性贫血(microangiopathic hemolyticanemia)。

【实验室检查】 实验室检查为确诊 DIC 的依据。

1. 反映消耗性凝血障碍的检查

(1) 血小板计数减少:常降至 $100×10^9/L$ 以下,如呈进行性下降则更有诊断意义。

(2) 出血时间和凝血时间延长:但在高凝状态时,出血时间可缩短。

(3) 凝血酶原时间(PT)延长:超过正常对照 3 秒以上有意义(出生 4 天内的新生儿超过 20 秒才有意义)。

(4) 纤维蛋白原减少:低于 1.6g/L 有意义,个别高凝期病例反可升高超过 4.0 g/L。

(5) 活化部分凝血活酶时间(APTT)延长:年长儿正常值为 42 秒,新生儿为 44~73 秒,早产儿范围更宽。APTT 比正常对照延长 10 秒以上才有临床意义。高凝期 APTT 可缩短，低凝期及继发性纤溶期 APTT 延长。

(6) 抗凝血酶Ⅲ(AT-Ⅲ)测定：AT-Ⅲ是重要生理抗凝物质，它使凝血酶、激活的因子 X 失去活性而起抗凝作用，在此过程中 AT-Ⅲ被消耗，故 DIC 早期血浆中 AT-Ⅲ明显减少。正常值为 80%～100%(活性)。

(7) 因子Ⅷ测定：DIC 时因子Ⅷ:C 减少。

2. 反映纤维蛋白形成和纤维蛋白溶解亢进的检查

(1) 血浆鱼精蛋白副凝试验(plasma protamine paracoagulation, 3P 试验)：血管内凝血时，血中纤维蛋白单体与 FDP 结合形成一种可溶性复合物，鱼精蛋白能与 FDP 结合，使纤维蛋白单体从复合物中分离出来，被分离出来的纤维蛋白单体又聚合成纤维蛋白而形成絮状沉淀，即为 3P 试验阳性。此试验在 DIC 早期时多阳性，但晚期以纤溶亢进为主时，因纤维蛋白单体形成很少，所形成的可溶性复合物也少，故 3P 试验常为阴性。此外，约 20%脐带血 3P 阳性，第 2 天后转阴性，故新生儿 3P 试验应在出生 2 天以后才有诊断价值。有些疾病如恶性肿瘤、肝、肾疾病及手术创伤后也可出现 3P 阳性。

(2) 优球蛋白溶解时间：正常血浆的优球蛋白含有纤维蛋白原、血浆素原及其激活因子，而不含抗血浆素，优球蛋白溶解时间缩短反映血浆素原及激活因子的活性增强，表示纤溶亢进。正常值>120 分钟，DIC 纤溶亢进时缩短，常<70 分钟。

(3) FDP 含量测定：正常人血清 FDP<10 mg/L；超过 20 mg/L 提示纤溶亢进，但不能作为诊断 DIC 的指标。肺栓塞或动、静脉栓塞患者也可升高。

(4) 凝血时间(TT)测定：是反映凝血第 3 阶段的试验，正常值为(20±1.6)秒，比正常对照延长 3 秒以上有诊断意义。

(5) D-二聚体(D-dimer)测定：D-二聚体是一个新的抗原，产生于纤维蛋白原转变成纤维蛋白时，纤维蛋白交联和交联纤维蛋白降解的过程中。DIC 患者 D-二聚体异常升高，此试验对 DIC 有特异性。

3. 其他检查 除上述检验项目外，近年来还开展了一些对 DIC 有诊断价值的方法，简述于下。

(1) 反映血管内皮细胞损伤的分子标志物：如组织因子(TF)和内皮素-1(ET-1)等。

(2) 反映血小板激活的分子标志物：如血小板因子-4(PF-4)、β-血栓球蛋白(β-TG)和 α-颗粒膜糖蛋白(GMP-140)等。

(3) 反映凝血和纤维蛋白溶解激活的分子标志物：如纤维蛋白肽 A(FPA)和纤维蛋白 B-β15-42 肽等。此外，观察外周血涂片中红细胞及血小板形态亦有一定的诊断价值，如红细胞呈盔状、皱缩、三角形、新月形及碎片等有意义；涂片上有巨大血小板或有核细胞亦有一定意义。

【诊断】 必须依据临床表现和实验室检查结果进行综合性分析，才能明确诊断。①临床特点：患儿有诱发 DIC 的原发病存在，并在此基础上呈现出血倾向、微血管栓塞、休克和溶血等临床征象，或对抗凝治疗有效，即应高度警惕 DIC 的可能性；②实验室检查：是诊断的重要依据，应根据病情及实验室条件选择检查项目，对化验结果的分析应结合患儿年龄、原发病性质、DIC 不同病程等特点作出判断，动态观察其结果变化对确立诊断的意义更大。如在血小板计数减少、凝血酶原时间延长、纤维蛋白原含量降低、3P 试验阳性这 4 项中有 3 项阳性，结合临床特点即可作出诊断；如仅有 2 项阳性，则需加测血清 FDP 含量、优球蛋白溶解时间和凝血酶时间,如其中有 1 项阳性,结合临床特点也可作出诊断。条件许可时,测定 AT-Ⅲ、因子Ⅷ活性和 D-二聚体等指标均较为可靠。

【治疗】 早期诊断、及时治疗是提高 DIC 治愈率的关键。

1. 治疗原发病 积极治疗原发病、去除诱发因素是终止 DIC 病理过程的重要措施,如果原发病及诱因没有消除,凝血异常继续进行。

2. 改善微循环 低分子右旋糖酐不但能扩充血容量、疏通微循环,还有降低血液黏稠度、降低血小板黏附和抑制红细胞凝集等作用,因而可以改善微循环,防止或减少血栓形成。首次剂量为 10 ml/kg 静脉滴注,以后每次 5 ml/kg,每 6 小时 1 次,全日量不超过 30 ml/kg。

3. 纠正酸中毒 DIC 多伴有酸中毒,往往也是肝素治疗失败的原因之一。因此,应及时发现酸中毒并予纠正,常用 5% 碳酸氢钠。

4. 应用血管活性药物 血管扩张剂可解除血管痉挛,改善微循环,常用山莨菪碱、异丙肾上腺素和多巴胺等。

5. 抗凝治疗 其目的在于阻断或减缓血管内凝血过程的发展。

(1) 抗血小板凝集药物:此类药物能阻抑血小板黏附和凝集,减轻微血栓形成,从而抑制 DIC 的发展。临床上对轻型 DIC、疑似 DIC 而未肯定诊断者,或高凝状态者,在控制原发病的基础上可单独应用此类药物治疗。常用药物有:①阿司匹林,剂量为每日 10mg/kg,分 2~3 次口服,持续用至血小板数恢复正常后数日才停药;②双嘧达莫(潘生丁):剂量为每日 10mg/kg,分次口服。

(2) 肝素的应用:肝素可与 AT-Ⅲ 结合成复合物而起抗凝作用,对凝血 3 个阶段均有抑制作用,并可抑制血小板聚集、裂解和促使纤维蛋白溶解。通常在给药 1~3 小时后约 50% 因灭活而失效,4~6 小时即经肾排完。

肝素多在 DIC 早期应用,凡有以下指征者即可使用:①处于高凝状态者;②有明显栓塞症状者;③消耗性凝血期表现为凝血因子、血小板、纤维蛋白原进行性下降,出血逐渐加重,血压下降或休克者;④准备补充凝血因子(如输血、血浆等)或应用纤溶抑制药物而未能确定促凝物质是否仍在发生作用时,可先应用肝素。以下情况禁用或慎用肝素:①颅内或脊髓内出血、肺结核空洞出血、溃疡出血;②伴有血管损伤或新鲜创面的患儿;③DIC 晚期以继发性纤溶为主者;④原有重度出血症如血友病等;⑤对并有严重肝病患者,尚有争议,较多作者认为弊多利少。

常用方法为:每次 60~125 U/kg(1mg = 125 U)加入等渗氯化钠或 10% 葡萄糖液 50~100 ml 中静脉滴注,约 1 小时滴完,每 4~6 小时 1 次;或先以 50~75 U/kg 静脉滴注,然后按每小时 15~25 U/kg 速度持续静脉滴注;或每次 50~100U/kg 皮下注射,每 4~6 小时 1 次。

在应用肝素期间必须密切观察病情并监测凝血功能,在每次用药前测凝血时间(试管法),用药 4 小时后再测定 1 次凝血时间,要求凝血时间控制在 20~30 分钟内,如<20 分钟可加大肝素剂量,如>30 分钟且出血加重可能是用量过大,应停用,必要时静脉缓慢注射鱼精蛋白中和,其用量与最后 1 次肝素用量相等(1mg 鱼精蛋白可中和 125 U 肝素),若出血仍不减轻,15 分钟后可再注射 1 次鱼精蛋白。停药指征为:①诱发 DIC 的原发病已控制或缓解;②用药后病情好转,出血停止,血压稳定;③凝血酶原时间和纤维蛋白原恢复正常或接近正常(前者一般于 24 小时内恢复,后者于 1~3 天恢复)时,即可逐渐减量至停药。用药时间一般可持续 3~7 天。血小板的回升缓慢(数天至数周),不宜作为停药的指征。

6. 抗凝血因子的应用 已应用于临床的有：①抗凝血酶Ⅲ（AT-Ⅲ）浓缩剂，用于 DIC 早期补充 AT-Ⅲ并可提升肝素的疗效；②蛋白-C 浓缩剂，主要用于革兰阴性杆菌感染合并 DIC，同肝素联合应用取得了较好的效果。

7. 补充疗法 目前认为在活动性 DIC 未控制之前，补充下列成分是安全的：经洗涤的浓缩红细胞、浓缩血小板和不含凝血因子的扩容剂（如血浆蛋白、白蛋白和羧基淀粉等）。如果 DIC 过程停止（指征是 AT-Ⅲ测定值正常）或肝素化后仍持续出血，此时有必要补充凝血因子，可输注新鲜冰冻血浆、凝血酶原复合物等。

8. 抗纤溶药物 此类药物的主要作用是阻碍纤溶酶原转变为纤溶酶、抑制纤维蛋白的分解，从而防止纤维蛋白溶解亢进性出血。DIC 时继发性纤溶亢进是机体防止血管内凝血的一种生理性保护功能，有助于防止或消除血管内纤维蛋白栓塞，因此在 DIC 时，特别是在早期高凝状态，应禁用抗纤溶药物；若病情发展并出现以纤溶为主时，最好在肝素化的基础上慎用纤溶抑制剂，可能有助于 DIC 后期的治疗。一般可选用 6-氨基己酸（EACA），每次剂量为 0.08～0.12g/kg，缓慢静脉注射或稀释后静脉滴注，亦可采用对羧基苄胺（PAMBA）或氨甲环酸。

9. 糖皮质激素的应用 在 DIC 时是否应该使用糖皮质激素尚未取得一致意见。一般认为如果因治疗原发病需要时，可在肝素化的基础上慎用。

第六节 急性白血病

白血病（leukemia）是造血组织中某一血细胞系统过度增生，浸润到各组织和器官，从而引起一系列临床表现的恶性血液病。本病是我国最常见的小儿恶性肿瘤。据调查，我国 10 岁以下小儿白血病的发生率为 (3~4)/10 万，男性发病率高于女性。急性白血病占 90%～95%，慢性白血病仅占 3%～5%。

【病因】 尚未完全明了，可能与下列因素有关。

1. 病毒感染 与白血病产生的关系，很多研究在进行中，但至今尚无一种病毒被证实与儿童白血病有确切的关系。在成人的白血病研究中，已证明属于 RNA 病毒的反转录病毒（retrovirus，又称人类 T 细胞白血病病毒，HTLV）可引起人类 T 淋巴细胞白血病。

2. 环境因素 电离辐射能引起白血病。小儿对电离辐射较为敏感，在曾经放射治疗胸腺肥大的小儿中，白血病发生率较正常小儿高 10 倍。一些化学物质可以导致脊髓损伤，如苯及其衍生物、杀虫剂、除草剂等，报道多和急性非淋巴细胞白血病有关。

3. 基因转变 超过 70% 的儿童白血病出现染色体的转变，如费城染色体（philadelphia chromosome），t(9;22)。一些染色体转变疾病，如 21-三体综合征、先天性睾丸发育不全症、先天性再生障碍性贫血伴有多发畸形（Fanconi 贫血）、先天性远端毛细血管扩张性红斑症（Bloom 综合征）及严重联合免疫缺陷病等。这些疾病患儿的白血病发病率比一般小儿明显增高。此外，单卵孪生儿中一个患急性白血病，另一个患白血病的概率为 20%，比双卵孪生儿的发病率高 12 倍。以上现象均提示白血病的发生与遗传素质有关。

【发病机制】 尚未完全明了，下列机制可能在白血病的发病中起重要作用。

1. 原癌基因的转化 人类和许多哺乳动物的染色体基因组中存在原癌基因（又称细胞癌基因），在正常情况时，其主要功能是参与调控细胞的增殖、分化和衰老死亡。当机体受到致癌因素的作用下，原癌基因可发生点突变、染色体重排或基因扩增，转化为肿瘤基因，从而导致白血病的发生。

2. 抑癌基因畸变 近年研究发现正常人体存在着抑癌基因,如 *Rb*、*p53*、*P16*、*WT*1 等,当这些抑癌基因发生突变、缺失等变异时,失去其抑癌活性,造成癌细胞异常增殖而发病。

3. 细胞凋亡受抑 细胞凋亡是在基因调控下的一种细胞主动性自我消亡过程,是人体组织器官发育中细胞清除的正常途径。当细胞凋亡通路受到抑制或阻断时,细胞没有正常凋亡而继续增殖导致恶变。研究发现,急性白血病时抑制凋亡的基因(如 *Bcl*-2、*Bcl-XL* 等)常高表达,而促进凋亡的基因(如 *p53*、*Fas*、*Bax* 等)表达降低或出现突变;此外,特异染色体易位产生的融合基因也可抑制细胞凋亡(如 M3 中的 *PML/RARa* 融合基因)。由此可见,细胞凋亡受抑在白血病发病中的起重要作用。

【分类和分型】 急性白血病的分类或分型对于诊断、治疗和提示预后都有一定意义。根据增生的白细胞种类不同,可分为急性淋巴细胞白血病(急淋,ALL)和急性非淋巴细胞白血病(急非淋,ANLL)两大类,前者占小儿白血病的 70%~85%。目前,常采用形态学(M)、免疫学(I)和细胞遗传学(C)和分子生物学(M),即 MICM 综合分型,以指导治疗和提示预后。

1. 急性淋巴细胞白血病(ALL)

(1) 形态学分型(FAB 分型):根据原淋巴细胞形态学的不同,分为 3 种类型。①L1 型:以小细胞为主,其平均直径为 6.6μm,核染色质均匀,核形规则;核仁很小,一个或无;细胞质少,细胞质空泡不明显。②L2 型:以大细胞为主,大小不一,其平均直径为 8.7μm,核染色质不均匀,核形不规则;核仁一个或多个,较大;细胞质量中等,细胞质空泡不定。③L3 型:以大细胞为主,细胞大小一致,核染色质细点状,均匀,核形规则;核仁一个或多个;细胞质量中等,细胞质空泡明显。上述 3 型中以 L1 型多见,占 80% 以上;L3 型最少,占 4% 以下。

(2) 免疫学分型:应用单克隆抗体检测淋巴细胞表面抗原标记,一般可将急性淋巴细胞白血病分 T、B 两大系列。

1) T 系急性淋巴细胞白血病(T-ALL):占小儿 ALL 的 10%~15%。具有阳性的 T 淋巴细胞标志,如 CD1、CD3、CD5、CD8 和 TdT(末端脱氧核糖核酸转换酶)阳性。

2) B 系急性淋巴细胞白血病(B-ALL):占小儿 ALL 的 80%~90%。此型又分为 3 种亚型。①早期前 B 细胞型(early Pre B-ALL):HLA-DR、CD79a、CD19 和(或)CyCD22(细胞质 CD22)阳性;SmIg、CyIg 阴性。②前 B 细胞型(Pre B-ALL):CyIg 阳性,SmIg 阴性;其他 B 系标志及 HLA-DR 阳性。③成熟 B 细胞型(B-ALL):SmIg 阳性,CyIg 阴性;其他 B 系标记及 HLA-DR 阳性。

3) 伴有髓系标志的 ALL(My$^+$-ALL):本型具有淋巴系的形态学特征,以淋巴系特异抗原为主,但伴有个别、次要的髓系特异抗原标志,如 CD13、CD33、CD14 等阳性。

(3) 细胞遗传学改变:主要有①染色体数目异常,如 ≤45 条的低二倍体,或 ≥47 条的高二倍体。②染色体核型异常,如 12 号和 21 号染色体易位,即(12;21)/*AML1TEL*(*ETV6-CBFA*2)融合基因;9 号和 22 号染色体易位,即 t(9;22)/*BCR-ABL* 融合基因;或 t(4;11)/*MLL-AF*4 融合基因等。

(4) 临床危险度分型:中华医学会儿科学分会血液组(2006 年 5 月修订的全国方案)根据国内外分型情况,已建议分为 3 型。

1) 高危型急性淋巴细胞白血病(HR-ALL):凡具备下述 1 项或多项危险因素者。①年龄<12 个月的婴儿白血病;②诊断时外周血白细胞计数 ≥100×10^9/L;③t(9;22)/*BCR-ABL*

融合基因;t(4;11)/MLL-AF4 融合基因;④泼尼松试验不良效应者(泼尼松每日 60 mg/m² 诱导 7 天,第 8 天外周血白血病细胞>$1×10^9$/L);⑤初治诱导缓解治疗失败(标准化疗方案 6 周未获完全缓解)。

2) 中危型急性淋巴细胞白血病(MR-ALL):具备以下任何 1 项或多项危险因素者。①年龄≥10 岁;②诊断时外周血白细胞计数≥$50×10^9$/L;③诊断时已发生中枢神经系统白血病和(或)睾丸白血病;④免疫表型为 T 细胞白血病;⑤染色体数目为<45 的低二倍体,或 t(12;21)、t(9;22)核型以外的其他异常染色体核型,或 t(4;11)以外的其他 MLL 基因重排。

3) 低危型急性淋巴细胞白血病(SR-ALL):不具备上述任何 1 项危险因素。

2. 急性非淋巴细胞白血病

(1) FAB 分型

1) 原粒细胞白血病未分化型(M1):骨髓中原粒细胞≥90%,早幼粒细胞很少,中幼粒细胞以下各阶段细胞极少见,可见 Auer 小体。

2) 原粒细胞白血病部分分化型(M2):骨髓中原粒和早幼粒细胞共占 50% 以上,可见多少不一的中幼粒、晚幼粒和成熟粒细胞,可见 Auer 小体;M2b 型即以往命名的亚急性粒细胞白血病,骨髓中有较多的核、浆发育不平衡的中幼粒细胞。

3) 颗粒增多的早幼粒细胞白血病(M3):骨髓中颗粒增多的异常早幼粒细胞占 30% 以上,细胞质多少不一,细胞质中的颗粒形态分为粗大密集和细小密集两类,据此又可分为两型,即粗颗粒型(M3a)和细颗粒型(M3b)。

4) 粒-单核细胞白血病(M4):骨髓中幼稚的粒细胞和单核细胞同时增生,原始及幼稚粒细胞>20%;原始、幼稚单核和单核细胞≥20%;或原始、幼稚和成熟单核细胞>30%,原粒和早幼粒细胞>10%。除以上特点外,骨髓中异常嗜酸粒细胞增多。

5) 单核细胞白血病(M5):骨髓中以原始、幼稚单核细胞为主。可分为两型:①未分化型,原始单核细胞为主,>80%;②部分分化型,骨髓中原始及幼稚单核细胞>30%,原始单核细胞<80%。

6) 红白血病(M6):骨髓中有核红细胞>50%,以原始及早幼红细胞为主,且常有巨幼样变;原粒及早幼粒细胞>30%。外周血可见幼红及幼粒细胞;粒细胞中可见 Auer 小体。

7) 急性巨核细胞白血病(M7):骨髓中原始巨核细胞>30%;外周血有原始巨核细胞。

(2) 免疫学分型 急性非淋巴细胞 M1~M5 型可有 CD33、CD13、CD14、CD15、MPO(抗髓过氧化物酶)等髓系标志中的 1 项或多项阳性,也可有 CD34 阳性。其中 CD14 多见于单核细胞系,M6 可见血型糖蛋白 A 阳性,M7 可见血小板膜抗原Ⅱb/Ⅲa(GPⅡb/Ⅲa)阳性,或 CD41、CD68 阳性。

(3) 细胞遗传学改变:①染色体数目异常以亚二倍体为主,超二倍体较少;②常见的核型改变有 t(9;11)/MLL-AF9 融合基因(常见于 M5)、t(11;19)/ENL-MLL 融合基因、t(8;21)/AML-ETO 融合基因(M2b 的特异标记)、t(15;17)/PML-RARa 融合基因(M3 特异标记)、inv16(多见于 M4Eo)等。

【临床表现】 各型急性白血病的临床表现基本相同,主要表现如下。

1. 起病 大多较急,少数缓慢。早期症状有:面色苍白、精神不振、乏力、食欲低下、鼻出血或齿龈出血等;少数患儿以发热和类似风湿热的骨关节痛为首发症状。

2. 发热 多数患儿起病时有发热,热型不定,可低热、不规则发热、持续高热或弛张热,一般不伴寒战。发热原因之一是白血病性发热,多为低热且抗生素治疗无效;另一原因是感染,多为高热。

3. 贫血 出现较早,并随病情发展而加重,表现为苍白、虚弱无力、活动后气促等。贫血主要是由于骨髓造血干细胞受到抑制所致。

4. 出血 以皮肤和黏膜出血多见,表现为紫癜、瘀斑、鼻出血、齿龈出血,消化道出血和血尿。偶有颅内出血,为引起死亡的重要原因之一。出血的主要原因是:①骨髓被白血病细胞浸润,巨核细胞受抑制使血小板的生成减少和功能不足;②白血病细胞浸润肝,使肝功能受损,纤维蛋白原、凝血酶原和第Ⅴ因子等生成不足;③感染和白血病细胞浸润使毛细血管受损,血管通透性增加;④并发弥散性血管内凝血。在各类型白血病中,以 M3 型白血病的出血最为显著。

5. 白血病细胞浸润引起的症状和体征

(1)肝、脾、淋巴结肿大:白血病细胞浸润发生于肝、脾而造成其肿大,这在急性淋巴细胞白血病尤其显著。肿大的肝、脾质软,表面光滑,可有压痛。全身浅表淋巴结轻度肿大,但多局限于颈部、颌下、腋下和腹股沟等处,其肿大程度以急性淋巴细胞白血病较为显著。有时因纵隔淋巴结肿大引起压迫症状而发生呛咳、呼吸困难和静脉回流受阻。

(2)骨和关节浸润:小儿骨髓多为红髓,易被白血病细胞侵犯,故患儿骨、关节疼痛较为常见。约25%患儿以四肢长骨、肩、膝、腕、踝等关节疼痛为首发症状,其中部分患儿呈游走性关节痛,局部红肿现象多不明显,并常伴有胸骨压痛。骨和关节痛多见于急性淋巴细胞白血病。骨骼 X 线检查可见骨质疏松、溶解,骨骺端出现密度降低横带和骨膜下新骨形成等征象。

(3)中枢神经系统浸润:白血病细胞侵犯脑实质和(或)脑膜时即引起中枢神经系统白血病(central nervous system leukemia,CNSL)。由于近年联合化疗的进展,使患儿的寿命得以延长,但因多数化疗药物不能透过血-脑屏障,故中枢神经系统便成为白血病细胞的"庇护所",造成 CNSL 的发生率增高,这在急性淋巴细胞白血病尤其多见。浸润可发生于病程中任何时候,但多见于化疗后缓解期。它是导致急性白血病复发的主要原因。

常见症状为:颅内压增高,出现头痛、呕吐、嗜睡、视乳头水肿等;浸润脑膜时,可出现脑膜刺激征;浸润脑神经核或神经根时,可引起脑神经麻痹;脊髓浸润可引起横贯性损害而致截瘫。此外,也可有惊厥、昏迷。检查脑脊液可以确诊:脑脊液色清或微浊,压力增高;细胞数$>10\times10^6$/L,蛋白>0.45 g/L;将脑脊液离心沉淀作涂片检查可发现白血病细胞。

(4)睾丸浸润:白血病细胞侵犯睾丸时即引起睾丸白血病(testic leukemia,TL),表现为局部肿大、触痛,阴囊皮肤可呈红黑色。由于化疗药物不易进入睾丸,在病情完全缓解时,该处白血病细胞仍存在,因而常成为导致白血病复发的另一重要原因。

(5)绿色瘤:是急性粒细胞白血病的一种特殊类型,白血病细胞浸润眶骨、颅骨、胸骨、肋骨或肝、肾、肌肉等,在局部呈块状隆起而形成绿色瘤。此瘤切面呈绿色,暴露于空气中绿色迅速消退,这种绿色素的性质尚未明确,可能是光紫质或胆绿蛋白的衍生物。绿色瘤偶由急性单核细胞白血病局部浸润形成。

(6)其他器官浸润:少数患儿有皮肤浸润,表现为丘疹、斑疹、结节或肿块;心脏浸润可引起心脏扩大、传导阻滞、心包积液和心力衰竭等;消化系统浸润可引起食欲不振、腹痛、腹泻、出血等;肾脏浸润可引起肾肿大、蛋白尿、血尿、管型尿等;齿龈和口腔黏膜浸润可引起局部肿胀和口腔溃疡,这在急性单核细胞白血病较为常见。

【实验室检查】

1. 外周血象 红细胞及血红蛋白均减少,大多为正细胞正血色素性贫血。网织红细胞数大多较低,少数正常,偶在外周血中见到有核红细胞。白细胞数增高者约占50%以上,其余正常或减少,但在整个病程中白细胞数可有增、减变化。白细胞分类示原始细胞和幼稚细胞占多数。血小板减少。

2. 骨髓象 骨髓检查是确立诊断和评定疗效的重要依据。典型的骨髓象为该类型白血病的原始及幼稚细胞极度增生;幼红细胞和巨核细胞减少。但有少数患儿的骨髓表现为增生低下,其预后和治疗均有特殊之处。

3. 组织化学染色 常用以下组织化学染色以协助鉴别细胞类型。

(1) 过氧化酶:在早幼阶段以后的粒细胞为阳性;幼稚及成熟单核细胞为弱阳性;淋巴细胞和浆细胞均为阴性。各类型分化较低的原始细胞均为阴性。

(2) 酸性磷酸酶:原始粒细胞大多为阴性,早幼粒以后各阶段粒细胞为阳性;原始淋巴细胞弱阳性,T细胞强阳性,B细胞阴性;原始和幼稚单核细胞强阳性。

(3) 碱性磷酸酶:成熟粒细胞中此酶的活性在急性粒细胞白血病时明显降低,积分极低或为0;在急性淋巴细胞白血病时积分增加,在急性单核细胞白血病时积分大多正常。

(4) 苏丹黑:此染色结果与过氧化物酶染色的结果相似,原始及早幼粒细胞阳性;原淋巴细胞阴性;原单核细胞弱阳性。

(5) 糖原:原始粒细胞为阴性,早幼粒细胞以后各阶段粒细胞为阳性;原始及幼稚淋巴细胞约半数为强阳性,余为阳性;原始及幼稚单核细胞多为阳性。

(6) 非特异性酯酶(萘酚酯,NASDA):这是单核细胞的标记酶,幼稚单核细胞强阳性,原始粒细胞和早幼粒细胞以下各阶段细胞为阳性或弱阳性;原淋巴细胞阴性或弱阳性。

4. 溶菌酶检查 血清中的溶菌酶主要来源于破碎的单核细胞和中性粒细胞,测定血清与尿液中溶菌酶的含量可以协助鉴别白血病细胞类型。正常人血清含量为4~20mg/L;尿液中不含此酶。在急性单核细胞白血病时,其血清及尿液的溶菌酶浓度明显增高;急性粒细胞白血病时中度增高;急性淋巴细胞白血病时则减少或正常。

【诊断和鉴别诊断】 典型病例根据临床表现、血象和骨髓象的改变即可作出诊断。发病早期症状不典型,特别是白细胞数正常或减少者,其血涂片不易找到幼稚白细胞时,可使诊断发生困难。需与以下疾病鉴别。

1. 再生障碍性贫血 本病血象呈全血细胞减少;肝、脾、淋巴结不肿大;骨髓有核细胞增生低下,无幼稚白细胞增生。

2. 传染性单核细胞增多症 本病肝、脾、淋巴结常肿大;白细胞数增高并出现异型淋巴细胞,易与急性淋巴细胞白血病混淆。但本病病程经过一般良好,血象多于1个月左右恢复正常;血清嗜异性凝集反应阳性;骨髓无白血病改变。

3. 类白血病反应 为造血系统对感染、中毒和溶血等刺激因素的一种异常反应,以外周血出现幼稚白细胞或白细胞数增高为特征。当原发疾病被控制后,血象即恢复正常。此外,根据血小板数多正常;白细胞中有中毒性改变,如中毒颗粒和空泡形成;中性粒细胞碱性磷酸酶积分显著增高等,可与白血病区别。

4. 风湿性关节炎 有发热、关节疼痛症状者易与风湿性关节炎混淆,需注意鉴别。

【治疗】 急性白血病的治疗主要是以化疗为主的综合疗法,其原则是早期诊断、早期治疗;应严格区分白血病类型,按照类型选用不同的化疗方案和相应的药物剂量;采用早期连续适度化疗和分阶段长期规范治疗的方针。同时要早期防治中枢神经系统白血病和睾丸白血病,注意支持疗法。持续完全缓解 2.5~3 年者方可停止治疗。

1. 支持疗法

(1) 防治感染:在化疗阶段,保护性环境隔离对降低院内交叉感染具有较好效果。并发细菌性感染时,应首选强力的抗生素以控制病情,并根据药敏试验结果调整抗生素;并发真菌感染者,可选用抗真菌药物如两性霉素 B 或氟康唑等治疗;并发病毒感染者可选用抗病毒药物如阿昔洛韦、更昔洛韦等治疗;怀疑并发卡氏囊虫肺炎者,应使用磺胺甲噁唑。

(2) 成分输血:明显贫血者可输红细胞;因血小板减少而致出血者,可输浓缩血小板。有条件时可酌情静脉输注丙种球蛋白。

(3) 集落刺激因子:化疗期间如骨髓抑制明显者,可予以 G-CSF、GM-CSF 等集落刺激因子。

(4) 高尿酸血症的防治:在化疗早期,由于大量白血病细胞破坏分解而引起高尿酸血症,导致尿酸结石梗阻、少尿或急性肾衰竭,故应注意水分补充。为预防高尿酸血症,可口服别嘌呤醇(allopurinol)。

(5) 其他:在治疗过程中,要增加营养。有发热、出血时应卧床休息。要注意口腔卫生,防止感染和黏膜糜烂。并发弥散性血管内凝血时,可用肝素治疗。

2. 化学药物治疗 简称化疗,其目的是杀灭白血病细胞,解除白血病细胞浸润引起的症状,使病情缓解,并巩固治疗效果减少耐药,以至治愈。

ALL 的化疗:高危(HR)、中危(MR)和低危(SR)的小儿 ALL 均需经历下列阶段的治疗。

(1) 诱导治疗:诱导缓解治疗是患儿能否长期无病生存的关键,需联合数种化疗药物,最大程度地杀灭白血病细胞,从而尽快达到完全缓解。HR-ALL 推荐使用长春新碱(VCR) $1.5mg/m^2$,静脉注射,每周 1 次,共 4 次,于化疗的第 8 天(d8,下同)、d15、d22、d29 使用;柔红霉素(DNR) $30mg/m^2$,静脉滴注,于 d8~d10 或 d8 起每周 1 次共 3 次;门冬酰胺酶(L-ASP)6000~10 000 U/m^2,静脉滴注或肌内注射,于 d11 起隔天或隔 2 天 1 次,共 10 次,或者使用培门冬酶,$2500U/m^2$,肌内注射;泼尼松(Pred)d1~d28 为 60 mg/(m^2·d),分次口服,d29 起减量,至 d36 停用。MR-ALL 者参照 HR-ALL 方案,仅减少 L-ASP 2 次。SR-ALL 者则 DNR 减少 1 次,L-ASP 减少 4 次。

(2) 巩固治疗:小儿 ALL 达到完全缓解(CR)时,体内仍残存达 10^8~10^9 个白血病细胞,这种状态称为微小残留病(minimal residual disease,MRD)。因此,有必要采用较强的巩固治疗。全国方案推荐环磷酰胺(CTX)$1000mg/m^2$,快速静脉滴注,d1;阿糖胞苷(Ara-C)$1g/m^2$,每 12 小时 1 次,共 6 次,d2~d4 静脉滴注;6-巯基嘌呤(6-MP)50 mg/(m^2·d),晚间 1 次口服,d1~d7。

(3) 预防髓外白血病:由于大多数药物不能进入中枢神经系统、睾丸等部位,如果不积极预防髓外白血病,CNSL 在 3 年化疗期间的发生率可高达 50% 左右;TL 的发生率在男孩中亦可有 5%~30%。CNSL 和 TL 均会导致骨髓复发、治疗失败,因此有效的髓外白血病的预防是白血病,特别是急性淋巴细胞白血病患儿获得长期生存的关键之一。预防性治疗的常用方法有以下几种。

1) 三联鞘内注射法(IT):常用 MTX、Ara-C、地塞米松(Dex)3 种药物联合鞘内注射,剂量见表12-5。

表12-5 不同年龄三联鞘内注射药物剂量(mg/次)

年龄(月)	MTX	Ara-C	Dex
<12	5	12	2
12~24	7.5	15	2
25~35	10	25	5
≥36	12.5	30	5

2) 大剂量甲氨蝶呤-四氢叶酸钙(HDMTX-CF)疗法:每10天为1个疗程。每疗程MTX剂量为$2~5g/m^2$,共用3~4个疗程。其中1/6量(<500 mg)作为突击量,在30分钟内快速静脉滴入,余量于12~24小时内匀速滴入;突击量MTX滴入后0.5~2小时内行三联鞘内注射1次;开始滴注MTX 36小时后用四氢叶酸钙(CF)解救,剂量为每次15 mg/m^2,首剂静脉注射,以后每6小时口服或肌内注射,共6~8次。HDMTX治疗前、后3天口服碳酸氢钠1.0 g,每日3次,并在治疗当天给5%碳酸氢钠3~5ml/kg静脉滴注,使尿pH>7.0;用HDMTX当天及后3天需水化治疗,每日液体总量3000 ml/m^2。在用HDMXT同时,每天口服6-MP 50mg/m^2,共7天。有条件者监测血浆MTX浓度,以调整CF用量和次数;无监测者MTX不宜>3g/m^2,但HR型或MR的T细胞型者远期复发的可能性增加。

3) 颅脑放射治疗:多用于>4岁的HR-ALL患儿,诊断时白细胞数$>100×10^9/L$、T-ALL或有CNSL,或因各种原因不宜HDMTX-CF治疗者,均应进行颅脑放射治疗。在CR后6个月时进行,放射总剂量为12Gy,分15次于3周内完成。同时每周鞘内注射1次。放疗第3周用VDex方案:VCR 1.5 mg/m^2静脉注射1次;Dex每日8mg/m^2,口服7天。

(4) 早期强化治疗或再诱导治疗:目的仍然是治疗MRD,常用的VDLDex方案,VDR、DNR均于d1、d8各1次,剂量和用法同诱导治疗。L-ASP 6000~10 000 U/m^2,d1起隔天或隔2天1次,共6~8次。Dex 6 $mg/(m^2·d)$,d1~d14。休息1~2周按CAM[除Ara-C为75 $mg/(m^2·d)$,d1~d4、d8~d11外,其余用法见巩固治疗]治疗。

(5) 维持治疗和加强治疗:为了巩固疗效、达到长期缓解或治愈的目的,必须在上述疗程后进行维持治疗和加强治疗。对ALL一般主张用6-巯基嘌呤(6-MP)或6-硫鸟嘌呤(6-TG)+MTX维持治疗,维持期间必须定期用原诱导缓解方案或其他方案强化,总疗程为2.5~3年。

(6) 中枢神经系统白血病(CNSL)的治疗:初诊时已发生CNSL者,照常进行诱导治疗,同时给予三联鞘内注射(表12-5),第1周3次,第2和第3周各2次,第4周1次,共8次。一般在鞘内注射化疗2~3次后CSF常转为阴性。在完成诱导缓解、巩固、髓外白血病防治和早期强化后,作颅脑放射治疗,剂量同上。颅脑放疗后不再用HDMTX-CF治疗,但三联鞘内注射必须每8周1次,直到治疗终止。完全缓解后在维持巩固期发生CNSL者,也可按上述方法进行,但在完成第5次三联鞘内注射后,必须作全身强化治疗以免骨髓复发,常用早期强化治疗的VDLDex和VP_{16}+Ara-C方案各1疗程。此后每8周三联鞘内注射1次,直到终止治疗。

(7) 睾丸白血病(TL)治疗:初诊时已发生TL者,先诱导治疗到完全缓解,双侧TL者作双侧睾丸放射治疗,总剂量为24~30Gy,分6~8天完成;单侧者可行切除术,亦可作睾丸放射治疗;与此同时继续进行巩固、髓外白血病防治和早期强化治疗。在缓解维持治疗期发生 TL 者,按上法予以治疗,紧接着用 VDLDex 和 VP_{16}+Ara-C 方案各 1 个疗程。

3. 急性非淋巴细胞白血病的治疗

(1) 诱导治疗:与 ALL 相比,ANLL 的诱导化疗难度更大,并发症较多,每个患者都必须经过骨髓抑制期才有可能完全缓解。

1) 除 M3 外,各型 ANLL 的诱导治疗常用的基本方案如下。①DA 方案:DNR 每日 30~40mg/m^2,静脉滴注,每日 1 次,d1~d3;Ara-C 每日 150~200 mg/m^2 静脉滴注或肌内注射,分 2 次(q12h),d1~d7。②DEA 方案:DNR 和 Ara-C 同上;VP_{16}(或 VM_{26})每日 100~150 mg/m^2,静脉滴注,每日 1 次,d5~d7。

2) M3 者:任选以下方案。①全反式维 A 酸(ATRA)25~30 mg/(m^2·d),d1~d60,口服;DNR 40 mg/(m^2·d),d8~d10,静脉滴注 30 分钟;Ara-C100mg/(m^2·d),d8~d14,分 2 次,q12h 皮下注射。②ATRA 25~30 mg/(m^2·d),d14~d30,口服;三氧化二砷(As_2O_3)0.3~0.5 mg/(kg·d),d1~d20,静脉滴注。

(2) 缓解后治疗

1) 巩固治疗:采用原有效的诱导方案 1~2 个疗程。

2) 骨髓抑制性维持治疗:只限于不能进行根治性治疗者。常选用 DA、DEA、COAP、CAM 中 3 个有效方案作序贯治疗,第 1 年每月 1 个疗程,第 2 年每 6~8 周 1 个疗程,第 3 个年每 8~12 周 1 个疗程,维持 3 年左右终止治疗。

3) 根治性强化治疗,含中、大剂量 Ara-C 的化疗方案,或造血干细胞移植。

4) 中枢白血病治疗:用三联鞘内注射,诱导期每周 2 次,完全缓解后每 3~6 个月 1 次。

4. 造血干细胞移植(HSCT) 联合化疗是目前根治大多数 ALL 和部分 ANLL 的首选方法。鉴于 HSCT 是一种高风险(移植相关合并症及死亡)、高投入(经济承受力)的医疗手段,即使移植成功,仍存在着复发的可能性。因此,要严格掌握移植时机:①高危型(HR) ALL 第 1 次完全缓解(CR1),中危型(MR) ALL 或标危型(SR) ALL 化疗期间 CR2;②HR 或 MR-ALL CR1,复发 ANLL CR2;③M3 治疗 1 年后融合基因仍持续阳性者。

【预后】 近十年来由于化疗的不断改进,急性淋巴细胞白血病已不再被认为是致死性疾病,5 年无病生存率达 70%~80%;急性非淋巴细胞白血病的初治完全缓解率亦已达 80%,5 年无病生存率为 40%~60%。

第七节 郎格汉斯细胞组织细胞增生症

郎格汉斯细胞组织细胞增生症(Langerhans cell histiocytosis,LCH)以前称组织细胞增生症 X(histiocytosis X),是一组病因不明、临床表现多样、多发于小儿的疾病,男多于女。根据临床主要表现将本症分为三型:勒-雪病(Letterer-Siwe disease,LS)、韩-薛-柯病(Hand-Schuller-Christian disease,HSC)和骨嗜酸细胞肉芽肿(eosinophilic granuloma of bone,EGB),但各型之间临床表现又可相互重叠而出现中间型。其共同的组织学特点是郎格汉斯细胞增生、浸润,并伴有嗜酸细胞、单核/巨噬细胞和淋巴细胞等不同程度的增生。1953 年,Lichtenstein 将一组以组织细胞浸润为主的疾病命名为组织细胞增生症 X,由于该病当时原因未明,加 X 的含义是"不知原因"之意。目前多认为它们是一组与免疫功能异常有关的反应性增殖性疾病。国际组织细胞协会协作组(WGHS)将郎格汉斯细胞组织细胞增生症归为组织细胞增生症Ⅰ类,以便与非郎格汉斯细胞组织细胞增生症(Ⅱ类,如嗜血细胞综合征)及恶性组织细胞病和急性单核细胞白血病(Ⅲ类)相区别。

【病理】 病变可只限于单个器官或为孤立病灶,也可同时侵犯多个器官,其中以肺、肝、淋巴结、骨骼、皮肤、垂体等处病变最为显著。原有组织结构因出血、坏死而遭到破坏,同一病变器官同时出现增生、纤维化或坏死等不同阶段的病灶。尸检材料观察同一患者的不同器官,或同一器官的不同部位,其组织学改变不同。显微镜下除组织细胞外,还可见到嗜酸粒细胞、巨噬细胞、淋巴细胞、多核巨细胞和充脂性组织细胞(即泡沫细胞)等,但不见分化极差的恶性组织细胞。病变久者可见大量充脂性组织细胞和嗜酸粒细胞,形成肉芽肿。各种病理改变中,郎格汉斯细胞(LC)增生最具特征性。LC 表达 CD1,直径约 12 μm,胞核不规则,有核裂或分叶,核仁明显,细胞质不规则,电镜下细胞质内含分散的呈网球拍状或棒状的细胞器,称为 Bribeck 颗粒。

【临床表现】 由于受累器官、部位及年龄不同而有较大差异。一般年龄越小,病情越重,随年龄增长而病变越局限,症状也越轻。传统上分型方法已不能满足临床需要,现根据有关资料分如下五型。

1. 勒-雪病

(1) 发病年龄:多在 1 岁以内发病,起病急,病情重,病变广泛,可侵犯全身多个系统器官。

(2) 发热:热型不规则,高热与中毒症状不一致。

(3) 皮疹:出现较早,多分布于躯干、头皮发际部,四肢较少;为红色或棕黄色斑丘疹,继而呈出血性,亦可呈湿疹样、脂溢性皮疹,以后结痂,脱痂后留有白斑或色素沉着。各期皮疹可同时存在,常成批发生。

(4) 肝脾大和淋巴结肿大:肝、脾中、重度肿大,脾大较为明显,肝功能异常和黄疸,多有淋巴结肿大。

(5) 呼吸道症状:常有咳嗽、气促、发绀,但肺部体征不明显。可合并肺大泡或自发性气胸等。可有喘憋症状,甚至导致呼吸衰竭而死亡。

(6) 其他:有贫血、中耳炎、腹泻和营养不良等。

2. 韩-薛-柯病

(1) 发病年龄:多见于 2~4 岁,5 岁后减少。起病缓慢,骨和软组织器官均可损害。

(2) 骨质缺损:最早、最常见为颅骨缺损,病变开始为头皮组织表面隆起,硬而有轻压痛;病变蚀穿颅骨外板后肿物变软,触之有波动感,缺损边缘锐利,分界清楚;此后肿物渐被吸收,局部凹陷。除颅骨外,可见下颌骨破坏、牙齿松动、脱落、齿槽脓肿等;骨盆、脊椎、肋骨、肩胛骨和乳突等亦常受累。

(3) 突眼:因眶骨破坏而表现为眼球凸出和眼睑下垂,多为单侧。

(4) 尿崩:垂体和下丘脑组织受浸润所致,个别患儿可见蝶鞍破坏。

(5) 其他:有孤立、稀疏的黄色丘疹,呈黄色瘤状;久病者可导致发育迟缓。

3. 骨嗜酸细胞肉芽肿

(1) 发病年龄:各年龄组都可发病,尤多于 4~7 岁。

(2) 骨骼破坏:本型的主要表现多为单发病灶,常无软组织和器官的损害。病变局部肿胀而微痛,无红热,有时可见病理性骨折。任何骨均可受累,但以扁平骨较多见,颅骨最常见,其他有下颌骨、四肢骨、骨盆骨和脊椎等。椎骨受累可出现脊髓压迫症状。

（3）其他：多发病灶者可伴有发热、厌食、体重减轻等；偶有肺嗜酸粒细胞肉芽肿。

4. 混合型 多于1~2岁起病，其临床表现相当于勒-雪病和韩-薛-柯氏病联合表现，主要为发热、贫血、耳溢脓、肺部浸润、肝脾大等。重者除有LS的典型皮疹和肺部改变外，同时又具有HSC的尿崩、突眼和骨质缺损；轻者可无皮疹或皮疹不典型，但多有骨骼破坏。

5. 单一器官损害型 各年龄组都有报道，可单独发生于肺、肝、脾、淋巴结、皮肤等器官，而不伴其他器官损害。临床表现取决于所受累及的器官和损害的程度。

【辅助检查】

1. 血液学检查 LS患者常呈不同程度的贫血；白细胞数正常、减少或增多；血小板数正常或减少。HSC血象改变较LS少而轻。EGB多无血象变化。10%~15%患者骨髓可见组织细胞增多，偶见巨核细胞减少。

2. X线检查 对诊断很有帮助，不少病例系由X线检查最先发现。

（1）胸部：肺部是最易受累的器官之一。典型改变为肺野透亮度降低呈毛玻璃状，两肺弥散的网状或网点状阴影，或在网点状基础上有局限或弥散的颗粒阴影，需与粟粒性肺结核鉴别。严重者可见弥散性小囊肿、肺气肿、气胸、纵隔气肿或皮下气肿等。婴幼儿常见胸腺肿大。

（2）骨骼：病变部位呈虫蚀样改变至巨大缺损，为溶骨性凿穿样损害，形状不规则，呈圆或椭圆形。脊椎改变多表现为椎体破坏，偶见椎旁脓肿。下颌骨浸润时牙槽硬板及支持骨破坏，出现漂浮齿征象。

3. 病理检查 皮疹压片和病灶活体组织检查发现LC是诊断的重要依据。皮疹压片法检查操作简便，患者痛苦小，阳性率高。可作皮疹、淋巴结、齿龈或肿物的活体组织检查或病灶局部穿刺物或刮出物的病理检查。有条件时应作电镜检查。病理切片发现CD31/S-100、CD1a、CD40/CD40L和趋化因子CCR6及其配体CCL20/MIP3α表达增加。

4. 其他 α-D甘露糖酶试验阳性，花生凝集素结合试验阳性。

【诊断】 凡原因不明的发热、皮疹、贫血、耳溢脓、反复肺部感染、肝脾大、淋巴结肿大、眼球凸出、尿崩、颅骨缺损、头部肿物等均应疑及本病。诊断需临床、X线和病理三方面结合。病理检查是本病诊断最可靠的依据，尤其是电镜下找到Birbeck颗粒的LC，结合临床即可确诊。1987年国际组织细胞协会协作组制定出的病理诊断标准如下。

1. 初诊 压片、皮肤活体组织检查、淋巴结、肿物穿刺或手术标本发现组织细胞浸润。

2. 诊断 初诊的基础上，且具下述4项指标的2项或2项以上：①ATP酶阳性；②CD31/100阳性表达；③α-D甘露糖酶阳性；④花生凝集素结合试验阳性。

3. 确诊 电镜在病变细胞内发现Birbeck颗粒和（或）CD1a抗原阳性。1987年Lavin和Osband根据影响预后的三大因素，即发病年龄、受累器官数目及有无功能损害进行积分，将本病分为4级（0分：Ⅰ级，1分：Ⅱ级，2分：Ⅲ级，3分：Ⅳ级），对指导治疗、判断预后有较大的意义（表12-6）。

表 12-6 LCH 的临床评分及分级

项目	类别	评分	总分	分级
年龄	>2 岁	0 分	0 分	Ⅰ级
	≤2 岁	1 分	1 分	Ⅱ级
受累器官	<4 个	0 分		
	≥4 个	1 分	2 分	Ⅲ级
器官功能损害*	无	0 分		
	有	1 分	3 分	Ⅳ级

*注:肝功能有下列 1 项异常者,如①低蛋白血症,总蛋白<55g/L 或白蛋白<25 g/L;②胆红素>25.7 μmol/L(1.5mg/dl);③水肿或腹水。呼吸功能在无感染的情况下,有下列 1 项损害者,如呼吸困难、发绀、胸水或气胸等。造血功能损害,出现下列 1 项异常者,如血红蛋白<100 g/L(除外缺铁性贫血),白细胞< 4×10^9/L 和血小板<100×10^9/L。

【治疗】 由于本病变化多样、轻重悬殊,治疗方案应根据临床分型和分级而定。

1. 药物治疗 近年来由于化学药物等综合治疗措施进展,本病尤其是重症患者的预后大为改观。由于本病不是恶性细胞浸润,目前多不主张强化疗方案,以避免严重的毒副作用。

(1) 化学治疗:常用的药物有泼尼松、长春新碱、足叶乙苷(VP-16)、环磷酰胺等。VP 方案:泼尼松,每日 40~60 mg/m^2,分次口服;长春新碱每次 1.5~2mg/m^2,每周静脉注射 1 次;一般用 8~10 周。VP 方案可使多数Ⅰ级或Ⅱ级患者获得缓解。VCP 方案为上述方案加环磷酰胺(CTX):VP 同上,CTX 每次 200 mg/m^2,静脉滴注,每周 1 次,共 6~8 周。此后可用 6-MP 和 MTX 维持,或定期用原方案。总疗程根据病情而定,轻者半年,重者可长达 2 年。近年来主张采用足叶乙苷 150mg/m^2,静脉滴注,或 300mg/m^2,口服,连用 3 天,每 3~4 周为 1 个疗程,共用 6 个月。该药对其他化疗药物耐药者效果明显。

(2) 免疫治疗:病情严重的Ⅲ~Ⅳ级患儿,在化疗的同时,可加用胸腺肽 1~2 mg/次,肌内注射,隔日 1 次。亦可试用 α-干扰素和环孢菌素 A,对于减少化疗的毒副作用,改善免疫功能有一定作用。

(3) 其他:对于单纯骨损害者,可试用吲哚美辛(indomethacin),每日 1~2.5 mg/kg,平均疗程 6 周,有一定的疗效。尿崩症可用鞣酸加压素或去氨加压素(DDAVP)治疗。生长发育障碍者可试用生长激素。

2. 放射治疗 小剂量(4~6Gy)局部照射可控制局限性损害,也适于病变广泛或病变部位不能手术者。

3. 手术治疗 局部 EGB 可手术刮除。<5 岁者可采用手术加化疗,或单用化疗。

4. 其他 控制感染,加强支持治疗。

【预后】 本病预后与发病年龄、受累器官多少、器官功能损害及初期治疗反应有关。年龄越小,受累器官越多,预后越差;年龄>5 岁,单纯骨损害者多可自愈;肺、肝、脾、骨髓等受侵犯且对初期治疗反应较差者预后差。痊愈患儿中少数可有尿崩、智力低下、发育迟缓、颌骨发育不良等后遗症。

(顾健辉)

第十三章 循环系统疾病

> **学习目标**
> 1. 了解小儿循环系统解剖生理特点。
> 2. 掌握各类先天性心脏病的特点。
> 3. 掌握病毒性心肌炎的诊断及治疗原则。
> 4. 熟悉心内膜弹力纤维增生症的临床表现及治疗。

第一节 小儿循环系统解剖生理特点

【心脏的胚胎发育】

1. 心脏外形的建立 胚胎早期 22 天左右形成原始心管,此后由于心管各段生长速度的不同,由头至尾,形成了动脉干、心球(bulbus cordis)、心室、心房与静脉窦等结构。在心管发生过程中,心球和心室部的生长速度远较心包腔扩展的速度快,因而心球心室向右侧扭曲旋转,转向心管的右前方,形成"U"形弯曲。不久,房室管(atrioventricular canal)弯向背侧,使原始心房和静脉窦移至心室背侧,此时心脏的外形呈"S"形弯曲,由于心房向左、右方向扩展,结果便膨出于动脉干的两侧。心房扩大,房室沟加深,房室之间形成狭窄的房室管。心球则可分为三段,从远至近依次为动脉干、心球、心室。至此,心脏已初具成体心脏的外形(图 13-1),内部分隔也已进行,但尚未完全完成。

2. 心脏内部的分隔 心脏内部分隔开始于第 4 周,至第 7 周基本完成。各部位的分隔几乎同时进行,最终,管状的心脏被分隔成四腔心脏。

(1) 房室管的分隔:心房与心室之间原是以狭窄的房室管连通的。此后,房室交界的背侧内膜垫与腹侧内膜垫相互融合形成分隔结构(图 13-2),将房室管分隔为左、右房室孔。围绕房室孔的间充质局部增生并向腔内隆起,逐渐形成房室瓣,右侧为三尖瓣,左侧为二尖瓣。

(2) 原始心房的分隔:从胚胎第 4 周起,原始心房顶部背侧壁的中央长出一镰状隔,为原发隔(septum primum)或称第一房间隔,其下缘向心内膜垫生长,暂留的孔道名第一房间孔。在第一房间孔闭合之前,第一房间隔的上部形成另一孔,称第二房间孔,使原始心房被分成左右心房后仍保持相通。大约第 5 周,于第一房间隔右侧又长出一镰状隔,名第二房间隔,此隔在向心内膜垫延伸过程中,其游离缘留有一个卵圆形的孔,称卵圆孔(foramen ovale)(图 13-3),此孔与第一房间隔的第二房间孔上下相对。随着心脏逐渐发育,两房间隔渐渐接近而黏合,将左右心房分隔开,此时,第一房间隔的一部分盖于卵圆孔,作为此孔的幕帘,出生前,血流可由右侧推开幕帘流向左侧,反向时幕帘遮盖卵圆孔而阻止血液自左心房流向右心房。

(3) 原始心室的分隔:心房内分隔形成时,由心室底部突出室间隔基胚并向房室管方向生长,使心室分成左右两半,室间隔的形成有三个来源:肌膈、心内膜垫、动脉总干及心球分化成主动脉与肺动脉时的中隔向下延伸的部分。后两部分分别形成室间隔膜周部及室

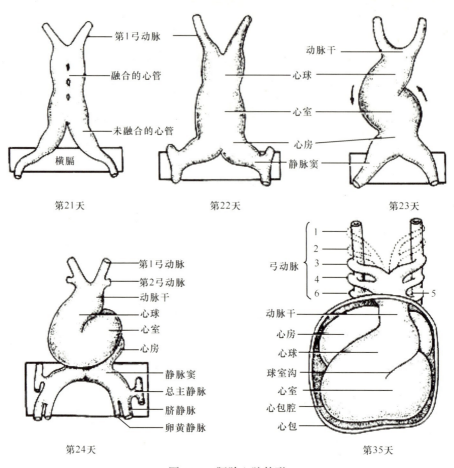

图 13-1 胚胎心脏外形

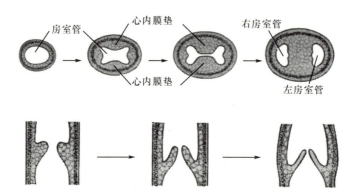

图 13-2 房室管分隔示意图(胚胎第 4~5 周)

间隔膜部,至第 8 周房室中隔完全形成,即成为具有 4 腔的心脏。

(4) 动脉干的分隔:胚胎发育第 5 周,心球远端的动脉干和心动脉球内膜下组织局部增厚,形成一对向下延伸的螺旋状纵嵴,称左、右球嵴(bulbar ridge)。以后左、右球嵴在中线融合,形成螺旋状走行的隔,称主肺动脉隔(aortico-pulmonary septum),将动脉干和心动脉球分隔成肺动脉干和升主动脉。主动脉向左后旋转并与左心室相连;肺动脉向右前旋转并与

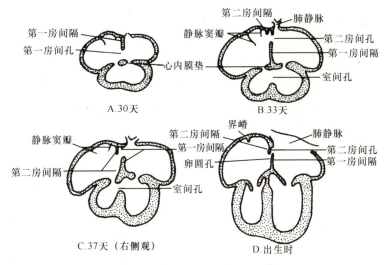

图 13-3 原始心房、心室的分隔

右心室相连。

【胎儿血液循环和出生后的改变】

1. 正常胎儿的血液循环 胎儿期，肺脏处于压缩状态，肺无呼吸，胎儿的营养和气体交换是通过脐血管和胎盘与母体之间以弥散方式进行的。来自胎盘的动脉血，经脐静脉进入胎儿体内，至肝下缘后，大部分血液经静脉导管直接注入下腔静脉，小部分经肝血窦入下腔静脉，与来自下腔静脉的静脉血共同流入右心房，此混合血（以动脉血为主）进入右心房后，大部分经卵圆孔入左心房，再经左心室流入升主动脉，主要供应心脏、脑及上肢；其余的流入右心室。从上腔静脉回流的、来自上半身的静脉血，入右心房后绝大部分流入右心室，与来自下腔静脉的血一起进入肺动脉。由于胎儿肺无呼吸功能，故肺动脉血仅小部分（5%~10%）入肺，再由肺静脉回流到左心房。肺动脉大部分血液（90%以上）经动脉导管与来自升主动脉的血汇合后，注入降主动脉（以静脉血为主）。降主动脉血液除经分支分布到盆、腹腔器官和下肢外，还经脐动脉将血液运送到胎盘，在胎盘与母体血液进行气体和物质交换后，再由脐静脉送往胎儿体内（图 13-4）。

2. 胎儿血液循环出生后的改变

（1）脐循环中断：胎儿出生后，脐带被结扎，脐循环中断，脐血管发生闭锁。

（2）肺循环形成：新生儿肺开始呼吸活动，肺脏逐渐膨胀，肺血管阻力逐渐下降，肺血流量增加，肺循环开始形成。

（3）卵圆孔关闭：出生后脐静脉闭锁，从下腔静脉注入右心房的血液减少，右心房压力降低，同时肺开始呼吸，大量血液由肺静脉回流进入左心房，左心房压力增高，于是卵圆孔瓣紧贴于第二房间隔，使卵圆孔关闭。出生后 5~7 个月，解剖上大多闭合。

（4）动脉导管关闭：出生后由于肺循环压力降低和体循环压力升高，使动脉导管处血流逆转为左向右分流，由于流经动脉导管内的血流逐渐减少，使动脉导管逐渐形成功能性关闭，此外，由于动脉血氧含量增高，致使动脉导管平滑肌收缩，加上出生后体内前列腺素的减少，使导管逐渐收缩、闭塞，使导管逐渐闭合。约 80% 的婴儿于出生后 3 个月、95% 的婴儿于出生后 1 年内形成解剖性关闭。

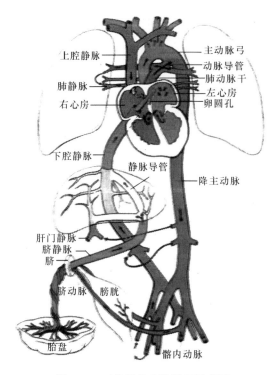

图 13-4 正常胎儿血液循环示意图

【正常各年龄小儿心脏、心率、血压的特点】

1. 心脏大小和位置 小儿心脏体积相对地比成人大,随着年龄的增长,心脏重量与体重的比值下降。小儿心脏在胸腔的位置随年龄而改变。新生儿和<2岁婴幼儿的心脏位置较高并呈横位,心尖搏动在左侧第4肋间锁骨中线外,心尖部分主要为右心室。3~7岁时,横位心逐渐变成斜位,心尖搏动位于左侧第5肋间锁骨中线处,心尖部分主要为左心室。7岁以后心尖位置逐渐移到锁骨中线以内0.5~1cm。

2. 心率 年龄越小,心率越快,且易加速,主要是由于小儿新陈代谢旺盛和交感神经兴奋性较高所致。随着年龄增长而逐渐减慢,平均每分钟新生儿120~140次;1岁以内110~130次;2~3岁100~120次;4~7岁80~100次;8~14岁70~90次。体力活动、哭闹时或精神紧张可使心率明显加快,因此,小儿心率测定最好在安静时进行。

3. 血压 动脉血压的高低取决于心搏出量和外周血管阻力。小儿由于心搏出量较少,动脉壁的弹性较好和血管口径相对较大,故血压偏低,但随着年龄的增长可逐渐升高。新生儿平均收缩压为60~70mmHg;1岁70~80mmHg;2岁以后收缩压可按公式计算,收缩压(mmHg)= 年龄×2+80mmHg。收缩压的2/3为舒张压。收缩压高于此标准20mmHg为高血压;低于此标准20mmHg为低血压。

第二节 先天性心脏病

先天性心脏病(congenital heart disease,CHD)是胎儿期心脏及大血管发育异常而致的先天畸形,是小儿最常见的心脏病。其发病率占活产婴儿的0.7%~0.8%。由于严重和复杂的心血管畸形,患儿多在出生后数周至数月死亡,因此复杂先天性心脏病在年长儿比婴儿期少见。

【病因和预防】 先天性心脏病的发生主要由遗传和环境因素所致。

1. 遗传因素 由单基因和染色体异常所致的各类型心脏病占10%,如马方综合征与Fibrillin基因有关,唐氏综合征的患者40%合并有心血管畸形。但多数先天性心脏病目前仍认为由多基因和环境因素共同作用所致。

2. 环境因素 较重要的为母体的感染和疾病,特别是母孕早期的宫内感染,如风疹、流行性感冒、腮腺炎和柯萨奇病毒感染等;母孕期疾病包括代谢紊乱性疾病(糖尿病、高钙血症等)及引起子宫内缺氧的慢性疾病(慢性子宫内膜炎等);其他如孕母期缺乏叶酸、接触大剂量放射线、服用药物(抗癌药、抗癫痫药等)、妊娠早期酗酒、吸食毒品等。

因此,加强孕妇的保健,特别是在妊娠早期积极预防风疹、流感等病毒性疾病,适量补充叶酸,避免与发病有关的高危因素接触,对预防先天性心脏病具有积极的意义。

【分类】 先天性心脏病有多种分类方法,目前最常用的是根据左右两侧及大血管之间有无异常分流分为三组。

1. 左向右分流型(潜伏青紫型) 正常情况下,由于主动脉压力高于肺动脉压力,故血流方向由左至右而无青紫,在某些特殊情况下,如肺炎、剧哭、屏气等使肺动脉压力增高到一定程度,使右心压力超过左心时,可使血液自右向左分流而出现暂时性青紫,此组包括室间隔缺损、房间隔缺损、动脉导管未闭等。

2. 右向左分流型(青紫型) 为最严重的一组先天性心脏病。某些原因(如右心室流出道狭窄)致使右心压力增高并超过左心,使血流经常从右向左分流时,或因大动脉起源异常,使大量静脉血流入体循环,均可出现持续性青紫,如法洛四联症和大动脉转位等。

3. 无分流型(无青紫型) 即心脏左、右两侧或动、静脉之间无异常通路或分流,如肺动脉狭窄、主动脉缩窄、右位心等。

【常见先天性心脏病】

1. 房间隔缺损(atrial septal defect, ASD) 是小儿时期常见的先天性心脏病之一,是由于原始心房分隔过程中房间隔发育、融合、吸收等异常,在左、右心房之间遗留未闭的房间孔,导致血液由左向右的先天性畸形。发病率占先天性心脏病总数的 5%~10%,女性较多见,男女性别比例为 1:2。此型症状较轻。

(1)病理分型:根据胚胎发生分为以下几种。

1)原发孔型房间隔缺损:也称为第一孔型房间隔缺损,约占 15%,包括单纯原发孔型房间隔缺损和心内膜垫发育不全伴原发孔型房间隔缺损(图 13-5),以后者多见。常合并二尖瓣前瓣裂或三尖瓣隔瓣裂,此时称为部分型心内膜垫缺损。

2)继发孔型房间隔缺损:是由于原发隔、继发隔或两者吸收过度引起,最为常见,约占75%。缺损位于房间隔中心卵圆窝部位,亦称为中央型。其中卵圆孔未闭最为常见。

3)静脉窦型房间隔缺损:约 5%,分上腔型和下腔型。上腔静脉窦型房缺占 4%,缺损位于上腔静脉入口处。下腔静脉型房缺发生率少于 1%,缺损位于下腔静脉入口处。

4)冠状静脉窦型房间隔缺损:约 2%,缺损位于冠状静脉窦上端与左心房间,造成左心房血流经冠状静脉窦缺口分流入右心房。此型缺损又称为无顶冠状窦(unroofed coronarysinus),可单独存在,但常合并其他畸形。其可分为完全性和部分性两种,图 13-6 示不同部位房间隔缺损。

(2)病理生理:出生后,由于肺循环的建立,使左心房压力逐渐高于右心房,房间隔缺损时可出现左向右分流,分流的多少主要取决于缺损大小和左、右心室的相对顺应性。出生后初期,由于左、右心室的顺应性相似,故分流量不多。随年龄增长,右心房、右心室因血流逐渐增多而扩大,使房间隔缺损日益增大,此外,由于肺血管阻力及右心室压力下降,右心室壁较左心室壁薄,右心室充盈阻力也较左心室低,故左向右分流量逐渐增加,至成年期心脏扩大往往比较明显。左向右分流使肺循环血量增加,压力增高,晚期可导致肺小动脉肌层及内膜增厚,管腔狭窄,使肺循环阻力增加,导致左向右分流减少,甚至出现右向左分流,临床出现发绀,此时称艾森门格综合征(Eisenmenger syndrome)。

(3)临床表现

1)症状:依年龄及缺损大小而异,缺损小的可全无症状,仅在体检时发现胸骨左缘 2~3

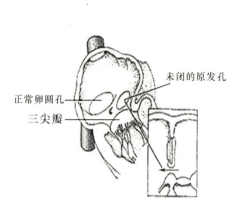

图 13-5 心内膜垫发育不全伴原发孔型房间隔缺损

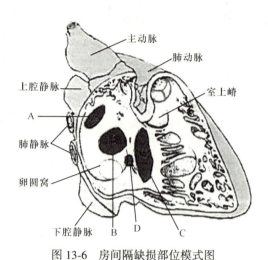

图 13-6 房间隔缺损部位模式图
A. 静脉窦型;B. 继发孔型;C. 原发孔型;D. 冠状窦型

肋间有收缩期杂音。缺损较大时,症状逐渐明显,由于体循环血流量不足而影响生长发育,表现为体格瘦长、面色苍白、乏力多汗、活动后气促等;由于肺循环血流增多而易反复呼吸道感染,严重者早期发生心力衰竭。此外,由于扩张的肺动脉压迫喉返神经可引起声嘶。

2) 体征:多数患儿在婴幼儿期无明显体征,随年龄增大心脏逐渐扩大,可见前胸隆起,触诊心前区有抬举样搏动,少数缺损大者可扪及震颤。典型特征是胸骨左缘第 2、3 肋间闻及 Ⅱ~Ⅲ/Ⅵ 级喷射性收缩期杂音,肺动脉瓣区第二心音亢进,固定分裂。胸骨左下第 4~5 肋间可出现三尖瓣相对狭窄的短促与低频的舒张早中期杂音。

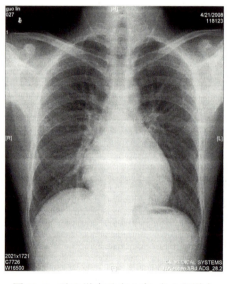

图 13-7 肺血增多及右心房、右心室增大

常见并发症为支气管肺炎、充血性心力衰竭、亚急性细菌性心内膜炎。

(4) 辅助检查

1) X 线表现:心脏外形轻、中度大,以右心房、右心室大为主,心胸比大于 0.5;分流量较大时,可见肺动脉段膨隆,肺血管影扩大,搏动增强,肺门跳动(舞蹈征)明显;主动脉段缩小(图 13-7)。

2) 心电图:典型表现是心电轴右偏,+90°~+180°,右心室肥大伴不完全右束支传导阻滞,V_1 导联呈 rsR′型(图 13-8)。部分病例尚有右心房肥大。一般为窦性心律,年龄较大者可出现交界性心律或室上性心律失常。

3) 超声心动图:M 型超声(图 13-9)显示房间隔局部回声失落,是诊断房间隔缺损的直接征象。缺损大时有左向右分流的间接征象,如右心室、右心房扩大,三尖瓣、肺动脉瓣运动活跃和肺动脉内径增宽。频谱多普勒显示心房水平的左向右分流频谱。年龄较大的儿童和青少年,尤其是肥胖者,对普通的经胸超声可能透声较差,可选择用经食管超声心动图进行诊断。

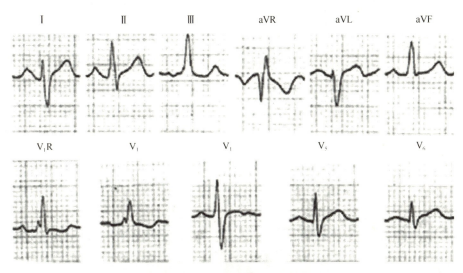

图 13-8　房间隔缺损的心电图

4) 心导管检查:对本病诊断有很大价值,但一般不需要做。当合并肺动脉高压、肺动脉瓣狭窄或肺静脉异位引流时可行右心导管检查。右心导管检查时导管易通过缺损由右心房进入左心房,若右心房平均血氧含量较上、下腔静脉血氧含量增高达 2% 容积时,可证实本病。右心室和肺动脉压力正常或轻度增高,并按所得数据可计算出肺动脉阻力和分流量大小。

5) 磁共振:可以清晰地显示缺损的位置、大小及其肺静脉回流情况而建立诊断。适用于年龄较大,超声图像不够清晰者。

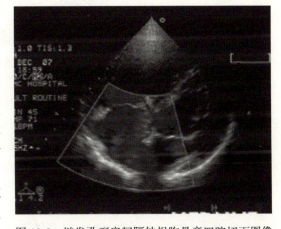

图 13-9　继发孔型房间隔缺损胸骨旁四腔切面图像

(5) 治疗:小型房间隔缺损,在 4 岁内有 15% 的自然闭合率,可随访观察。对单纯性房间隔缺损有明显左向右分流者,即肺循环血流量超过体循环血流量 1.5 倍以上 (Q_p/Q_s>1.5)者,一般可在 3~5 岁时体外循环下直视关闭,也可通过介入性心导管术,应用双面蘑菇伞关闭缺损。封堵器如双面蘑菇伞(Amplatzer 装置)关闭缺损适应证为:①继发孔型房缺;②直径小于 30mm;③房缺边缘距肺静脉、腔静脉、二尖瓣口及冠状静脉窦口的距离大于 5mm;④房间隔的伸展径要大于房缺直径 14mm 以上。手术治疗一般可在 2~4 岁进行,若发生反复呼吸道感染、心力衰竭或合并肺动脉高压者应尽早手术治疗。

2. 室间隔缺损(ventricular septal defect, VSD)　是小儿时期最常见的先天性心脏病,是由于胚胎期室间隔(流入道、小梁部和流出道)发育不全所致,约占我国先心病的 50%,约 25% 单独存在,其余可合并其他畸形。

(1) 分型

1) 按缺损大小,可分为:①小型室缺(Roger 病):指缺损直径小于 5mm 或缺损面积 <0.5cm²/m²体表面积;②中型室缺:缺损直径 5~15mm 或缺损面积 0.5~1.0cm²/m²体表面积;③大型室缺:缺损直径大于 15mm 或缺损面积>1.0cm²/m²体表面积。

2) 按缺损部位(图 13-10),可分为:①膜周部缺损:是室间隔缺损中最多见的一种,位于室上嵴下方的膜部或膜部周围及三尖瓣隔瓣后;②肌部缺损:较少见,可分为窦部肌肉缺损(即肌部流入道)、漏斗隔肌肉缺损(过去统称为嵴上型或干下型)及肌部小梁部缺损。

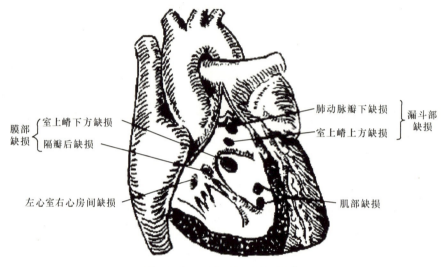

图 13-10 不同部位室间隔缺损

(2) 病理生理:出生后,左心室的收缩压力高于右心室,若存在室缺,左心房血液流入左心室后,一部分通过主动脉进入体循环,为有效循环,另一部分则从室缺部分流入右心室,经肺动脉进入肺循环,为无效循环,此时肺循环血流量大于体循环血流量。分流量的多少取决于缺损的大小及肺血管阻力。小型室缺分流量少,血流动力学变化不大,可无症状。中型室缺分流量较多,但因肺血管床有很丰富的后备容受量,肺动脉收缩压和肺血管阻力可在较长时期不增高,大型缺损口本身对左向右分流量不构成阻力,血液在两心室自由交通,即非限制性室缺。大量左向右分流量使肺循环血流量增加,当超过肺血管床的容量限度时,出现容量性肺动脉高压,肺小动脉痉挛,肺小动脉中层和内膜层渐增厚,管腔变小、梗阻。随着肺血管病变进行性发展则渐变为不可逆的阻力性肺动脉高压。当右心室收缩压超过左心室收缩压时,左向右分流逆转为双向分流或右向左分流,出现发绀,即艾森门格(Eisenmenger)综合征。

(3) 临床表现

1) 症状:小型室间隔缺损患者,常无症状,一般活动不受限制。中大型室间隔缺损患者,由于体循环血量减少,肺循环血量增加,患儿多生长迟缓,活动耐量降低,反复呼吸道感染,易导致充血性心力衰竭。若扩张的肺动脉压迫喉返神经可致声嘶。大型室间隔缺损伴有肺循环阻力增高时,患儿可出现发绀、咯血、杵状指,生长发育明显落后,晚期出现右心衰竭表现。

2) 体征:小型缺损典型表现为胸骨左缘第 3、4 肋间闻及响亮而粗糙的全收缩期杂音,常伴震颤,心脏大小多正常或轻度增大;缺损较大时,可见心前区隆起和抬举样搏动,杂音响亮,且向四周广泛传导;分流量大时,在心尖部可闻及二尖瓣相对狭窄的舒张期隆隆样杂音;大型缺损伴明显肺动脉高压者,心脏杂音较轻而肺动脉第二心音亢进。

常见的并发症有支气管肺炎、充血性心力衰竭、肺水肿、亚急性细菌性心内膜炎等。

(4) 辅助检查

1) X线检查:心脏增大,以左心房、左心室为主,随分流增加,以左、右心室增大为主,成球状或烧瓶状;肺动脉段突出,肺野充血;主动脉弓影缩小(图13-11);肺动脉明显高压出现艾森门格综合征时,表现为肺动脉主支增粗,而肺外周血管影很少。

2) 心电图:小型缺损时,心电图多表现正常;中型缺损主要为左心室增大表现,偶见左心房增大;大型缺损为双心室增大或右心室增大。症状严重、出现心力衰竭时,可伴有心肌劳损。

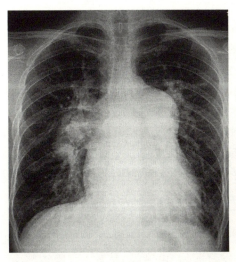 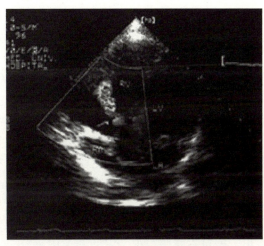

图13-11 左、右心室增大,肺血增多及肺动脉高压　　图13-12 胸骨旁四腔切面示室缺

3) 超声心动图:M型超声示室间隔局部回声失落是直接征象,断端可有回声增强,间接征象有左心室容量负荷过重、肺动脉扩张等。频谱多普勒超声显像可以估测肺动脉压力,单纯室间隔缺损室间隔处示全收缩期、单峰、高速的左向右分流频谱,常伴粗糙杂音,肺动脉压力增高以后,左向右分流的速度与肺动脉高压的程度呈反比。彩色多普勒血流显像(图13-12)直接显示室间隔缺损的左向右分流,或右向左分流,同时显示异常分流束的部位、走形、性质。室间隔较大且结构复杂,应尽可能地获取多个观察面,系统化地明确缺损的大小和方向。

4) 心导管检查:进一步证实诊断及进行血流动力学检查,评价肺动脉高压程度、计算肺血管阻力及体肺分流量等。若右心室血氧含量高于右心房,说明有左向右分流;伴有右向左分流时,主动脉血氧饱和度降低,肺动脉阻力显著高于正常值。

(5) 治疗:室间隔缺损有自然闭合的可能,对无症状的小型缺损可门诊随访至学龄前期,注意防治细菌性心内膜炎;对中大型缺损有临床症状者,如反复呼吸道感染、生长迟缓及充血性心力衰竭,可先进行强心、利尿、扩血管、抗感染等治疗,症状改善者,可延缓至学龄前期在体外循环下手术修补缺损,若症状不能改善,应在出生后6个月内行修补手术治疗;对大中型缺损有难以控制的充血性心力衰竭者、有肺动脉高压者、合并主动脉瓣脱垂或分流等,应及时手术治疗。

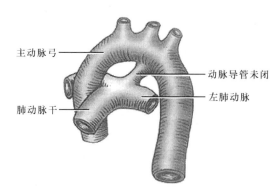

图 13-13 动脉导管未闭

3. 动脉导管未闭（patent ductus arteriosus, PDA） 为小儿先天性心脏病常见类型之一，占先天性心脏病发病总数的 10%，占早产儿的 20%。动脉导管是胎儿期血液循环的重要通道，肺动脉处氧饱和度较低的血通过此通道进入降主动脉至胎盘进行氧合。出生后，由于体循环血氧饱和度增加，动脉导管在功能上先关闭，80% 在出生后 3 个月左右时发生解剖性关闭，到 1 年在解剖学上应完全关闭，若持续开放，并出现左向右的分流，即称动脉导管未闭（图 13-13）。

根据形态，可分为三型：①管型：动脉导管两端直径大体相等；②漏斗型：动脉导管的主动脉端粗大，肺动脉端细小；③窗型：动脉导管极短，但直径往往较大。

(1) 病理生理：出生后，由于主动脉压力较高，血液通过未闭的动脉导管自左向右分流，分流量的大小与导管的粗细及主、肺动脉的压差有关。未闭的动脉导管使肺动脉接受了主动脉的血，肺循环血量因而增加，使左心房、左心室、升主动脉的血流量也明显增加，左心负荷加重，导致左心房扩大，左心室肥厚扩大，甚至发生充血性心力衰竭。长期大量血流向肺循环的冲击，使肺动脉压力逐渐增高，晚期使右心室负荷过重，使右心室肥厚甚至衰竭。肺血管阻塞性病变逐渐加重，当肺动脉压超过主动脉压时，左向右分流明显减少或停止，使肺动脉血流逆向分流入降主动脉，呈现差异性发绀（differential cyanosis），发绀多限于左上肢及下半身。

(2) 临床表现

1) 症状：临床症状的轻重与导管粗细有关。大多数患者动脉导管较细，临床可无症状。导管粗大者可有呼吸急促、心悸、喂养困难、生长发育落后、声嘶等，易有下呼吸道感染，甚至发生心力衰竭。

2) 体征：典型特点是胸骨左缘上方闻及响亮的"机器"样杂音，贯穿整个收缩期与舒张期，并传至颈部及肩胛间区，常伴震颤。心尖区搏动强烈。分流量大者因相对性二尖瓣狭窄可在心尖部闻及一低频的舒张中期杂音。肺动脉瓣区第二心音增强。由于舒张压降低，脉压可增高，出现末梢血管征，如水冲脉、指甲床毛细血管搏动、枪击声等。肺动脉压力显著升高时可出现差异性发绀及杵状指。

常见并发症有支气管肺炎、充血性心力衰竭及亚急性细菌性心内膜炎。

(3) 辅助检查

1) 心电图：大部分患者心电图正常，分流量大者有左心室肥大、电轴左偏，巨大的动脉导管未闭，出现左、右心室肥厚，发生肺血管阻塞性病变时，仅见右心室肥厚的心电图。

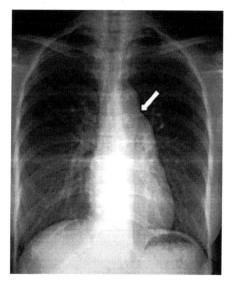

图 13-14 肺血增多，肺动脉突出，主动脉结增宽，左心室扩大，心尖下移

2) X线检查：动脉导管细者心脏大小形态可正常。动脉导管有中度或重度分流时，可发生不同程度的心脏扩大，以左心室增大为主，左心房亦可增大；肺门血管影增粗，肺野充血；升主动脉扩张（图13-14）。肺动脉高压时，可有右心室增大，肺门近端血管阴影增宽，远端血管狭窄细小。

3) 超声心动图对诊断有帮助：M型超声可以直接探查到降主动脉与主肺动脉间有未闭合的动脉导管。脉冲多普勒在动脉导管开口处可探测到典型的连续性湍流频谱。彩色多普勒血流显像（图13-15）能直接显示出动脉导管未闭的左向右分流束，叠加彩色多普勒可见红色流柱出自降主动脉，通过未闭导管沿肺动脉外侧壁流动；在重度肺动脉高压时，当肺动脉压超过主动脉时，可见蓝色流注自肺动脉经未闭导管进入降主动脉。

4) 心导管检查：如果杂音不典型，或疑有其他合并畸形时有必要施行心导管检查，肺动脉血氧含量较右心室为高。心导管可以从肺动脉通过未闭导管插入降主动脉。它可进一步明确分流的部位，是否有肺动脉高压及估计动脉导管的粗细。

5) 心血管造影：逆行主动脉造影对复杂病例的诊断有重要价值，在主动脉根部注入造影剂可见主动脉与肺动脉同时显影，未闭动脉导管也能显影（图13-16）。

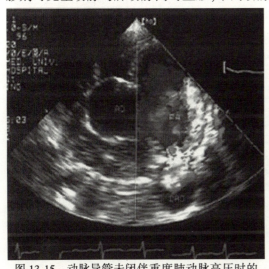

图13-15　动脉导管未闭伴重度肺动脉高压时的左向右彩色多普勒图谱

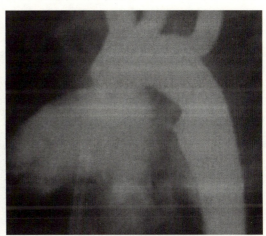

图13-16　主动脉、肺动脉和未闭动脉导管同时显影

（4）治疗：不同年龄、不同大小的动脉导管均应及时手术或经介入方法予以关闭。采用介入疗法，对直径小于4mm的动脉导管可选用弹簧圈（coil）关闭，更粗的动脉导管可选用蘑菇伞（Amplatzer）关闭。对不适合非手术治疗的患者考虑手术，当婴儿发生充血性心力衰竭、肺动脉高压或反复肺炎时，可立即行外科手术。早产儿的动脉导管未闭有自然愈合的可能，对无症状的小的动脉导管未闭，可先随访6个月；有症状者，需抗心力衰竭治疗，出生后1周内使用吲哚美辛（消炎痛）治疗，可使90%的动脉导管关闭。

4. **肺动脉瓣狭窄**（pulmonary stenosis，PS）　是一种常见的先天性心脏病，常伴发于其他先天性心脏病，如法洛四联症。单纯性肺动脉瓣狭窄是指肺动脉瓣或漏斗部狭窄而室间隔完整的先天性畸形，占先天性心脏病的8%~12%。

（1）病理分型：其病理变化有三种类型。①肺动脉瓣狭窄：最常见，3个半月瓣融合在一起，仅留一个小孔，肺动脉本身及右心室正常；②漏斗部狭窄：即右心室的流出道狭窄；③肺动脉瓣和漏斗部联合狭窄。

(2) 病理生理：在胎儿期，肺动脉瓣狭窄使右心室的心肌肥厚，右心室排血量仍可维持正常，对胎儿循环无太大影响，出生时心脏大小正常。出生后肺扩张，由于瓣口狭窄，右心室必须提高收缩压方能向肺动脉泵血，长时期的右心收缩负荷增加，可引起右心室肥厚，心排血量一般尚能维持。但如狭窄严重，右心室壁极度增厚使心肌供血不足，可导致右心衰竭，此时心脏排血量下降，右心室扩大，右心房及周围静脉压升高。如卵圆孔未闭或有房间隔缺损，血液自右向左分流而形成发绀。

(3) 临床表现

1) 症状：轻度狭窄可完全无症状，中重度狭窄劳力时易感疲乏及气促，严重狭窄者可有心力衰竭或运动后胸痛，生长发育多正常。重度狭窄伴卵圆孔未闭可有发绀，如伴有大型房间隔缺损可有严重发绀，并有杵状指趾及红细胞增多。

2) 体征：轻度狭窄者心脏大小正常，中、重度狭窄时心前区较膨隆。在胸骨左缘第2、3肋间可有收缩期震颤，并可闻及Ⅱ~Ⅳ/Ⅵ级喷射性收缩期杂音，杂音向左上胸、心前区、颈部、腋下及背面传导。仅有肺动脉狭窄者，可在胸骨左缘上方闻及收缩早期喀喇音，狭窄越重，喀喇音出现越早，甚至与第一心音相重，使第一心音呈金属样的声音；第二心音分裂，分裂程度与狭窄严重程度成比例。如发展至右心衰竭，可见肝大、腹水及水肿。

(4) 辅助检查

1) X线检查：心脏大小正常或轻度增大，发生心力衰竭时，心脏可明显增大，以右心室增大为主，右心房也可稍大。狭窄后的肺动脉主干扩张为本病特征性的改变。

2) 心电图：对狭窄程度的判断很有意义。轻度狭窄心电图正常；中度狭窄患者的心电图表现为电轴右偏，右心室肥厚，右心室肥厚程度与肺动脉狭窄程度相关，R_{V1}振幅高于20mm提示右心室压力增高；重度狭窄心电图上有右心房及右心室肥厚，伴有心肌劳损。

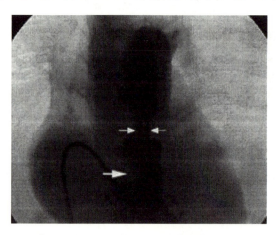

图13-17 右心室坐观位造影
注：收缩期见"射流征"（细白箭头所指）及室上嵴肥厚（粗白箭头所示）

3) 超声心动图：可显示肺动脉瓣的厚度、收缩时的开启情况及狭窄后的扩张。

4) 心导管检查：对诊断有很大帮助，狭窄部位近端的右心室压力明显增高，可与体循环压力相等，而狭窄部位远端的肺动脉压力明显降低。心导管从肺动脉向右心室退出时的连续曲线显示明显的无过渡区的压力阶差。

5) 心血管造影：右心室造影可见明显的"射流征"（图13-17），同时可显示肺动脉瓣叶增厚和(或)发育不良及肺动脉总干狭窄后扩张。

(5) 治疗：轻度狭窄一般不会进行性加重，无需手术治疗。中、重度狭窄，首选方法是**球囊瓣膜成形术**，如肺动脉瓣发育不良且不适合球囊瓣膜成形术者，应行外科瓣膜切开术。婴儿右心室压力高达150~200mmHg者，提示严重梗阻，应紧急施行手术，切开狭窄的瓣膜。

5. 法洛四联症(tetralogy of Fallot, TOF) 是婴儿期后最常见的青紫型先天性心脏病，约占所有先天性心脏病的12%。主要原因是由于神经嵴细胞异常迁移，使动脉干和心球分隔不均匀,使主、肺动脉呈偏位发育,导致肺动脉狭窄。动脉球嵴未能与室间隔的膜部和肌部融合,使室间孔不能闭合,从而导致较大的室间隔缺损。粗大的主动脉向右偏位,骑跨于室间隔缺损处,使左右心室相通。由于肺动脉狭窄,右心室负荷增加,引起继发性右心室肥厚(图13-18)。

综上所述,法洛四联症主要包括以下四种畸形:右心室流出道梗阻、室间隔缺损、主动脉骑跨、右心室肥厚。其中,只有室间隔缺损及右心室流出道狭窄是必须存在的,室间隔缺损必须足够大使左、右心室的压力相等,右心室流出道狭窄是决定患儿的病理生理、病情严重程度及预后的主要因素。

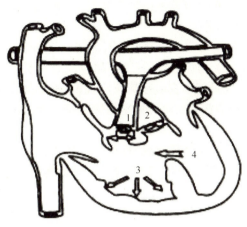

图 13-18 法洛四联症
1. 右心室漏斗部及肺动脉瓣狭窄;2. 主动脉骑跨;3. 右心室肥厚;4. 室间隔缺损

此外,25%的患儿为右位型主动脉弓,5%的患者中出现冠状动脉畸形,2%的患者合并完全性房室隔缺损。

(1) 病理生理:胎儿期此畸形对胎心的负担不大,出生时心脏大小正常。出生后,卵圆孔正常闭合,未闭的动脉导管使较多的血液进入肺内进行气体交换,因而可无明显发绀。动脉导管闭合后,足够大的室间隔缺损使左、右心室压力基本相等,若肺动脉狭窄较轻,可出现左向右分流,此时可不出现发绀,肺动脉狭窄严重时,出现明显的右向左分流,临床出现明显的发绀。由于肺动脉狭窄,右心室必须增加收缩力才能将血液泵入狭窄的肺动脉,右心室内压力增高使右心室代偿性肥厚。

由于主动脉骑跨于两心室之上,可接受全部来自左心室的血液及部分来自右心室的静脉血,主动脉内的混合血输送到全身各处,出现发绀,此外,由于肺内血循环量减少,氧合血量不足,更加重了发绀的程度。

(2) 临床表现

1) 症状:发绀为主要表现,其程度和出现的早晚与肺动脉狭窄程度及主动脉右移的程度有关。因血氧含量下降,活动耐力差,稍一活动即可出现气急及发绀加重。婴儿期常见阵发性呼吸困难,严重者可因脑部供血不足而引起突然昏厥、抽搐,甚至死亡。患儿长期处于缺氧环境中,可使指、趾端增生成杵状;年长儿多有蹲踞症状,使静脉回心血量减少,同时体循环阻力增加,减少右向左分流,使缺氧症状得以缓解。少数可因室间隔大量分流而发生充血性心力衰竭。

2) 体征:心脏大小多正常,心前区略隆起,心尖区搏动弱;胸骨左缘第2、3、4肋间可闻及Ⅱ~Ⅲ/Ⅵ级粗糙的喷射性收缩期杂音,有时伴有收缩期震颤,此为肺动脉狭窄所致,且肺动脉狭窄越是严重,此收缩期杂音越是短而柔和;第一心音多正常,肺动脉第二心音减弱,主动脉第二心音增强,使第二心音有单一感。

常见并发症有脑血栓、脑脓肿、亚急性细菌性心内膜炎。

(3) 辅助检查

1) X线检查:典型者心外形呈"靴状",肺动脉段凹陷,因右心室肥大而使心尖圆钝上翘。右心房可有增大,25%的患儿可见到右位主动脉弓阴影。肺门血管影缩小,两侧肺纹理减少,透亮度增加(图13-19)。年长儿可因侧支循环形成,肺野呈网状纹理,以肺门附近及肺底为著。

2)心电图:电轴右偏(+120°~+150°),右心室肥厚,少数可出现右心房肥大。

3)超声心动图:二维超声左心室长轴面(图13-20)可以看到室间隔缺损和主动脉骑跨,并可判断主动脉骑跨的程度;大动脉短轴切面可以看到右心室流出道及肺动脉狭窄。彩色多普勒血流可见室间隔缺损处呈双向血流,可见右心室直接将血液注入骑跨的主动脉内。

4)心导管检查:右心室压力增高,可与体循环压力相等,而肺动脉压力明显降低,右心房压力往往正常,当心导管自肺动脉撤回至右心室时显示明显的压力阶差,为肺动脉狭窄的指针。若心导管较容易从右心室进入主动脉,说明主动脉右跨;如导管自右心室插进左心室,说明室间隔缺损的存在;若导管不易进入肺动脉,说明肺动脉狭窄较重。

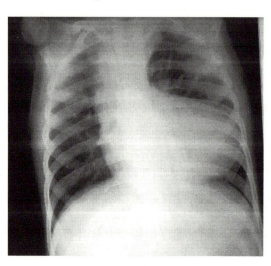

图 13-19　肺门血管影缩小,两侧肺纹理稀疏变细,心影呈"靴状"

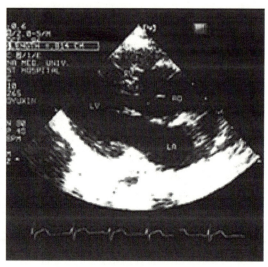

图 13-20　左心室长轴面,示主动脉骑跨于室间隔之上

5)心血管造影:通过造影剂能显示室间隔缺损的位置、主动脉增粗及右偏、肺动脉狭窄的部位和程度,以及肺动脉分支的形态等图像,尚可发现伴随的其他畸形,对明确诊断和制定手术方案有重要意义。

(4)治疗:平时应经常饮水,防止血液浓缩而发生脑栓塞;预防亚急性感染性心内膜炎。阵发性缺氧发作时,轻者取胸膝位,重者应立即吸氧,给予吗啡肌内注射,予碳酸氢钠纠正酸中毒,上述方法无效时,可予普萘洛尔静脉注射,仍不能有效控制者,应立即急诊外科手术修补。对外科治疗,年龄过小的婴幼儿可先行姑息分流手术,对重症患儿也宜先行姑息手术,待年长后一般情况改善,肺血管发育好转后,再作根治术。目前常用的姑息手术有:锁骨下动脉-肺动脉吻合术(Blalock-Taussig 手术)、上腔静脉-右肺动脉吻合术(Glenn 手术)等。

第三节　病毒性心肌炎

病毒性心肌炎(viral myocarditis,VMC)是病毒侵犯心脏引起心肌急性或慢性炎性病变,造成心肌细胞变性坏死和间质炎性改变,有时病变也可累及心包或心内膜。少数患儿可发生心力衰竭、心源性休克,甚至猝死。

【病因和发病机制】

1. 病因　引起儿童心肌炎的病毒有多种,主要是肠道和呼吸道病毒,多数为小 RNA 病毒,其中最常见的是柯萨奇 B 组病毒,其次为埃可病毒,其他常见的有轮状病毒、脊髓灰质炎病毒、肝炎病毒、流感病毒、腺病毒、呼吸道合胞病毒、流行性腮腺炎病毒等。

2. 发病机制　本病的发病机制尚不完全清楚。但随着分子病毒学、分子免疫学的发展,揭示出病毒性心肌炎的发病机制涉及病毒对被感染心肌细胞的直接损害和病毒触发人体自身免疫反应而引起的心肌损害。病毒性心肌炎急性期,柯萨奇病毒等通过心肌细胞的相关受体侵入心肌细胞,在细胞内复制,并直接损害心肌细胞,导致变性、坏死和溶解。机体受病毒的刺激,激活细胞和体液免疫反应,产生抗心肌抗体、白细胞介素-Iα、TNF-α 和 γ-干扰素等,诱导产生细胞黏附因子,促使细胞毒性 T 细胞(CD8$^+$)选择地向损害心肌组织黏附、浸润和攻击。

【临床表现】

1. 症状　表现轻重不一,可完全没有症状,也可以猝死。典型病例在发病前 1~2 周内有上呼吸道或消化道感染前驱症状,持续数日到 3 周,然后出现心脏症状。主要症状有疲乏无力、食欲不振、恶心、呕吐、呼吸困难、面色苍白、发热,年长儿可诉心前区不适、心悸、头晕、胸闷、腹痛、肌痛,少数重症患者可发生心力衰竭并发严重心律失常、心源性休克,甚至猝死。也有少数患者可转为慢性,演变为扩张型心肌病。新生儿时期患病病情严重,出现发热、拒食、呕吐、腹泻及嗜睡,有明显的呼吸困难和心动过速,常有神经、肝和肺的并发症。

2. 体征　多有心音低钝、奔马律、心动过速或过缓,因合并心包炎可有心包摩擦音。轻者可只有一过性 ST-T 的改变,严重者心脏扩大,心律失常,肺部出现啰音及肝脾大。重症者心脏明显增大,可有严重心律失常,脉搏细弱,血压下降或不能测出,发生心力衰竭而死亡。

【辅助检查】

1. X 线检查　见心影呈轻度至重度扩大,以左心室扩大明显,可有肺淤血、肺水肿,少数胸腔有积液。

2. 心电图　有 QRS 波低电压,ST 段偏移,T 波倒置、平坦或低平,Q—T 时间延长。可见各种心律失常,如各种期前收缩,室上性和室性心动过速,房扑、房颤和室颤,Ⅱ度或Ⅲ度房室传导阻滞。心电图缺乏特异性,强调动态观察的重要性。

3. 超声心动图检查　可显示心室扩大,室间隔及左心室后壁运动幅度降低,左心室射血分数下降等。

4. 心肌损害血生化指标　磷酸激酶同工酶(CK-MB)升高对早期心肌炎诊断有重要价值。心肌肌钙蛋白(cTnI 或 cTnT),特别是 cTnT 增高对心肌炎诊断的敏感性和特异性更强。

5. 病毒学诊断　疾病早期可从心包积液、咽拭子、粪便中分离出病毒,但需结合血清抗体测定才更有意义。恢复期血清抗体滴度比急性期升高或下降 4 倍,或特异性 IgM 阳性。利用聚合酶链反应或病毒核酸探针原位杂交,自血液或心肌组织中查到病毒核酸可作为某一型病毒存在的依据。

6. 心肌活检　是诊断的金标准,但由于取样部位的局限性,应用有限。

【诊断】

1. 临床诊断依据

(1) 急慢性心功能不全、心源性休克或心脑综合征。

(2) 心脏扩大(X线、超声心动图检查具有表现之一)、有奔马律或心包摩擦音。

(3) 心电图改变:有严重心律失常,包括除频发、偶发期前收缩以外的异位节律,房室传导阻滞,或明显的 ST-T 改变或低电压。

(4) CK-MB 升高或心肌肌钙蛋白(cTnI 或 cTnT)阳性。

2. 病原学诊断依据

(1) 自患儿咽拭子、粪便中分离出病毒,且恢复期血清抗体滴度比急性期升高或下降4倍,或特异性 IgM 阳性。

(2) 自患儿心包穿刺液或血液分离出病毒。

(3) 心肌活体组织检查在心包、心肌或心内膜分离出病毒。

(4) 患儿早期血清型特异性 IgM 抗体增高 1:128 以上。

(5) 利用聚合酶链反应(PCR)或病毒核酸探针原位杂交法自患儿血液或心肌组织中查到病毒核酸。

确诊依据:①具备临床诊断依据 2 项,可临床诊断;②同时具备病原学 5 项指标之一者,可确诊为病毒性心肌炎;③凡不具备确诊依据,应给予必要的治疗或随诊,根据病情变化,确诊或除外心肌炎;④考虑上述条件时,应除外其他疾病,如风湿性心肌炎,中毒性心肌炎,结核性心包炎,先天性心脏病,结缔组织病和代谢性疾病的心肌损害、扩张型心肌病、原发性心内膜弹力纤维增生症,先天性房室传导阻滞等引起的心电图改变。

【鉴别诊断】 在婴儿期与毛细支气管炎或支气管肺炎区别,在儿童期与急性肾炎合并心力衰竭鉴别,此外,心肌炎所致的心源性休克应与感染性休克或外科学休克鉴别。

【治疗】 病毒性心肌炎目前尚无有效治疗方法。一般多采用综合性治疗措施。

1. 休息 急性期需卧床休息,尽量保持安静,以减少心脏负荷及减少氧耗量。

2. 药物治疗

(1) 镇痛及镇静:患儿烦躁不安、心前区疼痛时,需及时使用,如苯巴比妥、阿司匹林,必要时可注射吗啡。

(2) 对于仍处于病毒血症阶段的早期患者,可选用抗病毒治疗,如利巴韦林、干扰素等,但在发病后 1~2 周内,病毒已停止复制,以后的心肌病变系自身免疫所致,而 VMC 患儿在病毒感染 2 周以后使用抗病毒药没有必要。

(3) 改善心肌营养:1,6-二磷酸果糖可改善心肌代谢,促进受损细胞的修复;维生素 C 可清除氧自由基;辅酶 Q_{10} 有保护心肌的作用;其他有维生素 E、中药生脉饮、黄芪口服液等。

(4) 大剂量丙种球蛋白:通过免疫调节作用减轻心肌细胞损害。

(5) 皮质激素:通常不主张使用。对重症病例和抢救急性心力衰竭、心源性休克和严重心律失常(三度房室传导阻滞、室性心动过速、心室颤动)者应足量、早期应用。

(6) 其他治疗:可根据病情联合应用利尿剂、洋地黄和血管活性药物,应特别注意用洋地黄时饱和量应较常规剂量减少,并注意补充氯化钾,以避免洋地黄中毒。

此外,有心律失常时选择相应治疗方案。可根据病情联合应用利尿剂、洋地黄和血管活性药物。

第四节 心内膜弹力纤维增生症

心内膜弹力纤维增生症(endocardial fibroelastosis,EFE),多数于 1 岁以内发病,为婴儿心脏病中较为常见的一种。本病包括原发性和继发性,原发性心内膜弹力纤维增生症没有明显瓣膜损害和其他先天性心脏畸形;而先天性心脏病如严重主动脉缩窄、左心发育不良综合征、主动脉瓣闭锁或狭窄等并发的心内膜弹力纤维增生症,称继发性,其临床意义常取决于原发心脏畸形,故不在本章讨论之内。

【病因及病理改变】 病因尚未明了,可能是对诸多不同因素作用的结果。部分病例可能由病毒性心肌炎发展而来;宫内缺氧、遗传因素、心内膜血流动力学的改变亦可能为发病的原因。

主要病理改变为心内膜下弹力纤维及胶原纤维增生,心肌细胞肥大,心脏扩大,心内膜增厚,心室壁附壁血栓形成。

【临床表现】 常继发于呼吸道感染之后,主要表现为充血性心力衰竭,按症状的轻重缓急,可分为三型。

1. 暴发型 多见于6个月以内的婴儿。起病急骤,表现为突然出现呼吸困难、口唇发绀、面色苍白、烦躁不安、心动过速。有充血性心力衰竭的体征,如肺部听诊有干湿啰音,肝大、水肿等。少数出现心源性休克,甚至于数小时内猝死。

2. 急性型 发病年龄以6个月以内为主。起病快,心力衰竭不如暴发型发展急剧。常并发肺炎。部分患者可因附壁血栓脱落而发生脑栓塞。如不及时治疗,多数死于心力衰竭。

3. 慢性型 好发于6个月以上的婴儿,心力衰竭症状发展缓慢,可有生长发育落后表现。体征上可见心前区隆起、心尖搏动减弱,听诊心音钝、心动过速,可闻及收缩期杂音及奔马律。

【辅助检查】

1. 超声心动图 有决定性作用,以左心室异常为主,左心室明显扩大、射血分数降低、收缩功能减弱并且无心脏结构缺陷是本病超声特点。心内膜回声增强是本病典型征象。

2. X 线 心影普遍增大,以左心室肥大为主;左前斜位下左心室搏动消失而右心室搏动正常者,有诊断意义;肺纹理增多。

3. 心电图 多呈左心室肥大,少数表现右心室肥大或左、右心室合并肥大,可同时出现 ST 段、T 波改变及房室传导阻滞。

4. 心导管检查 可有左心房、肺动脉平均压、左心室舒张压增高。

【诊断】 根据发病年龄特点和临床表现以充血性心力衰竭为主,结合心超、X 线及心电图表现可诊断,组织学上确诊需行心内膜心肌活检。

【治疗】 药物控制心力衰竭为主要治疗,一般反应较好,需长期服用,直到症状消失、心脏大小正常方可停药。危重患儿可加用多巴胺、多巴酚丁胺、呋塞米及皮质激素。

免疫抑制剂治疗:用于调节免疫功能失调,大剂量使用症状改善后,用小剂量维持,直至心脏接近正常,疗程 1~1.5 年。

合并肺部感染时,应给予抗生素等治疗。

本病如不治疗,大多于2岁前死亡。对洋地黄治疗效果好而又能长期坚持治疗者,预后较好,且有痊愈可能。

(赵建美)

第十四章 泌尿系统疾病

> **学习目标**
> 1. 熟悉肾小球疾病的临床分类及生理病理特点。
> 2. 掌握急性肾小球肾炎的诊断及治疗,尤其掌握急性肾炎典型病例及严重病例的处理及鉴别诊断。
> 3. 掌握肾病综合征的临床表现及分类,掌握其诊断、治疗及鉴别诊断。
> 4. 掌握小儿泌尿道感染的诊断、鉴别诊断及无治疗。

第一节 小儿泌尿系统解剖生理特点

一、解剖特点

1. 肾 肾位于腹膜后脊柱两侧,左右各一,儿童年龄越小,肾脏相对越重,新生儿两肾重量约为体重的1/125,而成人两肾重量约为体重的1/220。婴儿肾脏位置较低,其下极可低至髂嵴以下第4腰椎水平,2岁以后达髂嵴以上。右肾位置稍低于左肾。2岁以内健康儿童腹部触诊时容易扪及肾。婴儿肾表面呈分叶状,至2~4岁时,分叶完全消失。

2. 输尿管 婴幼儿输尿管长而弯曲,管壁肌肉和弹力纤维发育不良,容易受压及扭曲而导致梗阻,易发生尿潴留而诱发感染。

3. 膀胱 婴儿膀胱位置比年长儿高,尿液充盈时,膀胱顶部常在耻骨联合之上,顶入腹腔而容易触到,随年龄增长逐渐下降至盆腔内。

4. 尿道 新生女婴尿道长仅1cm(性成熟期3~5cm),且外口暴露而又接近肛门,易受细菌污染。男婴尿道虽较长,但常有包茎,尿垢积聚时也易引起上行性细菌感染。

二、生理特点

肾有许多重要功能:①排泄体内代谢终末产物如尿素、有机酸等;②调节机体水、电解质、酸碱平衡,维持内环境相对稳定;③内分泌功能,产生激素和生物活性物质如肾素、促红细胞生成素、前列腺素等。肾完成其生理活动,主要通过肾小球滤过和肾小管重吸收、分泌及排泄。儿童肾虽具备大部分成人肾的功能,但其发育是由未成熟逐渐趋向成熟。胎儿3个月时形成20%肾单位,5个月时形成50%,在胎龄36周时肾单位数量(每肾85万~100万)已达成人水平,出生后上述功能已基本具备,但调节能力较弱,储备能力差,一般至1~2岁时小儿肾形态功能接近成人水平。

(一)胎儿肾功能

胎儿于12周末,由于近曲小管刷状缘的分化及小管上皮细胞开始运转,已能形成尿液。但此时主要通过胎盘来完成机体的排泄和调节内环境稳定,故无肾的胎儿仍可存活和发育。

(二) 肾小球滤过率 (glomerular filtration rate, GFR)

新生儿出生时肾小球滤过率比较低,为成人的1/4,早产儿更低,3~6个月为成人的1/2,6~12个月时为成人的3/4,2岁时达成人水平,故不能有效地排出过多的水分和溶质。血肌酐作为反映肾小球滤过功能的常用指标,由于身高和肌肉发育等影响,不同年龄有不同的正常参考值(表14-1、表14-2)。

表14-1 新生儿最初几周血清肌酐平均值

体重(g)	血清肌酐($\mu mol/L$)			
	出生后1~2天	出生后8~9天	出生后15~16天	出生后22~23天
1001~1500	95	64	49	35
1501~2000	90	58	50	30
2001~2500	83	47	38	30
足月	66	40	30	27

表14-2 儿童血清肌酐参考值

年龄(岁)	($\mu mol/L$)	血清肌酐(mg/dl)
<2	35~40	0.4~0.5
2~8	40~60	0.5~0.7
9~18	50~80	0.6~0.9

(三) 肾小管重吸收及排泄功能

新生儿期在葡萄糖肾阈、排钠能力、醛固酮分泌等方面都有其特点,详见第六章。

(四) 浓缩和稀释功能

新生儿及幼婴由于髓袢短、尿素形成量少及抗利尿激素分泌不足,使浓缩尿液功能不足,在应激状态下保留水分的能力低于年长儿和成人。婴儿每由尿中排出1mmol溶质时需水分1.4~2.4ml,成人仅需0.7 ml。脱水时幼婴尿渗透压最高不超过700mmol/L,而成人可达1400mmol/L,故入量不足时易发生脱水甚至诱发急性肾功能不全。新生儿及幼婴尿稀释功能接近成人,可将尿稀释至40mmol/L,但因GFR较低,大量水负荷或输液过快时易出现水肿。

(五) 酸碱平衡

新生儿及婴幼儿易发生酸中毒,主要原因有:①肾保留HCO_3^-的能力差,碳酸氢盐的肾阈低,仅为19~22mmol/L;②泌NH_3和泌H^+的能力低;③尿中排磷酸盐量少,故排出可滴定酸的能力受限。

(六) 肾的内分泌功能

新生儿的肾已具有内分泌功能,其血浆肾素、血管紧张素和醛固酮均等于或高于成人,出生后数周内逐渐降低。新生儿肾血流量低,因而前列腺素合成速率较低。由于胎儿血氧分压较低,故胚肾合成促红细胞生成素较多,出生后随着血氧分压的增高,促红细胞生成素合成减少。婴儿血清1,25-$(OH)_2D_3$水平高于儿童期。肾通过产生肾素、前列腺素、促红细胞生成素和1,25-$(OH)_2D_3$在调节身体的血压、水电代谢、钙磷代谢等许多方面起重要的作用。

（七）小儿排尿及尿液特点

1. 排尿次数 93%新生儿在出生后24小时内,99%在48小时内排尿。出生后头几天内,因摄入量少,每日排尿仅4~5次;1周后因新陈代谢旺盛,进水量较多而膀胱容量小,排尿突增至每日20~25次;1岁时每日排尿15~16次,至学龄前和学龄期每日6~7次。

2. 排尿控制 正常排尿机制在婴儿期由脊髓反射完成,以后建立脑干-大脑皮质控制,至3岁已能控制排尿。在1.5~3岁,儿童主要通过控制尿道外括约肌和会阴肌控制排尿,若3岁后仍保持这种排尿机制,不能控制膀胱逼尿肌收缩,则出现不稳定膀胱,表现为白天尿频、尿急,偶然尿失禁和夜间遗尿。

3. 每日尿量 儿童尿量个体差异较大,新生儿出生后48小时正常尿量一般每小时为1~3ml/kg,2天内平均尿量为30~60ml/d,3~10天为100~300 ml/d,~2个月为250~400 ml/d,~1岁为400~500 ml/d,~3岁为500~600 ml/d,~5岁为600~700 ml/d,~8岁为600~1000ml/d,~14岁为800~1400 ml/d,>14岁为1000~1600 ml/d。若新生儿尿量每小时<1.0 ml/kg为少尿,每小时<0.5 ml/kg为无尿。学龄儿童每日排尿量少于400 ml,学龄前儿童少于300 ml,婴幼儿少于200 ml时为少尿;每日尿量少于50 ml为无尿。小儿尿量>3ml/(kg·h)或2000ml/24h,14岁以上24小时尿量≥2.5L为多尿。

4. 尿的性质

（1）尿色:正常小孩新鲜尿液可呈淡黄色或黄色透明。出生后头2~3天尿色深,稍混浊,放置后有红褐色沉淀,此为尿酸盐结晶。数日后尿色变淡。正常婴幼儿尿液淡黄透明,但在寒冷季节放置后可有盐类结晶析出而变混,尿酸盐加热后,磷酸盐加酸后可溶解,尿液变清,可与脓尿或乳糜尿鉴别。

（2）酸碱度:出生后头几天因尿内含尿酸盐多而呈强酸性,以后接近中性或弱酸性,pH多为5~7,尿液pH可反应肾调节体液酸碱平衡的能力。

（3）尿渗透压和尿比重:新生儿尿渗透压平均为240mmol/L,尿比重为1.006~1.008,随年龄增长逐渐增高;婴儿尿渗透压为50~600 mmol/L,1岁后接近成人水平;儿童通常为500~800 mmol/L,尿比重范围为1.003~1.030,通常为1.011~1.025。

（4）尿蛋白:由于肾小球滤膜具有孔径屏障和静电屏障,以及肾小管上皮的重吸收作用,正常小儿尿中仅含微量蛋白,通常≤100mg/(m^2·24h),定性为阴性,一次随意尿的尿蛋白(mg/dl)/尿肌酐(mg/dl)≤0.2。若尿蛋白含量>150mg/d或>4mg/(m^2·h),或>100mg/L,定性检查阳性为异常。尿蛋白主要来自血浆蛋白,2/3为白蛋白,1/3为Tamm-Horsfall蛋白和球蛋白。

（5）尿细胞和管型:正常新鲜尿液离心后沉渣显微镜检查,红细胞<3个/HP,白细胞<5个/HP,偶见透明管型。12小时尿细胞计数(Addis count):红细胞<50万、白细胞<100万、管型<5000个为正常。

第二节 急性肾小球肾炎

急性肾小球肾炎(简称急性肾炎),是指一组病因不一,临床表现为急性起病,多有前驱感染,以血尿为主,伴不同程度蛋白尿,可有水肿、高血压,或肾功能不全等特点的肾小球疾患。急性肾炎可分为急性链球菌感染后肾小球肾炎和非链球菌感染后肾小球肾炎,本节急性肾炎主要是指前者。

1982年全国105所医院的调查结果为急性肾炎患儿占同期泌尿系统疾病的53.7%。本病多见于儿童和青少年,以5~14岁多见,小于2岁少见,男女之比为2∶1。

【病因】 尽管本病有多种病因,但绝大多数的病例属A组β溶血性链球菌急性感染后引起的免疫复合性肾小球肾炎。溶血性链球菌感染后,肾炎的发生率一般在0%~20%。1982年全国105所医院儿科泌尿系统疾病住院患者调查,急性肾炎患儿抗"O"升高者,占61.2%。我国各地区均以上呼吸道感染或扁桃体炎最常见,占51%,脓皮病或皮肤感染次之,占25.8%。

除A组β溶血性链球菌之外,其他细菌如绿色链球菌、肺炎球菌、金黄色葡萄球菌、伤寒杆菌、流感杆菌等,病毒如柯萨奇病毒B4型、ECHO病毒9型、麻疹病毒、腮腺炎病毒、乙型肝炎病毒、巨细胞病毒、EB病毒、流感病毒等,还有疟原虫、肺炎支原体、白色念珠菌、丝虫、钩虫、血吸虫、弓形虫、梅毒螺旋体、钩端螺旋体等也可导致急性肾炎。

【发病机制】 目前认为急性肾炎主要与A组溶血性链球菌中的致肾炎菌株感染有关,所有致肾炎菌株均有共同的致肾炎抗原性,包括菌壁上的M蛋白内链球菌素(endostretocin)和"肾炎菌株协同蛋白"(nephritis strain associated protein,NSAP)。主要发病机制为抗原抗体免疫复合物引起肾小球毛细血管炎症病变,包括循环免疫复合物和原位免疫复合物形成学说。此外,某些链球菌株可通过神经氨酸苷酶的作用或其产物如某些菌株产生的唾液酸酶,与机体的免疫球蛋白(IgG)结合,改变其免疫原性,产生自身抗体和免疫复合物而致病。另有人认为链球菌抗原与肾小球基膜糖蛋白间具有交叉抗原性,可使少数病例呈现抗肾抗体型肾炎。急性链球菌感染后肾炎的发病机制见图14-1。

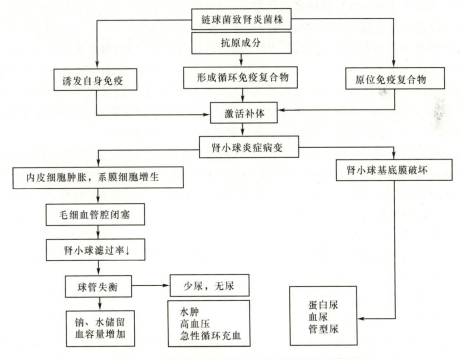

图14-1 急性链球菌感染后肾炎发病机制示意图

【病理】 在疾病早期,肾病变典型,呈毛细血管内增生性肾小球肾炎改变。光镜下肾小球表现为程度不等的弥漫性增生性炎症及渗出性病变。肾小球增大、肿胀,内皮细胞和系膜细胞增生,炎性细胞浸润。毛细血管腔狭窄甚或闭锁、塌陷。肾小球囊内可见红细胞、球囊上皮细胞增生。部分患者中可见到新月体。肾小管病变较轻,呈上皮细胞变性、间质水肿及炎症细胞浸润。

电镜检查可见内皮细胞胞质肿胀,呈连拱状改变,使内皮孔消失。电子致密物在上皮细胞下沉积,呈散在的圆顶状驼峰样分布。基膜有局部裂隙或中断。

免疫荧光检查在急性期可见弥漫一致性纤细或粗颗粒状的 IgG、C3 和备解素沉积,主要分布于肾小球毛细血管袢和系膜区,也可见到 IgM 和 IgA 沉积。系膜区或肾小球囊腔内可见纤维蛋白原和纤维蛋白沉积。

【临床表现】 急性肾炎临床表现轻重悬殊,轻者全无临床症状仅发现镜下血尿,重者可呈急进性过程,短期内出现肾功能不全。

1. 前驱感染 90%病例有链球菌的前驱感染,以呼吸道及皮肤感染为主。在前驱感染后经 1~3 周无症状的间歇期而急性起病。咽炎为诱因者病前 6~12 天(平均 10 天)多有发热、颈淋巴结大及咽部渗出。皮肤感染见于病前 14~28 天(平均 20 天)。

2. 典型表现 急性期常有全身不适、乏力、食欲不振、发热、头痛、头晕、咳嗽、气急、恶心、呕吐、腹痛及鼻出血等。

(1)水肿:70%的病例有水肿,一般仅累及眼睑及颜面部,重者 2~3 天遍及全身,呈非凹陷性。

(2)血尿:50%~70%患者有肉眼血尿,持续 1~2 周即转显微镜下血尿。

(3)蛋白尿:程度不等。有 20%可达肾病水平。蛋白尿患者病理上常呈严重系膜增生。

(4)高血压:30%~80%病例有血压增高。

(5)尿量减少:肉眼血尿严重者可伴有排尿困难,尿量减少。

3. 严重表现 少数患儿在疾病早期(2 周之内)可出现下列严重症状。

(1)严重循环充血:常发生在起病 1 周内,由于水、钠潴留,血浆容量增加而出现循环充血。当肾炎患儿出现呼吸急促和肺部有湿啰音时,应警惕循环充血的可能性,严重者可出现呼吸困难、端坐呼吸、颈静脉怒张、频咳、吐粉红色泡沫痰、两肺满布湿啰音、心脏扩大,甚至出现奔马律、肝大而硬、水肿加剧。少数可突然发生,病情急剧恶化。

(2)高血压脑病:由于脑血管痉挛,导致缺血、缺氧、血管渗透性增高而发生脑水肿。也有人认为是由脑血管扩张所致。常发生在疾病早期,血压突然上升之后,血压往往在 150~160 mmHg/100~110 mmHg 以上。年长儿会主诉剧烈头痛、呕吐、复视或一过性失明,严重者突然出现惊厥、昏迷。

(3)急性肾功能不全:常发生于疾病初期,出现尿少、尿闭等症状,引起暂时性氮质血症、电解质紊乱和代谢性酸中毒,一般持续 3~5 日,不超过 10 天。

4. 非典型表现

(1)无症状性急性肾炎:为亚临床病例,患儿仅有显微镜下血尿或仅有血 C3 降低而无其他临床表现。

(2)肾外症状性急性肾炎:有的患儿水肿、高血压明显,甚至有严重循环充血及高血压脑病,此时尿改变轻微或尿常规检查正常,可有链球菌前驱感染和血 C3 水平明显降低。

(3)以肾病综合征为表现的急性肾炎:少数患儿以急性肾炎起病,但水肿和蛋白尿突出,伴轻度高胆固醇血症和低白蛋白血症,临床表现似肾病综合征。

【实验室检查】 尿蛋白可在+~+++,且与血尿的程度相平行,尿显微镜下检查除多少不等的红细胞外,可有透明、颗粒或红细胞管型,疾病早期可见较多的白细胞和上皮细胞,并非感染。外周血白细胞一般轻度升高或正常,红细胞沉降率加快。前驱期为咽炎病例,抗链球菌溶血素 O(ASO)往往增加,10~14 天开始升高,3~5 周时达高峰,3~6 个月后恢复正常。另外咽炎后 APSGN 者抗双磷酸吡啶核苷酸酶(ADPNase)滴度升高。皮肤感染后 APSGN 者 ASO 升高者不多,抗脱氧核糖核酸酶-B(DANase-B)和抗透明质酸酶(HAase)滴度升高。80%~90%的患者血清 C3 下降,至第 8 周 94%的病例恢复正常。明显少尿时血尿素氮和肌酐可升高。肾小管功能正常。持续少尿、无尿者,血肌酐升高,内生肌酐清除率降低,尿浓缩功能也受损。

【诊断及鉴别诊断】 往往有前期链球菌感染史,急性起病,具备血尿、蛋白尿和管型尿、水肿及高血压特点,急性期血清 ASO 滴度升高,C3 浓度降低,均可临床诊断急性肾炎。作出 APSGN 等诊断多不困难,肾穿刺活体组织检查只在考虑有急进性肾炎或临床、化验不典型或病情迁延者才进行以确定诊断。急性肾炎必须注意和以下疾病鉴别。

1. 其他病原体感染的肾小球肾炎 多种病原体可引起急性肾炎,可从原发感染灶及各自临床特点相区别。

2. IgA 肾病 以血尿为主要症状,表现为反复发作性肉眼血尿,多在上呼吸道感染后 24~48 小时出现血尿,多无水肿、高血压、血清 C3 正常。确诊靠肾活体组织检查免疫病理诊断。

3. 慢性肾炎急性发作 既往肾炎史不详,无明显前期感染,除有肾炎症状外,常有贫血、肾功能异常、低比重尿或固定低比重尿,尿改变以蛋白增多为主。

4. 原发性肾病综合征 具有肾病综合征表现的急性肾炎需与原发性肾病综合征鉴别。若患儿呈急性起病,有明确的链球菌感染的证据,血清 C3 降低,肾活体组织检查病理为毛细血管内增生性肾炎者有助于急性肾炎的诊断。

5. 其他 还应与急进性肾炎或其他系统性疾病引起的肾炎如紫癜性肾炎、狼疮性肾炎等相鉴别。

【治疗】 本病无特异治疗。

1. 休息 急性期需卧床 2~3 周,直到肉眼血尿消失,水肿减退,血压正常,即可下床作轻微活动。红细胞沉降率正常可上学,但应避免重体力活动。尿沉渣细胞绝对计数正常后方可恢复体力活动。

2. 饮食 对有水肿、高血压者应限食盐及水,以低盐饮食为好,食盐以 60mg/(kg·d)为宜。严重水肿和高血压者需无盐饮食。水分一般以不显性失水加尿量计算。有氮质血症者应限蛋白,可给优质动物蛋白 0.5g/(kg·d)。

3. 抗感染 有感染灶时用青霉素 10~14 天。

4. 对症治疗

(1) 利尿:经控制水、盐入量仍水肿、少尿者可用氢氯噻嗪 1~2 mg/(kg·d),分 2~3 次口服。无效时需用呋塞米,口服剂量 2~5 mg/(kg·d),注射剂量 1~2 mg/(kg·次),每日 1~2 次,静脉注射剂量过大时可有一过性耳聋。

(2) 降血压:凡经休息,控制水、盐摄入、利尿而血压仍高者均应给予降压药。①硝苯地平:系钙拮抗药,开始剂量为 0.25 mg/(kg·d),最大剂量 1 mg/(kg·d),分 3 次口服。②卡托普利:系血管紧张素转换酶抑制剂。初始剂量为 0.3~0.5 mg/(kg·d),最大剂量 5~6 mg/(kg·d),分 3 次口服,与硝苯地平交替使用降压效果更佳。

5. 严重循环充血的治疗

(1) 矫正水、钠潴留,恢复正常血容量,可使用呋塞米注射。

(2) 表现有肺水肿者除一般对症治疗外可加用硝普钠,5~20mg 加入 5% 葡萄糖液 100ml 中,以 1μg/(kg·min)速度静脉滴注,用药时严密监测血压,随时调节药液滴速,每分钟不宜超过 8μg/kg,以防发生低血压。滴注时针筒、输液管等须用黑纸覆盖,以免药物遇光分解。

(3) 对难治病例可采用连续血液净化或透析治疗。

6. 高血压脑病的治疗 原则为选用降血压效力强而迅速的药物。首选硝普钠,用法同上。有惊厥者应及时止痉。

7. 急性肾衰竭的治疗 原则为去除病因,积极治疗原发病,减轻症状,改善肾功能,防止并发症的发生。

【预后和预防】 急性肾炎急性期预后好。95% APSGN 病例能完全恢复,小于 5% 的病例可有持续尿异常,死亡病例在 1% 以下,主要死因是急性肾衰竭。防治感染是预防急性肾炎的根本。减少呼吸道及皮肤感染,对急性扁桃体炎、猩红热及脓疱患儿应尽早、彻底地用青霉素或其他敏感抗生素治疗。A 组溶血性链球菌感染后 1~3 周内应定期检查尿常规,及时发现和治疗本病。

第三节 肾病综合征

肾病综合征(nephrotic syndrome, NS)是一组由多种原因引起的肾小球基底膜通透性增加,导致血浆内大量蛋白质从尿中丢失的临床综合征。临床有以下四大特点:①大量蛋白尿;②低白蛋白血症;③高脂血症;④明显水肿。以上第①、②两项为必备条件。

肾病综合征在儿童肾脏疾病中发病率仅次于急性肾炎。1982 年我国的调查结果显示肾病综合征占同期住院泌尿系疾病患儿的 21%。男女比例为 3.7:1。发病年龄多为学龄前儿童,3~5 岁为发病高峰。肾病综合征按病因可分为原发性、继发性和先天性三种类型。本节主要叙述原发性肾病综合征(primary nephritic syndrome, PNS)。

【病因及发病机制】 原发性肾病综合征约占儿童时期肾病综合征总数的 90%。原发性肾脏损害使肾小球通透性增加,导致蛋白尿,而低蛋白血症、水肿和高胆固醇血症是继发的病理生理改变。原发性肾病综合征的病因及发病机制目前尚不明确。近年研究已证实下列事实。

(1) 肾小球毛细血管壁结构或电化学改变可导致蛋白尿。实验动物模型及人类肾病的研究看到微小病变时肾小球滤过膜多阴离子丢失,致静电屏障破坏,使大量带阴电荷的中分子血浆白蛋白滤出,形成高选择性蛋白尿。也可因分子滤过屏障损伤,尿中丢失大中分子质量的多种蛋白,形成低选择性蛋白尿。

(2) 非微小病变型常见免疫球蛋白和(或)补体成分肾内沉积,局部免疫病理过程可损伤滤过膜正常屏障作用而发生蛋白尿。

(3) 微小病变型肾小球未见以上沉积,其滤过膜静电屏障损伤原因可能与细胞免疫失调有关。

(4) 患者外周血淋巴细胞培养上清液经尾静脉注射可致小鼠发生大量蛋白尿和肾病综合征的病理改变,表明 T 淋巴细胞异常参与本病的发病。

肾病综合征的发病具有遗传基础。国内报道糖皮质激素敏感肾病综合征患儿 HLA-DR7 抗原频率高达 38%,频复发肾病综合征患儿则与 HLA-DR9 相关。另外肾病综合征还有家族性表现,且绝大多数是同胞患病。流行病学调查发现,黑人患肾病综合征症状表现重,对糖皮质激素反应差,提示肾病综合征发病与人种及环境有关。

【病理生理】 基本病理改变是肾小球通透性增加，导致大量蛋白尿可引起以下病理生理改变。

1. 低蛋白血症 血浆蛋白由尿中大量丢失和从肾小球滤出后被肾小管吸收分解是造成肾病综合征低蛋白血症的主要原因；肝合成蛋白的速度和蛋白分解代谢率的改变也使血浆蛋白降低。患儿胃肠道也可有少量蛋白丢失，但并非低蛋白血症的主要原因。

2. 高脂血症 患儿血清总胆固醇、三酰甘油和低密度、极低密度脂蛋白增高，其主要机制是低蛋白血症促进肝合成脂蛋白增加，其中的大分子脂蛋白难以从肾脏排出而蓄积于体内，导致了高脂血症。血中胆固醇和低密度脂蛋白，尤其α脂蛋白持续升高，而高密度脂蛋白却正常或降低，促进了动脉硬化的形成；持续高脂血症，脂质从肾小球滤出，可导致肾小球硬化和肾间质纤维化。

3. 水肿 水肿的发生与下列因素有关：①低蛋白血症降低血浆胶体渗透压，当血浆白蛋白低于 25g/L 时，液体将在间质区潴留；低于 15 g/L 则可有腹水或胸腔积液形成；②血浆胶体渗透压降低使血容量减少，刺激了渗透压和容量感受器，促使抗利尿激素和肾素-血管紧张素-醛固酮分泌、心钠素减少，最终使远端肾小管钠、水吸收增加，导致钠、水潴留；③低血容量使交感神经兴奋性增高，近端肾小管 Na^+ 吸收增加；④某些肾内因子改变了肾小管管周体液平衡机制，使近曲小管 Na^+ 吸收增加。

4. 其他 患儿体液免疫功能降低与血清 IgG 和补体系统 B、D 因子从尿中大量丢失有关，也与 T 淋巴细胞抑制 B 淋巴细胞 IgG 合成转换有关。抗凝血酶Ⅲ丢失，而Ⅳ、Ⅴ、Ⅶ因子和纤维蛋白原增多，使患儿处于高凝状态。由于钙结合蛋白降低，血清结合钙可以降低；当 25-(OH)D_3 结合蛋白同时丢失时，使游离钙也降低。另一些结合蛋白降低，可使结合型甲状腺素（T_3、T_4）、血清铁、锌和铜等微量元素降低，转铁蛋白减少则可发生低色素小细胞性贫血。

【病理】 原发性肾病综合征可见于各种病理类型。根据国际儿童肾脏病研究组（1979年）对 521 例儿童原发性肾病综合征的病理观察有以下类型：微小病变（76.4%）、局灶性节段性肾小球硬化（6.9%）、膜性增生性肾小球肾炎（7.5%）、单纯系膜增生（2.3%）、增生性肾小球肾炎（2.3%）、局灶性球性硬化（1.7%）、膜性肾病（1.5%）、其他（1.4%）。儿童肾病综合征最主要的病理变化是微小病变型。

【临床表现】 水肿最常见，开始见于眼睑，以后逐渐遍及全身，呈凹陷，严重者可有腹水或胸腔积液。一般起病隐匿，常无明显诱因。大约 30% 有病毒感染或细菌感染发病史，70% 肾病复发与病毒感染有关。常伴有尿量减少，颜色变深，无并发症的患者无肉眼血尿，而短暂的镜下血尿可见于大约 15% 的患者。大多数血压正常，但轻度高血压也见于约 15% 的患者，严重的高血压通常不支持微小病变型肾病综合征的诊断。约 30% 病例因血容量减少而出现短暂肌酐清除率下降，一般肾功能正常，急性肾衰竭少见。部分病例晚期可有肾小管功能障碍，出现低血磷性佝偻病、肾性糖尿、氨基酸尿和酸中毒等。

【并发症】

1. 感染 肾病患儿极易罹患各种感染。常见为呼吸道、皮肤、泌尿道感染和原发性腹膜炎等，其中尤以上呼吸道感染最多见，占 50% 以上。呼吸道感染中病毒感染常见。细菌感染中以肺炎链球菌为主，结核杆菌感染亦应引起重视。另外肾病患儿的医院内感染不容忽视，以呼吸道感染和泌尿道感染最多见，致病菌以条件致病菌为主。

2. 电解质紊乱和低血容量 常见的电解质紊乱有低钠、低钾、低钙血症。患儿不恰当长期禁用食盐或长期食用不含钠的食盐代用品、过多使用利尿剂，以及感染、呕吐、腹泻等因素均可致低钠血症。其临床表现可有厌食、乏力、懒言、嗜睡、血压下降甚至出现休克、抽搐等。另外由于低蛋白血症、血浆胶体渗透压下降、显著水肿，而常有血容量不足，尤在各种诱因引起低钠血症时易出现低血容量性休克。

3. 血栓形成 肾病综合征高凝状态易致各种动、静脉血栓形成，以肾静脉血栓形成常见，表现为突发腰痛、出现血尿或血尿加重、少尿甚至发生肾衰竭。但临床以不同部位血管血栓形成的亚临床型则更多见。除肾静脉血栓形成外，可出现：①两侧肢体水肿程度差别固定，不随体位改变而变化，多见有下肢深静脉血栓形成；②皮肤突发紫斑并迅速扩大；③阴囊水肿呈紫色；④顽固性腹水；⑤下肢疼痛伴足背动脉搏动消失等症状及体征时，应考虑下肢动脉血栓形成；⑥股动脉血栓形成是儿童肾病综合征并发的急症之一，如不及时溶栓治疗可导致肢端坏死而需截肢；⑦不明原因的咳嗽、咯血或呼吸困难而无肺部阳性体征时要警惕肺栓塞，其半数可无临床症状；⑧突发的偏瘫、面瘫、失语或神志改变等神经系统症状在排除高血压脑病、颅内感染性疾病时要考虑脑栓塞。血栓缓慢形成者其临床症状多不明显。

4. 急性肾衰竭 5%微小病变型肾病可并发急性肾衰竭。

5. 肾小管功能障碍 除原有肾小球的基础病可引起肾小管功能损害外，由于大量尿蛋白的重吸收，可导致肾小管（主要是近曲小管）功能损害。可出现肾性糖尿或氨基酸尿，严重者呈 Fanconi 综合征。

【实验室检查】

1. 尿液分析

（1）常规检查：尿蛋白定性多在+++，约15%有短暂显微镜下血尿，大多可见透明管型、颗粒管型和卵圆脂肪小体。

（2）蛋白定量：24 小时尿蛋白定量检查超过 $40mg/(m^2·h)$ 或 $>50mg/(kg·d)$ 为肾病范围的蛋白尿。尿蛋白/尿肌酐(mg/mg)，正常儿童上限为 0.2，肾病>3.5。

2. 血清蛋白、胆固醇和肾功能测定 血清白蛋白浓度为 30g/L（或更少）可诊断为肾病综合征的低白蛋白血症。由于肝合成增加，α_2、β 球蛋白浓度增高，IgG 降低，IgM、IgE 可增加。胆固醇>5.7mmol/L 和三酰甘油升高，LDL 和 VLDL 增高，HDL 多正常。BUN、Cr 在肾炎性肾病综合征可升高，晚期可有肾小管功能损害。

3. 血清补体测定 微小病变型肾病综合征或单纯性肾病综合征患儿血清补体水平正常，肾炎性肾病综合征患儿补体可下降。

4. 系统性疾病的血清学检查 对新诊断的肾病患者需检测抗核抗体（ANA）、抗-ds-DNA 抗体、Smith 抗体等。对具有血尿、补体减少并有临床表现的患者尤其重要。

5. 高凝状态和血栓形成的检查 多数原发性肾病患儿都存在不同程度的高凝状态，血小板增多，血小板聚集率增加，血浆纤维蛋白原增加，尿纤维蛋白裂解产物（FDP）增高。对疑及血栓形成者可行彩色多普勒 B 型超声检查以明确诊断，有条件者可行数字减影血管造影（DSA）。

6. 经皮肾穿刺组织病理学检查 多数儿童肾病综合征不需要进行诊断性肾活体组织检查。肾病综合征肾活体组织检查指征：①对糖皮质激素治疗耐药或频繁复发者；②对临床或实验室证据支持肾炎性肾病或继发性肾病综合征者。

【诊断与鉴别诊断】 临床上根据有无血尿、高血压、氮质血症和低补体血症，将原发性肾病综合征分为单纯性和肾炎性肾病综合征。

原发性肾病综合征还需与继发于全身性疾病的肾病综合征鉴别。部分非典型链球菌感染后肾炎、系统性红斑狼疮性肾炎、过敏性紫癜性肾炎、乙型肝炎病毒相关性肾炎及药源性肾炎等均可有肾病综合征样表现。临床上需排除继发性肾病综合征后方可诊断原发性肾病综合征。有条件的医疗单位应开展肾活体组织检查以确定病理诊断。

【治疗】

1. 一般治疗

（1）休息：除水肿显著或并发感染，或严重高血压外，一般不需卧床休息。病情缓解后逐渐增加活动量。

（2）饮食：显著水肿和严重高血压时应短期限制水、钠摄入，病情缓解后不必继续限盐。活动期病例供盐 1~2 g/d。蛋白质摄入 1.5~2 g/(kg·d)，以高生物价的动物蛋白（乳、鱼、蛋、禽、牛肉等）为宜。在应用糖皮质激素过程中每日应给予维生素 D 400U 及适量钙剂。

（3）防治感染。

（4）利尿：对糖皮质激素耐药或未使用糖皮质激素，而水肿较重积极配合利用利尿剂，但需密切观察出入水量、体重变化及电解质紊乱。

（5）对家属的教育：应使父母及患儿很好地了解肾病的有关知识，积极配合随访和治疗。

2. 糖皮质激素

（1）初治病例诊断确定后应尽早选用泼尼松治疗

1）短程疗法：泼尼松 2mg/(kg·d)（按身高标准体重，以下同），最大量 60 mg/d，分次服用，共 4 周。4 周后不管效应如何，均改为泼尼松 1.5mg/kg 隔日晨顿服，共 4 周，全疗程共 8 周，然后骤然停药。短程疗法易复发，国内少用。

2）中、长期疗法：可用于各种类型的肾病综合征。先以泼尼松 2mg/(kg·d)，最大量 60mg/d，分次服用。若 4 周内尿蛋白转阴，则自转阴后至少巩固 2 周方始减量，以后改为隔日 2 mg/kg 早餐后顿服，继用 4 周，以后每 2~4 周减总量 2.5~5 mg，直至停药。疗程必须达 6 个月（中程疗法）。开始治疗后 4 周尿蛋白未转阴者可继服至尿蛋白阴转后 2 周，一般不超过 8 周。以后再改为隔日 2mg/kg 早餐后顿服，继用 4 周，以后每 2~4 周减量一次，直至停药，疗程 9 个月（长程疗法）。

（2）复发和糖皮质激素依赖性肾病的其他激素治疗

1）调整糖皮质激素的剂量和疗程：糖皮质激素治疗后或在减量过程中复发者，原则上再次恢复到初始疗效剂量或上一个疗效剂量。或改隔日疗法为每日疗法，或将激素减量的速度放慢，延长疗程。同时注意查找患儿有无感染或影响糖皮质激素疗效的其他因素存在。

2）更换糖皮质激素制剂：对泼尼松疗效较差的病例，可换用其他糖皮质激素制剂，如阿赛松（triamcinolone，曲安西龙）、康宁克通 A（kenacort A）等。

3）甲泼尼龙冲击治疗：慎用，宜在肾脏病理基础上，选择适应证。

（3）激素治疗的不良反应：长期超生理剂量使用糖皮质激素可见以下不良反应：①代谢紊乱，可出现明显库欣貌、肌肉萎缩无力、伤口愈合不良、蛋白质营养不良、高血糖、尿糖、水钠潴留、高血压、尿中失钾、高尿钙和骨质疏松；②消化性溃疡和精神欣快感、兴奋、失眠甚至呈精神病、癫痫发作等；还可发生白内障、无菌性股骨头坏死、高凝状态、生长停滞等；③易发生感染或诱发结核灶活动；④急性肾上腺皮质功能不全、戒断综合征。

3. 免疫抑制剂 主要用于肾病综合征频繁复发，糖皮质激素依赖、耐药或出现严重不良反应者。在小剂量糖皮质激素隔日使用的同时可选用下列免疫抑制剂。

（1）环磷酰胺：一般剂量 2.0~2.5 mg/(kg·d)，分 3 次口服，疗程 8~12 周，总量不超过 200 mg/kg。或用环磷酰胺冲击治疗，剂量 10~12 mg/(kg·d)，加入 5% 葡萄糖盐水

100~200ml内静脉滴注1~2小时,连续2天为1个疗程。用药日嘱多饮水,每2周重复1个个疗程,累积量<150~200mg/kg。不良反应有:白细胞减少,秃发,肝功能损害,出血性膀胱炎等,少数可发生肺纤维化。注意远期性腺损害。病情需要者可小剂量、短疗程、间断用药,避免青春期前和青春期用药。

(2) 其他免疫抑制剂:可根据病例需要选用苯丁酸氮芥、环孢素A、硫唑嘌呤、吗替麦考酚酯(霉酚酸酯)及雷公藤多甙片等。

4. 抗凝及纤溶药物疗法 由于肾病往往存在高凝状态和纤溶障碍,易并发血栓形成,需加用抗凝和溶栓治疗。

(1) 肝素钠1mg/(kg·d),加入10%葡萄糖液50~100 ml中静脉点滴,每日1次,2~4周为1个疗程。亦可选用低分子肝素。病情好转后改口服抗凝药维持治疗。

(2) 尿激酶:有直接激活纤溶酶溶解血栓的作用。一般剂量3万~6万U/d,加入10%葡萄糖液100~200 ml中静脉滴注,1~2周为1个疗程。

(3) 口服抗凝药:双嘧达莫5~10 mg/(kg·d),分3次饭后服,6个月为1个疗程。

5. 免疫调节剂 一般作为糖皮质激素辅助治疗,适用于常伴感染、频复发或糖皮质激素依赖者。左旋咪唑2.5mg/kg,隔日用药,疗程6个月。不良反应可有胃肠不适、流感样症状、皮疹、周围血液中性粒细胞下降,停药即可恢复。

6. 血管紧张素转换酶抑制剂(ACEI) 对改善肾小球局部血流动力学,减少尿蛋白,延缓肾小球硬化有良好作用。尤其适用于伴有高血压的肾病综合征。常用制剂有卡托普利(captopril)、依那普利(enalapril)、福辛普利(fosinopril)等。

7. 中医药治疗 肾病综合征属中医"水肿"、"阴水"、"虚劳"的范畴。可根据辨证施治原则进行治疗。

【预后】 肾病综合征的预后转归与其病理变化和对糖皮质激素治疗反应关系密切。微小病变型预后最好,局灶节段性肾小球硬化预后最差。微小病变型90%~95%的患儿对首次应用糖皮质激素有效。其中85%可有复发,复发在第1年比以后更常见。3~4年未复发者,其后有95%的机会不复发。微小病变型预后较好,但要注意严重感染或糖皮质激素的严重不良反应。局灶节段性肾小球硬化者如对糖皮质激素敏感,则预后可改善。

第四节 泌尿道感染

泌尿道感染(urinary tract infection, UTI)是指病原体直接侵入尿路,在尿液中生长繁殖,并侵犯尿路黏膜或组织而引起损伤。按病原体侵袭的部位不同,分为肾盂肾炎(pyelonephritis)、膀胱炎(cystitis)、尿道炎(urethritis)。肾盂肾炎又称上尿路感染;膀胱炎和尿道炎合称下尿路感染。由于儿童时期感染局限在尿路某一部位者较少,且临床上又难以准确定位,故常不加区别统称为泌尿道感染。可根据有无临床症状,分为症状性泌尿道感染(symptomatic urinary tract infection)和无症状性菌尿(asymptomatic bacteriuria)。

据我国1982年全国调查显示,尿路感染占本系统疾病的8.5%;1987年全国21省市儿童尿过筛检查统计,泌尿道感染占儿童泌尿系疾病的12.5%。无论成人或儿童,女性泌尿道感染的发病率普遍高于男性,但新生儿或婴幼儿早期,男性发病率却高于女性。

无症状性菌尿是儿童泌尿道感染的一个重要组成部分,见于各年龄、性别儿童,甚至3个月以下的小婴儿,但以学龄女孩更常见。

【病因】 任何致病菌均可引起泌尿道感染,但绝大多数为革兰阴性埃希菌,如大肠埃希菌、副大肠埃希菌、变形杆菌、克雷伯杆菌、铜绿假单胞菌,少数为肠球菌和葡萄球菌。大肠埃希菌是泌尿道感染中最常见的致病菌,占60%~80%。初次患泌尿道感染的新生儿、所有年龄的女孩和1岁以下的男孩,主要的致病菌仍是大肠埃希菌;而在1岁以上男孩主要致病菌多是变形杆菌。对于10~16岁的女孩,白色葡萄球菌亦常见;克雷伯杆菌和肠球菌多见于新生儿泌尿道感染。

【发病机制】 细菌引起泌尿道感染的发病机制错综复杂,是宿主内在因素与细菌致病性相互作用的结果。

1. 感染途径

(1) 上行性感染:这是泌尿道感染最主要的途径。致病菌从尿道口上行并进入膀胱,引起膀胱炎,膀胱内的致病菌再经输尿管移行至肾,引起肾盂肾炎,引起上行性感染的致病菌主要是大肠埃希菌,其次是变形杆菌或其他肠道杆菌。膀胱输尿管反流(vesicoureteral reflux, VUR)常是细菌上行性感染的直接通道。

(2) 血源性感染:经血源途径侵袭尿路的致病菌主要是金黄色葡萄球菌。

(3) 淋巴感染和直接蔓延:结肠内的细菌和盆腔感染可通过淋巴管感染肾,肾周围邻近器官和组织的感染也可直接蔓延。

2. 宿主内在因素

(1) 尿道周围菌种的改变及尿液性状的变化,为致病菌入侵和繁殖创造了条件。

(2) 细菌黏附于尿路上皮细胞(定植)是其在泌尿道增殖引起泌尿道感染的先决条件。

(3) 泌尿道感染患者分泌型IgA的产生存在缺陷,使尿中分泌型IgA浓度降低,增加发生泌尿道感染的机会。

(4) 先天性或获得性尿路畸形,增加尿路感染的危险性。

(5) 新生儿和小婴儿抗感染能力差,易患泌尿道感染。尿布、尿道口常受细菌污染,且局部防卫能力差,易致上行感染。

(6) 糖尿病、高钙血症、高血压、慢性肾脏疾病、镰刀状细胞贫血及长期使用糖皮质激素或免疫抑制剂的患儿,其泌尿道感染的发病率可增高。

3. 细菌毒力 宿主无特殊易感染内在因素,如泌尿系结构异常者,微生物的毒力是决定细菌能否引起上行性感染的主要因素。

【临床表现】

1. 急性泌尿道感染 临床症状随患儿年龄组的不同存在着较大差异。

(1) 新生儿:临床症状极不典型,多以全身症状为主,如发热或体温不升、苍白、吃奶差、呕吐、腹泻等。许多患儿有生长发育停滞,体重增长缓慢或不增,伴有黄疸者较多见。部分患儿可有嗜睡、烦躁甚至惊厥等神经系统症状。新生儿泌尿道感染常伴有败血症,但其局部排尿刺激症状多不明显,30%的患儿血和尿培养出的致病菌一致。

(2) 婴幼儿:临床症状也不典型,常以发热最突出。拒食、呕吐、腹泻等全身症状也较明显。局部排尿刺激症状可不明显,但细心观察可发现有排尿时哭闹不安,尿布有臭味和顽固性尿布疹等。

(3) 年长儿:以发热、寒战、腹痛等全身症状突出,常伴有腰痛和肾区叩击痛、肋脊角压痛等。同时尿路刺激症状明显,患儿可出现尿频、尿急、尿痛、尿液浑浊,偶见肉眼血尿。

2. 慢性泌尿道感染 是指病程迁延或反复发作伴有贫血、消瘦、生长迟缓、高血压或肾功能不全者。

3. 症状性菌尿 在常规的尿过筛检查中,可以发现健康儿童存在着有意义的菌尿,但无任何尿路感染症状。这种现象可见于各年龄组,在儿童中以学龄女孩常见。无症状性菌尿患儿常同时伴有尿路畸形和既往症状尿路感染史。病原体多数是大肠埃希菌。

【实验室检查】

1. 尿常规检查及尿细胞计数 ①尿常规检查:如清洁中段尿离心沉渣中白细胞>10个/HPF,即可怀疑为尿路感染。血尿也很常见。肾盂肾炎患者有中等蛋白尿、白细胞管型尿及晨尿的比重和渗透压降低。②1小时尿白细胞排泄率测定白细胞数>$30×10^4$/h 为阳性,可怀疑泌尿道感染;<$20×10^4$/h 为阴性,可排除泌尿道感染。

2. 尿培养细菌学检查 尿细菌培养及菌落计数是诊断尿路感染的主要依据。通常认为中段尿培养菌落数>10^5/ml 可确诊。10^4~10^5/ml 为可疑,<10^4/ml 系污染。但结果分析应结合患儿性别、有无症状、细菌种类及繁殖力综合评价临床意义。由于粪链球菌一个链含有 32 个细菌,一般认为菌落数在 10^3~10^4/ml 即可诊断。已通过耻骨上膀胱穿刺获取的尿培养,只要发现有细菌生长,即有诊断意义。至于伴有严重尿路刺激症状的女孩,如果尿中有较多白细胞,中段尿细菌定量培养≥10^2/ml,且致病菌为大肠埃希菌类或腐物寄生球菌等,也可诊断为泌尿道感染。临床高度怀疑泌尿道感染而尿普通细菌培养阴性的,应作 L-型细菌和厌氧菌培养。

3. 尿液直接涂片法找细菌 油镜下如每个视野都能找到一个细菌,表明尿内细菌数>10^5/ml 上。

4. 亚硝酸盐试纸条试验(Griess 试验) 大肠埃希菌、副大肠埃希菌和克雷伯杆菌呈阳性,产气杆菌、变形杆菌、铜绿假单胞菌和葡萄球菌为弱阳性,粪链球菌、结核分枝杆菌阴性。如采用晨尿,可提高其阳性率。

5. 其他 如尿沉渣找闪光细胞(甲紫沙黄染色)2 万~4 万个/小时可确诊。新生儿上尿路感染血培养可阳性。

【影像学检查】 影像学检查目的在于:①检查泌尿系有无先天性或获得性畸形;②了解以前由于漏诊或治疗不当所引起的慢性肾损害或瘢痕进展情况;③辅助上尿路感染的诊断。常用的影像学检查有 B 型超声检查、静脉肾盂造影加断层摄片(检查肾瘢痕形成)、排泄性膀胱尿路造影(检查膀胱输尿管反流)、动态与静态肾核素造影、CT 扫描等。

【诊断与鉴别诊断】 年长儿泌尿道感染症状与成人相似,尿路刺激症状明显,常是就诊的主诉。如能结合实验室检查,可立即得以确诊。但对于婴幼儿,特别是新生儿,由于排尿刺激症状不明显或缺如,而常以全身表现较为突出,易致漏诊。故对病因不明的发热患儿都应反复作尿液检查,争取在用抗生素治疗前进行尿培养、菌落计数和药敏试验。凡具有真性菌尿者,即清洁中段尿定量培养菌落数≥10^5/ml 或球菌≥10^3/ml,或耻骨上膀胱穿刺尿定性培养有细菌生长,即可确立诊断。

完整的泌尿道感染的诊断除了评定泌尿系被细菌感染外,还应包括以下内容:①本次感染系初染、复发或再感;②确定致病菌的类型并做药敏试验;③有无尿路畸形如膀胱输尿管反流、尿路梗阻等,如有膀胱输尿管反流,还要进一步了解"反流"的严重程度和有无肾脏瘢痕形成;④感染的定位诊断,即上尿路感染或下尿路感染。

泌尿道感染需与肾小球肾炎、肾结核及急性尿道综合征鉴别。急性尿道综合征的临床表现为尿频、尿急、尿痛、排尿困难等尿路刺激症状,但清洁中段尿培养无细菌生长或为无意义性菌尿。

【治疗】 治疗目的是控制症状,根除病原体,去除诱发因素,预防再发。

1. 一般处理

(1) 急性期需卧床休息,鼓励患儿多饮水以增加尿量,女孩还应注意外阴部的清洁卫生。

(2) 鼓励患儿进食,供给足够的热能、丰富的蛋白质和维生素,以增强机体的抵抗力。

(3) 对症治疗:对高热、头痛、腰痛的患儿应给予解热镇痛剂缓解症状。对尿路刺激症状明显者,可用阿托品、山莨菪碱等抗胆碱药物治疗或口服碳酸氢钠碱化尿液,以减轻尿路刺激症状。

2. 抗菌药物治疗 选用抗生素的原则:①感染部位,对肾盂肾炎应选择血浓度高的药物,对膀胱炎应选择尿浓度高的药物。②感染途径,对上行性感染,首选磺胺类药物治疗。如发热等全身症状明显或属血源性感染,多选用青霉素类、氨基糖苷类或头孢菌素类单独或联合治疗。③根据尿培养及药敏试验结果,同时结合临床疗效选用抗生素。④药物在肾组织、尿液、血液中都应有较高的浓度。⑤选用的药物抗菌能力强,抗菌谱广,最好能用强效杀菌剂,且不易使细菌产生耐药菌株。⑥对肾功能损害小的药物。

(1) 症状性泌尿道感染的治疗:对单纯性泌尿道感染,在进行尿细菌培养后,初治首选复方磺胺异噁唑(SMZ Co),按 SMZ 50 mg/(kg·d),TMP 10 mg/(kg·d)计算,分 2 次口服,连用 7~10 天。待尿细菌培养结果出来后药敏试验结果选用抗菌药物。

对上尿路感染或有尿路畸形患儿,在进行尿细菌培养后,一般选用两种抗菌药物。新生儿和婴儿用氨苄西林 75~100mg/(kg·d)静脉滴注,加头孢噻肟钠 50~100mg/(kg·d)静脉滴注,连用 10~14 天;1 岁后儿童用氨苄西林 100~200mg/(kg·d)分 3 次静脉滴注,或用头孢噻肟钠,也可用头孢曲松钠 50~75mg/(kg·d)静脉缓慢滴注,疗程共 10~14 天。治疗开始后应连续 3 天送尿细菌培养,若 24 小时后尿培养阴转,表示所用药物有效,否则按尿培养药敏试验结果调整用药。停药 1 周后再作尿培养一次。

(2) 无症状菌尿的治疗:单纯无症状菌尿一般无需治疗。但若合并尿路梗阻、膀胱输尿管反流或存在其他尿路畸形,或既往感染使肾脏留有陈旧性瘢痕者,则应积极选用上述抗菌药物治疗。疗程 7~14 天,继之给予小剂量抗菌药物预防,直至尿路畸形被矫治为止。

(3) 再发泌尿道感染的治疗:再发泌尿道感染有两种类型,即复发和再感染。复发是使原来感染的细菌未完全杀灭,在适宜的环境下细菌再度滋生繁殖。绝大多数患儿复发多在治疗后 1 个月内发生。再感染是指上次感染已治愈,本次是由不同细菌或菌株再次引发泌尿道感染。再感染多见于女孩。多在停药后 6 个月内发生。

再发泌尿道感染的治疗在进行尿细菌培养后选用 2 种抗菌药物治疗,疗程 10~14 天为宜,然后予以小剂量药物维持,以防再发。

3. 泌尿道感染的局部治疗 常采用膀胱内药液灌注治疗,主要治疗经全身给药治疗无效的顽固性慢性膀胱炎。

4. 其他 如果有尿路畸形要给予矫正。

【预后】 急性泌尿道感染经合理抗菌治疗,多数于数日内症状消失、治愈,但有近 50% 患者可复发或再感染。再发病例多伴有尿路畸形,其中以膀胱输尿管反流最常见。膀胱输尿管反流与肾瘢痕关系密切,肾瘢痕的形成是影响儿童泌尿道感染预后的最重要因素。肾瘢痕在学龄期儿童最易形成,10 岁后进展不明显。一旦肾瘢痕引起高血压,如不能被有效控制,最终发展为慢性肾衰竭。

【预防】 泌尿道感染的预防包括:①注意个人卫生,不穿紧身内裤,勤洗外阴以防止细菌入侵;②及时发现和处理男孩包茎、女孩处女膜伞、蛲虫感染等;③及时矫治尿路畸形,防止尿路梗阻和肾瘢痕形成。

(龚红蕾)

第十五章 神经肌肉系统疾病

> **学习目标**
> 1. 了解小儿神经系统检查方法。
> 2. 掌握化脓性脑膜炎及病毒性脑炎的临床表现、脑脊液特点及诊治。
> 3. 掌握癫痫的定义、分类及治疗原则。
> 4. 掌握小儿热性惊厥的临床特点。
> 5. 熟悉儿童重症肌无力的临床表现及诊治。
> 6. 熟悉进行性肌营养不良的临床表现。

第一节 小儿神经系统解剖生理特点及检查方法

一、小儿神经系统解剖生理特点

在小儿生长发育过程中,神经系统发育最早,而且速度亦快。小儿的脑实质生长较快,新生儿脑的平均重量约为370g,相当于体重的1/9~1/8,6个月时即达700g左右,1岁时约达900g,成人脑重约为1500g,相当于体重的1/40~1/35。新生儿大脑已有主要的沟回,但较成人浅,皮质较薄,细胞分化不成熟,树突少。3岁时细胞分化基本成熟,8岁时已接近成人。神经系统的发育是从胎儿第7个月开始的,神经纤维逐渐从白质深入到皮质,但到出生时数目还很少,出生后则迅速增加。髓鞘的形成时间在神经系统各部位也不相同。脊髓神经是在胎儿4个月时开始的,3岁时完成髓鞘化;锥体束在胎儿5~6个月开始至出生后2岁完成;皮质的髓鞘化则最晚。新生儿的皮质下中枢如丘脑、苍白球在功能上已较成熟,但大脑皮质及新纹状体发育尚未成熟,故出生时的活动主要由皮质下中枢调节,以后脑实质逐渐增长成熟,转变为主要由大脑皮质调节。脑干在出生时已发育较好,呼吸、循环、吞咽等维持生命之中枢功能已发育成熟。脊髓在出生时已具备功能,重2~6g,2岁时构造已接近成人。脊髓下端在新生儿期位于第2腰椎下缘,4岁时上移至第1腰椎,故做腰椎穿刺选择部位时要注意年龄特点。小脑在胎儿期发育较差,出生后6个月达生长高峰,出生后15个月,小脑大小已接近成人。

二、小儿神经系统体格检查

小儿神经系统的检查,原则上与成人相同,但不同年龄的正常标准不一样,加之体格检查时常不合作,检查顺序也应灵活掌握。

(一)一般检查

1. 意识和精神行为状态 可根据小儿对各种刺激的反应来判断是否有意识障碍,意识障碍由轻而重分为嗜睡、昏睡、浅昏迷和深昏迷。观察精神行为状态,注意有无烦躁不安、激惹、谵妄、迟钝、抑郁、幻觉及定向力障碍。

2. 皮肤 某些神经疾病可伴有特征性皮肤异常。面部血管纤维瘤,四肢、躯干皮肤色素脱失斑提示结节性硬化症;头面部红色血管瘤提示斯特奇-韦伯综合征(Sturge-Weber 综合征);皮肤"牛奶咖啡斑"提示神经纤维瘤病。

3. 头颅头围 可粗略反映颅内组织容量。头围过大时要注意脑积水、硬膜下血肿、巨脑症等;头围过小警惕脑发育停滞或脑萎缩。注意前囟门的大小和紧张度、颅缝的状况,囟门过小或过早闭合见于小头畸形;囟门晚闭或过大见于佝偻病、脑积水等;前囟隆起有波动感及颅缝开裂(6个月以后不易摸到颅缝)提示颅内压增高;前囟凹陷见于脱水。

4. 面容 有些神经系统疾病具有特殊面容,如眼距宽、塌鼻梁可见于唐氏综合征;舌大而厚见于黏多糖病、克汀病;耳大可见于脆性 X 染色体综合征等。

5. 气味 某些气味可作为疾病诊断的线索。如苯丙酮尿症患儿有鼠尿味;枫糖尿症有烧焦糖味;异戊酸血症有干酪味或汗脚味等。

6. 脊柱 应注意有无畸形、异常弯曲、强直,有无叩击痛,有无脊柱裂、脊髓膨出、皮毛窦等。

(二) 脑神经检查

1. 嗅神经 反复观察对香水、薄荷或某些不适气味的反应。嗅神经损伤常见于先天性节细胞发育不良,或额叶、颅底病变者。

2. 视神经 主要检查视觉、视力、视野和眼底。正常儿出生后即有视觉,检查小婴儿的视觉可用移动的光或鲜艳的物品。眼底检查对神经系统疾病的诊断有重要意义,注意视乳头、视神经及视网膜有无异常。根据需要检查视力、视野。

3. 动眼、滑车和展神经 此三对脑神经支配眼球运动、瞳孔反射及眼睑。观察有无眼睑下垂、眼球震颤、斜视等。检查眼球向上、向下和向两侧的眼外肌运动。注意瞳孔大小、形状及对光反射、会聚和调节反应等。

4. 三叉神经 注意张口下颌有无偏斜,咀嚼时扪两侧咬肌及颞肌收缩力以判断其运动支功能。观察额、面部皮肤对痛刺激反应,并用棉花絮轻触角膜,检查角膜反射以了解感觉支功能。

5. 面神经 观察随意运动或表情运动(如哭或笑)中双侧面部是否对称。周围性面神经麻痹时,患侧上、下面肌同时受累,表现为病变侧皱额不能、眼睑不能闭合、鼻唇沟变浅和口角向健侧歪斜。中枢性面瘫时,病变对侧鼻唇沟变浅,口角向病变侧歪斜,但无皱额和眼睑闭合功能的丧失。

6. 听神经和前庭神经 观察小儿对突然声响或语声反应,以了解有无听力损害。对可疑患者,应进行特殊听力测验。可选用旋转或冷水试验测定前庭功能。正常小儿在旋转中或冷水灌注后均出现眼球震颤,前庭神经病变时则不能引出眼球震颤。

7. 舌咽和迷走神经 舌咽神经损害引起咽后壁感觉减退和咽反射消失。临床常合并迷走神经损害,共同表现为吞咽困难、声音嘶哑、呼吸困难及鼻音等。由于受双侧皮质支配,单侧核上性病变时可无明显症状。

8. 副神经 检查胸锁乳突肌和斜方肌的肌力、肌容积。病变时患侧肩部变低,耸肩、向对侧转头力减弱。

9. 舌下神经 其主要作用是将舌伸出。一侧中枢性舌下神经麻痹时,伸舌偏向对侧,即舌肌麻痹侧;而一侧周围性舌下神经瘫痪时,伸舌偏向麻痹侧,且伴舌肌萎缩与肌纤维颤动。

(三) 运动功能检查

1. 肌容积 有无肌肉萎缩或假性肥大。

2. 肌张力 指安静情况下的肌肉紧张度。检查时触摸肌肉硬度并作被动运动,以体会肌紧张度与阻力。肌张力增高多见于上运动神经元性损害和锥体外系病变,但注意半岁内正常婴儿肌张力也可稍增高。下运动神经元或肌肉疾病时肌张力降低,肌肉松软,甚至关节可以过伸。

3. 肌力 是指肌肉做主动收缩时的力量。观察小儿力所能及的粗大和精细运动,以判断各部位肌群的肌力。一般把肌力分为 0~5 级,0 级:完全瘫痪,无任何肌收缩活动;1 级:可见轻微肌收缩,但无肢体移动;2 级:肢体能在床上移动但不能抬起;3 级:肢体能抬离床面但不能对抗阻力;4 级:能做部分对抗阻力的运动;5 级:正常肌力。

4. 共济运动 可观察婴儿手拿玩具的动作是否准确。年长儿则能和成人一样完成指鼻、闭目难立、跟膝胫和轮替运动等检查。然而,当患儿存在肌无力或不自主运动时,也会出现随意运动不协调,不要误认为共济失调。

5. 姿势和步态 姿势和步态与肌力、肌张力、深感觉、小脑及前庭功能都有密切关系。观察小儿各种运动中姿势有何异常。常见的异常步态包括:双下肢的剪刀式或偏瘫性痉挛性步态;髋带肌无力的髋部左右摇摆"鸭步"等。

6. 不自主运动 主要见于锥体外系疾病,常表现为舞蹈样运动、扭转痉挛、手足徐动症或一组肌群的抽动等。每遇情绪紧张或进行主动运动时加剧,入睡后消失。

(四) 感觉功能检查

临床很难在学龄前儿童获得充分合作;即使在学龄儿童,也往往需要检查者更多耐心及反复检查。具体检查方法与成人基本相同。

1. 浅感觉 包括痛觉、触觉和温度觉。

2. 深感觉 位置觉、音叉震动觉。

3. 皮质感觉 闭目状态下测试两点辨别觉,或闭目中用手辨别常用物体的大小、形态或轻重等。

(五) 反射检查

小儿的反射检查可分为两大类:第一类为终身存在的反射,即浅反射及腱反射;第二类为暂时性反射,或称原始反射(primitive reflexes)。

1. 浅反射和腱反射

(1) 浅反射:腹壁反射要到 1 岁后才比较容易引出,最初的反应呈弥散性。提睾反射要到出生 4~6 个月后才明显。

(2) 腱反射:新生儿期已可引出肱二头肌、膝和踝反射。腱反射减弱或消失提示神经、肌肉、神经肌肉接合处或小脑疾病。反射亢进和踝阵挛提示上运动神经元疾患。恒定的一侧性反射缺失或亢进有定位意义。

2. 小儿时期暂时性反射 出生后最初数月婴儿存在许多暂时性反射。随年龄增大,各自在一定的年龄期消失,见表 15-1。当它们在应出现的时间内不出现,或该消失的时间不消失,或两侧持续地不对称都提示神经系统异常。

表 15-1　正常小儿暂时性反射的出现和消失年龄

反射	出现年龄	消失年龄	反射	出现年龄	消失年龄
握持反射	初生	3~4个月	颈肢反射	2个月	6个月
拥抱反射	初生	3~6个月	迈步反射	初生	2个月
吸吮反射和觅食反射	初生	4~7个月	颈拨正反射	初生	6个月

另外,正常小儿9~10个月出现降落伞反射,此反射可持续终生。如不能按时出现,则提示有脑瘫或发育迟缓的可能。

(六) 病理反射

病理反射包括 Babinski 征、Chaddock 征、Gordon 征和 Oppenheim 征等,检查和判断方法同成人。然而,正常2岁以下婴儿可呈现 Babinski 征阳性,若该反射恒定不对称或2岁后继续阳性时,提示锥体束损害。

(七) 脑膜刺激征

脑膜刺激征包括颈强直、Kernig 征和 Brudzinski 征,检查方法同成人。

三、神经系统辅助检查

(一) 脑脊液检查

腰椎穿刺取脑脊液(cerebral spinal fluid,CSF)检查,是诊断颅内感染和蛛网膜下腔出血的重要依据。脑脊液可被用于多种项目的检测,主要包括外观、压力、常规、生化和病原学检查等。然而,对严重颅内压增高的患儿,在未有效降低颅内压之前,腰椎穿刺有诱发脑疝的危险,应特别谨慎。颅内几种常见感染疾病的 CSF 改变特征见表 15-2。

表 15-2　颅内常见感染性疾病的脑脊液改变特点

	压力(kPa)	外观	潘氏试验	白细胞 ($\times 10^6$/L)	蛋白 (g/L)	糖 (mmol/L)	氯化物 (mmol/L)	查找病原
正常	0.69~1.96	清亮透明	-	0~10	0.2~0.4	2.8~4.5	117~127	
病毒性脑炎	正常或轻度增高	清亮	-~+	正常至数百,淋巴细胞为主	正常或轻度增高	正常	正常	特异性抗体阳性,病毒分离可阳性
化脓性脑膜炎	不同程度增高	米汤样混浊	+~+++	数百至数千,多核为主	明显增高	明显降低	多数降低	涂片或培养可发现致病菌
结核性脑膜炎	增高	微浊,毛玻璃样	+~+++	数十至数百,淋巴细胞为主	增高	降低	降低	涂片或培养可发现抗酸杆菌
隐球菌性脑膜炎	增高或明显增高	微浊	+~+++	数十至数百,淋巴细胞为主	增高	降低	多数降低	涂片墨汁染色可发现隐球菌

(二) 脑电图和主要神经电生理检查

1. 脑电图(electroencephalography, EEG) 是对大脑皮质神经元电生理功能的检查。小儿不同年龄期,大脑成熟度不同,脑电背景波也不同,故小儿脑电图正常或异常的判定标准与成人不同。脑电图检查对许多功能性疾病和器质性疾病都有一定的诊断价值,特别是对癫痫的诊断和分型意义更大。脑电图检查技术包括以下几种。

(1) 常规 EEG:一般记录 20 分钟,发现癫痫性放电的阳性率低(约 30%)。

(2) 动态 EEG(ambulatory EEG, AEEG):连续进行 24 小时或更长时间的 EEG 记录,提高了异常脑电波发现的阳性率(约 80%),同时根据患儿家长记录的发作情况和时间,可找出临床发作与 EEG 的关系。

(3) 录像 EEG(video-EEG, VEEG):不仅可长时程地记录 EEG,更可实时录下患者发作中表现及同步的发作期 EEG,对癫痫的诊断和分型、鉴别诊断有更大帮助。

2. 诱发电位 分别经听觉、视觉和躯体感觉通路,刺激中枢神经诱发相应传导通路的反应电位。

(1) 脑干听觉诱发电位(BAEP):以耳机声刺激诱发。因不受镇静剂、睡眠和意识障碍等因素影响,可用于包括新生儿在内任何不合作儿童的听力筛测,以及昏迷患儿脑干功能评价。

(2) 视觉诱发电位(VEP):以图像视觉刺激(patterned stimuli)诱发称 PVEP,可分别检出单眼视网膜、视神经、视交叉、视交叉后和枕叶视皮质间视通路各段的损害。婴幼儿不能专心注视图像,可改闪光刺激诱发,称 FVEP,但特异性较差。

(3) 体感诱发电位(SEP):以脉冲电流刺激肢体混合神经,沿体表记录感觉传入通路反应电位。脊神经根、脊髓和脑内病变者可出现异常。

3. 周围神经传导功能 神经传导速度(NCV)帮助了解被测周围神经有无损害、损害性质(髓鞘或轴索损害)和严重程度。

4. 肌电图(electromyography, EMG) 帮助了解被测肌肉有无损害和损害性质(神经源性或肌源性)。

(三) 神经影像学检查

1. 电子计算机断层扫描(computed tomography, CT) 可显示不同层面脑组织、脑室系统、脑池和颅骨等结构形态。必要时注入造影剂以增强扫描分辨率。CT 能较好显示病变中较明显的钙化影和出血灶,但对脑组织分辨率不如 MRI 高,且对颅后窝、脊髓病变,因受骨影干扰难以清楚辨认。

2. 磁共振成像(magnetic resonance imaging, MRI) 无放射线。对脑组织和脑室系统分辨率较 CT 高,能清楚显示灰质、白质和基底核等脑实质结构。由于不受骨影干扰,能很好地发现后颅窝和脊髓病灶。同样可作增强扫描进一步提高分辨率。主要缺点是费用较 CT 高,成像速度较慢,对不合作者需用镇静剂睡眠中检查,对钙化影的显示较 CT 差。

3. 其他 如磁共振血管显影(MRA)、数字减影血管显影(DSA)用于脑血管疾病诊断。单光子发射断层扫描(SPECT)和正电子发射断层扫描(PET)均属于功能影像学,是根据放射性示踪剂在大脑组织内的分布或代谢状况,显示不同脑区的血流量或代谢率,对癫痫放电源的确认有重要帮助。

第二节 中枢神经系统感染

一、化脓性脑膜炎

化脓性脑膜炎(purulent meningitis,以下简称化脑)是小儿尤其婴幼儿时期常见的,由各种化脓性细菌引起的脑膜炎症,部分病变累及脑实质。临床以急性发热、惊厥、意识障碍、颅内压增高和脑膜刺激征及脑脊液脓性改变为特征。随着脑膜炎球菌及流感嗜血杆菌疫苗的接种和诊断、治疗水平不断发展,本病发病率和病死率明显下降,但仍有较高的死亡率和致残率。因此,早期诊断和及时治疗是改善预后的关键。

【致病菌和入侵途径】 许多化脓菌都能引起本病,但2/3以上患儿是由脑膜炎球菌、肺炎链球菌和流感嗜血杆菌3种细菌引起。2个月以下幼婴和新生儿及原发或继发性免疫缺陷病者,易发生肠道革兰阴性杆菌和金黄色葡萄球菌脑膜炎,前者以大肠埃希菌最多见,其次如变形杆菌、铜绿假单胞菌或产气杆菌等。然而与国外不同,我国很少发生B组β溶血性链球菌颅内感染。由脑膜炎球菌引起的脑膜炎呈流行性。

致病菌可通过多种途径侵入脑膜。

(1) 最常见的途径是通过血流,即菌血症抵达脑膜微血管。当小儿免疫防御功能降低时,细菌通过血脑屏障到达脑膜。致病菌大多由上呼吸道入侵血流,新生儿的皮肤、胃肠道黏膜或脐部也常是感染的侵入门户。

(2) 邻近组织器官感染,如中耳炎、乳突炎等扩散波及脑膜。

(3) 与颅腔存在直接通道,如颅骨骨折、皮肤窦道或脑脊髓膜膨出、神经外科手术,细菌可因此直接进入蛛网膜下腔。

【病理】 在细菌毒素和多种炎症相关细胞因子作用下,形成以软脑膜、蛛网膜和表层脑组织为主的炎症反应,表现为广泛性血管充血、大量中性粒细胞浸润和纤维蛋白渗出,伴有弥漫性血管源性和细胞毒性脑水肿。在早期或轻型病例,炎性渗出物主要在大脑顶部表面,逐渐蔓延至大脑基底部和脊髓表面。严重者可有血管壁坏死和灶性出血,或发生闭塞性小血管炎而致灶性脑梗死。

【临床表现】 90%的化脑为5岁以下儿童,1岁以下是患病高峰年龄,流感嗜血杆菌引起的化脑多集中在3个月至3岁儿童。一年四季均有化脑发生,但肺炎链球菌冬、春季多见,而脑膜炎球菌和流感嗜血杆菌引起的化脑分别以春、秋季发病多。大多急性起病。部分患儿病前有数日上呼吸道或胃肠道感染病史。

典型临床表现可简单概括为三个方面。

1. 感染中毒及急性脑功能障碍症状 包括发热、烦躁不安和进行性加重的意识障碍。随病情加重,患儿逐渐从精神萎靡、嗜睡、昏睡、昏迷到深度昏迷。30%以上患儿有反复的全身或局限性惊厥发作。脑膜炎双球菌感染易有瘀点、瘀斑和休克。

2. 颅内压增高表现 包括头痛、呕吐,婴儿则有前囟饱满与张力增高、头围增大等。合并脑疝时,则有呼吸不规则、突然意识障碍加重及瞳孔不等大等体征。

3. 脑膜刺激征 以颈项强直最常见,其他如Kernig征和Brudzinski征阳性。

年龄小于3个月的幼婴和新生儿化脑表现多不典型,主要差异在于:①体温可高可低或不发热,甚至体温不升;②颅内压增高表现可不明显,幼婴不会诉头痛,可能仅有吐奶、尖叫或颅缝开裂;③惊厥可不典型,如仅见面部、肢体局灶或多灶性抽动、局部或全身性肌阵挛,或呈眨眼、呼吸不规则、屏气等各种不显性发作;④脑膜刺激征不明显,与婴儿肌肉不发达、肌力弱和反应低下有关。

【实验室检查】

1. 脑脊液检查 是确诊本病的重要依据,参见表15-2。典型病例表现为压力增高,外观混浊似米汤样。白细胞总数显著增多,≥$1000×10^6$/L,但有20%的病例可能在$250×10^6$/L以下,分类以中性粒细胞为主。糖含量常有明显降低,蛋白显著增高。

确认致病菌对明确诊断和指导治疗均有重要意义,涂片革兰染色检查致病菌简便易行,检出阳性率甚至较细菌培养高。细菌培养阳性者应送药物敏感试验。以乳胶颗粒凝集法为基础的多种免疫学方法可检测出脑脊液中致病菌的特异性抗原,对涂片和培养未能检测到致病菌的患者诊断有参考价值。

2. 其他

(1) 血培养:对所有疑似化脑的病例均应做血培养,以帮助寻找致病菌。

(2) 皮肤瘀点、瘀斑涂片:是发现脑膜炎双球菌重要而简便的方法。

(3) 外周血象:白细胞总数大多明显增高,中性粒细胞为主。但在感染严重或不规则治疗者,有可能出现白细胞总数的减少。

(4) 血清降钙素原(PCT):PCT>0.5ng/ml 提示细菌感染。

(5) 神经影像学:头颅 MRI 较 CT 更能清晰地反应脑实质病变,在病程中重复检查有助于发现并发症并指导早期干预。

【并发症和后遗症】

1. 硬脑膜下积液 30%~60%的化脑并发硬脑膜下积液,若加上无症状者,其发生率可高达80%。本症主要发生在1岁以下婴儿。凡经化脑有效治疗48~72小时后脑脊液有好转,但体温不退或体温下降后再升高;或一般症状好转后又出现意识障碍、惊厥、前囟隆起或颅内压增高等症状,首先应怀疑本病的可能性。头颅透光检查和CT扫描可协助诊断。硬膜下穿刺放出积液不仅是最终确诊的依据,也达到治疗目的。积液应送常规和细菌学检查。正常婴儿硬脑膜下积液量不超过2ml,蛋白定量小于0.4 g/L。

发生硬脑膜下积液的机制尚不完全明确,推测原因:①脑膜炎症时,血管通透性增加,血浆成分渗出,进入硬脑膜下腔;②脑膜及脑的表层小静脉,尤其穿过硬膜下腔的桥静脉发生炎性栓塞,导致渗出和出血,局部渗透压增高,水分进入硬膜下腔形成硬膜下积液。

2. 脑室管膜炎 主要发生在治疗被延误的婴儿。患儿在有效抗生素治疗下发热不退、惊厥、意识障碍不改善、进行性加重的颈项强直甚至角弓反张,脑脊液始终无法正常化,以及 CT 见脑室扩大时,需考虑本症,确诊依赖侧脑室穿刺,取脑室内脑脊液显示异常。治疗大多困难,病死率和致残率高。

3. 抗利尿激素异常分泌综合征 炎症刺激神经垂体致抗利尿激素过量分泌,引起低钠血症和血浆低渗透压,可能加剧脑水肿,致惊厥和意识障碍加重,或直接因低钠血症引起惊厥发作。

4. 脑积水 炎症渗出物粘连堵塞脑室内脑脊液流出通道,如导水管、第四脑室侧孔或正中孔等狭窄处,引起非交通性脑积水;也可因炎症破坏蛛网膜颗粒,或颅内静脉窦栓塞致脑脊液重吸收障碍,造成交通性脑积水。发生脑积水后,患儿出现烦躁不安、嗜睡、呕吐、惊厥发作,头颅进行性增大,骨缝分离,前囟扩大饱满、头颅破壶音和头皮静脉扩张。至疾病晚期,持续的颅内高压使大脑皮质退性萎缩,患儿出现进行性智力减退和其他神经功能倒退。

5. 各种神经功能障碍 由于炎症波及耳蜗迷路,10%~30%的患儿并发神经性耳聋。其他如智力低下、癫痫、视力障碍和行为异常等。

【诊断】 早期诊断是保证患儿获得早期治疗的前提。凡急性发热起病,并伴有反复惊厥、意识障碍或颅内压增高表现的婴幼儿,均应注意本病可能性,应进一步依靠脑脊液检测确立诊断。然而,对有明显颅内压增高者,应先适当降低颅内压后再行腰椎穿刺,以防腰椎穿刺后发生脑疝。

婴幼儿和不规则治疗者临床表现常不典型,后者的脑脊液改变也可不明显,病原学检查往往阴性,诊断时应仔细询问病史和详细进行体格检查,结合脑脊液中病原的特异性免疫学检查及治疗后病情转变,综合分析后确立诊断。

【鉴别诊断】
(1) 与其他病原体引起的脑膜炎鉴别可出现与化脑相似的临床表现,脑脊液检查,尤其病原学检查是鉴别诊断的关键(表15-2)。

1) 结核性脑膜炎:需与不规则治疗的化脑鉴别。结核性脑膜炎呈亚急性起病,不规则发热1~2周才出现脑膜刺激征、惊厥或意识障碍等表现,或于昏迷前先有脑神经或肢体麻痹。具有结核接触史、PPD阳性或肺部等其他部位结核病灶者支持结核诊断。

2) 病毒性脑膜炎:感染中毒及神经系统症状均比化脑轻,病程自限。

3) 隐球菌性脑膜炎:病情进展可能更缓慢,头痛等颅内压增高表现更持续和严重。

(2) 与脑脓肿、热性惊厥、颅内出血、肿瘤性脑膜炎鉴别。

【治疗】
1. 抗生素治疗

(1) 用药原则:化脑预后严重,应力求用药24小时内杀灭脑脊液中致病菌,故应选择对病原菌敏感,且能较高浓度透过血脑屏障的药物。急性期要静脉用药,做到用药早、剂量足和疗程够。

(2) 病原菌明确前的抗生素选择:包括诊断初步确立但致病菌尚未明确,或院外不规则治疗者。应选用对肺炎链球菌、脑膜炎球菌和流感嗜血杆菌3种常见致病菌皆有效的抗生素。目前主要选择能快速在患者脑脊液中达到有效灭菌浓度的第三代头孢菌素,包括头孢噻肟(cefotaxime)200mg/(kg·d),或头孢曲松(ceftriaxone)100mg/(kg·d),疗效不理想时可联合使用万古霉素(vancomycin)60mg/(kg·d)。对β-内酰胺类药物过敏的患儿,可改用氯霉素100mg/(kg·d)。

(3) 病原菌明确后的抗生素选择

1) 肺炎链球菌:由于当前半数以上的肺炎球菌对青霉素耐药,故应继续按上述病原菌未明确方案选药。仅当药敏试验提示致病菌对青霉素敏感,可改用青霉素20万~40万U/(kg·d)。

2) 脑膜炎球菌:与肺炎链球菌不同,目前该菌大多数对青霉素依然敏感,故首先选用,剂量同前。少数耐青霉素者需选用上述第三代头孢菌素。

3) 流感嗜血杆菌:对敏感菌株可换用氨苄青霉素(ampicillin)200mg/(kg·d)。耐药者使用上述第三代头孢菌素或氯霉素。

4) 其他:致病菌为金黄色葡萄球菌者应参照药敏试验选用萘夫西林(nafcillin)200mg/

(kg·d)、万古霉素或利福平10~20mg/(kg·d)等。革兰阴性杆菌者除考虑上述第三代头孢菌素外,可加用氨苄西林或美罗培南。

(4) 抗生素疗程:对肺炎链球菌和流感嗜血杆菌脑膜炎,其抗生素疗程应是静脉滴注有效抗生素10~14天,脑膜炎球菌者7天,金黄色葡萄球菌和革兰阴性杆菌脑膜炎应21天以上。若有并发症,还应适当延长。

2. 肾上腺皮质激素的应用 细菌释放大量内毒素,可能促进细胞因子介导的炎症反应,加重脑水肿和中性粒细胞浸润,使病情加重。抗生素迅速杀死致病菌后,内毒素释放尤为严重,此时使用肾上腺皮质激素不仅可抑制多种炎症因子的产生,还可降低血管通透性,减轻脑水肿和颅内高压。同时,皮质激素能稳定血-脑屏障,减少了脑脊液中抗生素的浓度,必须在首剂抗生素应用的同时使用。常用地塞米松0.6 mg/(kg·d),分4次静脉注射。一般连续用2~3天,过长使用并无益处。对新生儿非常规使用皮质激素。

3. 并发症的治疗

(1) 硬膜下积液:少量积液无需处理。如积液量较大引起颅内压增高症状时,应作硬膜下穿刺放出积液,放液量每次、每侧不超过15 ml。有的患儿需反复多次穿刺,大多数患儿积液逐渐减少而治愈。个别迁延不愈者需外科手术引流。

(2) 脑室管膜炎:进行侧脑室穿刺引流以缓解症状。同时,针对病原菌并结合用药安全性,选择适宜抗生素脑室内注入。

(3) 脑积水:主要依赖手术治疗,包括正中孔粘连松解、导水管扩张和脑脊液分流术。

4. 对症和支持治疗

(1) 急性期严密监测生命体征,定期观察患儿意识、瞳孔和呼吸节律改变,并及时处理颅内高压,预防脑疝发生(参见"本章本节 病毒性脑炎")。

(2) 及时控制惊厥发作,并防止再发(参见"本章第三节 癫痫与惊厥")。

(3) 监测并维持体内水、电解质、血浆渗透压和酸碱平衡。对有抗利尿激素异常分泌综合征表现者,积极控制脑膜炎同时,适当限制液体入量,对低钠症状严重者酌情补充钠盐。

二、病毒性脑炎

病毒性脑炎(viral encephalitis)是指多种病毒引起的颅内急性炎症。由于病原体致病性能和宿主反应过程的差异,形成不同类型疾病。若病变主要累及脑膜,临床表现为病毒性脑膜炎;若病变主要影响大脑实质,则以病毒性脑炎为临床特征。由于解剖上两者相邻近,若脑膜和脑实质同时受累,此时称为病毒性脑膜脑炎。大多数患者病程呈自限性。

【病因】 临床工作中,目前仅能在1/4~1/3的中枢神经病毒感染病例中确定其致病病毒。其中80%为肠道病毒,其次为虫媒病毒、腺病毒、单纯疱疹病毒、腮腺炎病毒和其他病毒等。虽然目前在多数患者尚难确定其病原体,但从其临床和实验室资料,均能支持急性颅内病毒感染的诊断。

【病理】 脑膜和(或)脑实质广泛性充血、水肿,伴淋巴细胞和浆细胞浸润。可见炎症细胞在小血管周围呈袖套样分布,血管周围组织神经细胞变性、坏死和髓鞘崩解。病理改变大多弥漫分布,但也可在某些脑叶突出,呈相对局限倾向。单纯疱疹病毒常引起颞叶为主的脑部病变。

有的脑炎患者,见到明显脱髓鞘病理表现,但相关神经元和轴突却相对完好。此种病理特征,代表病毒感染激发的机体免疫应答,提示"感染后"或"过敏性"脑炎的病理学特点。

【发病机制】 病毒经肠道(如肠道病毒)或呼吸道(如腺病毒和出疹性疾病)进入淋巴系统繁殖,然后经血流(虫媒病毒直接进入血流)感染颅外某些脏器,此时患者可有发热等全身症状。若病毒在定居脏器内进一步繁殖,即可能入侵脑或脑膜组织,出现中枢神经症状。因此,颅内急性病毒感染的病理改变主要是大量病毒对脑组织的直接入侵和破坏,然而,若宿主对病毒抗原发生强烈免疫反应,将进一步导致脱髓鞘、血管与血管周围脑组织损害。

【临床表现】 病情轻重差异很大,取决于脑膜或脑实质受累的相对程度。一般说来,病毒性脑炎的临床经过较脑膜炎严重,重症脑炎更易发生急性期死亡或后遗症。

1. 病毒性脑膜炎 急性起病,或先有上呼吸道感染或前驱传染性疾病。主要表现为发热、恶心、呕吐、乏力、嗜睡。年长儿会诉头痛,婴儿则烦躁不安,易激惹。一般很少有严重意识障碍和惊厥。可有颈项强直等脑膜刺激征,但无局限性神经系统体征。病程大多在1~2周内。

2. 病毒性脑炎 起病急,但其临床表现因脑实质部位的病理改变、范围和严重程度而有不同。

(1) 大多数患儿因弥漫性大脑病变而主要表现为发热、反复惊厥发作、不同程度意识障碍和颅内压增高症状。惊厥大多呈全身性,但也可有局灶性发作,严重者呈惊厥持续状态。患儿可有嗜睡、昏睡、浅昏迷、深昏迷,甚至去皮质状态等不同程度的意识改变。若出现呼吸节律不规则或瞳孔不等大,要考虑颅内高压并发脑疝可能性。部分患儿尚伴偏瘫或肢体瘫痪表现。

(2) 有的患儿病变主要累及额叶皮质运动区,临床则以反复惊厥发作为主要表现,伴或不伴发热。多数为全部性或局灶性强直-阵挛或阵挛性发作,少数表现为肌阵挛或强直性发作,皆可出现癫痫持续状态。

(3) 若脑部病变主要累及额叶底部、颞叶边缘系统,患者则主要表现为精神情绪异常,如躁狂、幻觉、失语,以及定向力、计算力与记忆力障碍等。伴或不伴发热。多种病毒可引起此类表现,但由单纯疱疹病毒引起者最严重,该病毒脑炎的神经细胞内易见含病毒抗原颗粒的包涵体,有时被称为急性包涵体脑炎,常合并惊厥与昏迷,病死率高。

其他还有以偏瘫、单瘫、四肢瘫或各种不自主运动为主要表现者。不少患者可能同时兼有上述多种类型表现。当病变累及锥体束时出现阳性病理征。

本病病程大多2~3周。多数完全恢复,但少数遗留癫痫、肢体瘫痪、智力倒退等后遗症。

【辅助检查】

1. 脑电图 以弥漫性或局限性异常慢波背景活动为特征,少数伴有棘波、棘-慢复合波。慢波背景活动只能提示异常脑功能,不能证实病毒感染性质。某些患者脑电图也可正常。

2. 脑脊液检查 外观清亮,压力正常或增加。白细胞数正常或轻度增多,分类计数早期可为中性粒细胞为主,之后逐渐转为淋巴细胞为主,蛋白质大多正常或轻度增高,糖含量正常。涂片和培养无细菌发现。

3. 病毒学检查 部分患儿脑脊液病毒培养及特异性抗体测试阳性。恢复期血清特异性抗体滴度高于急性期4倍以上有诊断价值。

【诊断和鉴别诊断】 大多数病毒性脑炎的诊断在排除颅内其他非病毒性感染、Reye综合征等急性脑部疾病后确立。少数患者若明确地并发于某种病毒性传染病,或脑脊液检查证实特异性病毒抗体阳性者,可支持颅内病毒性感染的诊断。

1. 颅内其他病原感染 主要根据脑脊液外观、常规、生化和病原学检查,与化脓性、结核性、隐球菌脑膜炎鉴别。

2. Reye综合征 因急性脑病表现和脑脊液无明显异常使两病易相混淆,但依据Reye综合征无黄疸而肝功能明显异常、起病后3~5天病情不再进展、有的患者低血糖及高血氨等特点,可与病毒性脑炎鉴别。

【治疗】 本病缺乏特异性治疗。但由于病程自限性,急性期正确的支持与对症治疗,是保证病情顺利恢复、降低病死率和致残率的关键。主要治疗原则包括:

1. 维持水、电解质平衡与合理营养供给 对营养状况不良者给予静脉营养剂或白蛋白。

2. 控制脑水肿和颅内高压 可酌情采用以下方法:①严格限制液体入量;②过度通气,将$PaCO_2$控制于20~25 kPa;③静脉注射脱水剂,如甘露醇、呋塞米等。

3. 控制惊厥发作 可给予止惊剂如地西泮、苯妥因钠等。如止惊无效,可在控制性机械通气下给予肌肉松弛剂。

4. 抗病毒药物 阿昔洛韦(aciclovir)是治疗单纯疱疹病毒、水痘-带状疱疹病毒的首选药物,每次5~10 mg/kg,每8小时1次;其衍生物更昔洛韦(ganciclovir)治疗巨细胞病毒有效,每次5 mg/kg,每12小时1次。利巴韦林(ribavirin)可能对控制RNA病毒感染有效,10mg/(kg·d),每天1次。3种药物均需连用10~14天,静脉滴注给药。

第三节 癫痫与惊厥

癫痫(epilepsy)是以持续存在的反复癫痫发作的易感性和由此引起的神经生物学、认知、心理学及社会方面后果的一种慢性脑部疾病。癫痫发作(seizures)是指大脑神经元过度异常放电引起的突然的、短暂的症状或体征,因累及的脑功能区不同,临床可有多种发作表现,包括意识、运动、感觉异常,精神及自主神经功能障碍,大多短暂并有自限性。癫痫发作和癫痫是两个不同的概念,前者是指发作性皮质功能异常所引起的一组临床症状,而后者是指临床呈长期反复痫性发作的疾病过程。

儿科临床常用惊厥(convulsion)这一概念,一般来说是指伴有骨骼肌强烈收缩的痫性发作。一些痫性发作如典型失神、感觉性发作等,于发作过程中并不伴有骨骼肌动作,因而属于非惊厥性的痫性发作。因此,无论是惊厥性的痫性发作还是非惊厥性的痫性发作,都是指一组临床症状。它们虽是癫痫患者的基本临床表现,但类似的临床发作也可出现在许多非癫痫性疾病过程中,如热性惊厥、颅内感染、颅脑损伤、代谢异常或中毒等,在这种情况下,它们仅是急性疾病的临床症状,随急性病的好转而消失,由于不具备癫痫患者长期慢性和反复发作的基本特征,因而不能诊断为癫痫。

据国内多次大样本调查,我国癫痫的年发病率约为35/10万人口,累计患病率为4‰~7‰。然而,其中60%的患者起源于小儿时期。长期、频繁或严重的痫性发作会导致进一步脑损伤,甚至出现持久性神经精神障碍。但是,由于医学的发展和进步,只要做到早期诊断与合理治疗,已能使80%以上的癫痫患儿发作得到满意控制。因此,做好小儿时期的癫痫防治工作具有十分重要的意义。

一、癫痫

【病因】 根据病因,可粗略地将癫痫分为三大类,包括:①特发性癫痫(idiopathic epilepsy),是指脑内未能找到相关的结构和代谢异常,而与遗传因素密切相关的癫痫;②症状性癫痫(symptomatic epilepsy),指与脑内器质性病变或代谢异常密切关联的癫痫;③隐源性癫痫(cryptogenic epilepsy),虽未能证实有肯定的脑内病变或代谢异常,但很可能为症状性者。

1. 脑内结构异常 先天或后天性脑损伤可产生异常放电的致痫灶,或降低了痫性发作阈值,如各种脑发育畸形、染色体病和先天性代谢病引起的脑发育障碍、脑变性和脱髓鞘性疾病、宫内感染、肿瘤,以及颅内感染、中毒、产伤或脑外伤后遗症等。

2. 遗传因素 包括单基因遗传、多基因遗传、染色体异常伴癫痫发作、线粒体脑病等。近年来依靠分子生物学技术,至少有 20 余种特发性癫痫或癫痫综合征的致病基因得到了克隆确定,其中大多数为单基因遗传,系病理基因致神经细胞膜的离子通道功能异常,降低了发作阈值而患病。

3. 诱发因素 许多体内、外因素可促发癫痫的临床发作,如遗传性癫痫常好发于某一特定年龄阶段,有的癫痫则主要发生在睡眠或初醒时,女性患儿青春期来临时易有癫痫发作的加重等。此外,饥饿、疲劳、睡眠不足、过度换气、预防接种等均可能成为某些癫痫的诱发因素。

【分类】 对癫痫发作、癫痫综合征进行正确分类有十分重要的临床意义。不仅可以针对不同的癫痫发作类型、癫痫综合征选用不同的抗癫痫药物,而且对分析病因、估计患儿病情与预后均有重要价值。

1. 癫痫发作的分类 根据发作的临床表现和脑电图特征进行分类,即症状学分类,见表 15-3。

表 15-3 痫性发作的国际分类(1981 年)

Ⅰ. 局灶性发作	Ⅱ. 全面性发作
单纯局灶性发作(不伴意识障碍)	强直-阵挛发作
运动性发作	强直性发作
感觉性发作	阵挛性发作
自主神经性发作	失神发作
精神症状性发作	典型失神
复杂局灶性发作(伴意识障碍)	不典型失神
单纯局灶性发作继发意识障碍	肌阵挛发作
发作起始即有意识障碍	失张力发作
自动症	Ⅲ. 不能分类的发作
局灶性发作继发全面性发作	

2. 癫痫及癫痫综合征的分类在癫痫 这一大组疾病中某些类型可以确定为独立的疾病类型,即癫痫综合征。根据患病年龄、病因、发作表现、脑电图特征、家族史、预后等诸多因素的综合进行分类,目前已确定了 30 多种癫痫综合征,本节仅介绍儿童时期的几个综合征。

【临床特点】

1. 癫痫发作的临床特点

(1) 局灶性发作(focal seizures):神经元异常过度放电始于一侧大脑半球的网络内,临床表现仅限于放电对侧的身体或某一部位。

1）单纯局灶性发作：发作中无意识和知觉丧失。

A. 单纯局灶性运动性发作：最常见，表现为一侧躯体面、颈或四肢某部分的抽搐；或表现为头、眼持续性同向偏斜的旋转性发作；或呈现为某种特殊的姿势发作；或杰克逊发作，即异常放电沿大脑运动区扩展，其肌肉抽动的扩展方式及顺序与运动皮质支配的区域有关，如先从一侧口角开始，依次波及手、臂、躯干、四肢等。有的患儿于发作后出现肢体短暂麻痹，持续数分钟至数小时后消失，称为Todd麻痹。

B. 单纯局灶性感觉发作（躯体或特殊感觉异常）：躯体感觉性发作起源于中央后回，表现为针刺感、麻木感或本体和空间知觉异常；特殊感觉性发作包括：①视觉性发作，起源于枕叶巨状回，表现为视幻觉，如颜色、闪光、暗点、黑矇；②听觉性发作，起源于颞上回后部，表现为声幻觉，如蜂鸣声、敲鼓声、或噪声感；③嗅觉和味觉发作，起源于杏仁核-海马-额叶顶盖区，多为令人不愉快的味道。

C. 自主神经性发作：极少有单独的自主神经性发作，多为其他发作形式的先兆或伴发症状，如上升感、竖毛、苍白、潮红、头痛、上腹不适、呕吐、肠鸣等。

D. 精神症状性发作：起源于边缘系统颞顶枕叶交界。单独出现的很少，多见于复杂局灶性发作过程中。表现为恐惧、暴怒、欣快、陌生感、似曾相识感、视物变大或变小、梦样状态、人格解体感等幻觉或错觉。

2）复杂局灶性发作：发作中有意识和知觉丧失。多起源于颞区或额颞区。发作表现形式可从单纯局灶性发作发展而来；或一开始即有意识部分丧失伴精神行为异常；或表现为自动症(automatism)，如吞咽、咀嚼、解衣扣、摸索行为或自言自语等。少数患者表现为发作性视物过大或过小、听觉异常、冲动行为等。

3）局灶性发作继发全面性发作：由单纯局灶性或复杂局灶性发作扩展为全面性发作。

（2）全面性发作(generalized seizures)：神经元异常过度放电始于双侧半球网络中并迅速扩布的发作，运动症状呈双侧性，发作时常伴有意识障碍。

1）强直-阵挛发作：发作包括强直期、阵挛期及发作后状态。发作主要分为两期：一开始为全身骨骼肌伸肌或屈肌强直性收缩伴意识丧失、呼吸暂停与发绀，即强直期；紧接着全身反复、短促的猛烈屈曲性抽动，即阵挛期。发作后昏睡，逐渐醒来的过程中常有自动症、头痛、嗜睡、疲乏等发作后现象。发作期EEG：强直期全导10Hz以上的快活动，频率渐慢，波幅增高进入阵挛期的棘慢波，继之可出现电压低平及慢波。

2）强直性发作：发作时全身肌肉强烈收缩伴意识障碍，使患儿固定于某种姿势，如头眼偏斜、双上肢屈曲或伸直、呼吸暂停、角弓反张等，持续5~20秒或更长，发作期EEG为低波幅10Hz以上的快活动或棘波节律。发作间期EEG背景活动异常，伴多灶性棘-慢或多棘-慢波暴发。

3）阵挛性发作：仅有肢体、躯干或面部肌肉节律性抽动而无强直成分。发作期EEG为10Hz或10Hz以上的快活动及慢波、棘-慢波。

4）失神发作：①典型失神发作，发作时突然停止正在进行的活动，意识丧失但不摔倒，手中物品不落地，两眼凝视前方，持续数秒钟后意识恢复，对刚才的发作不能回忆，过度换气往往可以诱发其发作。发作期EEG(图15-1)有典型的全脑同步3 Hz棘-慢复合波，发作间期背景活动正常。②非典型失神发作，与典型失神发作表现类似，但开始及恢复速度均较典型失神发作慢。发作期EEG为1.5~2.5 Hz的全脑慢-棘慢复合波，发作间期背景活动异常。多见于伴有广泛性脑损害的患儿。

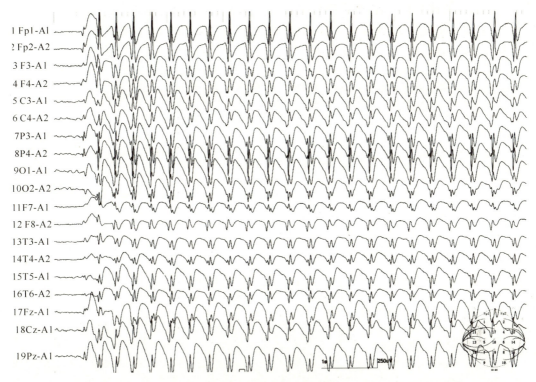

图 15-1 失神发作发作期 EEG

全导 3Hz 棘-慢复合波爆发，前头部（额区，颞区）波幅最高

5）肌阵挛发作：为突发的全身或部分骨骼肌触电样短暂收缩（<0.2 秒），常表现为突然点头、前倾或后仰，或两臂快速抬起，重者致跌倒，轻者感到患儿"抖"了一下。发作期 EEG 全导棘-慢或多棘慢波暴发。

6）失张力发作：全身或躯体某部分的肌肉张力突然短暂性丧失而引起姿势的改变。前者致患儿突然跌倒、头着地甚至头部碰伤。部分性失张力发作者表现为点头样或肢体突然下垂动作。EEG 发作期多棘-慢波或低波幅快活动。

（3）不能明确的发作：2010 年提出"癫痫性痉挛"，这种发作最常见于婴儿痉挛，表现为同时出现点头、伸臂（或屈肘）、弯腰、踢腿（或屈腿）或过伸等动作，发作常可成串出现，其肌肉收缩的整个过程为 1~3 秒，肌收缩速度比肌阵挛发作慢，但比强直性发作短。由于痉挛可以持续至婴儿期后，甚至新发可以在婴儿期过后，所以用"癫痫性痉挛"这一术语更为恰当。目前尚不能确定该发作类型属于局灶性、全面性或两者兼有。

2. 常见儿童癫痫综合征

（1）伴中央颞区棘波的儿童良性癫痫（benign childhood epilepsy with centrotemporal spikes）：是儿童最常见的一种癫痫综合征，占小儿时期癫痫的 15%~20%。约 30% 的患者有类似家族史。多数认为与遗传有关且有年龄依赖性。通常 2~14 岁发病，8~9 岁为高峰，男略多于女。3/4 的发作在入睡后不久及睡醒前呈局灶性发作，大多起始于口面部，如唾液增多、喉头发声、口角抽动、意识清楚，但不能主动发声或言语，部分患儿很快继发全身性强直-阵挛发作而意识丧失，常因此时被家人发现而被描述为全身性抽搐。精神运动发育正常，体格检查无异常。发作间期 EEG 背景正常（图 15-2），在中央区和颞区可见棘波或棘-慢复合波,一侧、两侧或交替出现,睡眠期异常波增多,检出阳性率高。本病预后良好,药物易于控制,生长发育不受影响,大多在12~16岁前停止发作。但该病有少数变异型,表现复杂,有认知障碍,对预后有一定的不良影响。

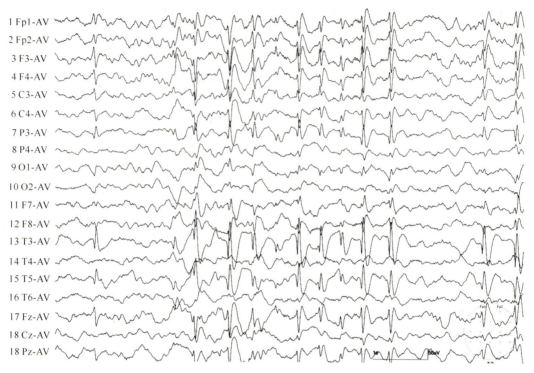

图15-2 伴中央颞区棘波的儿童良性癫痫发作期EEG
右中央、顶区和右中颞区棘波发放

（2）Lennox-Gastaut综合征(LGS)：占小儿癫痫的2%~5%。1~14岁均可起病,以3~5岁多见。病因为症状性或隐源性,约25%以上有婴儿痉挛病史。临床表现为频繁而多样的发作形式,其中以强直性发作最多见,也是最难控制的发作形式,其次为不典型失神、肌阵挛发作、失张力发作,还可有强直-阵挛、局灶性发作等。慢-棘慢(<3Hz)复合波EEG及智力、运动发育倒退为基本特征。约60%的患儿发生癫痫持续状态。EEG主要为1.5~2.5Hz慢-棘慢复合波及不同发作形式的EEG特征(图15-3)。多数患儿的智力和运动发育倒退,治疗困难,预后不良,病死率为4%~7%,是儿童期最常见的一种难治性癫痫综合征。

（3）婴儿痉挛(infantile spasm)：又称West综合征。多在1岁前起病(出生后4~8个月为高峰)。病因为症状性或隐源性,如遗传代谢性疾病、脑发育异常、神经皮肤综合征或其他原因所致的脑损伤。临床表现为频繁的痉挛发作、特异性高幅失律EEG图形及精神运动发育倒退。痉挛多呈串发作,每串连续数次或数十次,可伴有婴儿哭叫,多在思睡和苏醒期出现。发作形式为屈曲性、伸展性和混合性3种形式,但以屈曲性和混合性居多。典型屈曲性痉挛发作时,婴儿呈点头哈腰屈(或伸)腿状,伸展性发作时婴儿呈角弓反张样。发作间期高幅失律EEG图形对本病诊断有价值(图15-4)。该病属于难治性癫痫,大多预后不良,惊厥难以控制,可转变为Lennox-Gastaut综合征或其他发作类型,80%~90%的患儿遗留智力和运动发育落后。

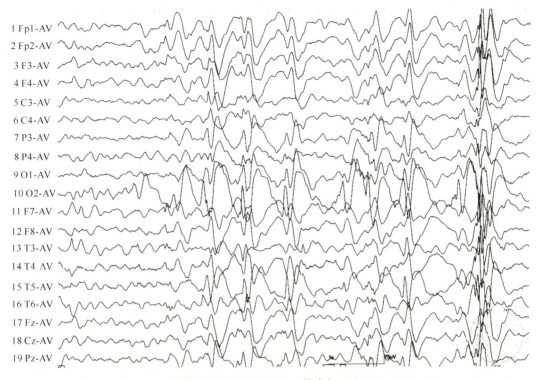

图 15-3 Lennox-Gastaut 综合征 EEG
清醒期异常慢波背景活动,广泛性 1.5~2.5Hz 高波幅慢-棘慢复合波阵发

(4) 热性惊厥附加症(febrile seizures plus,FS⁺):有热性惊厥史的儿童,如果在6岁之后仍有热性惊厥,或者出现了不伴发热的全面性强直-阵挛发作,称为热性惊厥附加症。如果在一个家族中,既有典型的热性惊厥,还有 FS⁺,而且还出现了 FS⁺ 伴失神,或伴失张力,或伴肌阵挛等,称为全面性癫痫伴热性惊厥附加症(generalized epilepsies with febrile seizures plus,GEFS⁺)。根据家系分析,目前认为 FS⁺ 与 GEFS⁺ 是同一基因的不同表现,属常染色体显性遗传,其基因定位于染色体 19q13.1 或 2q21-33q 上,与电压依赖性钠通道异常有关。

【诊断】 确立癫痫诊断,应力求弄清以下三个问题:①判断是否为癫痫;②若系癫痫,进一步明确发作类型或归属于何种癫痫综合征;③尽可能寻找病因。一般按以下步骤搜集诊断依据。

1. 相关病史

(1) 发作史:详细而准确的发作史对诊断特别重要。癫痫发作应具有发作性和重复性这一基本特征。问清从先兆、发作起始到发作全过程,有无意识障碍,是局限性还是全面性发作,发作次数及持续时间,有无任何诱因及与睡眠的关系等。

(2) 与脑损伤相关的出生史、生长发育史及过去史:如围生期异常、运动及智力发育落后、颅脑疾病与外伤史等。

(3) 癫痫、精神病及遗传代谢病家族史。

2. 体格检查 尤其与脑部疾患相关的阳性体征,如头围、智力低下、瘫痪、锥体束征或各种神经皮肤综合征等。

3. 脑电图检查 脑电图是诊断癫痫最重要的实验室检查,不仅对癫痫的确认,而且对

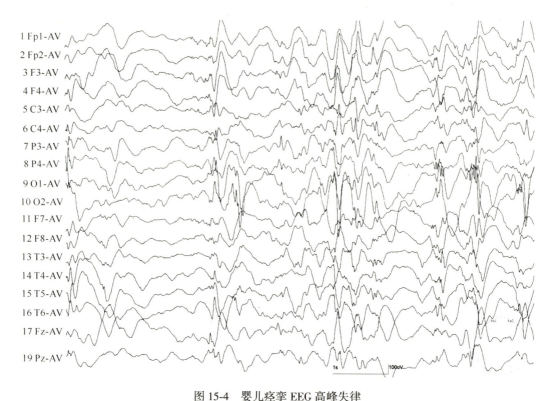

图 15-4 婴儿痉挛 EEG 高峰失律
在不同步、不对称的高波幅慢波背景活动中,混有不规则的多灶性棘波、尖波与多棘波暴发

临床发作分型和转归分析均有重要价值。脑电图中出现棘波、尖波、棘-慢复合波等痫样发放波者,有利癫痫的诊断。

4. 影像学检查 当临床表现或脑电图提示有局灶性发作的患儿,应作颅脑影像学包括 CT、MRI 甚至功能影像学检查,有助于进一步寻找病因。

【鉴别诊断】 小儿时期存在多种形式的非癫痫发作性疾病,应注意与癫痫鉴别。总的说来,除晕厥和屏气发作外,非痫性发作均无意识丧失和发作后症状。同时,发作中 EEG 均无痫性发作波出现。

1. 婴幼儿擦腿综合征 发作时婴儿双腿用力内收或相互摩擦,神情专注,目不转睛,有时两上肢同时用劲,伴出汗。但本病发作中神志始终清楚,面红而无苍白、青紫,可随时被人为中断,发作期和发作间期 EEG 均正常,可与癫痫区别。

2. 婴幼儿屏气发作 多发生于 6~18 个月的婴儿。典型表现是当任何不愉快引起啼哭时,立即出现呼吸停止、发绀和全身肌张力低下,可有短暂意识障碍,一般不超过 1 分钟,再现自主呼吸后随即恢复正常。与癫痫的区别在于本病明显以啼哭为诱因,意识丧失前先有呼吸暂停及发绀,EEG 无异常,随年龄增大发作逐渐减少,5 岁后不再发作。

3. 睡眠障碍 儿童期常见的睡眠障碍如夜惊、梦魇、梦游及发作性睡病等,发作期与发作间期 EEG 检查均正常,可与癫痫区别。

4. 偏头痛 本病是小儿时期反复头痛发作的主要病因。典型偏头痛主要表现为视觉先兆、偏侧性头痛、呕吐、腹痛和嗜睡等。儿童却以普通型偏头痛多见,无先兆,头痛部位也不固定。患儿常有偏头痛家族史,易伴恶心、呕吐等胃肠症状。实际上临床极少有单纯的头痛性或腹痛性癫痫患者,偏头痛绝不会合并惊厥性发作或自动症,EEG 中也不会有局灶性痫性波发放。

5. 抽动障碍 抽动(tics)是指突发性不规则肌群重复而间断的异常收缩(即所谓运动性抽动)或发声(即声音性抽动)。大多原因不明,精神因素可致发作加剧。抽动症需与癫痫肌阵挛发作鉴别。抽动症常为单侧肌群抽动,动作幅度较小,并可能伴发声性抽动。患者能有意识地暂时控制其发作,睡眠中消失,情绪紧张又导致发作加重。同时,EEG 不会有癫痫样放电。

6. 晕厥 是暂时性脑血流灌注不足引起的一过性意识障碍。年长儿多见,尤其是青春期。常发生在患儿持久站立,或从蹲位骤然起立,以及剧痛、劳累、阵发性心律不齐、家族性 Q—T 间期延长等情况。晕厥到来前,患儿常先有眼前发黑、头晕、苍白、出汗、无力等,继而出现短暂意识丧失,偶有肢体强直或抽动,清醒后对意识障碍不能回忆,并有疲乏感。与癫痫不同,晕厥患者意识丧失和倒地均逐渐发生,发作中少有躯体损伤,EEG 正常,头竖直-平卧倾斜试验呈阳性反应。

7. 癔症性发作 可与多种癫痫发作类型混淆。但癔症发作并无真正意识丧失,发作中慢慢倒下,不会有躯体受伤,无大小便失禁或舌咬伤。抽搐动作杂乱无规律,瞳孔无散大,深、浅反射存在,发作中面色正常,无神经系统阳性体征,无发作后嗜睡,常有夸张色彩。发作期与发作间期 EEG 正常,暗示治疗有效,与癫痫鉴别不难。

【治疗】 癫痫治疗的目标:完全控制发作;少或无药物不良反应;尽量提高生活质量。癫痫是脑部的慢性病,需坚持长期治疗。

1. 病因治疗 如癫痫患儿有明确的可治疗的病因,应积极进行病因治疗,如脑肿瘤、某些可治疗的代谢病。

2. 药物治疗 合理使用抗癫痫药物是当前治疗癫痫的主要手段。抗癫痫药物的使用原则:

(1) 早期治疗:首次发作轻微,且无其他脑损伤等发作易感因素者,可待第 2 次发作后再用药,但要密切观察,进行安全宣教;对存在高危因素(如首次发作呈癫痫持续状态、伴神经系统残疾、头颅影像学或脑电图异常等)的患儿,应尽早用药。

(2) 根据发作类型选药:药物选择见表 15-4 及表 15-5。

表 15-4 癫痫药物分类与适应证

分类	药物种类	适应证
广谱抗癫痫药	VPA、TPM、LTG、LEV、ZNS、CZP	各种类型都可以选用;多在全面性发作或分类不明时选用
窄谱抗癫痫药	CBZ、OXC、PHT	多用于局灶性发作或特发性全面强直-痉挛
特殊药物	ACTH、VGB	用于婴儿痉挛、癫痫性脑病

表 15-5 不同癫痫发作类型的药物选择

发作类型	传统抗癫痫药物	抗癫痫新药
局灶性发作	CBZ、VPA、PB、PHT	OXC、TPM、ZNS、LTG
强直-阵挛发作	CBZ、VPA、PB、PHT	OXC、TPM、ZNS、LTG、LEV
失神发作	VPA、ESM(乙琥胺)	LTG、ZNS、TPM

续表

发作类型	传统抗癫痫药物	抗癫痫新药
肌阵挛、失张力发作	VPA、CZP、NZP	TPM、LTG、ZNS、LEV
强直发作	CBZ、PB、NZP	TPM、LTG、ZNS、LEV
West综合征	ACTH、VPA、CZP	VGB、TPM、LTG、ZNS
LGS	VPA、CZP、NZP	LTG、TPM、VGB、ZNS

注：CBZ,卡马西平；VPA,丙戊酸；PB,苯巴比妥；PHT,苯妥英钠；CZP,氯硝西泮；NZP,硝西泮；ACTH,促肾上腺激素释放激素；OXC,奥卡西平；TPM,托吡酯；ZNS,唑尼沙胺；LTG,拉莫三嗪；LEV,左乙拉西坦；VGB,氨基烯酸。传统抗癫痫药物是1980年前研发的,而抗癫痫新药是1980年后研发的,两者在抗癫痫药效学上大致相同,但在药代学、不良反应、联合用药时药物相互作用等方面后者更具有优势

(3) 单药或联合用药的选择：近60%的病例仅用一种抗癫痫药物即能控制其发作。但经2~3种单药合理治疗无效,尤其是难治性癫痫或多种发作类型的患儿,应考虑2~3种作用机制互补的药物联合治疗。

(4) 用药剂量个体化：从小剂量开始,依据疗效、患者依从性和血药浓度逐渐增加并调整剂量,达最大疗效或最大血药浓度时为止。一般经5个半衰期的服药时间可达该药的稳态血药浓度。

(5) 长期规则服药以保证稳定血药浓度：合理用药能够使60%~80%的患儿得到发作完全控制,再维持治疗2~5年或动态脑电图正常方可考虑减量,又经6~12个月的逐渐减量才能停药。婴幼儿期发病、不规则服药、停药过早、EEG持续异常及同时合并大脑功能障碍者,停药后复发率高。青春期来临易致癫痫复发或加重,故要避免在这个年龄期减量与停药。

(6) 定期复查：密切观察疗效与药物不良反应。除争取持续无临床发作外,至少每年应复查一次动态EEG。针对所用药物主要不良反应,定期监测血常规、血小板计数或肝、肾功能。在用药初期、联合用药、病情反复或更换新药时,均应监测血药浓度。

3. 手术治疗 有20%~25%的患儿对各种抗癫痫药物治疗无效而被称为难治性癫痫,对其中有明确局灶性癫痫发作起源的难治性癫痫,可考虑手术治疗。做好术前评估是决定术后疗效的关键。

4. 生酮饮食疗法 对一些难治性癫痫有效。

【癫痫持续状态】 凡一次癫痫发作持续30分钟以上,或反复发作而间歇期意识不能恢复超过30分钟者,均称为癫痫持续状态(status epilepticus,SE)。各种癫痫发作均可发生持续状态,但临床以强直-阵挛持续状态最常见。严重者还有脑水肿和颅内压增高的表现。即使积极抢救,病死率仍达3.6%。突然停药、药物中毒或高热等是癫痫持续状态的常见诱因。

癫痫持续状态的急救处理：

(1) 尽快控制发作：首选地西泮(安定),每次剂量0.3~0.5 mg/kg,一次总量不超过10 mg(婴幼儿≤2mg),静脉推注,速度不超过1~2 mg/min(新生儿0.2 mg/min)。大多在1~2分钟内止惊。必要时0.5~1小时后可重复1次,24小时内可用2~4次。静脉推注中要密切观察有无呼吸抑制。静脉注射困难时用同样剂量经直肠注入比肌内注射见效快。与地西泮同类的有效药物还有劳拉西泮、氯硝西泮、咪达唑仑等。此外,苯妥英钠、苯巴比妥都属于抢救SE的第一线药物,其作用各有特色,单独或联合应用。

(2) 支持治疗：主要包括①生命体征监测，重点注意呼吸循环衰竭或颅内压增高、脑疝；②保持呼吸道通畅，吸氧，必要时人工机械通气；③监测与纠正血气、血糖、血渗透压及血电解质异常；④保护脑及其他重要脏器的功能、防治并发症。

(3) 发作停止后，给予抗癫痫药物以防复发。

二、惊　厥

参见第十七章第六节。

第四节　脑性瘫痪

脑性瘫痪（cerebral palsy，简称脑瘫）是指各种原因造成的发育期胎儿和婴儿非进行性脑损伤，临床主要表现为中枢性运动障碍和姿势异常，常伴有智力、感觉、行为异常。本病并不少见，在发达国家患病率为1‰~3.6‰，我国为2‰左右。

【病因】　许多围生期危险因素被认为与脑瘫的发生有关，主要包括：产前危险因素，如宫内发育迟缓、先天性TORCH感染等；脑发育异常，如脑发育畸形、遗传性或代谢性脑发育异常；围生期脑损伤，如缺氧缺血性脑病、产伤、颅内出血等；出生后脑损伤，如胆红素脑病、中枢神经系统感染等；与早产有关的脑损伤，如脑室周围脑白质软化、脑室内出血等。然而，虽然近20年来产科和新生儿医疗保健有了极大发展，但脑瘫的发病率却未见下降。为此，近年对脑瘫的病因作了更深入的探讨，目前认为胚胎早期发育异常很可能是其重要原因。

【临床表现】

1. 基本表现　脑瘫以出生后非进行性运动发育异常为特征，一般都有以下四种表现。

(1) 运动发育落后和瘫痪肢体主动运动减少：患儿不能完成相同年龄正常小儿应有的运动发育进程，包括抬头、坐、站立、独走等大运动，以及手指的精细动作。

(2) 肌张力异常：因不同临床类型而异，痉挛型表现为肌张力增高；肌张力低下型则表现为瘫痪肢体松软，但仍可引出腱反射；而手足徐动型表现为变异性肌张力不全。

(3) 姿势异常：受异常肌张力和原始反射延迟消失不同情况影响，患儿可出现多种肢体异常姿势，并因此影响其正常运动功能的发挥。体格检查中将患儿分别置于俯卧位、仰卧位、直立位，以及由仰卧牵拉成坐位时，即可发现瘫痪肢体的异常姿势和非正常体位。

(4) 反射异常：多种原始反射消失延迟。痉挛型脑瘫患儿腱反射活跃，可引出踝阵挛和阳性Babinski征。

2. 临床类型

(1) 运动障碍性质分类

1) 痉挛型：最常见，占全部病例的50%~60%。主要因锥体系受累，表现为上肢肘、腕关节屈曲，拇指内收，手紧握呈拳状。下肢内收交叉呈剪刀腿和尖足。

2) 手足徐动型：除手足徐动外，也可表现扭转痉挛或其他锥体外系受累症状。

3) 肌张力低下型：可能因锥体系和锥体外系同时受累，导致瘫痪肢体松软，但腱反射存在。本型常为脑瘫的暂时阶段，以后大多转为痉挛型或手足徐动型。

4) 强直型：全身肌张力显著增高、僵硬，锥体外系受损症状。

5）共济失调型：小脑性共济失调。

6）震颤型：多为锥体外系相关的静止性震颤。

7）混合型：以上某几种类型同时存在。

（2）按瘫痪累及部位分类：可分为四肢瘫（四肢和躯干均受累）、双瘫（也是四肢瘫，但双下肢相对较重）、截瘫（双下肢受累，上肢及躯干正常）、偏瘫、三肢瘫和单瘫等。

3. 伴随症状和疾病 作为脑损伤引起的共同表现，52%的脑瘫患儿可能合并智力低下，45%的患儿伴有癫痫，其他如语言功能障碍、视力障碍及听力障碍等。有的伴随症状如流涎、关节脱位则与脑瘫自身的运动功能障碍相关。

【诊断】 脑瘫有多种类型，使其临床表现复杂，容易与婴幼儿时期其他神经及肌肉疾病引起的肌无力相混淆。脑瘫的诊断主要依靠病史和体格检查。建立正确诊断的步骤如下。

（1）确定病史不提示中枢神经系统进行性或退行性疾病；

（2）确定体格检查没有发现中枢神经系统进行性或退行性疾病的体征；

（3）对脑瘫进行分类，包括运动障碍类型和瘫痪累及部位；

（4）对伴随症状和疾病作出判断。

其他辅助诊断：1/2~2/3的患儿可有头颅CT、MRI异常，但正常者不能否定本病的诊断。脑电图可能正常，也可表现异常背景活动，伴有痫性放电波者应注意合并癫痫的可能性。

【治疗】

1. 治疗原则

（1）早期发现和早期治疗：婴儿运动系统正处发育阶段，早期治疗容易取得较好疗效。

（2）促进正常运动发育，抑制异常运动和姿势。

（3）采取综合治疗手段：除针对运动障碍外，应同时控制其癫痫发作，以阻止脑损伤的加重。对同时存在的语言障碍、关节脱位、听力障碍等也需同时治疗。

（4）医师指导和家庭训练相结合，以保证患儿得到持之以恒的正确治疗。

2. 主要治疗措施

（1）功能训练

1）体能运动训练（physical therapy）：针对各种运动障碍和异常姿势进行物理学手段治疗，目前常用 Vojta 和 Bobath 方法，国内还采用上田法。

2）技能训练（occupational therapy）：重点训练上肢和手的精细运动，提高患儿独立生活技能。

3）语言训练：包括听力、发音、语言和咀嚼吞咽功能的协同矫正。

（2）矫形器的应用：功能训练中，配合使用一些支具或辅助器械，有帮助矫正异常姿势、抑制异常反射的功效。

（3）手术治疗：主要用于痉挛型，目的是矫正畸形，恢复或改善肌力与肌张力的平衡。

（4）其他：如高压氧、水疗、电疗等，对功能训练起辅助作用。

【预后】 影响预后的因素包括类型、运动发育延迟程度、病理反射是否存在，智力、感觉、情绪异常等相关伴随症状的程度等。偏瘫患儿如智力正常且不伴有其他异常，有望独立生活；躯干肌肌张力明显低下伴有病理反射阳性或持久性强直姿势的患儿多数智力低下，预后不良。

第五节 重症肌无力

重症肌无力(myasthenia gravis,MG)是免疫介导的神经肌肉接头处传递障碍的慢性疾病。临床以骨骼肌运动中极易疲劳并导致肌无力,休息或用胆碱酯酶抑制剂后症状减轻为特征。

【病因和发病机制】 正常神经肌接头由突触前膜(即运动神经末梢突入肌纤维的部分)、突触间隙和突触后膜(即肌肉终板膜的接头皱褶)三部分组成。神经冲动电位促使突触前膜向突触间隙释放含有化学递质乙酰胆碱(Ach)的囊泡,在间隙中囊泡释出大量 Ach,与近十万个突触后膜上的乙酰胆碱受体(Ach-R)结合,引起终板膜上 Na^+ 通道开放,大量 Na^+ 进入细胞内和 K^+ 排出细胞外,而使突触后膜除极,产生肌肉终板动作电位,在数毫秒内完成神经肌接头处冲动由神经电位-化学递质-肌肉电位的复杂转递过程,引起肌肉收缩。

重症肌无力患者体液中存在抗 Ach-R 抗体,与 Ach 共同争夺 Ach-R 结合部位。同时,又在 C3 和细胞因子参与下,直接破坏 Ach-R 和突触后膜,使 Ach-R 数目减少,突触间隙增宽。虽然突触前膜释放 Ach 囊泡和 Ach 的量依然正常,但因受 Ach-R 抗体与受体结合的竞争,以及后膜上受体数目的减少,致 Ach 在重复冲动中与受体结合的概率越来越少,很快被突触间隙和终板膜上胆碱酯酶水解成乙酰与胆碱而灭活,或在增宽的间隙中弥散性流失,临床出现肌肉病态性易疲劳现象。抗胆碱酯酶可抑制 Ach 的降解,增加其与受体结合的机会从而增强终板电位,使肌力改善。

【临床表现】

1. 儿童期重症肌无力 大多在婴幼儿期发病,最年幼者 6 个月,2~3 岁是发病高峰,女孩多见。临床主要表现三种类型。

(1)眼肌型:最多见。单纯眼外肌受累,多数见一侧或双侧眼睑下垂,晨轻暮重,反复用力作睁闭眼动作也使症状更明显。部分患儿同时有其他眼外肌如眼球外展、内收或上、下运动障碍,引起复视或斜视等。瞳孔光反射正常。

(2)脑干型:主要表现为第Ⅸ、Ⅹ、Ⅻ脑神经所支配的咽喉肌群受累。突出症状是吞咽或构音困难、声音嘶哑等。

(3)全身型:主要表现运动后四肢肌肉疲劳无力,严重者卧床难起,呼吸肌无力时危及生命。

少数患儿兼有上述 2~3 种类型,或由 1 种类型逐渐发展为混合型。病程经过缓慢,其间可交替地完全缓解或复发,呼吸道感染常使病情加重。但与成人不同,小儿重症肌无力很少与胸腺瘤并存,但可伴发其他免疫性疾病,如类风湿关节炎、甲状腺功能亢进,或非免疫性疾病如癫痫、肿瘤。约 2% 的患儿有家族史,提示这些患儿的发病与遗传因素有关。

2. 新生儿期重症肌无力 病因特殊,包括两种类型。

(1)新生儿暂时性重症肌无力:重症肌无力女性患者妊娠后娩出的新生儿中,约 1/7 的婴儿因体内遗留母亲抗 Ach-R 抗体,可能出现全身肌肉无力,严重者需要机械呼吸或鼻饲。因很少表现眼肌症状而易被误诊。待数天或数周后,婴儿体内的抗 Ach-R 抗体消失,肌力即可恢复正常,以后并不存在发生重症肌无力的特别危险性。

(2)先天性重症肌无力:非自身免疫性疾病,因遗传性 Ach-R 离子通道异常而患病,与母亲是否重症肌无力无关,患儿出生后全身肌无力和眼外肌受累,症状持续、不会自然缓解,胆碱酯酶抑制剂和血浆交换治疗均无效果。

【诊断】

1. 药物诊断性试验 当临床表现支持本病时,腾喜龙(tensilon,依酚氯铵)或新斯的明(neostigmine)药物试验有助诊断确立。前者是胆碱酯酶的短效抑制剂,由于顾忌心律失常不良反应一般不用于婴儿。新斯的明则很少有心律失常不良反应,剂量每次 0.04 mg/kg,皮下或肌内注射,最大不超过 1mg,最大作用在用药后 15~40 分钟。婴儿反应阴性者 4 小时后可加量为 0.08 mg/kg。为避免新斯的明引起的面色苍白、腹痛、腹泻、心率减慢、气管分泌物增多等毒蕈碱样不良反应,注射该药前可先肌内注射阿托品 0.01 mg/kg。

2. 肌电图检查 对能充分合作完成肌电图检查的儿童,可作神经重复刺激检查,表现为重复电刺激中反应电位波幅的快速降低,对本病诊断较有特异性。本病周围神经传导速度多正常。

3. 血清抗 Ach-R 抗体检查 阳性有诊断价值,但阳性率因检测方法不同而差异。婴幼儿阳性率低,以后随年龄增加而增高。眼肌型(约 40%)又较全身型(70%)低。

4. 胸部影像学检查 胸部 CT 和 MRI 较胸片可明显提高胸腺肿瘤的检出率。

【鉴别诊断】 眼肌型与脑干型需与线粒体脑肌病及脑干炎症或肿瘤鉴别,前者行肌活检,后者行头颅影像学检查有助于鉴别。全身型需与吉兰-巴雷综合征及其亚型 Fisher 综合征鉴别。此外,还需注意与急性多发性肌炎、肉毒杆菌食物中毒、周期性瘫痪等少见病鉴别。

【治疗】 重症肌无力为慢性疾病过程,其间可有症状的缓解和复发。眼肌型起病 2 年后仍无其他肌群受累者,日后将很少发展为其他型。多数患儿经数月或数年可望自然缓解,但有的持续到成年,因此,对有症状者应长期服药治疗,以免肌肉失用性萎缩和肌无力症状进一步加重。

1. 胆碱酯酶抑制剂 是多数患者的主要治疗药物。首选药物为溴吡斯的明,口服量新生儿每次 5 mg,婴幼儿每次 10~15 mg,年长儿每次 20~30 mg,最大量每次不超过 60 mg,每日 3~4 次。根据症状控制的需求和是否有腹痛、黏膜分泌物增多、瞳孔缩小等毒蕈碱样不良反应发生,可适当增减每次剂量与间隔时间。

2. 糖皮质激素 基于自身免疫发病机制,各种类型重症肌无力均可使用糖皮质激素。长期规则应用可明显降低复发率。首选药物泼尼松,1~2 mg/(kg·d),症状完全缓解后再维持 4~8 周,然后逐渐减量达到能够控制症状的最小剂量,每日或隔日清晨顿服,总疗程 2 年。要注意部分患者在糖皮质激素治疗最初 1~2 周可能有一过性肌无力加重,故最初使用时最好能短期住院观察,同时要注意皮质激素长期使用的不良反应。

3. 胸腺切除术 对于药物难控制的病例可考虑胸腺切除术。血清抗 Ach-R 抗体滴度增高和病程不足 2 年者常有更好疗效。

4. 大剂量静脉注射丙种球蛋白(IVIg)和血浆交换疗法 部分患者有效,但两者价格均昂贵,且一次治疗维持时间短暂,需重复用药以巩固疗效,故主要试用于难治性重症肌无力或重症肌无力危象的抢救。IVIg 剂量按 400 mg/(kg·d),连用 5 天。循环中抗 Ach-R 抗体滴度增高者可能有更佳疗效。

5. 肌无力危象的识别与抢救 治疗过程中患儿可发生两种肌无力危象。

(1)肌无力危象:因治疗延误或措施不当使重症肌无力本身病情加重,可因呼吸肌无力而呼吸衰竭。注射新斯的明能使症状迅速改善。

（2）胆碱能危象：因胆碱酯酶抑制剂过量引起，除明显肌无力外，尚有面色苍白、腹泻、呕吐、高血压、心动过缓、瞳孔缩小及黏膜分泌物增多等严重毒蕈碱样症状。采用腾喜龙 1mg 肌内注射，胆碱能危象者出现症状短暂加重，重症肌无力危象者会因用药而减轻。

6. 禁用药物 氨基醣苷类及大环内酯类抗生素、普鲁卡因胺、普萘洛尔、奎宁等药物有加重患儿神经肌接头传递障碍的作用，甚至呼吸肌严重麻痹，应禁用。

第六节 进行性肌营养不良

进行性肌营养不良(progressive muscular dystrophy)是一组遗传性肌肉变性疾病。临床特点为进行性加重的对称性肌无力、肌萎缩，最终完全丧失运动功能。

假肥大型肌营养不良(pseudohypertrophic muscular dystrophy)是进行性肌营养不良中最常见，也是小儿时期最常见、最严重的一型，无种族或地域差异。Duchenne 和 Becker 肌营养不良(Duchenne/Becker muscular dystrophy, DMD/BMD)代表假肥大型肌营养不良的两种不同类型，主要发生在学龄前和学龄期，其临床表现相似。本节主要介绍假肥大型肌营养不良。

【病因和发病机制】 假肥大型肌营养不良是由于染色体 Xp21 上编码抗肌萎缩蛋白(dystrophin)的基因突变所致，属 X-连锁隐性遗传病，一般是男性患病，女性携带突变基因。然而，实际上仅 2/3 患者的病变基因来自母亲，另 1/3 患者是自身抗肌萎缩蛋白基因的突变，此类患儿的母亲不携带该突变基因，与患儿的发病无关。

抗肌萎缩蛋白位于肌细胞膜脂质层中，对稳定细胞膜，防止细胞坏死、自溶起重要作用。定量分析表明，DMD 患者肌细胞内抗肌萎缩蛋白几乎完全缺失，故临床症状严重；而抗肌萎缩蛋白数量减少则导致 BMD，后者预后相对良好，病程进展相对缓慢。由于该蛋白也部分地存在于心肌、脑细胞和周围神经结构中，故部分患者可合并心肌病变、智力低下或周围神经传导功能障碍。

【病理】 显微镜下见肌纤维轻重不等的广泛变性坏死，间有深染肌纤维。束内纤维组织增生或脂肪充填，并见针对坏死肌纤维的反应性灶性单核细胞浸润。

【临床表现】 男孩患病，但个别女孩除携带突变基因外，由于另一 X 染色体功能失活也可发病。本病主要表现包括：

1. 进行性肌无力和运动功能倒退 患儿出生时或婴儿早期运动发育基本正常，少数有轻度运动发育延迟，或独立行走后步态不稳，易跌倒。一般 3 岁后症状开始明显，骨盆带肌无力日益严重，行走摇摆如鸭步态，跌倒更频繁，不能上楼和跳跃。肩带和全身肌力随之进行性减退，大多数 10 岁后丧失独立行走能力，20 岁前大多出现咽喉肌肉和呼吸肌无力，声音低微，吞咽和呼吸困难，很易发生吸入性肺炎等继发感染死亡。BMD 症状较轻，可能存活至 40 岁后。

2. Gower 征 由于骨盆带肌早期无力，一般在 3 岁后患儿即不能从仰卧位直接站起，必须先翻身成俯卧位，然后两脚分开，双手先支撑于地面，继而一只手支撑到同侧小腿，并与另一手交替移位支撑于膝部和大腿上，使躯干从深鞠躬位逐渐竖直，最后呈腰部前凸的站立姿势。

3. 假性肌肥大和广泛肌萎缩 早期即有骨盆带和大腿部肌肉进行性萎缩，但腓肠肌因脂肪和胶原组织增生而假性肥大，与其他部位肌萎缩对比鲜明。当肩带肌肉萎缩后，举臂时肩胛骨内侧远离胸壁，形成"翼状肩胛"，自腋下抬举患儿躯体时，患儿两臂向上，有从检查者手中滑脱之势。脊柱肌肉萎缩可导致脊柱弯曲畸形。疾病后期发生肌肉挛缩，引起膝、腕关节或上臂屈曲畸形。

4. 其他 多数患儿有心肌病,甚至发生心力衰竭;几乎所有患儿均有不同程度智力损害,以上合并症均与肌无力严重度不平行。

【实验室检查】

1. 血清磷酸肌酸激酶(CK) 显著增高,可高出正常数十甚至数百倍,这在其他肌病均很少见。其增高在症状出现以前就已存在。当疾病晚期,几乎所有肌纤维已经变性时,血清 CK 含量反可下降。CK 水平与疾病严重程度无关,不作为判断治疗效果的标志。

2. 肌电图 呈典型肌病表现,周围神经传导速度正常。

3. 肌肉活体组织检查 见病理描述。

4. 遗传学诊断 活体肌肉组织进行抗肌萎缩蛋白免疫染色检查确定诊断的患者,需做遗传学检查证实抗肌肉萎缩蛋白基因突变或缺失。

【诊断与鉴别诊断】

1. 诊断 血清 CK 显著增高是诊断本病重要依据,再结合男性患病、腓肠肌假性肥大等典型临床表现,可建立临床诊断。通过肌电图、肌肉活体组织检查和遗传学检查可确定诊断。

2. 鉴别诊断

(1) 与其他神经疾病鉴别:①脊髓性肌萎缩,本病是由于 5q11-13 位点上运动神经元存活基因缺失而引起脊髓前角细胞变性。临床表现为进行性骨骼肌萎缩和肌无力。婴儿型出生后即发病,不存在鉴别诊断问题。但少年型脊髓性肌萎缩常在 2~7 岁发病,最初仅表现下肢近端肌无力,进展缓慢,需与本病鉴别。根据脊髓性肌萎缩患者血清 CK 不增高,肌电图有大量失神经电位,使两者鉴别并不困难。②肌张力低下型脑性瘫痪,根据婴儿期即有肌无力症状,血清 CK 不增高,无假性肌肥大,可与进行性肌营养不良区别。

(2) 与其他肌营养不良肌病的鉴别:其他类型肌营养不良也具有进行性肌萎缩和肌力减退这一基本临床特征,需注意与本病鉴别。①Emery-Dreifuss 肌营养不良:X-连锁隐性遗传,病变基因位于 Xq28,可在儿童期发病。但该病罕见,进展缓慢,肩胛肌和心肌受累明显,但面肌运动正常,智能正常,无假性肥大,血清 CK 仅轻度增加。②面肩肱型肌营养不良:常染色体显性遗传,故男、女均受累。起病较晚,多在青少年期。面部肌肉最先受累,呈特征性肌病面容,以后逐渐波及肩胛带。由于 DMD、BMD 几乎都从下肢起病,并有假性肥大,因而容易区别。③肢带型肌营养不良:常染色体隐性或显性遗传。主要影响骨盆带和肩带肌群,也可有远端肌萎缩和假性肥大。但起病晚,多在青少年或成年期起病,男女均受累,很少有心肌、面部肌肉和智力受损者。

【治疗】 尚无特效治疗,但积极的对症和支持治疗措施有助于提高患儿生活质量与延长生命,包括鼓励并坚持主动和被动运动,以延缓肌肉挛缩。积极防治致命性呼吸道感染。

目前,最有效的药物是泼尼松。机制不明,很多证据认为一旦明确诊断即开始治疗,效果与剂量相关,有效者维持剂量平均 0.75 mg/(kg·d),最低有效剂量为 0.3 mg/(kg·d)。一般用药 10 天后见肌力进步,用药后 3 个月达峰,剂量维持在 0.5~0.6 mg/(kg·d),能保持肌力改善,步行能力可持续至 13~19 岁,保持良好的呼吸肌功能。需注意长期使用肾上腺皮质激素的不良反应。

针对抗肌萎缩蛋白的基因工程治疗正在研究中。做好遗传咨询,通过家系调查、CK 测定、DNA 分析,以及对已怀孕的基因携带者进行胎儿产前诊断,以正确开展生育指导。

(吴尤佳)

第十六章　内分泌系统疾病

> **学习目标**
>
> 1. 掌握生长激素缺乏症的诊断、鉴别诊断和治疗。
> 2. 熟悉生长激素的代谢。
> 3. 掌握性早熟的分类、中枢和外周性性早熟的鉴别诊断、治疗。
> 4. 熟悉性激素的代谢。
> 5. 掌握先天性甲状腺功能减低症的临床表现、诊断、治疗、预防。
> 6. 熟悉先天性甲状腺功能减低症的病因和发病机制。
> 7. 掌握儿童糖尿病和糖尿病酮症酸中毒的临床表现、诊断、治疗。
> 8. 熟悉儿童糖尿病的病因和发病机制。

第一节　概　　述

内分泌系统的作用是促进和协调人体生长、发育、成熟,维持内环境的稳定。激素是由内分泌器官产生、经血液循环运输到靶器官发挥效应的化学物质,是一种参与细胞内外联系的内源性信息和调控分子。随着医学的发展,激素的范围显著扩大。细胞因子、生长因子、神经递质这些化学信使与经典的激素拥有共同的特性,均可纳入激素的范畴。

激素的种类繁多。按其化学本质可分为:含氮激素(肽类、蛋白质、胺类激素),类固醇激素(孕酮、雌二醇、皮质类固醇)、脂肪酸衍生物(前列腺素)。按其作用的受体又可分为膜受体和核受体激素。肽类激素、神经递质、生长因子等通过和细胞膜上的受体结合,使信息传递到细胞内,激活第二信使,发挥作用。类固醇激素具有脂溶性,通过细胞膜和核膜,与细胞质或细胞核内相应的特异性受体结合,调控靶基因的转录,改变细胞功能。

传统的观点认为激素均由经典的内分泌器官分泌,随着医学和分子生物学的发展,现发现除了经典的内分泌器官如甲状腺、胰岛、肾上腺可分泌激素外,非经典的内分泌器官如胃肠、肝、免疫器官等也具有内分泌功能。另外,一种内分泌细胞可以分泌几种激素,同一种激素可由几种内分泌细胞产生。激素的分泌方式包括内分泌、旁分泌、自分泌、神经分泌和神经内分泌如下丘脑垂体激素的分泌,一种激素可有几种分泌方式。

激素的作用包括如下几个方面:①参与生殖的全过程;②参与儿童的生长发育;③参与能量的合成、分解和利用;④维持人体的水电解质、酸碱、心率、血压、体温的稳定;⑤参与肌肉、骨骼、脂肪等组织的代谢。

内分泌系统和神经系统、免疫系统间存在密切的相互作用。免疫系统产生的细胞因子可以通过多种途径调节内分泌功能,如细胞因子能调节腺垂体的垂体促激素的产生,还影响肾上腺皮质醇的合成和分泌。免疫系统产生的抗体可引起多种内分泌器官的疾病如甲状腺自身免疫性疾病。所以,人体的生理功能的完整是由神经系统、内分泌系统和免疫系统相互协同作用来共同维持的。

儿童一直处于生长发育的动态过程中,其内分泌器官和机体的内分泌环境也发生着变化。任何发育阶段激素的产生、分泌、激素受体的异常均会导致内分泌功能紊乱。儿童常见的内分泌疾病有生长障碍、性发育异常、性早熟、先天性甲状腺功能低下、儿童糖尿病、肾上腺皮质增生症、尿崩症等。其病因包括遗传和环境因素。近年来,激素测定技术的迅猛发展和一系列临床诊断试验的建立及完善促进了儿童内分泌疾病的早期诊断,大大减少了各类后遗症的发生。今后随着基因测序技术的不断更新,由基因因素所致的内分泌疾病的诊断将不再困难。

第二节 生长激素缺乏症

矮身材(short stature)是指在相似生活环境下,同种族、同性别、同年龄的个体身高低于正常人群平均身高 2 个标准差者或第 3 百分位数以下。生长激素缺乏症(growth hormone deficiency,GHD)是指由于腺垂体合成和分泌生长激素(growth hormone,GH)部分或完全缺乏,或由于 GH 分子结构异常、受体缺陷等所致的生长发育障碍性疾病。

【生长激素代谢和缺乏的病因】 生长激素(human growth hormone,hGH)是由腺垂体生长激素细胞分泌的肽类激素,分子量22kD。人 GH 编码基因 *GH*1 位于17q22-q24,由 5 个外显子和 4 个内含子组成。正常情况下,生长激素呈脉冲式分泌,受下丘脑产生的生长激素释放素(GHRH)和生长激素抑制激素(GHIH)的调节。中枢神经递质作用于下丘脑,调节下丘脑 GHRH 和 GHIH 的释放,从而调节 GH 的分泌和释放。生长激素还受性别、年龄和昼夜节律的影响,睡眠状态下其分泌量增高。不同年龄阶段生长激素的量和分泌规律不同,婴儿期和儿童青春发育期生长激素水平较高。

生长激素通过促进肝、成纤维细胞、胶原细胞等组织细胞中的胰岛素样生长因子(insulin-like growth factory,IGF)的分泌发挥生理作用。IGH 包括 IGF-1 和 IGF-2。IGF-1 由 70 个氨基酸组成,90% 由肝脏合成,IGF-1 分泌入血循环后与类胰岛素生长因子结合蛋白结合,运输到外周组织,刺激软骨细胞增殖、分化和胶原的合成。

生长激素的主要生理功能:促进神经组织以外的其他组织生长,尤其是骨生长;促进机体蛋白质合成代谢;促进脂肪分解;抑制外周组织葡萄糖利用;增强心功能作用。

生长障碍的原因与生长激素-胰岛素样生长因子-胰岛素样生长因子结合蛋白轴病变有关。生长激素缺乏包括:生长激素分泌障碍(大脑皮质功能障碍、下丘脑性生长激素缺乏症、垂体性生长激素缺乏症)、生长激素分泌后疾病、胰岛素样生长因子(IGF-1)合成缺陷、对胰岛素样生长因子-1 不敏感。目前认为特发性生长激素缺乏症大多数是由于下丘脑合成和分泌 GHRH 缺陷所致,而非垂体本身病变引起,常伴有多种垂体激素缺乏。

【临床表现】 特发性垂体性生长激素缺乏症患儿出生时身长和体重正常,1 岁后出现生长速度减慢,身高低于 $2s$ 以下,每年身高增长<5cm,生长速率低于同年龄正常均值 $1s$ 或 2 岁以上生长速率较正常减少 $0.5s$。骨骼发育落后,骨龄低于实际年龄 2 年或以上。

患儿面容幼稚,皮脂丰满,前额略小,下颌发育不良,身材匀称、出牙迟、行为发育迟,青春发育延迟,男性睾丸和阴茎均小,女性乳房不发育。精神发育方面患儿常有心理自卑,如不伴有甲状腺功能异常,患儿智力一般正常。

【辅助检查】

1. 血清生长激素浓度测定 血清生长激素的浓度波动较大,随机采血所测生长激素浓度的意义较小,常不能区别正常与生长激素缺乏症。

2. 生长激素激发试验 常用的方法有筛查试验(运动试验、睡眠试验)和确诊试验(胰岛素低血糖激发试验、可乐定、L-多巴、精氨酸试验)(表 16-1)。

表 16-1 常用 GH 缺乏确诊试验

刺激药物	方法和剂量	GH 峰值出现时间	作用机制
胰岛素	正规胰岛素 0.05U/kg,生理盐水稀释静脉注射后 15 分钟、30 分钟、45 分钟、60 分钟、90 分钟、120 分钟取血	45~90 分钟	胰岛素诱导低血糖刺激 GH 分泌
精氨酸	0.5g/kg(最大量 30g)静脉滴注后 30 分钟、60 分钟、90 分钟、120 分钟取血	60~90 分钟	抑制下丘脑生长激素抑制激素分泌
可乐定	4μg/kg 口服后 0 分钟、30 分钟、60 分钟、90 分钟取血	60~90 分钟	刺激下丘脑 GHRH 释放
L-多巴	10mg/kg 服药后 0 分钟、30 分钟、60 分钟、90 分钟取血	60~90 分钟	刺激下丘脑 GHRH 释放

3. 胰岛素样生长因子-1(IGF-1) IGF-1 具有胰岛素样活性,能促进软骨细胞的有丝分裂,介导生长激素产生生长效应,是反应 GH-IGF 功能的另一种重要指标。该指标与年龄密切相关,而且还受多种激素和营养状态的影响。

4. 胰岛素样生长因子结合蛋白-3(IGFBP-3) 人体内血循环中的大部分的 IGF 与特异性的结合蛋白相结合,IGFBP-3 是主要的 IGF 结合蛋白。血清 IGFBP-3 的产生受 GH 调节,其降低常提示生长激素缺乏。

5. 其他垂体激素 部分患儿可伴有尿崩症或甲状腺功能减低及其他激素如 ACTH、LH、FSH 缺乏。

6. 染色体检查 染色体核型检查可以明确有无染色体疾病如 Turner 综合征。

7. 头颅 MRI 显示垂体前叶缩小,垂体后叶消失或移位,垂体柄断裂或消失。

8. 骨龄检查 患儿骨龄明显落后 2 岁以上。

【诊断和鉴别诊断】 生长激素缺乏症的诊断:①患儿常有近亲家族史,家族中存在矮小的成员。脑损伤病史,颅脑放疗病史,中枢神经系统感染病史等。②身高较同年龄、同性别、同种族儿童身高均值低 2s 以上,年生长速率低于正常速率 1s。③匀称性矮小,面容幼稚,大部分患儿智力正常。④两种药物行生长激素激发试验:GH<5μg/L 为完全缺乏,GH5~10μg/L 为部分缺乏。⑤头颅磁共振显示垂体缩小。⑥骨龄较正常实际年龄落后 2 岁以上。

矮身材的鉴别诊断:①宫内发育迟缓。该疾病常由患儿宫内缺氧、感染、胎盘异常等因素引起。患儿出生时体重低于正常,生长缓慢,无内分泌异常。②家族性矮小。父母身高均矮,患儿身高的年增长速率>5cm,骨龄和年龄相称,GH 激发试验正常。③体质性青春期延迟。该疾病男孩多见,出生时正常,出生后数年逐渐出现生长延迟,同时伴有性发育延迟,骨龄的落后与性发育延迟及身高平行,大多有家族史。④甲状腺功能低下。甲状腺功能低下除了矮小,常有智力低下、黄疸、腹胀,血中甲状腺激素检查异常。⑤染色体异常。染色体异常性矮小女性多见于 Turner 综合征。如伴有智力异常和特殊面容需考虑存在 21-三体综合征的可能。⑥骨骼发育异常。软骨营养障碍等。⑦营养和慢性疾病。长期营养不良和慢性心、肝、肾疾病均可影响身高。

【治疗】 对生长激素缺乏症患儿主要采用生长激素治疗。目前生长激素为基因重组人生长激素。治疗起始剂量 0.1~0.15U/kg,每晚睡前半小时皮下注射,治疗同时需要监测甲状腺功能，如合并其他垂体激素缺乏时，需同时替代治疗。患儿生长过快时需加强营养，补充钙剂。

生长激素使用的不良反应：局部刺激、抗体产生、亚临床型甲状腺功能减低症、诱发糖尿病。有肿瘤家族史的患儿使用生长激素可能会诱发肿瘤，需慎重。

第三节 性 早 熟

性早熟(precocious puberty)是指女孩在8岁前，男孩在9岁前出现第二性征，或者女孩在10岁之前出现月经初潮。世界各地不同国家和种族儿童性发育年龄存在区别。性早熟分为中枢性(促性腺激素释放激素依赖性)性早熟和外周性(非促性腺激素释放激素依赖性)性早熟。

中枢性性早熟(central precocious puberty, CPP)具有与正常青春发育类同的下丘脑-垂体-性腺轴发动。血清中LH、FSH和类固醇性激素提前升高，使内、外生殖器发育和第二性征呈现。外周性性早熟(peripheral precocious puberty)是各种原因引起的体内性激素升高至青春期水平，不具有完整的性发育程序性过程。

【性发育生理】

1. 下丘脑-垂体-性腺轴 人类性发育的过程受下丘脑-垂体-性腺轴的调控。出生后至青春前期，中枢神经系统内在的抑制机制和性激素的负反馈作用使得下丘脑-垂体-性腺轴处于抑制状态，血清黄体生成素(iuteinizing hormone, LH)和卵泡刺激素(follicle stimulating hormone, FSH)处于较低的水平。进入青春发育期后，中枢神经系统对下丘脑的抑制解除，低水平的LH和FSH不足以负反馈抑制GnRH的释放，随之LH和FSH升高，致使性激素水平升高，性器官开始发育，出现第二性征。

2. 正常青春发育的过程 正常青春发育分5期(Tanner分期法)：Ⅰ期——青春发育前期；Ⅱ期——青春发育早期；Ⅲ期——青春发育中期；Ⅳ期——青春发育晚期；Ⅴ期——成人期(表16-2、表16-3)。

表16-2 男性性发育分期

分期	阶段	阴茎长度(cm)	睾丸容积(ml)	阴囊	阴毛
P1	未发育	<2.5	1~3	幼儿型	无
P2	开始发育	2.5~3.3	4~7	皮肤薄、发红	稀直，阴茎根部
P3	过渡状态	3.3~4.0	10~15	增大	增多卷曲
P4	过渡状态	4.0~4.5	16~20	继续增大、色深	如成人，但面积小
P5	完全成熟	>4.5	20~25	成人型	成人型

表16-3 女性性发育分期

分期	阶段	乳房分期	乳房形态	阴毛分布
P1	未发育	B1	幼儿型	无
P2	开始发育	B2	出现硬节，乳晕、乳头稍增大	稀少色淡，见于大阴唇处
P3	过渡状态	B3	乳头呈连续轮廓，较前增大	毛色变深、变粗，耻骨联合上
P4	过渡状态	B4	乳晕在乳房上形成第二个突起	卷曲，量多，面积小
P5	完全成熟	B5	成人型	成人倒三角、达大腿内侧

【病因和分类】 中枢性性早熟可分为特发性和器质性两大类,大部分中枢性性早熟女孩是特发性,而中枢性性早熟的男孩常存在器质性病变。

1. 中枢性性早熟(又称真性性早熟)

(1) 特发性性早熟:是小儿中枢性性早熟的常见病因,约占女孩性早熟的80%~90%,占男孩性早熟的20%~40%。类似正常青春发育过程,只是年龄提前,成人最终身高受影响。该类疾病病因不明,部分为家族常染色体显性遗传。

(2) 获得性性早熟:常由中枢神经系统器质性病变引起,如视神经下丘脑胶质瘤、室管膜细胞瘤、松果体瘤、下丘脑错构瘤、炎症、出血、损伤、中膈-视神经发育不良、Williams综合征、甲状腺功能减低症等。

(3) 不完全性中枢性性早熟:包括单纯性乳房早发育、单纯性阴毛早发育等,是CPP的特殊类型,其机制也在于下丘脑-垂体-性腺轴的发动,性征发育呈自限性。最常见的类型为单纯性乳房早发育,若发生于2岁内女孩,称为"小青春期"。

2. 外周性性早熟(又称假性性早熟) 早现的第二性征与患儿原性别相同时称为同性性早熟,与原性别相反时称为异性性早熟。病因包括:①肿瘤。卵巢肿瘤、睾丸肿瘤或某些综合征,异位分泌HCG的肿瘤。②肾上腺疾病。先天性肾上腺皮质增生征或肾上腺肿瘤。③接触外源性激素。接触过外源性雌激素的女孩可发生乳房发育,出现乳晕、外生殖器色素沉着,阴道分泌物增多和阴道出血。

【临床表现】 性早熟尤其特发性性早熟女孩的发病率高于男孩,男孩性早熟常和中枢神经肿瘤有关。性早熟在青春期前的各个年龄阶段均可发病。中枢性性早熟患儿提前出现的第二性征与正常青春发育顺序相似,患儿身高和体重过快增长,但成年身高常较一般群体低。肿瘤所致性早熟除了具有性早熟的临床表现外,还具有局部肿瘤的压迫症状,如颅内压增高。

【诊断和鉴别诊断】 性早熟的诊断首先必须确定是否是性早熟;其次判断是中枢性性早熟还是外周性性早熟;最后寻找性早熟的病因。

1. 中枢性性早熟

(1) 临床诊断依据:第二性征提前出现,按照正常发育程序进展。女孩:乳房发育,身高增长速度突增,阴毛发育,一般在乳房开始发育2年后初潮呈现。男孩:睾丸和阴茎增大,身高增长速度突增,阴毛发育,一般在睾丸开始增大后2年出现变声和遗精。发育过程中呈现身高增长突增。

(2) 实验室依据

1) 性激素测定:基础促黄体生成激素(LH)>3.0~5.0IU/L可肯定已有中枢性发动。凭基础值不能确诊时需进行激发试验:以GnRH 2.5~3.0μg/kg(最大剂量100μg)皮下或静脉注射,于注射的0分钟、30分钟、60分钟和90分钟测定血清LH和卵泡刺激素(FSH)水平。化学发光法测定激发峰值LH>3.3~5.0 IU/L是判断真性发育界点,同时LH/FSH比值>0.6时可诊断为中枢性性早熟。如激发峰值以FSH升高为主,LH/FSH比值低下,结合临床可能是单纯性乳房早发育或中枢性性早熟的早期,需定期随访,必要时重复检查。

2) 子宫卵巢B超:单侧卵巢容积≥1~3 ml,并可见多个直径≥4 mm的卵泡,子宫长度>3.4~4 cm可认为已进入青春发育状态。

3) 骨龄:是预测成年身高的重要依据。

2. 不完全性中枢性性早熟 最常见的类型为单纯性乳房早发育,表现为只有乳房早发育而不呈现其他第二性征,乳晕无着色,呈非进行性自限性病程,乳房多在数月后自然消退。血清雌二醇和 FSH 基础值常轻度增高,GnRH 刺激试验中 FSH 峰值明显增高。

3. 外周性性早熟 第二性征提前出现但性征发育不按正常发育进展。性腺大小在青春前期水平,促性腺激素在青春前期水平。β-HCG 和甲胎蛋白是诊断分泌 HCG 生殖细胞瘤的重要线索,雌激素和睾酮水平升高有辅助诊断意义。

4. 性早熟病因学诊断 确诊为中枢性性早熟后需做脑 CT 或 MRI 检查:①确诊为 CPP 的所有男孩;②6 岁以下发病的女孩;③性成熟过程迅速或有其他中枢病变者。外周性性早熟患儿需做性腺、肾上腺或其他相关器官的影像学检查。

【治疗】

1. 中枢性性早熟 治疗目标为抑制过早和过快的性发育,缓解患儿及家长的心理问题,改善成年身高。GnRH 类似物(GnRHa)是当前主要的治疗选择,目前常用制剂有曲普瑞林和亮丙瑞林的缓释剂。

(1) 应用指征:①骨龄大于年龄 2 岁或以上,但需女孩骨龄≤11.5 岁,男孩骨龄≤12.5 岁者;②预测成年身高:女孩<150 cm,男孩<160 cm;③或以骨龄判断的身高<-2SD;④骨龄增长/年龄增长>1。

(2) 无需治疗的指征:①性成熟进程缓慢(骨龄进展不超越年龄进展)而对成年身高影响不显著。②骨龄虽提前,但身高生长速度亦快,预测成年身高不受损者。因为青春发育是一个动态的过程,故对每个个体的以上指标需动态观察。对于暂不需治疗者均需进行定期复查和评估。

(3) GnRHa 大剂量、长时间外源性:GnRH 与 GnRH 受体结合,引起垂体-性腺轴一过性兴奋,继而持续性抑制。剂量:首剂 80~100μg/kg,最大量 3.75mg;其后每 4 周注射 1 次,体重≥30kg 者,曲普瑞林每 4 周肌内注射 3~3.75mg。已有初潮者首剂后 2 周宜强化 1 次。特点:疗效好,既可以抑制性腺发育,又可抑制骨骼加速生长,但价格较贵。维持剂量应当个体化,根据性腺轴功能抑制情况而定,男孩剂量可偏大。

(4) 监测和停药:患儿治疗有效表现为 LH、FSH 的分泌下降,E_2 水平相应方面下降,骨骼发育减慢,第二性征退缩。治疗过程中应每 3~6 个月测量身高及性征发育状况;首剂 3~6 个月末复查 GnRH 激发试验,LH 峰值在青春前期水平提示剂量合适。其后对女孩需定期复查基础血清雌二醇(E_2)和子宫、卵巢 B 超;男孩需复查基础血清睾酮浓度以判断性腺轴功能抑制状况。每半年复查骨龄 1 次,疗效不佳者需评估原因,调整方案。

(5) 注意事项:首次注射后可能发生阴道出血,或已有初潮者又见出血,但如继后注射仍有出血时应当认真评估。为改善成年身高的目的疗程至少 2 年,具体疗程需个体化。一般建议在年龄 11 岁,或骨龄 12 岁时停药,可望达最大成年身高。单纯性乳房早发育多呈自限病程,一般不需药物治疗,在 4 岁以后起病者需定期随访。中枢器质性病变的 CPP 患儿应行病因治疗。

2. 外周性性早熟 根据引起性早熟的不同病因分别处理,如肾上腺肿瘤的手术治疗,先天性肾上腺皮质增生症的皮质醇替代治疗等。

第四节 先天性甲状腺功能减退症

先天性甲状腺功能减退症(congenital hypothyroidism)简称先天性甲低,指因先天性或者遗传因素引起甲状腺发育障碍、激素合成障碍、分泌减少,导致患儿生长障碍,智能落后。先天性甲低是儿科最常见的内分泌疾病之一。根据病因可分为两大类:散发性和地方性。按病变涉及的位置不同,可分为原发性甲状腺功能减退症和继发性甲状腺功能减退症。

【病理生理和发病机制】

1. 甲状腺激素的合成和分泌 甲状腺的主要功能是合成甲状腺素(thyroxine, T_4)和三碘甲腺原氨酸(triiodothyronine, T_3)。合成它们的主要底物是碘和甲状腺球蛋白上的酪氨酸。甲状腺上皮细胞通过基膜的碘泵主动将碘从血液摄入细胞,在过氧化物酶的催化下将无机碘氧化成活性碘。活性碘与甲状腺球蛋白上的酪氨酸残基结合成一碘酪氨酸和二碘酪氨酸,两者再分别偶联生成 T_3 和 T_4。在促甲状腺激素的作用下,甲状腺滤泡上皮细胞通过摄粒作用将甲状腺球蛋白形成的胶质小滴摄入细胞内,由溶酶体吞噬后将甲状腺球蛋白水解,释放出 T_3 和 T_4。

2. 甲状腺激素的分泌调节 甲状腺激素分泌的调节主要是通过下丘脑-垂体-甲状腺轴的反馈调节,下丘脑分泌的促甲状腺激素释放激素(TRH)促进垂体前叶合成和分泌促甲状腺激素(TSH),调整垂体对 T_3 和 T_4 负反馈作用的反应,使血中甲状腺激素维持在一定的水平。此外,甲状腺也存在不依赖 TSH 的自身调节。

3. 甲状腺激素的生理作用 甲状腺的生理作用包括对代谢和各脏器功能的影响。甲状腺激素能促进细胞组织生长发育和成熟,促进钙磷代谢、蛋白质代谢,糖原分解和组织对糖的吸收,脂肪代谢和利用。甲状腺激素能增强心脏对儿茶酚胺的敏感性,甲状腺功能亢进患儿常有心跳加速。甲状腺对神经系统的发育也有重要影响,甲状腺功能低下患儿未及时治疗会发生智力障碍,身材矮小。

4. 甲状腺功能低下的病因 散发性甲状腺功能低下的病因:甲状腺发育不良、甲状腺素合成障碍、下丘脑-垂体性甲低、暂时性甲低;地方性先天性甲状腺功能减退症多因孕妇饮食缺碘或患儿出生后缺碘所致。

【临床表现】 先天性甲状腺功能减退症临床特征为基础代谢率降低,生长发育落后,智能低下。新生儿甲状腺功能减退症临床表现缺乏特异性。表现为哭声低,黄疸消退延迟,腹胀和脐疝,少哭,吸吮力差,便秘等。年长儿常因生长发育落后和智能低下来就诊。甲低患儿典型症状和体征。

1. 外貌特征 患儿表现为头大、短颈、眼睑水肿、眼距宽、鼻梁宽平、舌厚外伸、表情淡漠、面色苍白、全身皮肤粗糙、非凹陷性水肿,头发干燥。

2. 神经系统 怕冷少动、嗜睡、对外界无兴趣,记忆力和注意力减退,智力低下,反应迟钝,眼球震颤,共济失调,腱反射迟钝,运动发育落后。

3. 体格发育 患儿身材矮小,四肢短小,上部量大于下部量,常有骨龄发育落后。

4. 心血管系统 心动过缓,血压低,心音低,心脏扩大,可伴有心包积液和胸腔积液。

5. 消化系统 厌食、腹胀、便秘。胃酸缺乏,导致恶性贫血与缺铁性贫血。继发性甲状腺功能减退症患儿出现症状缓慢,可为单纯 TRH 或 TSH 缺乏,或伴有垂体其他功能障碍如尿崩症、低血糖等。

【实验室检查】

1. 甲状腺功能检查 新生儿疾病筛查只能检出原发性甲状腺功能减退症,无法检出中枢性甲状腺功能减退症和 TSH 延迟升高的患儿,早产儿和低出生体重儿需出生后 2~4 周或体重大于 2500g 以上进行筛查,避免出现假阴性。如临床发现存在甲状腺功能减退症状应

尽早查血清 T_3、T_4、TSH,如 T_4 降低,TSH 明显升高即可确诊。

2. 甲状腺放射性核素显像 可检测患儿甲状腺发育情况和甲状腺大小、形态和位置,对先天性甲状腺发育异常患儿有诊断意义。

3. 骨龄测定 患儿骨龄常明显落后于实际年龄。

【诊断和鉴别诊断】

1. 诊断

(1) 新生儿甲状腺功能减退症的诊断:新生儿常缺乏典型甲状腺功能减退症的临床表现,筛查试验可及早发现甲低,有助于早诊早治,避免后遗症产生。

(2) 儿童甲状腺功能减退症的诊断:①典型临床表现;②基础代谢率降低;③血甲状腺功能异常:FT_3、T_3、FT_4、T_4 降低,TSH 升高;④骨龄落后于实际年龄。

2. 鉴别诊断

(1) 21-三体综合征:患儿表现为特殊面容、智力低下,动作发育落后,常伴有其他畸形如先天性心脏病,染色体检查可鉴别。

(2) 先天性巨结肠:患儿出生后出现便秘、腹胀、脐疝,部分患儿合并肠穿孔。消化道造影检查有助于诊断。

(3) 生长激素缺乏症:患儿表现为矮小,但大部分患儿智力正常,无黏液性水肿,生长激素检查可鉴别。

(4) 先天性软骨发育不良:患儿四肢短,直立位时手指尖摸不到股骨大粗隆,额前突,鸡胸,肋骨外翻。X线检查示全部长骨变短、增粗、密度增高。

【治疗】 先天性甲状腺功能减退症的治疗原则包括:确诊后立即给予甲状腺素替代治疗;甲状腺发育异常者,需终身治疗;疾病筛查诊断的甲低,治疗需使血 FT_4 维持在正常高值;对于下丘脑-垂体性甲低,甲状腺素治疗需从小剂量开始,同时给予生理需要量的皮质激素治疗,防止肾上腺皮质功能衰竭;暂时性甲低为自限性疾病,持续用药一到数月,减药或停药 1 个月复查甲状腺功能,功能正常则可停药定期观察。

治疗药物 *L*-甲状腺素钠口服为首选药物,其生物活性稳定,在体内产生较大的 T_4 池,于周围组织转化为 T_3。新生儿剂量:每日口服一次,首剂 10~15 μg/(kg·d),每周增加 10 μg/kg,使 FT_4 和 TSH 恢复正常,尽早纠正甲状腺功能减退的状态,后期维持剂量需个体化调整。注意随访患儿的智力发育、骨龄、生长曲线和血 FT_4 和 TSH 的水平。不同年龄儿童 *L*-甲状腺素钠使用剂量见表 16-4。

表 16-4 不同年龄阶段儿童甲状腺素治疗参考剂量

年龄	每日剂量/ μg/(kg·d)	每日总量/(μg/d)
1~3 个月	8~10	25~50
3~12 个月	5~8	50~100
1~5 岁	5~6	75~100
6~12 岁	4~5	100~150
>12 岁	2~3	100~200

甲状腺片是从动物甲状腺中提取,T_3 和 T_4 含量不稳定,不能直接反映其生物学活性,可使血清 T_3 升高,但波动较大,不如 *L*-甲状腺素钠,现已较少使用。

【预后和预防】 先天性甲状腺功能低下预后与患儿疾病诊断治疗的时间有关。早诊早治可避免智力低下等后遗症的发生。研究发现，出生后3个月开始治疗者，预后较好，绝大多数患儿智能可达到正常。6个月才开始治疗者智能会受到不同程度的损害。地方性甲状腺功能减退症患儿需应用碘化食盐预防。

第五节 儿童糖尿病

儿童糖尿病(diabetes mellitus,DM)是由于胰岛素绝对或相对缺乏所致的代谢性疾病，可造成糖、脂肪、蛋白质代谢紊乱。临床表现为血糖增高及葡萄糖尿和随之发生的一系列症状体征。发病率在我国低于欧美国家，4~6岁和11~14岁为发病高峰，婴儿发病较少。秋、冬季节高发。近年来发病率呈上升趋势。儿童糖尿病主要分1型、2型、青年期发病型(MODY)。本章主要叙述儿童1型糖尿病。

【胰岛素的代谢】 胰岛含有四种以上分泌激素的细胞。其中A细胞合成和分泌胰高血糖素，B细胞合成和分泌胰岛素。B细胞位于胰岛的中心部位，数量最多，A细胞等包围着B细胞群。各种胰岛细胞在胰岛内部形成自身的反馈系统是对糖代谢的细微稳定调节。胰岛素是在胰腺胰岛的B细胞核内合成。胰岛素基因位于11p15，由3个外显子和2个内含子组成，该基因只在胰岛B细胞中表达。当葡萄糖刺激胰岛素分泌时，胰岛素和C肽分离，两者以等分子量同时进入血循环中，胰岛素在血中存在的时间较短。大部分在肝中代谢，其余在肾脏和肌肉中，C肽较稳定，可作为判断胰岛功能的较好指标。

胰岛素是合成代谢激素，对肌肉、脂肪、肝等不同脏器细胞代谢各有其特异性。胰岛素可促进肌肉脂肪组织摄取葡萄糖，促进肝糖原和肌糖原的合成，抑制糖原的分解和糖异生，维持血糖的稳定。胰岛素抑制肝和脂肪组织的脂肪分解，促进游离脂肪酸合成脂肪，抑制酮体生成。胰岛素在所有细胞中均有促进蛋白质合成的作用。

胰岛素的分泌受多种因素的影响。促进胰岛素分泌的因素有：葡萄糖、氨基酸(精氨酸和赖氨酸)、脂肪酸(双重作用)、丙二酰辅酶A。抑制胰岛素分泌的因素包括：去甲肾上腺素、生长抑素、血中游离脂肪酸。胰岛素与胰高血糖素、肾上腺素、糖皮质激素等升血糖激素共同维持血糖的稳定。

【1型糖尿病的病因和发病机制】

1型糖尿病的发病机制目前认为是在遗传易感基因的基础上由于环境因素的作用引起的自身免疫反应性胰岛炎，胰岛B细胞遭到破坏，胰岛素分泌减少导致糖、脂肪、蛋白质代谢异常。

1. 遗传易感性 1型糖尿病是受多基因调控由T细胞介导的自身免疫性疾病。随着分子生物学和分子遗传学技术的不断发展。多个1型糖尿病易感基因位点被发现，如人类白细胞抗原复合体(human leucocyte antigen complex,HLA complex,IDDM1)和胰岛素基因(insulin gene,INS,*IDDM2*)。其他基因如最近研究得较多的*GLIS3*(Gli-similar 3)和糖尿病的关系。随着遗传统计学的发展，通过GWAS(genome-wide association studies)发现更多糖尿病易感基因，这些基因在不同的种族间有一定的差别，提示遗传的多态性。

2. 环境因素 流行病学调查显示婴儿早期的饮食种类和方式会影响1型糖尿病的发病。例如，有研究表明过早、过多的摄入牛乳制品，可触发糖尿病发生。近年来研究发现病毒感染在1型糖尿病的发病过程中起重要作用。病毒可通过直接作用和产生细胞因子损伤胰岛 B 细胞。精神紧张和接触有毒化学物质可能也与 1 型糖尿病有关。

3. 自身免疫因素 免疫因素在 1 型糖尿病的疾病发生发展中起着重要的作用。机体正常处于免疫耐受状态,当某种促发因素引起免疫调节机制失调时,可导致胰岛 B 细胞的自身反应性 T 细胞活化、增殖,进入炎症免疫阶段,导致胰岛炎,B 细胞破坏,从而发生 1 型糖尿病。除了细胞免疫异常,1 型糖尿病患儿还存在体液免疫异常。约 90% 糖尿病患儿体内存在多种针对胰岛 B 细胞自身抗原的抗体:胰岛细胞抗体(islet cell antibody,ICA)、胰岛素自身抗体(autoantibodies to insulin,IAA)、谷氨酸脱羧酶抗体(glutamic acid decarboxylase 65 antibody,GADA)和胰岛素瘤相关蛋白 2 抗体(insulinoma associated protein 2,IA-2)。这些抗体对胰岛的作用具有多样性。

【临床表现】 1 型糖尿病可见于任何年龄组,患病率男女无性别差异。儿童糖尿病起病表现不一,多数较急骤,表现为多尿、多饮、多食,体重下降。年幼者常以遗尿、消瘦引起家长注意。有相当多的患者以急性酮症酸中毒为首发表现。表现为胃纳减退、恶心、呕吐、腹痛、关节肌肉疼痛、呼吸深快、呼气中带有酮味,精神萎靡、嗜睡,严重者可出现昏迷。值得关注的是有部分患儿无症状,体检时发现血糖较高,称为无症状的 1 型糖尿病。

儿童糖尿病有其自然病程:

1. 糖尿病前期 这个时期患儿无糖尿病的临床症状,但体内出现抗胰岛细胞抗原的抗体。抗体阳性是发生 1 型糖尿病的高危标志。胰岛 B 细胞在糖尿病前期进行性损害,胰岛素分泌逐渐减少。

2. 临床糖尿病期 患儿在这个时期出现典型的糖尿病症状或酮症酸中毒。

3. 部分缓解期 1 型糖尿病患儿在初次就诊治疗后其内源性胰岛素分泌有暂时的部分恢复,这个时期也被称为"蜜月期"(每天胰岛素的用量小于 0.5 U/kg,HbA1c<7%)。

4. 糖尿病强化期 胰岛功能进一步下降,外源性胰岛素需要不断增加,此时称为糖尿病的强化期。

5. 永久性完全性胰岛素依赖期 是指胰岛 B 细胞功能衰竭,患儿需要完全依赖外源性胰岛素的时期,该期患儿血糖常有大幅度波动。

【糖尿病并发症】 糖尿病的急性期并发症和慢性期并发症。

1. 急性期并发症

(1)糖尿病酮症酸中毒:儿童时期常有部分患儿以糖尿病酮症酸中毒就诊。表现为恶心、呕吐、腹痛、不规则深长呼吸、有酮体味,严重者出现昏迷。

(2)低血糖:由于胰岛素用量过多或注射胰岛素后未能按时进食而引起。表现为心悸、出汗、饥饿感、头晕、震颤。严重者出现昏迷,反复低血糖会影响患儿的脑功能。

(3)感染:是糖尿病发病的促发因素,严重感染会引起中毒性休克。

(4)糖尿病高渗性非酮症性昏迷:患儿血浆渗透压>310 mmol/L,高血糖,无酸中毒,血尿酮体阴性。

2. 慢性并发症 生长障碍、糖尿病视网膜病、周围神经病变、糖尿病肾病。

【实验室检查】

1. 血糖测定 正常空腹血糖<6.1 mmol/L(110 mg/dl),空腹血糖 6.1~6.9 mmol/L 为空腹血糖受损;如空腹血糖≥7.0 mmol/L,随机血糖或口服糖耐量试验(OGTT)2 小时血糖值>11.1 mmol/L,即可诊断糖尿病。糖耐量试验不作为临床糖尿病诊断的常规手段。

2. 血 C 肽测定 C 肽测定可反映内源性胰岛 B 细胞分泌功能,不受外来胰岛素注射影响。儿童1型糖尿病时C肽值明显低下。

3. 糖化血红蛋白（HBAlc） 是判断近2个月内血糖控制情况的客观指标,与糖尿病微血管及神经并发症有一定的相关性。正常人HBAlc<6%,HBAlc>8%,糖尿病并发症显著增加,应采取措施。

4. 尿糖及酮体测定 尿糖测定只能反映某一特定时间内尿糖排泄情况,且因与肾阈高低、尿糖试纸质量有关,故尿糖阳性仍应测定血糖。酮体包括乙酰乙酸、丙酮、β-羟丁酸。糖尿病者尿酮体阳性。

5. 胰岛细胞抗体（ICA）、胰岛素自身抗体（IAA）、谷氨酸脱羧酶（GAD）抗体测定 糖尿病发病初期上述抗体大多可呈阳性,随着病程进展,胰岛细胞破坏日益加重,滴度可逐渐下降。抗体主要用于1型糖尿病的诊断和鉴别。

【诊断和鉴别诊断】 根据患儿出现明显多饮、多尿、多食和消瘦,高血糖,糖尿和酮尿结合如下任何一条并可作出糖尿病的诊断:①空腹血糖≥7.0 mmol/L(126 mg/dl);②随机血糖≥11.1 mmol/L(200 mg/dl);③口服糖耐量试验2小时血糖值≥11.1 mmol/L(200 mg/dl)。

糖耐量异常:OGTT试验后2小时血糖处于7.8~11.1 mmol/L。空腹血糖受损(IFG):患儿空腹血糖6.1~7.0 mmol/L。

糖尿病需要与如下疾病相鉴别:

1. 非葡萄糖性糖尿 班氏液对果糖、乳糖均呈阳性反应,葡萄糖氧化法检测尿液可鉴别。

2. 新生儿暂时性糖尿病 发病率较低,多在出生后6周内发病,表现为发热、呕吐、脱水、体重不增、血糖增高、酸中毒表现,治疗后可恢复正常。该类患儿应定期随访。

3. 肾性糖尿 患儿血糖正常,尿糖阳性,胰岛素和C肽分泌正常。

4. 其他原因所致的血糖升高 感染、创伤等应激反应所引起的暂时性高血糖。大剂量地塞米松、左旋门冬所致的药物诱导的糖尿病等。

【治疗】 1型糖尿病是终生的内分泌疾病,需要接受综合治疗包括饮食、合理运动、胰岛素合理应用、心理治疗、急性期抗感染等,以期减少或延缓患儿急慢性并发症的发生。

糖尿病治疗目的包括:降低血糖,保持HbAlc<8%;均衡营养,保证患儿正常生长发育。定期检查有无并发症出现,从而调整治疗方案。

1. 饮食治疗 糖尿病患儿每日所需总热卡=1000+[年龄×(80~100)],蛋白质占15%~20%,脂肪占30%,碳水化合物占50%~55%,全日热能分配早、中、晚分别占1/5、2/5、2/5。每餐中留出少量(5%)作为餐间点心。

2. 运动治疗 适度的运动可以增加胰岛素的敏感性,肌肉运动可以改善外周循环增加胰岛素的吸收和利用,有助于控制血糖。血糖太高和低血糖时不适合运动,因此,应根据患儿具体情况调整胰岛素用量,保证能量的前提下制定个体化的运动方案。运动时伴有老师或家长陪同,防止出现高血糖和低血糖。

3. 胰岛素治疗 胰岛素是糖尿病治疗的主要药物。它的种类、剂量和注射方式会直接影响患儿的疗效。

(1) 胰岛素制剂:目前胰岛素普遍使用生物合成的人胰岛素,该类药物抗原性低于猪、牛源性胰岛素制剂。从起效和在人体内作用的时间上可分为:速效、短效、中效、长效/超长效胰岛素,预混胰岛素(表16-5)。

表 16-5 胰岛素的种类和作用时间

胰岛素种类	开始作用时间(h)	作用最强时间(h)	维持时间(h)
速效	0.25	1~3	3~5
短效	0.5	3~4	6~8
中效	1.5~2	4~12	18~24
长效	3~4	14~20	24~36
混合(短效+中效)	0.5	2~8	18~24

(2) 胰岛素的使用剂量和方案：儿童因其特殊性,胰岛素的使用剂量和方案需要个体化,根据其年龄、病程、运动和饮食习惯和既往健康状况决定。胰岛素的初始剂量为每日 0.5~1U/kg,短效胰岛素分 4 次,早中晚三餐前 30 分钟皮下注射,临睡前加注射 1 次。剂量分配为早餐前 30%~40%,中餐前 20%~30%,晚餐前 30%,临睡前 10%。小于 2 岁的患儿胰岛素用量偏小,青春发育期儿童和合并酮症酸中毒的患儿胰岛素剂量偏高。目前国内外较常用的治疗方案是短中效混合制剂早晚两餐前注射的 2 次疗法。该方案方便,易被患儿和家属接受。

(3) 胰岛素治疗过程中出现的现象：苏木金现象(somogyi phenomenon)、脆性糖尿病(brittle diabetes)、黎明现象(dawn phenomenon)。

(4) 胰岛素的注射方式和部位：目前较常用的注射方式包括注射针、注射笔、胰岛素泵等。使用胰岛素泵可以使血糖保持稳定,低血糖发生减少。注射部位：上臂、大腿、腹壁。

(5) 胰岛素治疗的并发症：胰岛素治疗最常见的并发症是低血糖,其次为注射部位出血、青紫、胰岛素渗漏,较少见的是局部过敏反应。

4. 血糖监测 可以指导胰岛素治疗。病情稳定者监测三餐前和睡前 4 次血糖。合并糖尿病酮症酸中毒等危重情况时需要每天监测三餐前、三餐后 2 小时、睡前和凌晨 3~4 点 8 次血糖。不同年龄阶段儿童血糖控制标准不同。

5. 健康教育和管理 糖尿病患儿一直处于一个动态的生长发育中,饮食控制既要保证孩子有足够的营养,又要满足孩子们的口味,患儿不同时期胰岛素治疗剂量均需调整,要长期电话联系,督促其专科随访、监测血糖、调整胰岛素的用量,防止各种并发症的发生。加强患儿父母对饮食、运动及科学用药的重视程度,提高其对患儿疾病管理的依从性和信心。

【糖尿病酮症酸中毒】 糖尿病酮症酸中毒(diabetes ketone acidosis,DKA)是儿童最常见的与糖尿病相关的急性并发症,该疾病是引起糖尿病儿童死亡的重要原因,常由感染、饮食不当、治疗不当引起。对于原因不明的酸中毒、昏迷患儿应该了解有无糖尿病病史,并进行血糖、尿糖、血电解质检测。

1. 诊断

(1) 诊断要点：糖尿病酮症酸中毒可有呕吐、腹痛、意识障碍、呼吸深大。脱水严重时伴休克表现。合并感染时可发热。血常规显示 WBC 增多或核左移；血清淀粉酶可非特异性增高；大量糖尿和酮尿；高血糖症(血糖>11 mmol/L)；血 pH<7.3；二氧化碳<15 mmol/L,并且脱水达到 5% 以上；极少部分患者血糖不升高。

(2) 严重程度分度：根据血气、酸中毒的程度分度。轻度：pH<7.3,或 HCO_3^-<15 mmol/L；中度：pH<7.2,或 HCO_3^-<10 mmoL/L；重度：pH<7.1,或 HCO_3^-<5 mmol/L。

2. 治疗 立即检查血电解质、血糖、酮体,评估脱水程度、意识状况、血压等。给予吸氧、生理盐水 10~20 ml/kg 于 10~30 分钟内输入。如有呕吐及意识障碍可用胃管引流。监测脉率、血压、呼吸,记录出入量,观察意识状况,ECG 监测 T 波。降低血糖,纠正脱水酸中毒及电解质紊乱,抗感染。

(1) 液体疗法:补液量按中度脱水计算(80~100 ml/kg)。第 1 小时快速滴入生理盐水 20 ml/kg 抗休克,脱水严重时可再加入 20ml/kg,前 8 小时输入总液量的 1/2,余量在后 16 小时输注。输液按先快后慢、先浓后淡的原则进行。

(2) K^+ 的补充:见尿补氯化钾 3~6 mmol/kg,血钾应随时监测。

(3) 胰岛素:小剂量静脉滴入 0.1 U/(kg·h),当血糖<14 mmol/L 时换用 5% GS 加胰岛素静脉滴入。如酮体消失,血糖<17 mmol/L 时患儿能进食则改胰岛素皮下注射。

(4) 碱性液的使用:有证据表明碳酸氢盐的使用可加重中枢神经系统酸中毒和组织缺氧,加重低钾血症和改变 Ca^{2+} 浓度而发生危险,还可增加血浆渗透压,应该慎用。只有当动脉血气 pH<6.9,休克持续不好转时可考虑使用。通常用 5% $NaHCO_3$,1~2 ml/kg 稀释后在 1 小时以上时间内缓慢输入。

(杨卫霞)

第十七章 儿科常见症状的鉴别

儿科临床多种疾病可表现为同一症状,做好症状的鉴别诊断,尤其是识别一些急骤发生的危重症状,是关系到早期诊断和及时合理治疗的关键。

第一节 发 热

体温超过人体正常范围高限称为发热。小儿正常体温较成人稍高,这是因为小儿处于不断的生长发育过程之中,体温调节中枢发育未完善,新陈代谢较成人相对旺盛。小儿正常体温可随性别、年龄等不同有轻微差异;受昼夜及不同季节变化的影响,一天以早晨体温最低,下午稍高,波动范围不超过1℃;夏季体温稍高,上午平均体温为37℃,其余三季均值为36.5℃;进食、活动、哭闹、衣被过厚及过高室温均可使小儿体温一过性上升;肛表测得的体温最高,口表次之,腋表最低,相差范围0.3~0.5℃,这种差别随体温升高变得不明显,高热患者三者基本一致。

在发热情况下,按体温高低程度不同可将其分为4类。以腋表为例,37.5~38℃为低热,38.1~39℃为中度发热,39.1~40.4℃为高热,≥40.5℃为超高热。按发热时间长短,发热可分为4类。①短期发热:指发热<2周;②长期发热:指发热时间≥2周;③原因不明发热:指发热持续或间歇超过3周,经体检、常规辅助检查不能确诊者;④慢性低热:指低热持续1个月以上。发热的常见热型有三类。①稽留热:持续发热,体温波动很小,一般未超过0.6℃;②弛张热:发热体温波动上下2~3℃,但未回到正常;③间歇热:发热回到正常至少24小时又发热。

【病理生理】 由于位于下丘脑的体温调节中枢能接收来自身体周围的冷、热神经感受器的信息,并感受进入下丘脑血循环温度,这些信息经处理后,下丘脑能调节身体的产热及散热使其保持平衡以保持体温恒定。在正常情况下,下丘脑将调定点设定在37℃,使核心体温维持正常。细胞代谢增加、肌肉活动、哭闹、寒战等可使机体产热增加;皮肤血管收缩,增加衣被可使机体散热减少;末梢血管扩张、出汗、降低环境温度、增加对流均有助于机体的散热。不同病因的发热,其发热机制可各不相同。

1. 致热原性发热 是临床最常见的发热机制,感染性发热都是由各种病原体及其代谢产物(脂多糖或毒素)、疫苗等外源性致热物质所引起,该物质统称为外源性致热原。外源性致热原不直接作用于体温调节中枢,通过激活内源性致热原发挥致热作用,如微生物病原体及其产物、炎性渗出物及无菌性坏死组织、抗原抗体复合物等。后者可诱导宿主细胞(包括巨噬细胞、网状内皮细胞、淋巴细胞、上皮细胞及成纤维等细胞)产生能引起发热的介质,称之为内源性致热原。内源性致热原可能是经前列腺素E的作用,可调高下丘脑体温中枢的调定点,使体温上升至发热的水平。

非感染性疾病(白血病、淋巴瘤)、手术、创伤、自身免疫性疾病等所引起的发热,皆是由于其损伤的细胞及坏死的组织产生内源性致热原所致。

2. 非致热原性发热

（1）产热过多：如剧烈运动、哭闹、惊厥等可引起短暂性体温升高。甲状腺功能亢进等代谢增高的患者可引起长期低热。

（2）散热减少：广泛性皮炎、鱼鳞病、烧伤、先天性汗腺缺乏、环境温度、湿度过高（如中暑）、新生儿衣被过厚等。

（3）中枢神经系统体温调节功能异常：经常见于下丘脑体温中枢受到影响，如颅脑损伤、出血、高钠血症、新生儿脱水热、暑热症等。这类发热有时可达超高热程度，退热药常无效。

【病因及鉴别诊断】

1. 短期发热患者 要仔细询问患者发病史，如流行病学史、传染病接触史、疾病发生发展过程，并注意局部症状及体征。如有无呼吸系统、消化系统、泌尿系统、神经系统等的症状与体征，有无皮疹、出血点、黄疸、贫血、淋巴结肿大或肝脾大及局部感染病灶等。必要时需进行有关实验室检查以明确诊断。短期发热在儿科多数由感染引起，预后良好或属自限性疾病，但发热也可是危重患者的早期表现，故应提高警惕，尤其中毒症状较重的患者，如精神萎靡、嗜睡、面色苍白等，更应仔细检查，留院观察。

2. 长期发热 常是临床诊断、鉴别诊断的难点，必须结合具体情况，仔细询问病史，全面体检，并且进行必要的实验室检查。

（1）感染：以呼吸系统感染最多见，包括病毒、细菌、支原体及结核菌等；其他感染有消化道感染、泌尿系感染、中枢神经系统感染（脑炎、脑膜炎）、心血管系统（感染性心内膜炎、心包炎）、全身感染[如败血症、结核病、伤寒、副伤寒、斑疹伤寒、布氏杆菌病、EB病毒感染、巨细胞病毒感染、莱姆（Lyme）病、钩端螺旋体病、疟疾、黑热病、血吸虫病及真菌感染如新型隐球菌等]，其他还有脓肿或局限性感染（如骨髓炎、肾周围脓肿、膈下脓肿、阑尾脓肿、肛周脓肿等）。

（2）风湿性疾病：儿科以幼年型类风湿关节炎最常见。其他常引起发热的风湿性疾病尚有系统性红斑狼疮、结节性多动脉炎、川崎病、皮肌炎、结节性非化脓性脂膜炎、韦格（Wergner）恶性肉芽肿及血管性免疫母细胞淋巴结病等。

（3）恶性肿瘤：白血病最常见，其他尚有恶性淋巴瘤（包括霍奇金及非霍奇金淋巴瘤）、成神经母细胞瘤、恶性组织细胞病、朗格汉斯组织细胞增生症及尤文肉瘤（Ewing sarcoma）等。

（4）累及下丘脑体温调节中枢的疾病：如颅脑损伤、大脑发育不全、中毒性脑病、脑炎后遗症及间脑病变等。

（5）机体散热障碍：中暑、无汗性外胚层发育不良、新生儿捂热综合征及暑热症。

（6）其他：药物热、药物中毒（如水杨酸、阿托品）、输血或输液反应、高钠血症（垂体性或肾性尿崩症、医源性）等。

第二节 呕 吐

呕吐是由于食道、胃或肠道逆向运动，伴有腹肌、膈肌强力收缩，迫使胃内容物从口腔涌出。呕吐不同于溢乳或胃食管反流，后者是指胃内容物被动反流至食管或溢出口外。

【病理生理】 呕吐中枢位于延髓背外侧，邻近迷走神经核和呼吸中枢，呕吐中枢的活动受大脑皮质控制。呕吐可分为两类:①反射性呕吐:来自周围感觉神经的冲动,通过迷走神经及内脏神经传入纤维,刺激呕吐中枢,反射性地引起呕吐;呕吐反射的感受器分布广泛,不但位于咽部、胃肠、肝胆、胰腺、腹膜等消化系统,也存在于内耳前庭、心脏、泌尿系等其他器官;脑神经中的视觉、嗅觉及味觉神经在看、闻、尝或嗅到难以接受的物品,以及心理上受到强烈刺激也均可引起呕吐;呕吐时患儿常伴有迷走神经兴奋现象,表现恶心、面色苍白、出汗、流涎、血压降低及心率缓慢等。②中枢性呕吐:呕吐中枢直接受刺激或通过其他的化学感受器使其受到刺激,如颅内炎症、肿瘤、颅内压增高均可刺激呕吐中枢或使呕吐阈降低,某些药物及体内异常代谢产物也可直接刺激呕吐中枢,如糖尿病酮症酸中毒、肝脏疾病及尿毒症等。中枢性呕吐表现为喷射性呕吐。

呕吐时胃逆向蠕动,腹肌、膈肌收缩,将胃内容物甚至肠内容物呕出,同时声门及鼻咽部反射性关闭,呼吸暂停,以防呕吐物吸入或进入鼻腔。但较小婴儿这种反射动作欠灵敏,较易发生吸入,甚至窒息。频繁呕吐不但丢失水与电解质,也影响生理所需水的摄入,较易引起脱水及电解质紊乱,长时间呕吐导致营养素摄入受影响,可发生营养不良。

【病因及鉴别诊断】 引起呕吐的常见疾病有以下几种。

1. 消化系统疾病 部分新生儿可因咽下羊水出生后1~2日发生呕吐,即咽下综合征,持续1~2天后可自行停止。早期新生儿呕吐应注意消化道畸形所致,先天性食管闭锁出生后即表现唾液过多,不断从口腔外溢,有时呈泡沫状,首次喂奶、喂水即发生呛咳、窒息。呕吐物含胆汁提示十二指肠以后部位发生梗阻,如小肠狭窄、闭锁,肠回转不良,肠重复畸形,胎粪性肠梗阻,先天性巨结肠及肛门闭锁等。低位肠梗阻腹胀明显。出生2周以后才发生的持续呕吐,呕吐物不含胆汁,如观察上腹部有蠕动波及能扪到肿块,应考虑为幽门肥大性狭窄。上述消化道畸形常需X线检查辅助诊断。呕吐伴腹泻时,应考虑坏死性小肠结肠炎及各种感染性肠炎,如沙门氏菌鼠伤寒,致病性大肠埃希菌及变形杆菌等。另外,败血症等严重感染引起的麻痹性肠梗阻也可引起呕吐。婴儿期常因喂养不当、肠炎、肠套叠、嵌顿疝引起呕吐。儿童常见呕吐原因有急性胃炎、肠道感染、病毒性肝炎、消化道异物、阑尾炎、腹膜炎、胰腺炎、机械或功能性肠梗阻及上消化道出血等。消化性溃疡偶可因并发幽门梗阻而引起呕吐。强迫小儿进食有时也可诱发呕吐。

2. 感染性疾病 感染是引起呕吐常见的原因,如败血症等。患儿多有发热等全身感染中毒症状或局部感染的症状、体征。剧烈咳嗽刺激咽部,常可诱发呕吐反射而发生呕吐,如百日咳、喉炎、支气管炎、肺炎等。

3. 中枢神经系统疾病 如各种脑膜炎、脑炎、中毒性脑病、脑缺氧、出血、外伤、水肿、颅内肿瘤及能引起颅内压增高的疾病。呕吐常呈喷射性,患者常伴有不同程度的意识障碍、头痛及脑征(如脑膜刺激征、病理反射、步态不稳、脑神经症状等),需做脑脊液或头颅CT、MRI检查明确诊断。

4. 代谢紊乱 如代谢性酸中毒、尿毒症、高氨血症、糖尿病酮症、氨基酸代谢异常及先天性肾上腺皮质增生症等。常需血生化检查加以证实。

5. 前庭功能异常或脑性眩晕 其特征是伴有眩晕,如晕动病、迷路炎、梅尼埃病及脑供血不足等。

6. 药物、毒物 可通过刺激胃肠道,或经血循环刺激中枢神经化学感受器而诱发呕吐。病史常可提供诊断线索。

7. 周期性呕吐、精神性呕吐及自主神经功能紊乱 常见于学龄儿童。呕吐与情绪的波动有密切关系。发生突然,进食后立即呕吐,吐后又可进食,长期反复发作,对营养状况影响有限。应作全面检查,排除其他器质性疾病。

第三节 发 绀

发绀又叫紫绀,是指血液中还原血红蛋白量增多使皮肤和黏膜呈青紫色的一种表现,多见于黏膜及皮肤较薄、毛细血管较丰富处,如口唇、鼻尖、两颊及指(趾)甲等处。

【分类】 发绀按发病机制不同,可分为三类。①中心性发绀:多见于各种病因引起的肺通气、换气不良及右向左分流的先天性心脏病。其特点是:血氧饱和度降低(一般血氧饱和度在 75%~85% 时有轻度发绀,65%~75% 时有中度发绀,低于 65% 时为重度发绀),发绀多均匀分布于全身皮肤、黏膜,皮肤常温暖。②周围性发绀:发绀是由于末梢循环血流缓慢,组织从毛细血管摄取更多的氧,使动静脉间含氧量差别加大,毛细血管血含氧减少,致还原 Hb≥50g/L,常见于休克、心力衰竭或环境寒冷等引起的末梢循环不良的患者,这种发绀的特点是:动脉血氧饱和度正常,发绀多发生在四肢末梢指(趾)端,皮肤冷。③变性血红蛋白血症:如高铁 Hb 或硫化 Hb 血症,这些变性 Hb 呈棕黑色,没有携氧能力,血中浓度超过 15g/L 时,可表现发绀。动脉血氧饱和度正常或稍低。

【病因及鉴别诊断】

1. 中心性发绀

(1) 右向左分流的心血管疾病:即静脉血通过分流混入动脉血中,使动脉血氧分压及饱和度降低而出现发绀,是儿科发生发绀的重要原因之一,如大动脉转位、法洛四联症、肺动脉狭窄、左心发育不良综合征、单心房、单心室、动脉总干、完全性肺静脉连接异常、持续胎儿循环及动静脉瘘等。只有下肢发绀时,应考虑主动脉缩窄位于动脉导管前;只上肢发绀见于大血管转位合并动脉导管未闭。此类疾病吸入 100% 后发绀不能缓解。心脏阳性体征、X 检查及彩色多普勒超声心动图检查有助于诊断。

(2) 呼吸性发绀:是由于肺通气、换气发生障碍,血液通过肺时,不能充分与氧结合所引起的发绀。常见病因有以下几种。

1) 呼吸道梗阻:如新生儿后鼻孔闭锁、胎粪吸入,先天性喉、气管畸形,急性喉炎,惊厥时喉痉挛,气管异物,血管环或肿物压迫气管,溺水及变态反应时支气管痉挛等。

2) 肺部及胸腔疾病:以重症肺炎最常见,其他疾病如新生儿呼吸窘迫综合征、支气管肺发育不良、毛细支气管炎、肺水肿、肺气肿、肺不张、胸腔较大量积液、气胸及膈疝等。

3) 神经、肌肉疾病:中枢性呼吸抑制可引起呼吸暂停而致发绀,如早产儿中枢发育不成熟、新生儿围生期缺氧、低血糖、重症脑炎、脑膜炎、脑水肿、颅内压增高及镇静剂(如巴比妥)过量等。呼吸肌麻痹时也可致发绀,如感染性多发性神经根炎、重症肌无力及有机磷中毒等。

(3) 大气氧分压低:如高山病、密闭环境缺氧等。

2. 周围性发绀 是因全身或局部微循环血流缓慢所致,如充血性心力衰竭、休克、寒冷时周围血管收缩及先天性或继发性红细胞增多症血液黏稠等。血管受压等能影响局部血循环血流时,可引起局部发生发绀,如新生儿出生时先露部位受压或脐带绕颈所致的局部发绀,肢体较长时间受压,血栓性静脉炎及雷诺病等。

3. 变性血红蛋白血症 血红蛋白分子是由珠蛋白及血红素组成,血红素包括原卟啉及铁元素,正常铁元素是二价铁(Fe^{2+}),具有携氧功能;变性血红蛋白血症时,含三价铁(Fe^{3+})的 Hb 增多,失去携氧能力,称为高铁血红蛋白血症。当这种变性血红蛋白浓度大于 15g/L 时,即可引起组织缺氧及皮肤、黏膜发绀。

(1) 遗传性高铁血红蛋白血症

1) 遗传性 NADH 细胞色素 b5 还原酶缺乏症:此酶在正常时能将高铁血红素转变为正常血红素,先天缺乏时血中高铁血红蛋白增多,可高达 50%。本症属常染色体隐性遗传疾病,发绀可于出生后即发生,也可迟至青少年时才出现。

2) 血红蛋白 M 病:是常染色体显性遗传疾病,属异常血红蛋白病,是构成 Hb 的珠蛋白结构异常所致,这种异常 Hb M 不能将高铁 Hb 还原成正常 Hb 而引起发绀。

(2) 后天性高铁血红蛋白血症:由于进食或接触具有强氧化作用的化学成分或药物引起,正常 Hb 被氧化为高铁 Hb。以亚硝酸盐中毒最常见,如将亚硝酸钠误当食盐放入食物中,青菜中的硝酸盐可因青菜变质而转变为亚硝酸盐,进食后引起的发绀称肠源性发绀。含有芳香胺及硝基化合物的物质也可引起本病,如磺胺、非那西丁、伯胺喹啉及苯胺染料等。

(3) 硫化血红蛋白血症:凡能引起高铁血红蛋白血症的药物或化学成分几乎都能引起本病。发病机制尚不明。与高铁血红蛋白不同,硫化血红蛋白呈蓝褐色。高铁血红蛋白血症维生素 C 及亚甲蓝治疗有效,而硫化血红蛋白血症治疗无效。

第四节 头 痛

头痛叙述多见于较大儿童,由于婴幼儿不能正确表达,难以判断其确有头痛。虽然头痛不包括面部疼痛,但颅外相邻组织结构的病变可引起头痛。大多数儿童头痛是良性的,但也有一些是严重疾病的早期表现,因此对头痛患儿要认真询问病史,仔细检查,作好鉴别诊断,及时作出诊断。

【病理生理】 对刺激敏感能引起头痛的结构有:①静脉窦及其分支;②颅底动脉,如大脑基底动脉及其分支的近段;③颅底部硬脑膜;④三叉、舌咽、迷走神经、面神经的中间支及颈脊神经及其分支;⑤头颅邻近的颅外结构,包括覆盖头颅表面的组织(如头皮、皮下组织、头颈部肌肉、肌膜及动脉)及耳(外耳、中耳、乳突)、鼻旁窦、牙齿及眼等的组织结构。

对刺激不敏感不会产生疼痛的组织结构有:颅骨、大部分软脑膜、脑实质、脑室、脑室管膜及脉络丛。

头痛的主要发生机制有:①大脑基底动脉环及其主要分支被牵引;②颅内或覆盖头颅表面组织的血管扩张或痉挛;③颅内炎症刺激或颅内压增高;④鼻旁窦、眼或眼眶、中耳或乳突、牙齿等头颅邻近器官的炎症或损伤所致的牵涉性头痛;⑤分布于头、面及颈部神经的痛觉纤维直接受压或被牵引;⑥头皮、颈部肌肉持续收缩。

【病因及鉴别诊断】

1. 按头痛病因可将头痛分为三类

(1) 颅内疾病:①中枢神经系感染,如病毒性脑炎、脑膜炎,包括化脓性、结核性或真菌性(新型隐球菌)脑膜炎,脑脓肿等;②颅内占位性病变,如颅内原发或转移瘤、脑猪囊虫病、结核瘤等;③头颅创伤及颅内出血;④脑血管疾病,脑血管畸形、动脉瘤、脑血栓形成或脑栓塞、偏头痛;⑤其他,颅内压增高、腰椎穿刺后头痛及头痛性癫痫等。

头痛患者应首先除外颅内疾病,患者常有不同程度意识改变(如嗜睡、昏迷、烦躁、惊厥等)及呕吐等颅内压增高症状,体检可有颈抵抗、病理反射、肢体或脑神经受累表现。颅内感染伴有发热、外伤等相关病史。必要时需进行眼底、脑脊液、脑超声、脑电图及头颅 CT、MRI 等检查。

(2) 头部颅外疾病:①眼部疾病,如屈光不正、青光眼、眶内肿物;②鼻部疾病,如急慢性鼻炎、鼻窦炎;③耳部疾病,如中耳炎、乳突炎;④口、齿疾病,如龋齿、牙周炎及齿槽脓肿;⑤头皮、颅骨疾病,如头皮炎症、颅骨骨折或炎症、枕大神经、三叉神经痛;⑥头、颈部肌肉疾病,如颈肌损伤、炎症及情绪紧张等因素引起的头颈部肌肉持续收缩,即肌紧张性头痛。

(3) 全身性疾病:①发热,各种感染及其他病因所引起的发热,由于脑血管扩张可致头痛,热退后头痛即消失为其特点。②高血压。③缺氧或二氧化碳潴留,如窒息、肺性脑病、高山反应等。室内长时空气不流通,如影院内,可因二氧化碳浓度过高致头痛。④急、慢性中毒,如一氧化碳、亚硝酸盐、无机汞、铅、农药及酒精中毒等。⑤其他,如甲状腺功能亢进、尿毒症、药物不良反应及精神心理因素引起的头痛等。

2. 按发病机制可将头痛的病因分为四类

(1) 血管性头痛:①偏头痛,典型、普通及复杂性偏头痛;②非偏头痛性,高血压、发热、惊厥后、各种中毒引起的头痛。

(2) 颅内结构被牵拉或炎症:①颅内结构尤其是血管、静脉窦及硬膜被牵拉、挤压,颅内占位性病变(如颅内肿瘤、脑膜白血病、硬膜下或颅内血肿、脑脓肿)、颅内压增高(脑水肿、蛛网膜下腔出血、脑积水等)、颅内动脉瘤、动静脉畸形;②炎症,脑炎、脑膜炎。

(3) 头部颅外疾病:眼部疾病;口、齿疾病,如龋齿、牙周炎及齿槽脓肿;头皮、颅骨疾病;头、颈部肌肉疾病等因素引起的头颈部肌肉持续收缩,即肌紧张性头痛。

(4) 颈椎病变导致脑供血不足引起的头痛。

为做好鉴别诊断,病史应注意询问头痛起病急缓,是否呈发作性,头痛部位及是否有发热或其他伴随症状。体检除注意神经系统体征,也应仔细检查全身性及头部颅外各器官有无阳性体征。根据病史及体检提供的线索,选择必要的实验室检查,如脑脊液、脑电图、脑超声、CT 或 MRI 等检查。

第五节 腹 痛

腹痛(abdominal pain)是小儿常见症状之一,多为腹腔脏器和组织的器质性或功能性病变引起,也可由腹外疾病所致,如肺炎、胸膜炎、过敏性紫癜等。腹痛分为急性腹痛和慢性腹痛,急性腹痛首先要考虑外科急腹症,常需紧急外科处理,误诊、漏诊易造成严重损害,甚至危及生命;慢性腹痛多由内科疾病所致。导致腹痛的原因很多,小儿年龄越小,越不能准确的表达腹痛的性质和部位,常常给诊断造成困难,因此临床医生应仔细观察客观症状体征,掌握腹痛常见疾病的鉴别诊断,及时明确诊断,给予有效治疗。

从临床表现来看,腹痛的发生大体上可有三种形式。①腹部绞痛:多由管状器官如肠管、胆管及输尿管的肌肉痉挛或梗阻(同时有痉挛)引起,多表现为阵发性绞痛,应用解痉药物可有效缓解症状;②腹部钝痛:由腹部器官被膜受牵扯引起,表现为持续性钝痛,如肝、胆、胰腺、肾、阑尾及腹膜等炎症肿胀所引起的被膜牵扯,疼痛部位多与器官病变所在的部位一致;③放射痛:内脏疼痛通过自主神经沿着相应的脊神经反射到相应部位,如肝胆病的疼痛有时可放射到右肩。此外,腹部以外器官病痛也有反射到腹部者,如大叶性肺炎患儿可有较严重的反射性腹痛,脊柱结核及带状疱疹等侵犯腹部脊神经时都可出现较重的腹痛。腹型破伤风及腹型癫痫的腹肌痉挛也可致剧烈的腹痛。

【临床表现及鉴别诊断】

1. 临床表现 腹痛的部位与性质主要靠患儿诉述。体检时又要使患儿合作以便查出是否有压痛及肌紧张。年龄较小者往往不能合作,就要依靠突然发生的反常哭闹、面色苍白、出汗、精神差及特殊的固定体位等来判断。同时了解患儿的饮食、呕吐及大便性状等消化系统症状也有助于判断病因。检查腹部时,应强调三层检查法:①浅层检查时,轻触腹部注意痛觉过敏(轻触即引起剧痛)及肠型或肿物引起的腹壁不平感;②中层检查时,轻按腹壁,注意压痛及紧张;③深层检查时,慢慢压至后腹壁,注意肿物的存在与性状。两髂窝与中腹要触及动脉搏动。肾区要求腹前、腹后两手同时按压,互相接触。盆腔下腹要与肛门指检之手互相接触。常需反复检查注意体征的变化。

2. 鉴别诊断

(1) 腹部器官与非腹部器官引起的腹痛:首先应排除肛门、尿道、四肢、腰背的疼痛,特别是肩、髋的疼痛。使患儿处于比较舒适和安静的位置,检查每一局部,同时保护其他部位不受牵动,轻轻转动和伸直某一大腿以除外髋关节炎或髂窝脓肿。在不触动其他部位的情况下如发现某一检查引起突然哭闹,并经反复对比检查证实,则可考虑病变在此处而不在腹部。同时注意到如果腹部检查未有压痛、紧张、肿物、肠型、腹胀并且肠鸣音正常,又无食欲不佳、呕吐等胃肠症状,基本可排除腹部疾病。此外,需注意急性上呼吸道炎症或肺炎、病毒性心肌炎、肝外卟啉病及腹型癫痫和过敏性紫癜均可致急性腹痛。

(2) 腹部器质性病变腹痛与功能性腹痛:器质性病变指某器官有病理解剖上的变化,如阑尾炎、肠梗阻、腹膜炎、消化性溃疡等。功能性腹痛则多由单纯的胃肠痉挛引起。一般来说,器质性病变引起的腹痛比较持续,体征较固定,只要病变继续存在,腹痛就不可能消失,有时还可由于病变引起肠蠕动次数增多或暂时的痉挛而引起阵发性腹痛加剧。如果间断性腹痛且能自行缓解,经过数小时以上的仔细观察与反复检查,始终无压痛、紧张、肿物或肠型,特别是腹部柔软不胀且肠鸣音正常者,多数可以排除器质性病变。偶尔出现上述体征而部位不固定者,只能诊断为功能性痉挛,如消化不良、肠蠕动紊乱、过敏性肠痉挛(如过敏性紫癜),以及某些结缔组织病、血液病或卟啉病引起的腹痛。但应当指出,有些器质性病变也可为肠痉挛的诱因,如肠炎及其他黏膜病变、肠粘连及腹部肿物等皆可引起肠痉挛而致痉挛性腹痛。

(3) 急腹症:一般指腹部器质性病变而有可能急需外科手术治疗者。从临床症状推测到腹内的病理变化,大致可以分为三组疾病。

1) 腹腔内急性炎症

A. 脏器炎症:腹腔内某一脏器发生炎症,主要症状为腹痛,继之发热,白细胞升高,腹部出现局限范围的压痛、肌紧张、反跳痛。依据压痛的部位结合临床症状即能作出诊断。例如,急性阑尾炎、急性胆囊炎、梅克尔憩室炎、急性胰腺炎、坏死性小肠结肠炎等均表现为不同部位的腹部压痛、紧张。

B. 腹膜炎症:腹部可出现局限或全腹压痛、肌紧张、反跳痛,腹胀肠鸣减弱或消失。引起腹膜炎的原因有两种:一为原发性腹膜炎,系指无腹腔内脏器病变而形成的腹膜炎,多数病例找不到病因,细菌究竟如何到达腹腔,目前认为可经血行感染、淋巴管感染、肠道感染或女孩阴道上行感染引起。其中以血行感染比较易于解释多数病例的发生原因，如慢性肾炎、肝硬化患儿在大量腹水的基础上，可突然发生腹膜炎，为血行感染引起，阴道上行感染引起的原发性腹膜炎，多发生于5~10岁的女孩，因宫颈经常开放，阴道分泌物尚未酸化不能阻止感染上行，细菌培养多显示与腹腔一致。原发性腹膜炎经常是肺炎球菌、溶血性链球菌或其他革兰阴性细菌引起。另一种腹膜炎为继发性，继发于腹腔内脏器的炎症，如急性阑尾炎穿孔、急性胆囊炎，又可继发于腹腔内脏器缺血坏死或破裂出血，如肠套叠后肠坏死、坏死性小肠结肠炎肠穿孔、肝脾破裂出血。

2) 肠梗阻：急性肠梗阻是小儿急腹症常见病之一，根据发病原因可将小儿肠梗阻分为功能性和机械性两大类。

A. 功能性肠梗阻：又称麻痹性肠梗阻，常因儿内科病如肺炎、败血症、胃肠道疾病、电解质失衡及手术创伤等引起肠壁自主神经支配紊乱，主要为交感神经过度兴奋，肠蠕动功能受到抑制，肠内容物不能向下推进，同时吸收功能也受到影响，结果肠腔内液体、气体滞留，肠袢扩张、粗大。

功能性肠梗阻的主要症状为腹胀、呕吐及便秘，早期症状多不明显，腹胀加重后呕吐亦加重，全腹均匀性膨胀，多无肠型，肠鸣音消失或减弱。

X线立位及卧位平片可显示小肠及结肠扩张充气，有时有无张力的液平面，钡剂灌肠见结肠扩张，有气和钡剂平面，诊断价值较大。

B. 机械型肠梗阻：系指先天或后天因素引起的肠腔内、肠外、肠壁病变的肠腔阻塞。小儿肠梗阻中，先天畸形为重要原因，这些患儿多需手术治疗，死亡率高，后天性机械型肠梗阻中以肠套叠、粘连性肠梗阻多见。

临床症状：阵发性腹绞痛、呕吐、无大便为其主要症状，高位肠梗阻腹胀不明显、呕吐出现较早，低位肠梗阻腹胀明显，可见肠型，并有肠鸣音亢进，呕吐物含有粪汁。当肠管血运障碍时，则出现全身中毒症状，腹壁有压痛肌肉紧张，若为肠腔内梗阻，腹部多可触及肿物，如肠套叠、蛔虫肠梗阻、粪石梗阻。肠腔外梗阻腹部可见明显肠型，如粘连性肠梗阻。

3) 腹部损伤（包括钝挫伤、穿通伤）：随着小儿年龄的增长，活动范围增大，受伤机会亦增加，腹部损伤多发生于学龄前及学龄期儿童，可分为开放性和闭合性两大类。

(4) 复发性慢性腹痛：是指患儿的腹痛发作呈慢性反复性，疼痛程度轻重不一，严重时足以影响到小儿的正常活动。复发性腹痛可分为功能性和器质性两类，其中功能性者较常见，约占所有复发性腹痛的95%，主要为肠痉挛症，诱因不明，可自然停止，至青春期逐渐不再发作。极少数为结肠胀气痛、精神性腹痛或腹型癫痫、肠蛔虫症等。另外，少数病例属于器质性复发性腹痛，如消化性溃疡、慢性阑尾炎、慢性胆囊炎与胰腺炎、溃疡性结肠炎、肠系膜淋巴结核及罕见的肠道畸形等。比较轻型的复发性腹痛最为多见，其特点为发作时间不长（几分钟至几十分钟）并可长期复发而不影响患儿的营养与生活，年龄多为学龄儿童，腹痛位置偏于脐周，腹痛时间较短，大多不超过2小时，但可以每天发作或一天发作几次，然而始终腹部检查无固定压痛，疼痛间歇时，吃、玩如常。因此，可以先作一般检查及解痉治疗观察2周。如症状不减则应进行钡餐检查、胆道及泌尿系造影，观察期间如果持续腹痛超过2~3小时，腹痛位置比较固定，并有压痛，而且年龄不足5岁则应多考虑器质性腹痛。

第六节 惊　厥

惊厥(convulsion)是痫性发作的常见形式,主要表现为强直或阵挛等骨骼肌运动性发作,常伴意识障碍。惊厥及其他形式的痫性发作也可在小儿许多急性疾病过程中出现,它们因急性原发病而出现,又随原发病结束而消失,因而此类惊厥不能诊断为癫痫。只有慢性的反复痫性发作才能诊断为癫痫。

小儿时期急性疾病中惊厥发作有以下特征。

(1) 惊厥是儿科临床常见急症。儿童期发生率为 4%～6%,较成人高 10～15 倍。年龄越小发生率越高。

(2) 易有频繁或严重发作,甚至惊厥持续状态。

(3) 新生儿及婴儿常有不典型惊厥发作,如表现为面部、肢体局灶或多灶性抽动、局部或全身性肌阵挛,或表现为突发瞪眼、咀嚼、流涎、呼吸暂停、发绀等。

(4) 引起惊厥的病因众多复杂。

【病因分类与特点】

1. 感染性病因

(1) 颅内感染:如由细菌、病毒、寄生虫、真菌引起的脑膜炎或脑炎。常表现为反复而严重的惊厥发作,大多出现在疾病初期或极期。伴有不同程度的意识障碍和颅内压增高表现。脑脊液检查对诊断和鉴别诊断有较大帮助。

(2) 颅外感染:非颅内感染性疾病引起的惊厥发作。

1) 热性惊厥:是儿科最常见的急性惊厥,见本节后文专述。

2) 感染中毒性脑病:大多并发于败血症、重症肺炎、细菌性痢疾、百日咳等严重细菌性感染疾病,与感染和细菌毒素导致急性脑水肿有关。通常于原发病极期出现反复惊厥、意识障碍与颅内压增高症状。检查脑脊液除发现压力增高外,常规、生化均正常。

2. 非感染性病因

(1) 颅内疾病

1) 颅脑损伤与出血:如产伤、颅脑外伤和脑血管畸形等各种原因引起的颅内出血。伤后立即起病,反复惊厥伴意识障碍和颅内压增高,颅脑 CT 对诊断有重要价值。

2) 先天发育畸形:如脑发育异常、脑积水、神经皮肤综合征等。大多表现为反复发作,常伴有智力和运动发育落后。

3) 颅内占位性病变:如幕上、大脑半球的肿瘤、囊肿或血肿等。除反复惊厥发作外,伴颅内压增高和定位体征,病情进行性加重,头颅影像学检查对诊断起决定作用。

(2) 颅外(全身性)疾病

1) 缺氧缺血性脑病:如分娩或出生后窒息、溺水、心肺严重疾病等。窒息后立即起病,反复惊厥伴意识障碍和颅内压增高,头颅影像学检查对诊断起重要作用。

2) 代谢性疾病:①水、电解质紊乱,重度脱水、水中毒、低血钙、低血镁、低血钠、高血钠和低血糖症均可引起惊厥。患儿均有相应临床表现及其基础病因。血渗透压、电解质和血糖测定有助诊断,病因治疗能迅速控制惊厥发作。②肝、肾衰竭和 Reye 综合征,顽固惊厥伴严重肝、肾功能异常及电解质紊乱。③遗传代谢性疾病,常见如苯丙酮尿症、半乳糖血症等,表现为进行性加重的惊厥或癫痫发作,有异常代谢相关的特异体征,血、尿中代谢不全产物含量增高。④中毒,如杀鼠药、农药和中枢神经兴奋药中毒。大多有顽固惊厥发作伴意识障碍及肝、肾功能损伤。

【热性惊厥】

1. 定义及流行　热性惊厥(febrile seizures,FS)发病年龄为3个月至5岁,体温在38℃以上时突然出现惊厥,排除颅内感染和其他导致惊厥的器质性和代谢性疾病,既往未发生过无热惊厥,即可诊断为热性惊厥。

热性惊厥是小儿时期最常见的惊厥性疾病,儿童期患病率2%~5%,首次发作年龄多于出生后6个月至3岁,发病高峰期为18~22个月,男孩稍多于女孩。绝大多数5岁后不再发作。首次热性惊厥后再次出现发热致惊厥复发率为29%~55%,其危险因素包括:起病早(<6月);长程热性惊厥;发作时体温<38.5℃;家族史阳性。

2. 病因及发病机制　机制不明,相关因素为发热、脑发育不成熟及遗传易感性。

3. 临床表现　分为两型,其临床表现与鉴别要点见表17-1。

表17-1　单纯性与复杂性热性惊厥的鉴别要点

	单纯性FS	复杂性FS
占FS的比例	70%	30%
起病年龄	6个月至5岁	<6个月,6个月至5岁,>5岁
惊厥发作形式	全面性发作	局灶性或全面性发作
惊厥的时间	多短暂,<10分钟	时间长,>10分钟
一次热程发作次数	仅1次,偶有2次	24小时内可反复多次
神经系统异常	阴性	阳性
惊厥持续状态	少有	较常见

4. 热性惊厥的防治

(1)发作急性期的处理:热性惊厥多短暂且为自限性,发作超过10分钟应送急诊。

1)一般治疗:保持呼吸道通畅、吸氧、监护生命体征,建立静脉输液通道。

2)对症治疗:退热药退热,物理降温,维持内环境稳定。

3)终止发作:惊厥持续>5分钟进行止惊药物治疗(见本节癫痫持续状态处理)。

(2)热性惊厥的预防:仅针对长程热性惊厥或反复多次的热性惊厥,使用抗癫痫药物预防,可选用间隙预防法,如在每次发热开始即使用地西泮1mg/(kg·d),分3次口服,连服2~3天。间隙预防无效者,可采用长期预防法:丙戊酸10~20 mg/(kg·d),分2次口服;或苯巴比妥3~5 mg/(kg·d),分1~2次口服,应用1~2年。

(黄　锋)

参 考 文 献

(美)贝尔曼詹森.2007.尼尔森儿科学.第3版.北京:北京大学医学出版社
曹雪涛.2013.免疫学.第6版.北京:人民卫生出版社
方鹤松.2009.小儿腹泻病学.北京:人民卫生出版社
古桂雄,戴耀华.2011.儿童保健学.北京:清华大学出版社
胡亚美.2002.诸福棠实用儿科学.第7版.北京:人民卫生出版社
江载芳.2010.实用小儿呼吸病学.北京:人民卫生出版社
李昌崇.2010.儿童支气管哮喘基础与临床.北京:人民卫生出版社
李秋.2009.儿科诊断学手册.北京:人民卫生出版社
李欣,邵剑波.2007.儿科影像诊断必读.北京:人民军医出版社
廖清奎,符仁义,李丰益,等.2001.小儿血液病基础与临床.北京:人民卫生出版社
倪鑫,申昆,沈颖.2014.诸福棠实用儿科学.第7版.北京:人民卫生出版社
邵肖梅.2013.实用新生儿学.第4版.北京:人民卫生出版社
沈晓明,金星明.2003.发育和行为儿科学.南京:江苏科技出版社
汤静燕,李志光.2011.儿童肿瘤诊断治疗学.北京:人民军医出版社
王海杰,谭玉珍.2007.实用心脏解剖学.上海:复旦大学出版社
王卫平.2013.儿科学.第8版.北京:人民卫生出版社
卫生部手足口病临床专家组.2011.肠道病毒71型(EV71)感染重症病例临床救治专家共识.中华儿科杂志,49(9):675~678
吴坤.2007.营养与食品卫生学.第6版.北京:人民卫生出版社
薛辛东.2012.儿科学.第2版.北京:人民卫生出版社
颜纯.2006.小儿内分泌学.北京:人民卫生出版社
袁瑗,章建康.2013.2013~2018年消灭脊髓灰质炎最后阶段战略计划.国际生物制品学杂志,5(36):267~270
张兆琪.2007.心血管影像诊断必读.北京:人民军医出版社
章灿明,王丽萍,刘世炜,等.2013.中国麻疹监测系统病例和暴发事件报告敏感性评价.中国公共卫生,29(5):746~748
中华医学会.2005.临床诊疗指南-小儿内科分册.北京:人民卫生出版社
中华医学会儿科学分会呼吸学组,《中华儿科杂志》编辑委员会.2007.儿童社区获得性肺炎诊疗指南试行(上).中华儿科杂志,45(2):83
中华医学会儿科学分会内分泌遗传代谢学组,《中华儿科杂志》编辑委员会.2009.儿童糖尿病酮症酸中毒诊疗指南.中华儿科杂质,47(6):421~425
中华医学会儿科学分会血液学组,《中华儿科杂志》编辑委员会.2014.儿童急性淋巴细胞白血病诊疗建议(第四次修订草案).中华儿科杂志,53(9):641~644
中华医学会儿科学会呼吸学组,《中华儿科杂志》编辑委员.2008.儿童支气管哮喘的诊断与防治指南.中华儿科杂志,46:745~753
左启华.2005.小儿神经系统疾病.第2版.北京:人民卫生出版社
Chiang SS, Khan FA, Milstein MB, et al. 2014. Treatment outcomes of childhood tuberculous meningitis: a systematic review and meta-analysis. Lancet Infect Dis, S1473-3099: 70852~70857
Chijioke O, Feederle R, Müller A, et al. 2013. Human natural killer cells prevent infectious mononucleosis features by targeting lytic Epstein-Barr virus infection. Cell Reports, 5: 1489~1498
Johnson LR, Ghishan FK, Kaunitz JD, et al. 2012. Physiology of the Gastrointestinal Tract. 5th ed. Oxford: Academic Press Elsevier
Kilegman RM, Stanton BF, St. Geme JW. 2011. Nelson Textbook of Pediatrics. 19th ed. Philadelphia: W. B. Saunders Company
Longo DL, Fauci AS. 2010. Harrison's Gastroenterology and Hepatology. New York: The McGraw-Hill Companies
Simon D, Shorvon, Emilio P, et al. 2010. 癫痫治疗学.第2版.肖波等,译.北京:人民卫生出版社